의료기관의 **이해와**

병·의원의 경영전략

초판발행 2022년 7월 18일
초판인쇄 2022년 7월 15일

지은이 김회창
펴낸이 이호동
발행처 **보문각**
블로그 http://blog.naver.com/bomungak
e-mail bomungak@naver.com
주소 서울시 서초구 바우뫼로7길 8
등록번호 302-2003-00085
전화 02)468-0457
팩스 02)468-0458

값 35,000원

ISBN 978-89-6220-443-8 93510

머리말

우리나라가 1989년 7월 1일에 전 국민 건강보험이 실시되면서 국민들의 건강관리에 대한 인식과 서비스에 대한 기대수준이 높아지고, 병원에 내원하는 환자는 건강보험 기준에 의한 수가적용을 받게 되어 병원경영의 중요성이 더욱 인식되기 시작 하였다. 따라서 병 · 의원 경영을 성공적으로 수행하기 위해서는 고객위주 편리한 이용 시스템구축과 진료 및 경영실적, 재무분석, 원가분석 등을 실시하고 그에 따른 결과자료를 경영개선에 활용하여 양질의 의료제공과 경영수익을 증대할 수 있어야 한다. 또한 내 · 외부시장분석을 통하여 특성화와 차별화 정책을 통해 대응전략을 수립하고 홍보마케팅을 확대하여 병원의 경쟁력을 강화하여야 한다. 오늘날 병원경영은 의료정책의 변화, 수가산정의 복잡화, 의료환경의 급격한 변화, 고객의 기대수준 향상, 병원간 환자유치 및 서비스 경쟁의 심화 등으로 최신 경영기법에 의한 병원경영이 필요하다.

본서는 보건의료행정인 및 병원경영인을 위해 병 · 의원경영의 주요 내용을 부문별로 요약 정리하여 필독서가 되도록 열과 성의를 다하여 집필하였다.

본 저자는 서울아산병원을 비롯하여 중소병원에서 약 30년 동안 병원관리의 제반업무에 대한 실무경험과 대학에서 보건행정 강의경험을 바탕으로 병 · 의원 경영을 효율적으로 수행할 수 있도록 저술하였다. 그리고 본인은 그동안 여러 병원의 경영진단 컨설팅 연구업무 수행과 한국직업능력개발원의 병원행정 NCS 학습모듈개발 연구원으로 참여하여 습득한 지식을 토대로 병 · 의원의 경영전략에 조금이나 도움이 되도록 최신경영기법을 도입하여 저술하였다.

본 학습교재의 순서는 학습을 15단원으로 분류하여 맨 먼저 제1장 의료기관의 이해 및 개설, 제2장 의료보장제도 이해, 제3장 고객서비스 관리, 제4장 진료권 및 의료환경 분석과 특성화, 제5장 병원경영 핵심운영전략, 제6장 의료의 질 향상 및 의료기관평가, 제7장 병원홍보 및 마케팅관리, 제8장 의료수가 및 진료비 관리, 제9장 진료행위료 산정 기준 및 심사청구, 제10장 건강검진 및 부대사업, 제11장 사업계획 및 투자, 예산관리, 제12장 재무제표 및 원가분석과 성과급제, 제13장 정원관리 및 직무분석과 직원평가, 제14장 조직문화 및 의사소통과 의료분쟁 예방, 제15장 환자진료실적 및 경영분석의 순서로 구성하였다. 마지막으로 교재집필에 자문과 도움을 주신 HM컴퍼니 병원컨설팅 임배만 대표님, 알비즈 보건의료 유튜브 TV 조형래 대표님과 집필에 자문과 도움을 주신 여러 병원의 관리자와 출판을 위해 성심성의를 다해 주신 이호동사장님과 직원들에게 감사말씀을 전한다.

저자 김회창 드림

Contents

목 차

Contents

병·의원의 경영전략 개요

■ 개요

병 · 의원의 경영전략은 경영목표달성을 위해서 합리적인 여러 정책과 실행 방안을 설계할 수 있는 능력을 갖추어야 한다. 따라서 병원경영을 성공적으로 수행하기 위해서는 고객위주 편리한 시스템구축과 진료 및 경영실적, 재무분석, 원가분석 등을 실시하고 그에 따른 결과자료를 경영개선에 활용하여 양질의 의료제공과 경영수익을 증대할 수 있어야 한다. 또한 내 · 외부시장분석을 통하여 특화와 차별화 정책을 통해 대응전략을 수립하고 홍보마케팅을 확대하여 병원의 경쟁력을 강화하여야 한다. 오늘날 병원경영은 의료정책의 변화, 수가산정의 복잡화, 의료환경의 급격한 변화, 고객의 기대수준 향상, 병원간 환자유치 및 서비스 경쟁의 심화 등으로 최신 경영기법에 의한 병원경영이 필요하다. 본서는 보건의료행정인 및 병원경영인을 위해 병 · 의원경영의 주요 내용을 부문별로 요약 정리하여 필독서로서 전문지식을 습득하도록 하였다.

■ 목표

첫째, 의료기관의 분류와 역할과 기능을 이해하고 개설시 성공전략을 수립할 수 있다.
둘째, 핵심운영전략을 수립하고 양질의 의료를 제공하여 대외경쟁력을 강화할 수 있다.
셋째, 환자진료실적 및 경영실적을 분석하여 병원경영개선과 수익을 증대할 수 있다.
넷째, 쾌적한 의료환경과 고객위주 운영시스템을 구축하여 고객만족도를 향상할 수 있다.
다섯째, 사업계획의 수립과 투자 및 예산관리, 제규정관리, 재무제표분석을 할 수 있다.
여섯째, 병원의 부대사업 및 조직문화와 의사소통의 확립에 대한 직무를 수행할 수 있다.

■ 병원행정(경영)인에게 요구되는 지식·기술·태도와 소양과 능력

보건의료행정에 대한 제반 전문지식은 물론, 이용 고객과 및 의료진과 경영진의 관계를 원활하게 상호 조정할 수 있는 능력을 갖추어야 하며, 병원행정(경영)관리에 필요한 지식 · 기술 · 태도와 소양과 능력은 다음과 같다.

지식	기술	태도
보건의료행정 제반 지식 기초의학 및 의료정보 지식 의료제도 및 보건의료법규 의료환경변화 경영개선능력	고객관리 및 컴퓨터활용능력 환경분석과 핵심전략 개발 병원홍보 및 서비스마케팅 환자진료실적 및 경영분석	밝은 표정과 상냥한 태도 의료진과 원활한 의사소통 문제해결능력과 인내심 리더쉽과 행정처리능력

제 1 장

의료기관 이해 및 개설

1-1 | 의료기관의 분류와 기능과 역할에 대하여 이해하라?

1-2 | 의료전달체계 및 의약분업에 대하여 이해하라?

1-3 | 보건의료 및 병원관리 관련 법규에 대하여 이해하라?

1-4 | 의료기관 개설 및 신고에 대하여 전략을 수립하라?

1-1 의료기관의 분류와 기능과 역할에 대하여 이해하라?

학습 목표	1-1 의료기관의 분류와 역할과 기능에 대하여 알 수 있다.

1. 병원경영과 보건의료

(1) 개요

우리나라가 1989년 7월 1일에 전 국민 건강보험이 실시된 이후 국민들의 건강관리에 대한 인식과 서비스의 기대수준이 높아지고, 병원 간 경쟁이 더욱 심화되고 있다. 병원의 경영 목표 달성을 위해서는 합리적인 여러 정책과 실행 방안을 설계할 수 있는 능력을 갖추어야 한다. 따라서 병원경영을 성공적으로 수행하기 위해서는 고객위주 편리한 이용 시스템구축과 진료 및 경영실적, 재무분석, 원가분석 등을 실시하고 그에 따른 결과자료를 경영개선에 활용하여 양질의 의료제공과 경영수익을 증대할 수 있어야 한다. 또한 내 · 외부시장분석을 통하여 특화와 차별화 정책을 통해 대응전략을 수립하고 홍보마케팅을 확대하여 병원의 경쟁력을 강화하여야 한다. 오늘날 병원경영은 의료정책의 변화, 수가산정의 복잡화, 의료환경의 급격한 변화, 고객의 기대수준 향상, 병원간 환자유치 및 서비스 경쟁의 심화 등으로 최신 경영기법에 의한 병원경영이 필요하게 되었으며, 성공전략을 수행하기 위해서는 다음과 같은 제반지식이 필요하다.

① 의학의 이해

병원에서 제공되는 의료서비스에 대한 전반적인 이해를 하고 의료인력들과의 원활한 의사소통을 하기 위해서는 전문 의학 용어의 이해와 전문 지식이 필요하다. 이를 위해서는 의학용어, 해부생리학, 병리학, 임상의학, 약리학, 기타 기초의학적인 지식을 습득하고 있어야 한다. 따라서 환자들과의 효과적인 의사소통과 경영적 지원을 하기 위해서는 반드시 갖추어야 하는 주요한 지식 분야이다.

② 의료서비스

병원에서 제공되는 외래의료서비스, 응급의료서비스, 입원의료서비스 등 주요 의료서비스에 대한 프로세스에 대한 이해와 적정의료 인력의 배치, 의료의 질 향상과 서비스

개선이 요구된다.

③ 의료지원서비스

병원의 진료서비스가 효과적으로 제공되기 위해서 원무관리, 보험관리, 간호관리, 약무관리, 의료정보관리, 구매관리, 영상의학, 진단검사, 재활 및 물리치료, 의료장비관리, 감염 및 환자안전관리, 기타 전문적인 지원서비스의 영역이 함께 제공되어야 한다. 이를 위해서는 이러한 각각의 의료서비스 영역에 대해 포괄적으로 이해하여야 하며, 이들 분야에 속해 있는 조직의 특성, 주요 업무 등에 대한 충분한 인식이 필요하다.

④ 병원 관련제도

병원을 둘러싸고 있는 의료환경, 법규, 제도, 정부의 정책 및 이해관계자들에 대한 지식은 병원의 전략적 운영과 목표관리를 위해서는 필수적인 학습내용이다. 이를 위해서는 보건의료관계법규, 노동관계법규, 시설 및 안전관리법규, 보건행정, 건강보험, 기타 병원과 관련된 의료제도에 대한 구체적이며 실제적인 지식이 필수적으로 요구된다.

(2) 보건의료와 의료

① 보건의료와 의료

보건의료(health care)란 보건의료기본법 제3조에서 국민의 건강을 보호, 증진하기 위하여 국가, 지방자치단체, 보건기관 또는 보건의료인 등이 행하는 모든 활동이라고 규정하고 있으며, 의료(medical care)란 의료법이 규정하고 있는 의료인에 의해 행하여지는 진단, 치료, 간호 등의 임상활동이라 규정하고 있어 보건의료와는 서로 다른 의미이다. 또한 의료는 "의학을 인간에게 적용하는 실천적 기술" 이며, 의학(medicine)이란 "인간의 생명을 자연과학적으로 규명하고자 하는 학문'이라고 할 수 있다.

② 보건의료법상 관련용어

보건의료기본법(제2조) 및 의료법 (제 2조 및 제3조)에 의한 정의는 다음과 같다.

㉠ 보건의료

국민의 건강을 보호. 증진하기 위하여 국가. 지방자치단체. 보건의료기관 또는 보건의료인 등이 행하는 모든 활동을 말한다.

㉡ 보건의료서비스

국민의 건강을 보호. 증진하기 위하여 보건의료인이 행하는 모든 활동을 말한다.

㉢ 보건의료인

“보건의료인”이라 함은 보건의료관계법령이 정하는 바에 의하여 자격. 면허 등을 취득하거나 보건의료서비스에 종사하는 것이 허용된 자를 말하며 의료법에 의한 의료인은 보건복지부장관의 면허를 받은 의사, 치과의사, 한의사, 간호사, 조산사가 있다.

㉣ 보건의료자원

보건의료자원이란 국민에게 보건의료서비스를 제공하기 위하여 필요한 모든 자원이라 할 수 있으며, 인적자원(보건의료인력)과 물적자원(보건의료시설 및 보건의료장비), 지적자원(보건의료정보 및 보건의료기술)이 있다.

㉤ 보건의료기관

보건의료인이 공중 또는 특정 다수인을 위하여 보건의료서비스를 행하는 보건기관, 의료기관, 약국, 그 밖에 대통령령으로 정하는 기관을 말한다.

㉥ 공공보건의료기관

국가 · 지방자치단체, 그 밖의 공공단체가 설립 · 운영하는 보건의료기관을 말한다.

③ 의료제도

의료제도(medical service system)는 의료에 관한 제반 제도의 총칭으로서 의료종사자, 의료기관, 의료행정, 의학교육, 의료보험 등을 내용으로 하는 것으로 의료법 등에 관련 규정이 명시되어 있다. 따라서 의료관계자는 보건복지부장관의 면허를 받은 의사 · 치과의사 · 한의사 · 조산사 · 간호사를 말하며(의료법 2조), 의료기사는 임상병리사 · 방사선사 · 물리치료사 · 작업치료사 · 치과기공사 · 치과위생사 등이 있다(의료기사 등에 관한 법률 2조). 그 밖에 약사법에 의한 약사와 간호조무사 및 의료유사업자인 접골사 · 침사(鍼士) · 구사(灸士) 등의 자격제 전문직이 있다. 이러한 전문직에 종사하려면 의료법 등에 규정된 교육을 받은 후 국가시험에 합격하고, 보건복지부장관이나 서울특별시장 · 광역시장 · 도지사의 면허를 받아야 한다.

2. 의료기관 분류

(1) 국민건강보험법상 요양기관

요양기관은 ① 의료법 제3조에 의하여 개설된 의료기관(10종) ② 약사법에 의하여 등록된 약국 및 한국희귀 · 필수의약품센터 ③ 지역보건법에 의한 보건소, 보건의료원 및 보건지소 ④ 농어촌 등 보건의료를 위한 특별조치법에 의하여 설치된 보건진료소가 있다. 전국요양기관은 아래와 같다.

표 1-1 연도별 요양기관수 (단위: 개소, %)

구분		총계	의료기관								약국
			상급종합병원	종합병원	병원	요양병원	의원	치과	한방	보건기관 등	
2010년		81,681	44	274	1,315	867	27,469	14,872	12,229	3,515	21,096
2019년		94,865	42	314	1,489	1,577	32,491	18,202	14,760	3,497	22,493
2020년		96,742	42	319	1,515	1,582	33,115	18,496	14,874	3,494	23,305
증감률	전년대비	1.98	0.00	1.59	1.75	0.32	1.92	1.62	0.77	-0.09	3.61
	연평균	1.71	-0.46	1.53	1.43	6.20	1.89	2.20	1.98	-0.06	1.00

자료출처 : 국민건강보험통계연보(2021)

(2) 의료법에 따른 의료기관의 구분

의료기관이란 의료인이 공중(公衆) 또는 특정 다수인을 위하여 의료 · 조산의 업(의료업)을 하는 곳을 말하며, 의료기관의 종류에는 종합병원, 병원, 치과병원, 요양병원, 정신병원, 한방병원, 의원, 치과의원. 한의원 및 조산원이 있다. 또한 공공보건의료기관은 국가. 지방자치단체. 기타 공공단체가 설립 운영하는 보건의료기관을 말한다.

① 의원급 의료기관

의사, 치과의사 또는 한의사가 주로 외래환자를 대상으로 각각 그 의료행위를 하는 의료기관으로서 의원, 치과의원, 한의원이 있다.

② 조산원

조산원은 조산사가 조산과 임부 · 해산부 · 산욕부 및 신생아를 대상으로 보건활동과 교육 · 상담을 하는 의료기관을 말한다.

③ 병원급 의료기관

의사, 치과의사 또는 한의사가 주로 입원환자를 대상으로 의료행위를 하는 의료기관으로서 그 종류는 병원 · 치과병원 · 한방병원 · 요양병원 및 정신병원을 말한다. 또한 병원은 30개 이상의 병상(병원 · 한방병원만 해당) 또는 요양병상(요양병원만 해당하며, 장기입원이 필요한 환자를 대상으로 의료행위를 하기 위하여 설치한 병상을 말함)을 갖추어야 한다.

④ 종합병원

종합병원이라 함은 의사, 치과의사 또는 한의사가 주로 입원환자를 대상으로 의료행위를 하는 의료기관으로서 그 종류는 다음과 같다.

- 종합병원은 다음 각 호의 요건을 갖추어야 한다.
  ① 100개 이상의 병상을 갖추고 있어야 한다. ② 100병상 이상 300병상 이하인 경우에는 내과 · 외과 · 소아청소년과 · 산부인과 중 3개 진료과목, 영상의학과, 마취통증의학과와 진단검사의학과 또는 병리과를 포함한 7개 이상의 진료과목을 갖추고 각 진료과목마다 전속하는 전문의를 두어야 한다. ③ 300병상을 초과하는 경우에는 내과, 외과, 소아청소년과, 산부인과, 영상의학과, 마취통증의학과, 진단검사의학과 또는 병리과, 정신건강의학과 및 치과를 포함한 9개 이상의 진료과목을 갖추고 각 진료과목마다 전속하는 전문의를 두어야 한다.
- 종합병원은 제1항 제2호 또는 제3호에 따른 진료과목(필수진료과목) 외에 필요하면 추가로 진료과목을 설치 · 운영할 수 있다. 이 경우 필수진료과목 외의 진료과목에 대하여는 해당 의료기관에 전속하지 아니한 전문의를 둘 수 있다.

(3) 운영주체에 따른 병원의 분류

의료기관의 종류는 설립형태에 따라 분류하지만, 이를 크게 공공의료기관과 민간의료기관으로 구분할 수 있다.

표 1-2 공공기관과 민간의료기관

구분	내용
공공의료기관	국가 및 지방공사 등이 개설한 의료기관을 의미하며 설립주체가 국가 및 지방자치단체인 국 · 공립병원에는 국립의과대학부속병원, 국립병원, 시립병원, 지방의료원 등이 있으며, 공공병원은 전국에 약 230개 기관이 운영되고 있다. 2020년 기준 공공 보건의료기관은 전체 의료기관의 5.2%, 병상 수는 전체의 8.9%, 의사 인력은 10.6%를 차지하고 있다.
민간의료기관	학교법인, 사단법인, 재단법인, 의료법인, 사회복지법인 등이 설립한 법인병원과 개인이 개설한 개인병원이 있다. 또한 같은 민간의료기관에서도 병원의 성격, 관련 법률, 법인 운영형태, 세제혜택 등에서 차등화 되어 있으며, 각 법인마다 관계되는 법률이 다르고, 그에 따른 관리부서가 다르게 나타나고 있다.

(4) 설립운영주체에 따른 분류

의료기관의 설립 · 운영주체에 따라 국(공)립병원과 사립병원으로 분류하며 아래와 같이 구분된다.

(가) 국(공)립병원(Public Hospital)

국가 또는 지방자치단체, 공공단체에서 설립. 운영하는 병원을 말하며 국립중앙의료원, 경찰병원, 국립교통재활병원, 국립정신병원, 지방의료원, 시 · 도립병원 등이 있다.

① 국(공)립병원(Public Hospital) 및 기초자치단체 병원

국가 또는 지방자치단체, 공공단체에서 설립. 운영하는 병원을 말하며 국립대학병원, 국립중앙의료원, 경찰병원, 국립암센터, 국립정신병원, 지방의료원, 시 · 도립병원 등이 있다.

② 지방의료원

지방의료원의 설립 및 운영에 관한 법률에 의해 설립된 병원(서울의료원 등 32개)을 말한다.

③ 특수법인병원

특별법에 의해 설립된 병원으로 서울대학교병원, 부산대학교병원, 전남대학교병원, 보훈병원(중앙, 부산, 대구, 대전, 광주), 원자력병원(서울, 부산 동남권), 적십자병원(서울, 인천, 상주, 통영, 거창, 영주) 등이 있다.

(나) 사립병원(Private Hospital)

민간법인 또는 개인이 설립 · 운영하는 병원을 말하며 그 종류로는 학교법인병원, 재단법인병원, 사단법인병원, 사회복지병원, 회사법인병원, 의료법인병원, 개인병원 등이 있다.

① 학교법인

사립학교법에 근거하여 설립된 병원으로 사립대학교 부속병원의 형태로 운영되는 연세대의료원, 고려대의료원, 경희대의료원, 한양대의료원 등이 있다.

② 사단법인

일정한 목적을 위해 회원으로 구성된 집단이 운영하는 병원을 말하며 부산해양병원, 목포노동병원 등이 있다.

③ 재단법인

일정한 목적을 위하여 설립된 법인으로 재산이 실질적 주체이며 법률상의 권리로 설립 · 운영하는 병원으로 아산재단 소속 병원(서울아산병원 등) 및 종교단체병원 등이 해당된다.

④ 사회복지법인

사회복지사업법에 의해 설립된 병원이며 삼성서울병원, SRC재활병원 등이 있다.

⑤ 회사법인

의료기관 개설 특례규정에 따라 회사 소속의 직원이나 종업원 및 가족의 건강관리를 목적으로 설립된 병원이다.

⑥ 의료법인

의료업을 시행할 목적으로 설립한 법인이 운영하는 병원으로 개인병원에 비해 각종 세제 혜택(세금경감, 재산세, 취득세, 상속세 등 비과세)이 주어지고 있다.

⑦ 개인병원

의료법 제3조에 의거 의사, 치과의사, 한의사 등의 개인이 설립한 병원으로서 병원의 분류상 제일 많은 비중을 차지하고 있다

⑧ 의료소비자생활협동조합병원(의료생협병원)

소비자생활협동조합법에 따라 조합원 300명, 출자금 3000만원 등 생협 설립요건을 갖춘 생협법인이 지방자치단체의 승인을 얻어 설립하는 병원이다. 지역 주민들의 출자로 설립되는 주민참여형 의료기관이기 때문에 질병예방 · 보건활동 · 노인복지 등과 같은 주치의 서비스 제공을 주로 맡고 개설 운영 중이나 보건복지부는 설립요건을 강화할 예정이다.

(다) 산하 의료기관

보건복지부 산하 의료기관은 국립중앙의료원, 국립서울병원, 국립공주병원, 국립목포병원, 국립소독도병원, 국립부곡병원, 국립나주병원, 국립마산병원, 국립춘천병원, 국립재활원, 국립결핵병원, 고용노동부 산하에는 근로복지공사 산재의료원(10개), 국토교통부 산하 의료기관으로는 국립교통재활병원, 법무부 산하 의료기관으로는 국립법무병원 등이 있다.

(라) 특수질환 및 특수대상 중심병원

시립장애인치과병원, 시립서북병원, 시립어린이병원, 도립재활병원(4), 시도립정신병원(12), 시도립노인병원(33), 노인병원(기초자치단체운영 : 45), 군병원(20) 등이 있다.

(5) 의학교육 기능의 범위에 따른 구분

병원의 또 다른 기능인 교육실시 여부에 따른 분류로서 대학병원(University Hospital), 수련병원(Training Hospital), 비 교육병원(Non-Training Hospital)으로 구분한다.

(6) 제공하는 의료서비스에 따른 구분

① 일반병원(General Hospital)

다양한 질병, 다양한 인구집단의 환자에게 여러 종류의 진료서비스를 제공하는 병원을 말한다.

② 특수병원(Speciality Hospital)

특수질병, 특정장기, 특정인구집단이나 장기요양 대상의 질환을 가지고 있는 환자를 진료하는 병원을 말한다.

(7) 이윤추구(영리성)에 의한 구분

병원이 추구하는 목적에 있어 영리성 유무에 따른 분류 방법으로서 영리병원(Profit Hospital), 비영리병원(Non-for-Profit Hospital), 자선병원(Voluntary Hospital)으로 분류할 수 있다. 영리병원의 설립에 관한 사항은 의료시장의 개방 등으로 제주특별자치도는 외국인만 진료하는 조건으로 2018년 12월 국내 제1호 영리병원 설립(녹지국제병원)을 허가받았으나 외국인만 대상으로 하는 진료한정 등의 사유로 개설허가 3개월 이내에 진료를 개시하지 않아 개설허가가 취소되었다. 영리병원은 영리를 목적으로 하는 의료법인은 투자자로부터 자본을 투자 받아 병원을 운영하고 이를 통해 발생한 수익을 투자자에게 다시 돌려주는 주식회사 형태의 병원을 일컫는다. 이는 비영리병원에 대응되는 개념인데, 현행 의료법은 의료기관을 설립할 수 있는 자로, 의사와 비영리법인만을 인정하고 있다.

(8) 의료전달체계에 따른 분류

의료자원의 효율적 공급과 대형병원의 집중현상방지 및 의료기관간의 균형적 발전을 도모하기 위해 의료전달체계를 시행하고 있으며, 건강보험은 1단계 및 2단계 진료체계로, 의료급여는 1단계(1차)-2단계(2차)-3단계(3차) 진료체계로 운영되고 있다.

(9) 소재지별 병원 분류

병원의 소재지를 기준으로 ①대도시 지역병원(Metropolitans Hospital) ②중소도시 지역병원(Other cities Hospital) ③읍 · 면 지역병원(Rural Areas Hospital)으로 분류하고 있다.

(10) 응급의료기관 분류

응급의료에 관한법률(제2조)에 의한 응급의료기관이란 의료법 제3조에 따른 의료기관 중에서 이 법에 따라 지정된 ①중앙응급의료센터 ②권역응급의료센터 ③전문응급의료센터 ④지역응급의료센터 ⑤지역응급의료기관을 말한다. 응급의료기관은 2022년 1월 기준 전국에 약 405개 기관이 지정되어 있으며, 응급의료기관 지정현황 및 응급의료에 관한 정보사항은 응급의료포털 E-Gen(http:/www.e-gen.or.kr)사이트를 검색하면 자세한 정보를 알 수 있다.

(11) 상급종합병원 및 전문병원

① 상급종합병원(role of tertiary hospitals)

의료법 제3조의 4, 1항에 의해 보건복지부장관이 지정하는 병원으로서, 종합병원 중 중증질환에 대하여 난이도가 높은 의료행위를 전문적으로 하는 종합병원을 말한다. 상급종합병원은 전국 10개 권역별로 2022년 6월 기준 전국에 45개 병원이 지정되어 있다. 지정된 상급종합병원은 건강보험수가 행위료 가산율 30%를 적용받게 되며, 상급종합병원을 이용하려면 1차의료기관(의원, 병원, 종합병원)에서 발급한 "요양급여의뢰서"를 지참하여야한다.

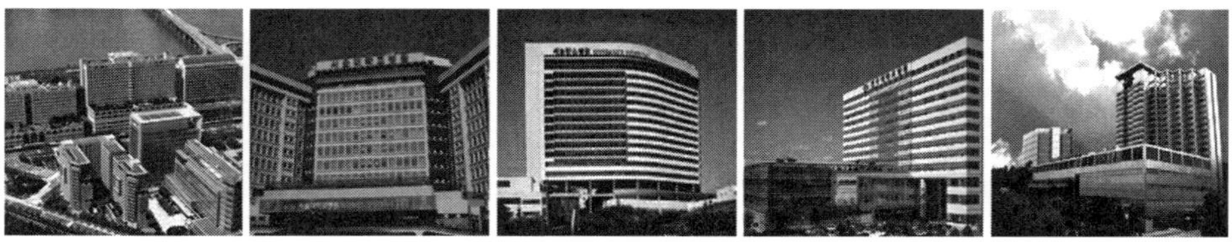

그림 1-1 서울소재 상급종합병원

② **전문병원(special hospital)**

의료법 제3조의 5항에 의해 보건복지부장관이 지정하는 병원으로서 병원급 의료기관 중 특정 진료과목이나 특정 질환 등에 대하여 난이도가 높은 의료행위를 하는 병원을 말한다. 전문병원은 2022년 6월 기준 전국에 101병원이 지정되어 있다.

3. 병원의 기능과 역할

(1) 병원의 정의

병원(hospital)이란 지역사회 주민들을 위해 의료서비스를 제공하고 질병의 치료와 예방, 의료관련자의 교육 및 의학연구를 수행하는 기관으로 정의할 수 있다.

(2) 병원의 기능

병원의 기능은 주로 의료서비스 기능, 교육기능, 연구기능, 지역사회봉사 기능 등이다.

(3) 병원조직의 특성

병원의 조직의 특성은 ①자본집약적이면서 노동집약적인 경영체이며 ②진료, 교육, 연구 등 다양한 사업목적을 가지고 있으며 ③유기적이고 복잡한 전환과정을 거쳐 서비스를 제공하는 기관이며 ④생산된 서비스의 품질관리나 업적평가가 용이하지 않으며 ⑤관리체계와 진료체계가 이원화 되어 있으며 ⑥직종이 다양하고 전문 인력의 구성이 높으며 ⑥직종 간 이질성과 직종별 집단의 높은 응집력을 가지고 있으며 ⑦여성인력의 비중이 높은 등이 있다.

(4) 병원의 구성인력

병원의 직종은 일반적으로 아래와 같이 분류하지만, 병원의 조직과 기능 및 업무수행에 따라 매우 다양하다.

표 1-3 병원의 직종 분류

직종	내용
의사직	전문의, 전임의, 일반의, 전공의(인턴, 레지던트) 등
간호직	간호사, 전문간호사, 간호조무사 등
약무직	약사, 약무보조원 등
보건직 (의료기사직)	의료기사(임상병리사, 방사선사, 치과위생사, 치과기공사, 물리치료사, 작업치료사), 안경사, 응급구조사 등
사무직	일반사무(기획, 경영관리, 홍보, 총무, 인사, 원무, 보험, 예산, 회계, 재무, 경리, 물류, 구매, 자재, 검진, 사서, 부대사업 등)에 종사하는 직원
연구직	연구업무에 종사하는 직원(임상의학 연구소 등)
기술직	의료공학기사, 전기기사, 기계기사, 열관리기사, 냉동기계기사, 고압가스 화학기사, 고압가스취급 기능기사, 환경기사, 소방설비기사, 위험물 취급기능사, 정보처리기사, 산업안전기사 등은 주로 기술직으로 분류
기능직	조리원, 배선원, 미화원, 세탁원, 수선원, 승강원, 재봉사, 운전기사, 영선 및 수리보수원, 경비원, 보안원, 진료보조원 등은 주로 기능직으로 분류
기타 전문직	보건의료정보관리사, 사회복지사 등이 있지만 병원의 조직과 기능에 따라 보건직(또는 의료기사직)에 포함 또는 사무직으로 분류하고 있으며, 영양사는 보건직에 포함되거나 또는 영양직으로 별도 구분함.

(5) 병원의 의료정보시스템(Hospital Information System)

의료정보는 환자의 진료과정에서 수집된 정보를 의미하며 이 자료들로부터 분석된 정보들을 의료현장에서 생성되는 모든 정보를 말한다. 의료정보에는 진료정보, 건강관리정보(검진데이터), 의료지식을 정보처리기술과 네트워크를 활용하여 저장, 공유, 검색 및 전달함으로써 환자의 진료와 처방에 사용하는 모든 과정을 의미하며, 처방전달시스템(OCS: Order Communication System), 전자의무기록시스템(EMR: Electronic Medical Record), 영상정보시스템(PACS: Picture Archiving and Communication System), 원격의료시스템 등과 모두 포괄하는 개념이다. 따라서 병원정보시스템은 의료정보학의 응용을 컴퓨터와 통신기술을 임상에 적용한 시스템이라고 할 수 있다.

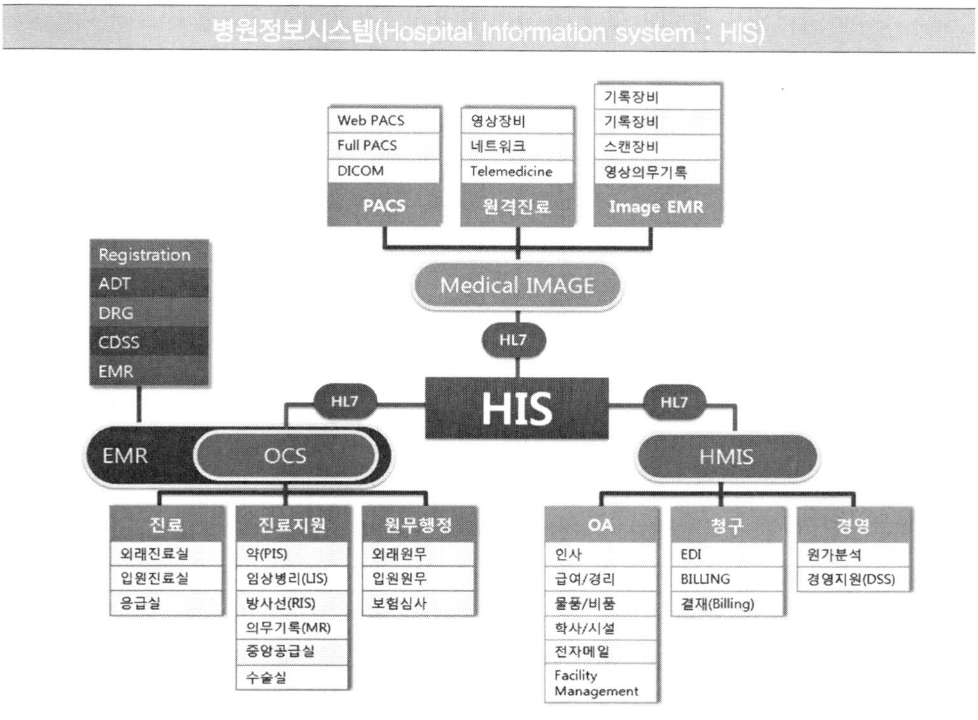

그림 1-2 병원의 의료정보시스템

① 병원정보시스템(Hospital Information System)은 병원 내 의료 및 행정 업무를 관리하기 위한 시스템으로 병원 내 진료현황부터 의약품관리 및 재무관리를 포함하기 때문에 매우 복잡하게 구성되어 있으며, 내부적으로 ㉮임상정보시스템(CIS) ㉯재무정보시스템(FIS) ㉰연구실정보시스템(LIS) ㉱간호정보시스템(NIS) ㉲약국정보시스템(PIS) ㉳의료영상저장전송시스템(PACS) ㉴방사선정보시스템(RIS) ㉵처방전달시스템(OCS) ㉶전자의무기록(EMR) ㉷광역의료정보시스템(WAMIS) 등이 있다.

② 병원경영정보시스템(Hospital management Information system : HMIS)은 진료업무를 지원하고 병원 내 각종 경영활동에 필요한 정보를 제공하여 합리적인 의사결정을 지원하는 기능을 수행하는 정보시스템이다.

(6) 전문센터 및 특수클리닉

병원의 전문 진료 및 특수질환의 치료를 위해 진료 각과와 협진체계를 구축하여 전문센터와 특수클리닉을 운영하고 있다. 운영의 효율성요소로는 특수질환 진료에 대한 이용편리와 신속한 진료 및 치료기간 단축, 병원의 특성화사업 및 대외 경쟁력강화 기여 등이 있다. 전문센터와 특수클리닉은 병원의 규모와 기능, 진료능력, 시설 및 의료장비 보유, 특수성에 따라 개설된 센터와 특수클리닉은 다르나 일반적으로 운영되는 센터와 클리닉은 아래와 같다.

① 전문센터

암, 응급의료, 건강증진, 뇌혈관 또는 뇌신경, 심혈관, 척추/관절, 뇌졸중, 국제진료(외국인진료), 소화기내시경, 대장항문, 임플란트, 스포츠건강의학, 장기이식, 재활센터 등이 있다. 최근들어 일부 대형병원은 특수질환별 전문진료센터를 개설 운영하고 있다.

② 특수클리닉

당뇨, 갑상선, 고혈압, 치매, 척추, 관절, 뇌신경, 호흡기, 천식, 비만, 금연, 난청, 대장항문, 인공신장, 전립선, 여성건강, 스트레스심리상담, 요실금클리닉 등이 있다.

(7) 병원경영지원회사 및 네트워크병원

① 병원경영지원회사(Management Service Organization : MSO)

병 · 의원들의 지분투자로 설립되는 주식회사형태로서 의료행위와 관계없는 병원경영 전반(구매, 인력관리, 진료비청구, 마케팅, 홍보 등)에 대한 서비스를 제공하는 회사를 지칭한다. 대부분 단순 프랜차이즈 수준에 머무르고 있는 국내와 달리 미국 등에서는 MSO가 외부자본을 유치해 병원시설임대, 경영위탁 등의 서비스를 제공하고 그 대가로 수수료를 받아 투자자에게 배분한다. 대표적인 MSO 모델로는 미국의 HMO(health Maintenance Organization: 건강관리 의료단체)를 들 수 있는데, HMO는 의료기관의 다양화와 전문화에 따른 의료관리의 필요성에 따라 가격협상, 정보화구축, 경영효율화를 목적으로 의료기관 간 네트워크 구축을 목적으로 만들어졌다.

② 네트워크병원

네트워크라고 용어를 사용하는 병 · 의원들은 다양한 결합 형태를 보이고 있으며, 크게 세가지 유형으로 구분할 수 있다.

첫째는 의료인이 지점을 개설한 후 발생한 매출을 본점에 보낸 후 이 중 적절한 금액을 돌려주는 형태이다.

둘째는 브랜드명을 같이 사용하는 프랜차이점 형태로 이 의료기관은 개설자가 병원의 모든 운영을 책임지게 된다. 예치과나 하나이비인후과 그룹이 대표적인 사례이다.

셋째는 여러 명의 의사가 여러 개의 의료기관을 동업 운영하는 조합 형태로서 예를 들어 5명의 의사가 10개의 의료기관에 조금씩 지분을 갖고 같은 명칭을 사용하고 공동마케팅을 하는 형태이다.

③ 장점 및 기대효과

네트워크 병, 의원의 강점은 광고홍보 · 정보공유 · 경영성과 · 비용절감(공동구매) · 협력진료 · 고객만족 등이다. 그리고 규모가 큰 네트워크병원들은 병원경영지원회사(MSO)를 설립하여 운영하기도 하며, 네트워크병원들은 MSO의 역할이 지금보다 더 커지고 설립이 활성화될 것으로 기대하고 있다.

표 1-4 네트워크 병 · 의원 현황(예시)

구분	네트워크병,의원 현황
병원	힘찬, 우리들, 연세사랑, 튼튼, 21세기, 척병원, 세바른, 좋은병원(부산) 등
피부과	오라클, 이지함, 고운, 리더스, 리뉴미, 차앤박, 미소가인, 하얀나라 등
내과	속편한, 속시원, 류마 등
비뇨기과	서울비뇨, 골드만, 맨파워, 메디포맨, 맨남성, 라임, 길맨 등
안과	예본, 밝은성모, 성모 등
이비인후과	하나, 두리, 열린성모 등
산부인과	리즈, 로앤, 미애로, 쉬즈엘, 애플 등
통증의학과	화인, 지인, 참벗, 채움 등
성형외과	노블레스, 드림, 아이미, 메트로 등
치과	모아, 고운미소, 예, 유디, 사과나무, 로덴, 룡플란트, 아름다운치과 등
한의과	자생, 함소아, 편강, 맑은 숲, 청담아이누리 등
건강진단	서울의과학연구소(SCL), 한국의학연구소(KMI), 한국건강관리협회 등

(8) 의사의 과정과 종류 및 전문간호사제도

① 의사의 교육과정

의사가 되기 위해서는 의과대학이나 의학전문대학원에서 소정의 교육(학업)을 이수하고 의사 국가시험에 응시하여 합격해 의사 면허(의사의 면허증)를 발급받아야 한다.

전문의는 의사면허를 가지고 전공의(인턴, 레지던트)과정을 수련하고 전문의 자격시험에 합격하면 전문의자격증을 취득하게 된다.

② **인턴과 레지던트(전공의)**

▶ 인턴 : 레지던트 과정에 들어가기 전에 1년 동안 병원에서 수련하는 과정 혹은 그 과정을 밟고 있는 의사를 말한다. 인턴수련은 의사로서의 기본적인 활동능력을 터득하는 것이며, 일반적으로 인턴수련은 순회과정으로서 임상각과를 돌아가면서 수련을 받으며 기간은 1년이다.

▶ 레지던트 : 레지던트는 인턴을 마친 사람이 전공의 시험 통과 후 각 진료과에 따라 3~4년 정도 수련하는 과정 및 그 과정을 밟고 있는 의사를 말한다. 따라서 전공하는 진료과에 소속되어서 전문의를 양성하는 과정이며, 소속된 과에서 대부분의 수련을 거치지만 필요에 따라서는 관계되는 다른 과에 파견되어 수련이 요구되는 분야도 있다. 수련 후에 전문의 시험자격을 얻게 되고 이에 합격되면 전문의로서 활동하게 된다.

③ **일반의**

의사 면허증 취득 후 전문의 자격증이 없는 의사를 일반의(general practitioner: GP)라고 한다. 보통은 병 · 의원에 취업의사나 개업의사들 중에서 전문의가 아닌 사람을 말하는 것이 일반적이다.

④ **전문의**

전문의(medical specialist)는 의학의 특정 분과에 대하여 전문적인 지식과 자격을 갖춘 의사로서 의사 면허를 취득한 뒤 인턴 및 레지던트 과정을 수료하고 전문의 자격시험에 합격한 의사를 말하며 내과를 비롯하여 26개 전문진료 과목이 있다.

⑤ **전임의**

전임의(Fellow)는 전문의 과정을 마치고 세부분과 전문의사가 되려고 연구 및 진료 활동 하며, 대한의학회에서 인증하는 세부전문의 자격증을 취득 한 의사를 말한다. 따라서 향후 전문진료 또는 의과대학 교수가 되기 위한 과정이기도 하다.

⑥ **전문간호사 자격증제도**

전문간호분야의 전문교육과정을 통해 특수한 지식과 기술을 습득한 후 법적으로 인정을 받고 상급실무를 수행하는 간호사를 인증하는 제도를 말한다. 자격은 간호사 면허를 소지하고 해당분야의 간호실무 3년 이상의 경력자로서 대학원(전문간호사과정) 또는 그 수준에 준한 전문간호사 교육과정을 이수하고 전문간호사 자격시험에 합격한 자로서 자격증은 보건복지부장관이 발급하며, 자격증 종류는 다음과 같다.

표 1-5 전문간호사 자격증제도

전문간호사 자격증제도
1. 보건전문간호사 2. 마취전문간호사 3. 가정전문간호사 4.정신전문간호사 5.응급전문간호사 6. 산업전문간호사 7.노인전문간호사 8. 호스피스전문간호사 9. 감염관리전문간호사 10. 종양전문간호사 11. 중환자전문간호 12. 아동전문간호사 13. 임상전문간호사가 있다.

1-2 의료전달체계 및 의약분업에 대하여 이해하라?

학습목표	1-2 의료전달체계에 의한 수급절차와 의약분업에 대하여 알 수 있다.

1. 의료전달체계

1) 의료전달체계

의료전달체계(health care delivery system)란 사회적 자원인 의료자원에 대한 국민들의 보편적 접근성을 보장하고, 의료자원의 효율적 이용을 도모하여 궁극적으로 국민의 총 의료비를 절감하기 위해 도입된 제도이다. 의료전달체계는 의료자원의 효율적 공급과 대형병원의 집중현상방지 및 의료기관간의 균형적 발전을 도모하기 위해 시행하고 있으며, 건강보험은 1단계 및 2단계 진료체계로 의료급여는 1단계(1차)-2단계(2차)-3단계(3차) 진료체계로 운영되고 있다.

(1) 건강보험 요양급여 절차

① 요양급여는 1단계 요양급여와 2단계 요양급여로 구분하며, 가입자 또는 피부양자(가입자)는 1단계 요양급여를 받은 후 2단계 요양급여를 받아야 한다.

② 1단계 요양급여는 상급종합병원을 제외한 요양기관에서 받는 요양급여(건강진단 또는 건강검진을 포함)를 말하며, 2단계 요양급여는 상급종합병원에서 받는 요양급여를 말한다.

③ 상급종합병원에서 1단계 진료를 받을 수 있는 경우

가. 응급의료에 관한 법률 제1호에 해당하는 응급환자인 경우

나. 분만의 경우

다. 치과에서 요양급여를 받는 경우

라. 장애복지법 제32조에 따른 등록 장애인 또는 단순 물리치료가 아닌 작업치료 · 운동 치료 등의 재활치료가 필요하다고 인정되는 자가 재활의학과에서 요양급여를 받는 경우

마. 가정의학과에서 요양급여를 받는 경우

바. 당해 요양기관에서 근무하는 가입자가 요양급여를 받는 경우

사. 혈우병환자가 요양급여를 받는 경우

④ 가입자 등이 상급종합병원에서 2단계 요양급여를 받고자 하는 때에는 의료기관(의원, 병원, 종합병원)의 의사소견이 기재된 "요양급여의뢰서" 또는 건강검진결과서를 신분증과 함께 제출하여야 한다.

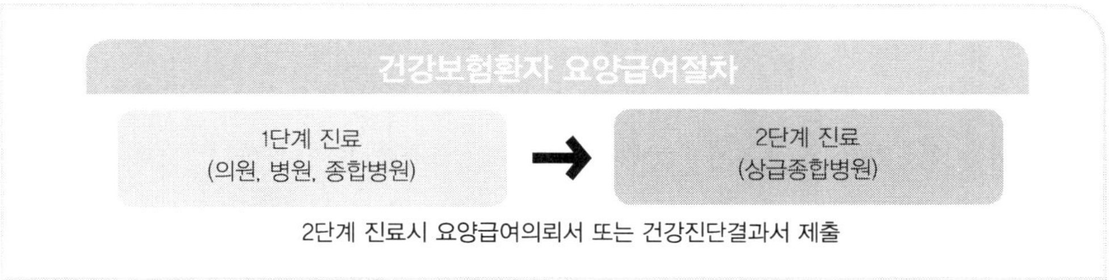

그림 1-3 건강보험환자 요양급여 절차

(2) 의료급여 요양급여 절차(체계)

의료자원의 효율적 활용과 대형병원으로의 환자 집중현상 방지, 의료급여 기금의 재정안정화를 기하기 위하여 1단계-2단계-3단계체계로 운영하고 있다. 따라서 의료급여 수급권자가 의료급여를 받고자 하는 경우에는 먼저 제1차 의료급여기관, 제2차 의료급여기관, 제3차 의료급여기관의 순서로 단계적으로 이용하여야 하며, 반드시 "의료급여의뢰서"를 발급 받아 단계별로 제출해야 한다.

■ 의료급여기관의 이용절차는 아래 다음과 같다.

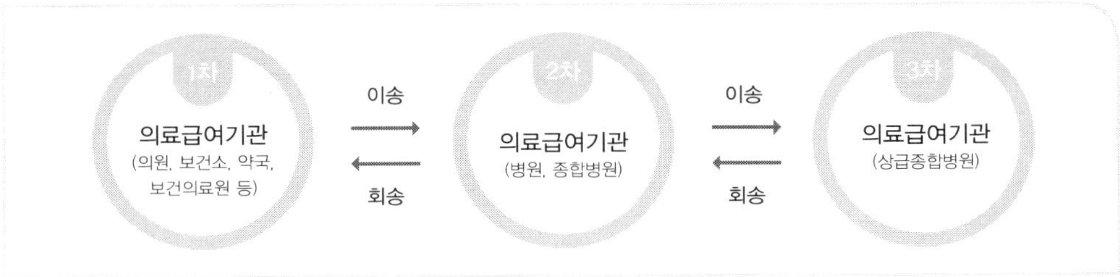
1차
의료급여기관
(의원, 보건소, 약국, 보건의료원 등)
이송
회송
2차
의료급여기관
(병원, 종합병원)
이송
회송
3차
의료급여기관
(상급종합병원)

그림 1-4 의료급여기관 이용절차

(3) 건강보험 및 의료급여 수급절차 미 이행 경우

요양급여기준과 수급절차에 의하여 서류(요양급여의뢰서)를 제출하지 아니하고 이용

한 경우는 보험급여가 되지 않으며, 해당보험 수가의 100%를 전액 환자본인이 부담하도록 되어 있다.

(4) 산재보험 요양급여 신청

산재보험 요양급여를 받으려는 자는 소속 사업장, 재해발생 경위, 그 재해에 대한 의학적 소견, 그 밖에 고용노동부령으로 정하는 사항을 적은 서류를 첨부하여 공단에 요양급여의 신청(별지 제2호 서식)을 하여야 한다. 요양급여를 받으려는 자는 소속 사업장, 재해발생 경위, 그 재해에 대한 의학적 소견, 그 밖에 고용노동부령으로 정하는 사항을 적은 서류를 첨부하여 근로복지공단에 요양급여의 신청을 하여야 한다. 산재보험 지정병원은 근로복지공단(관할지사 포함)에 문의하면 된다.

(5) 자동차보험 진료체계

보험가입자가 자동차사고를 당하였을 경우는 별도의 진료체계(1, 2차) 없이 각 보험사의 지급보증에 의한 의료기관이 진료 후 진료비 심사위탁기관인 건강보험심사평가원으로 청구한다(자동차보험 지정병원 별도 없음)

(6) 국가보훈환자 의료지원의 신청 및 확인(국가보훈대상자 의료지원에 관한 규칙 제3조)

국가보훈대상자가 국가보훈관계 법령 중 의료지원과 관련된 규정에 따른 의료지원을 받으려는 경우에는「한국보훈복지의료공단법」제7조에 따른 보훈병원 또는 관련 규정에 따라 국가가 진료를 위탁한 의료시설(위탁병원)에 의료지원을 신청하여야 한다. 보훈병원에는 한국보훈복지의료공단에서 운영하는 직영병원 5개(중앙(서울), 부산, 광주, 대구, 대전보훈병원)와 보훈요양병원 및 위탁지정병원(보훈병원이 없거나 보훈병원과 원거리지역에 거주하는 국가유공자 등의 진료를 위해 지정 · 운영)이 있다.

2. 의약분업

(1) 정의

의약분업이란 의사 또는 치과의사가 진단, 처방하고 약사가 의사의 처방에 따라 의약품을 조제하는 제도이다. 즉 환자의 치료에 사용되는 의약품을 전문 의료인인 의사가 환자의 증상을 진단해 가장적합하게 처방한 후 약사 역시 처방전에 따라 전문적으로 의약품을 조제. 판매하는 것으로 질 높은 의료서비스를 제공하기 위해 2000년 7월 1일부터 도입된 제도이다.

(2) 의약분업의 기본원칙

① 의사는 전문의약품과 일반의약품을 처방할 수 있으며, 약사는 의사의 처방전에 의하여 전문의약품과 일반의약품을 조제하여야한다.

② 의사는 외래환자에 대하여 원외처방전을 발행하여야하며, 약국의 약사만이 원외처방전을 조제할 수 있다.

③ 약국개설자는 의사의 처방전에 의하여 조제하는 경우를 제외하고는 전문의약품을 판매할 수 없으나, 일반의약품은 의사의 처방전에 의하지 아니하고 판매할 수 있다.

(3) 일반의약품과 전문의약품

① 일반의약품(OTC)은 약품의 오용 · 남용될 우려가 적고, 의사나 치과의사의 처방 없이 사용하더라도 안전성 및 유효성을 기대할 수 있고 약리작용상 인체에 미치는 부작용이 비교적 적은 의약품으로서 의사, 치과의사의 처방에 의하지 않고 환자가 직접 선택할 수 있는 의약품으로서(약사법 제2조).보건복지부장관이 정하여 고시하는 기준에 해당하는 의약품을 말한다.

② 전문의약품(POM, prescription only medicine, 처방약)은 약리작용 또는 적응증으로 볼 때 의사 또는 치과의사의 전문적인 진단과 지시 · 감독에 따라 사용되어야 하는 의약품으로서 일반의약품이 아닌 의사의 처방전에 따라서만 조제하여 판매할 수 의약품을 말한다.

(4) 의약분업대상

의약분업은 외래환자를 대상으로 의사의 전문적인 진단이 필요한 전문의약품에 대해서만 실시한다. 두통약, 종합감기약 등 일반의약품은 의약분업에서 제외되며 입원환자, 응급환자 및 의료기관 또는 약국이 없는 지역과 재해지역에서 진료하는 환자, 병역의무중인자, 교정시설, 소년보호시설 등에 수용된 자, 감염병예방 및 관리에 대한 법률에 의하여 격리수용이 필요한자(1급감염병 등), 파킨슨병, 한센병, AIDS환자 등은 의약분업 대상에서 제외된다.

(5) 의약분업 대상의약품 및 예외품목

① 대상의약품

일부예외를 제외한 국내에서 제조, 수입하는 모든 전문의약품을 의약분업대상 의약품으로 한다. 건강보험대상이 아닌 의약품을 투약 받아야 하는 외래환자도 의약분업대상이다.

② 대상예외품목

대상예외 품목으로는 모든 주사용제제, 진단(검사용)의약품, 감염병예방접종약, 희귀의약품, 의료기관 조제실 제제약품, 마약, 방사선의약품, 신장투석액 및 이식정, 투약시에 기계 · 장치를 이용하거나 시술이 필요한 의약품, 검사를 위하여 필요하거나 수술 및 치에 사용되는 의약품, 예외의약품과 함께 사용하는 의약품 등이 있다.

(6) 원외처방 및 조제

의사의 처방전발행 의사는 의약분업 대상환자에 대하여 원외처방전을 발행하여야하며, 처방전에는 대한약전에서 정한 명칭, 일반명, 또는 제품명으로 처방할 수 있으며 알아보기 쉽도록 정자로 기재하여야한다. 의사의 처방기간은 원칙적으로 제한이 없으므로 처방전 사용기간은 의사가 기재하며, 원외처방전 발행 시 의사는 처방전을 2부(환자보관용 1부와 약국보관용 1부)를 환자에게 교부한다.

1-3 보건의료 및 병원관리 관련 법규에 대하여 이해하라?

학습목표	1-3 보건의료 및 병 · 의원관리와 관련된 법률과 법규에 대하여 알 수 있다.

1. 보건의료 관련 법규

본 법령과 시행령 및 시행규칙에 대하여 최신법령의 정보를 수집하여 병원경영에 활용함이 요구된다.

① 의료법

모든 국민이 수준 높은 의료 혜택을 받을 수 있도록 국민의료에 필요한 사항을 규정함으로써 국민의 건강을 보호하고 증진하는 데에 목적이 있다. 이 법에서 "의료인"이란 보건복지부장관의 면허를 받은 의사 · 치과의사 · 한의사 · 조산사 및 간호사를 말한다. 따라서 의료인은 종별에 따라 맡은 임무를 수행하여 국민보건 향상을 이루고 국민의 건강한 생활 확보에 이바지할 사명을 가진다.

② 의료기사 등에 관한 법률

이 법은 의료기사, 보건의료정보관리사 및 안경사의 자격 · 면허 등에 관하여 필요한 사항을 정함으로써 국민의 보건 및 의료 향상에 이바지함을 독적으로 한다. 이 법에서 "의료기사"란 의사 또는 치과의사의 지도 아래 진료나 의화학적(醫化學的) 검사에 종사하는 사람을 말하며(임상병리사. 방사선사, 물리치료사. 작업치료사, 치위생사, 치기공사) "보건의료정보관리사"란 의무(醫務)에 관한 기록을 주된 업무로 하는 사람을 말하며, "안경사"란 안경(시력보정용에 한정)의 조제 및 판매와 콘택트렌즈의 판매를 주된 업무로 하는 사람을 말한다.

③ 보건의료기본법

보건의료기본법은 보건의료에 관한 국민의 권리 · 의무와 국가 및 지방자치단체의 책임을 정하고 보건의료의 수요와 공급에 관한 기본적인 사항을 규정함으로써 보건의료의 발전과 국민의 보건 및 복지의 증진에 이바지하는 것을 목적으로 한다.

④ **국민건강보험법**

국민의 질병 · 부상에 대한 예방 · 진단 · 치료 · 재활과 출산 · 사망 및 건강증진에 대하여 보험급여를 실시함으로써 국민보건 향상과 사회보장 증진에 이바지함을 목적으로 한다.

건강보험은 국민의 건강증진을 기하기 위한 사회보장제도의 일환으로 국민의 질병 부상에 대한예방 진단 치료 재활과 출산 사망 및 건강증진에 대하여 현물 또는 현금으로 급여를 제공하는 보험제도로서 법률에 의한 가입의 강제, 소득에 비례한 보험료의 차등부담, 부담보험료에 관계없이 균등한 보험급여 등을 그 특성으로 한다.

▣ 국민건강보험 요양급여기준에 관한규칙

이 규칙은 「국민건강보험법」 제41조제3항 및 제4항에 따라 요양급여의 방법 · 절차 · 범위 · 상한 및 제외대상 등 요양급여기준에 관하여 필요한 사항을 규정함을 목적으로 한다.

⑤ **의료급여법**

생활이 어려운 사람에게 의료급여를 함으로써 국민보건의 향상과 사회복지의 증진에 이바지함을 목적으로 한다. 병원은 의료급여법 제2조에서 정한 의료급여수급권자에 대한 진료. 조제 또는 투약 등을 담당하는 의료급여기관이 된다.

⑥ **산업재해보상보험법**

근로자의 업무상 재해를 신속하고 공정하게 보상하며, 재해근로자의 재활 및 사회 복귀를 촉진하기 위하여 이에 필요한 보험시설을 설치 · 운영하고, 재해 예방과 그 밖에 근로자의 복지 증진을 위한 사업을 시행하여 근로자 보호에 이바지하는 것을 목적으로 한다. 이 법에 의한 보험사업은 고용노동부장관이 관장한다.

⑦ **자동차손해배상보장법**

자동차의 운행으로 사람이 사망 또는 부상하거나 재물이 멸실 또는 훼손된 경우에 손해배상을 보장하는 제도를 확립하여 피해자를 보호하고, 자동차사고로 인한 사회적 손실을 방지함으로써 자동차운송의 건전한 발전을 촉진함을 목적으로 한다. 병원은 국토교통부장관이 고시로 정한 자동차보험 진료수가기준에 의하여 요양급여를 제공하고 진료수가를 청구한다.

⑧ 노인장기요양보험법

고령이나 노인성 질병 등의 사유로 일상생활을 혼자서 수행하기 어려운 노인 등에게 제공하는 신체활동 또는 가사활동 지원 등의 장기요양급여에 관한 사항을 규정하여 노후의 건강증진 및 생활안정을 도모하고 그 가족의 부담을 덜어줌으로써 국민의 삶의 질을 향상하도록 함을 목적으로 한다.

⑨ 건강검진기본법

국가건강검진에 관한 국민의 권리 · 의무와 국가 및 지방자치단체의 책임을 정하고 국가건강검진의 계획과 시행에 관한 기본적인 사항을 규정함으로써 국민의 보건 및 복지의 증진에 이바지함을 목적으로 한다.

⑩ 지역보건법

지역보건법은 보건소 등 지역보건의료기관의 설치 · 운영 및 지역보건의료사업의 연계성 확보에 필요한 사항을 규정함으로써 보건행정을 합리적으로 조직 · 운영하고, 보건시책을 효율적으로 추진하여 국민보건의 향상에 이바지함을 목적으로 한다.

⑪ 모자보건법

모자보건법은 모성(母性) 및 영유아(嬰幼兒)의 생명과 건강을 보호하고 건전한 자녀의 출산과 양육을 도모함으로써 국민보건 향상에 이바지함을 목적으로 한다.

⑫ 국민건강증진법

국민건강증진법은 국민들이 건강에 대한 가치와 책임의식을 함양하도록 건강에 관한 바른 지식을 보급하고 스스로 건강생활을 실천할 수 있는 여건을 조성함으로써 국민의 건강을 증진함을 목적으로 한다.

⑬ 약사법

이 법은 약사(藥事)에 관한 일들이 원활하게 이루어질 수 있도록 필요한 사항을 규정하여 국민보건 향상에 기여하는 것을 목적으로 한다.

2. 병원관리 관련된 법규

① 응급의료에 관한 법률

이 법은 국민들이 응급상황에서 신속하고 적절한 응급의료를 받을 수 있도록 응급의료에 관한 국민의 권리와 의무, 국가 · 지방자치단체의 책임, 응급의료제공자의 책임과 권리를 정하고 응급의료자원의 효율적 관리에 필요한 사항을 규정함으로써 응급환자의 생명과 건강을 보호하고 국민의료를 적정하게 함을 목적으로 한다.

② 감염병의 예방 및 관리에 관한 법률

이 법은 국민 건강에 위해(危害)가 되는 감염병의 발생과 유행을 방지하고, 그 예방 및 관리를 위하여 필요한 사항을 규정함으로써 국민 건강의 증진 및 유지에 이바지함을 목적으로 한다. 감염관리위원회 및 감염관리실의 설치는 보건복지부령으로 정하는 일정 규모 이상의 병원급 의료기관(100개 이상의 병상을 갖춘 병원급 의료기관)을 말하며, 해당 병원은 감염관리위원회 및 감염관리실을 설치운영 해야 한다.

③ 혈액관리법

이 법은 혈액관리업무에 관하여 필요한 사항을 규정함으로써 수혈자와 헌혈자(獻血者)를 보호하고 혈액관리를 적절하게 하여 국민보건의 향상에 이바지함을 목적으로 한다.

④ 전문의 수련 및 자격인정 등에 관한규정

이 영은 “개인정보”란 살아 있는 개인에 관한 정보로서 성명, 주민등록번호 및 영상 등을 통하여 개인을 알아볼 수 있는 정보(해당 정보만으로는 특정 개인을 알아볼 수 없더라도 다른 정보와 쉽게 결합하여 알아볼 수 있는 것을 포함)를 말한다.

⑤ 전공의 수련환경개선 및 지위향상을 위한 법률

전공의의 수련환경 개선 및 지위 향상을 위한 법률(전공의법)의거 대한병원협회에서는 보건복지부의 위탁을 받아 전공의 수련병원을 대상으로 수련환경평가를 실시하고 있다. 평가내용은 병원운영체계(조직, 시설, 환자안전, 진료지원) 및 수련지원체계, 진료부서체계에 대하여 평가를 실시하고 있다.

⑥ 마약류관리에 관한 법률

이 법은 마약 · 향정신성의약품(向精神性醫藥品) · 대마(大麻) 및 원료물질의 취급 ·

관리를 적정하게 함으로써 그 오용 또는 남용으로 인한 보건상의 위해(危害)를 방지하여 국민보건 향상에 이바지함을 목적으로 한다.

⑦ **의료기관 회계기준 규칙**

규칙은 의료법 제62조 제②항의 규정에 따라 의료기관의 개설자가 준수하여야 하는 의료기관을 정함으로써 의료기관회계의 투명성을 확보함을 목적으로 한다. 의료기관 회계기준의 준수대상은 법 제49조의2 제2항의 규정에 따라 의료기관 회계기준을 준수하여야 하는 의료기관의 개설자는 100병상 이상의 병원(병원급)의개설자를 말한다.

⑧ **표시 · 광고의 공정화에 관한 법률**

이 법은 상품 또는 용역에 관한 표시 · 광고를 할 때 소비자를 속이거나 소비자로 하여금 잘못 알게 하는 부당한 표시 · 광고를 방지하고 소비자에게 바르고 유용한 정보의 제공을 촉진함으로써 공정한 거래질서를 확립하고 소비자를 보호함을 목적으로 한다.

⑨ **장기 등 이식에 관한 법률**

이 법은 장기 등의 기증에 관한 사항과 사람의 장기 등을 다른 사람의 장기등의 기능회복을 위하여 적출(摘出)하고 이식(移植)하는 데에 필요한 사항을 규정하여 장기 등의 적출 및 이식을 적정하게 하고 국민보건을 향상시키는 데에 이바지하는 것을 목적으로 한다.

⑩ **의료사고 피해 구제 및 의료분쟁 조정 등에 관한 법률**

이 법은 의료분쟁의 조정 및 중재 등에 관한 사항을 규정함으로써 의료사고로 인한 피해를 신속 · 공정하게 구제하고 보건의료인의 안정적인 진료환경을 조성함을 목적으로 한다.

⑪ **개인정보 보호법**

이 법은 개인정보의 처리 및 보호에 관한 사항을 정함으로써 개인의 자유와 권리를 보호하고, 나아가 개인의 존엄과 가치를 구현함을 목적으로 하며, "개인정보"란 살아 있는 개인에 관한 정보로서 성명, 주민등록번호 및 영상 등을 통하여 개인을 알아볼 수 있는 정보(해당 정보만으로는 특정 개인을 알아볼 수 없더라도 다른 정보와 쉽게 결합하여 알아볼 수 있는 것을 포함)를 말한다.

⑫ **환자안전법**

이 법은 환자안전을 위하여 필요한 사항을 규정함으로써 환자의 보호 및 의료 질(質) 향상에 이바지함을 목적으로 한다.

⑬ **폐기물관리법**

이 법은 폐기물의 발생을 최대한 억제하고 발생한 폐기물을 친환경적으로 처리함으로써 환경보전과 국민생활의 질적 향상에 이바지하는 것을 목적으로 한다. 폐기물은 생활폐기물과 사업장폐기물, 지정폐기물, 의료폐기물 등으로 구분한다.

3. 병원관리 관련 의료법 주요내용

1) 의료인 및 면허 관련사항

(1) 의료인의 및 임무(의료법 제2조)

① 이 법에서 "의료인"이란 보건복지부장관의 면허를 받은 의사 · 치과의사 · 한의사 · 조산사 및 간호사를 말한다.

② 의료인은 종별에 따라 다음 각 호의 임무를 수행하여 국민보건 향상을 이루고 국민의 건강한 생활 확보에 이바지할 사명을 가진다.

1. 의사는 의료와 보건지도를 임무로 한다.
2. 치과의사는 치과 의료와 구강 보건지도를 임무로 한다.
3. 한의사는 한방 의료와 한방 보건지도를 임무로 한다.
4. 조산사는 조산(助産)과 임산부 및 신생아에 대한 보건과 양호지도를 임무로 한다.
5. 간호사는 다음 각 목의 업무를 임무로 한다.
   가. 환자의 간호요구에 대한 관찰, 자료수집, 간호판단 및 요양을 위한 간호
   나. 의사, 치과의사, 한의사의 지도하에 시행하는 진료의 보조
   다. 간호 요구자에 대한 교육 · 상담 및 건강증진을 위한 활동의 기획과 수행, 그 밖의 대통령령으로 정하는 보건활동

(2) 의료인의 면허 대여 금지(의료법 제4조 3)

① 의료인은 제5조(의사 · 치과의사 및 한의사), 제6조(조산사) 및 제7조(간호사)에 따라 받은 면허를 다른 사람에게 대여하여서는 아니 된다.

② 누구든지 제5조부터 제7조까지에 따라 받은 면허를 대여받아서는 아니 되며, 면허 대여를 알선하여서도 아니 된다.

(3) 의료인의 결격사유(의료법 제8조)

다음 각 호의 어느 하나에 해당하는 자는 의료인이 될 수 없다.

①「정신건강증진 및 정신질환자 복지서비스 지원에 관한 법률」에 따른 정신질환자. 다만, 전문의가 의료인으로서 적합하다고 인정하는 사람은 그러하지 아니하다.

② 마약 · 대마 · 향정신성의약품 중독자

③ 피성년후견인 · 피한정후견인

④ 그 밖에 대통령령으로 정하는 의료 관련 법령을 위반하여 금고 이상의 형을 선고받고 그 형의 집행이 종료되지 아니하였거나 집행을 받지 아니하기로 확정되지 아니한 자

피성년후견인(被成年後見人)과 피한정후견인(被限定後見人)
① 피성년후견인(被成年後見人)은 질병, 장애, 노령, 그 밖의 사유로 인한 정신적 제약으로 사무를 처리할 능력이 지속적으로 결여되어 가정법원이 성년후견개시의 심판을 받은 사람을 말한다. ② 피한정후견인(被限定後見人)은 질병, 장애, 노령, 그 밖의 사유로 인한 정신적 제약으로 사무를 처리할 능력이 부족하여 가정법원이 한정후견개시의 심판을 한 사람을 말한다.

(4) 면허 취소 요건

의료인 결격사유에 해당된 경우는 면허를 취소하며, 또한 의료인의 면허를 취소할 수 있는 경우는 아래와 같다.

① 자격 정지 처분 기간 중에 의료행위를 하거나 3회 이상 자격 정지 처분을 받은 경우

② 면허 조건을 이행하지 아니한 경우

③ 발급받은 면허증을 다른 사람에게 빌려준 경우

④ 면허증을 빌려준 경우

⑤ 의료인이 일회용 주사 의료용품을 한 번 사용한 후 다시 사용하여 사람의 생명 또는 신체 중대한 위해를 발생하게 한 경우

(5) 면허의 자격정지(법 제66조)

자격정지권자는 보건복지부장관이며, 자격정지 기간은 1년 이내이며, 사유는 아래와 같다.

① 의료인의 품위를 심하게 손상시키는 행위를 한 때

② 의료기관 개설자가 될 수 없는 자에게 고용되어 의료행위를 한 때

③ 일회용 주사 의료용품을 한 번 사용한 후 다시 사용한 때

④ 진단서 · 검안서 또는 증명서를 거짓으로 작성하여 내주거나 진료기록부 등을 거짓으로 작성하거나 고의로 사실과 다르게 추가기재 · 수정한 때

⑤ 태아 성 감별 행위 금지 등을 위반한 경우

⑥ 의료인이 아닌 자로 하여금 의료행위를 하게 한 때

⑦ 의료기사가 아닌 자에게 의료기사의 업무를 하게 하거나 의료기사에게 그 업무 범위를 벗어나게 한 때

⑧ 관련 서류를 위조 · 변조하거나 속임수 등 부정한 방법으로 진료비를 거짓 청구한 때

⑨ 업자로부터 부당한 경제적 이익의 취득 금지를 위반하여 경제적 이익 등을 제공받은 때

⑩ 그 밖에 의료법 또는 의료법에 따른 명령을 위반한 때

※ 의료기술과 관련한 판단이 필요한 사항에 관하여는 관계 전문가의 의견을 들어 결정할 수 있으며, 또한 의료기관은 그 의료기관 개설자가 ⑦의 사유로 자격정지 처분을 받은 경우에는 그 자격정지 기간 중 의료업을 할 수 없음

(6) 의료인의 품위 손상 행위의 범위(의료법 제32조)

① 학문적으로 인정되지 아니하는 진료행위(조산 업무와 간호 업무를 포함)

② 비도덕적 진료행위

③ 거짓 또는 과대 광고행위

④ 방송, 신문 · 인터넷신문 또는 정기간행물의 매체에서 다음의 건강 · 의학정보(의학, 치의학, 한의학, 조산학 및 간호학의 정보)에 대하여 거짓 또는 과장하여 제공하는 행위

⑤ 불필요한 검사 · 투약 · 수술 등 지나친 진료행위를 하거나 부당하게 많은 진료비를 요구하는 행위

⑥ 전공의의 선발 등 직무와 관련하여 부당하게 금품을 수수하는 행위

⑦ 다른 의료기관을 이용하려는 환자를 영리를 목적으로 자신이 종사하거나 개설한 의료기관으로 유인하거나 유인하게 하는 행위

⑧ 자신이 처방전을 발급하여 준 환자를 영리를 목적으로 특정 약국에 유치하기 위하여 약국개설자나 약국에 종사하는 자와 담합하는 행위

(7) 외국면허 소지자의 의료행위(시행규칙 제18조)

외국의 의료인 면허를 가진 자로서 다음의 어느 하나에 해당하는 업무를 수행하기 위하여 국내에 체류하는 자는 그 업무를 수행하기 위하여 필요한 범위에서 보건복지부장관의 승인을 받아 의료행위를 할 수 있으며 아래와 같다.

1. 외국과의 교육 또는 기술협력에 따른 교환교수의 업무
2. 교육연구사업을 위한 업무
3. 국제의료봉사단의 의료봉사 업무

(8) 의료인 보수교육(시행규칙 제20조)

중앙회는 보수교육을 매년 실시하여야 하며, 보수교육을 연간 8시간 이상 이수하여야 한다.

2) 진료 관련사항

(1) 의료기술 등에 대한 보호(법 제12조)

① 의료인이 하는 의료행위(의료 · 조산 · 간호 등 의료기술의 시행)에 대하여는 이 법이나 다른 법령에 따로 규정된 경우 외에는 누구든지 간섭하지 못한다.

② 누구든지 의료기관의 의료용 시설 · 기재 · 약품 그 밖의 기물 등을 파괴 · 손상하거나 의료 기관을 점거하여 진료를 방해하여서는 아니 되며, 이를 교사하거나 방조하여서는 아니 된다.

③ 누구든지 의료행위가 이루어지는 장소에서 의료행위를 행하는 의료인, 간호조무사 및 의료기사 또는 의료행위를 받는 사람을 폭행 · 협박하여서는 아니 된다.

④ 의료인의 의료 업무에 필요한 기구 · 약품 · 그 밖의 재료는 압류하지 못한다.

(2) 처방전(의료법 제17조 2)

① 의료업에 종사하고 직접 진찰한 의사, 치과의사 또는 한의사가 아니면 처방전[의사나 치과의사가 「전자서명법」에 따른 전자서명이 기재된 전자문서 형태로 작성한 처방전(전자처방전)을 작성하여 환자에게 교부하거나 발송(전자처방전 한정)하지 못하며, 의사, 치과의사 또는 한의사에게 직접 진찰을 받은 환자가 아니면 누구든

지 그 의사, 치과의사 또는 한의사가 작성한 처방전을 수령하지 못한다.

② 제1항에도 불구하고 의사, 치과의사 또는 한의사는 다음 각 호의 어느 하나에 해당하는 경우로서 해당 환자 및 의약품에 대한 안전성을 인정하는 경우에는 환자의 직계존속 · 비속, 배우자 및 배우자의 직계존속, 형제자매 또는 「노인복지법」 제34조에 따른 노인의료복지시설에서 근무하는 사람 등 대통령령으로 정하는 사람(대리수령자)에게 처방전을 교부하거나 발송할 수 있으며 대리수령자는 환자를 대리하여 그 처방전을 수령할 수 있다.

1. 환자의 의식이 없는 경우
2. 환자의 거동이 현저히 곤란하고 동일한 상병(傷病)에 대하여 장기간 동일한 처방이 이루어지는 경우

(3) 정보 누설 금지(의료법 제19조)

① 의료인이나 의료기관 종사자는 이 법이나 다른 법령에 특별히 규정된 경우 외에는 의료 · 조산 또는 간호업무나 진단서 · 검안서 · 증명서 작성 · 교부 업무, 처방전 작성 · 교부 업무, 진료기록 열람 · 사본 교부 업무, 진료기록부 보존 업무 및 전자의무기록 작성 · 보관 · 관리 업무를 하면서 알게 된 다른 사람의 정보를 누설하거나 발표하지 못한다.

(4) 태아 성 감별 행위 금지(의료법 제20조)

① 의료인은 태아 성 감별을 목적으로 임부를 진찰하거나 검사하여서는 아니 되며, 같은 목적을 위한 다른 사람의 행위를 도와서도 아니 된다.

② 의료인은 임신 32주 이전에 태아나 임부를 진찰하거나 검사하면서 알게 된 태아의 성(性)을 임부, 임부의 가족, 그 밖의 다른 사람이 알게 하여서는 아니 된다.

(5) 무면허 의료행위 금지(의료법 제27조)

① 의료인이 아니면 누구든지 의료행위를 할 수 없으며 의료인도 면허된 것 이외의 의료행위를 할 수 없다. 다만, 다음 각 호의 어느 하나에 해당하는 자는 보건복지부령으로 정하는 범위에서 의료행위를 할 수 있다.

1. 외국의 의료인 면허를 가진 자로서 일정 기간 국내에 체류하는 자
2. 의과대학, 치과대학, 한의과대학, 의학전문대학원, 치의학전문대학원, 한의학전

문대학원, 종합병원 또는 외국 의료원조기관의 의료봉사 또는 연구 및 시범사업을 위하여 의료행위를 하는 자

3. 의학 · 치과의학 · 한방의학 또는 간호학을 전공하는 학교의 학생

② 의료인이 아니면 의사 · 치과의사 · 한의사 · 조산사 또는 간호사 명칭이나 이와 비슷한 명칭을 사용하지 못한다.

③ 누구든지 「국민건강보험법」이나 「의료급여법」에 따른 본인부담금을 면제하거나 할인하는 행위, 금품 등을 제공하거나 불특정 다수인에게 교통편의를 제공하는 행위 등 영리를 목적으로 환자를 의료기관이나 의료인에게 소개 · 알선 · 유인하는 행위 및 이를 사주하는 행위를 하여서는 아니 된다.

④ 제3항제2호에도 불구하고 「보험업법」 제2조에 따른 보험회사, 상호회사, 보험설계사, 보험대리점 또는 보험중개사는 외국인환자를 유치하기 위한 행위를 하여서는 아니 된다.

⑤ 누구든지 의료인이 아닌 자에게 의료행위를 하게 하거나 의료인에게 면허 사항 외의 의료행위를 하게 하여서는 아니 된다.

3) 환자권리 게시 및 기타사항

(1) 환자의 권리의 게시(의료법 시행규칙 제1조의 3)

의료기관의 장은 환자의 권리 사항을 접수창구나 대기실 등 환자 또는 환자의 보호자가 쉽게 볼 수 있는 장소(접수창구, 대기실 등)에 게시하여야 한다.

(2) 요양병원의 입원대상(의료법 제 36조)

요양병원의 입원대상은 노인성질환, 만성질환자 및 외과적 수술 후 또는 상해 후의 회복기간에 있는 자로서 주로 요양을 필요로 하는 자. 다만, 정신질환자(노인성치매 제외) 및 감염병 환자는 입원 대상으로 하지 아니함(의료법시행규칙 제36조의 ①항 및 ②항)

(3) 원격의료(의료법 제34조)

① 의료인(의사 · 치과의사 · 한의사만 해당)은 제33조제1항에도 불구하고 컴퓨터 · 화상통신 등 정보통신기술을 활용하여 먼 곳에 있는 의료인에게 의료지식이나 기

술을 지원하는 원격의료를 할 수 있다.

② 원격의료를 행하거나 받으려는 자는 보건복지부령으로 정하는 시설과 장비를 갖추어야 한다.

(4) 진단용 방사선 발생장치(의료법 제37조)

① 진단용 방사선 발생장치를 설치 · 운영하려는 의료기관은 보건복지부령으로 정하는 바에 따라 시장 · 군수 · 구청장에게 신고하여야 하며, 보건복지부령으로 정하는 안전관리기준에 맞도록 설치 · 운영하여야 한다.

② 의료기관 개설자나 관리자는 진단용 방사선 발생장치를 설치한 경우에는 보건복지부령으로 정하는 바에 따라 안전관리책임자를 선임하고, 정기적으로 검사와 측정을 받아야 하며, 방사선 관계 종사자에 대한 피폭관리(被曝管理)를 하여야 한다.

(5) 특수의료장비의 설치·운영(의료법 제38조)

① 의료기관은 보건의료 시책상 적정한 설치와 활용이 필요하여 보건복지부장관이 정하여 고시하는 의료장비(특수의료장비)를 설치 · 운영하려면 보건복지부령으로 정하는 바에 따라 시장 · 군수 · 구청장에게 등록하여야 하며, 보건복지부령으로 정하는 설치인정기준에 맞게 설치 · 운영하여야 한다.

② 의료기관의 개설자나 관리자는 제1항에 따라 특수의료장비를 설치하면 보건복지부령으로 정하는 바에 따라 보건복지부장관에게 정기적인 품질관리검사를 받아야 한다.

(6) 수술실 내 폐쇄회로 텔레비전의 설치·운영(의료법 제38조 2)

① 전신마취 등 환자의 의식이 없는 상태에서 수술을 시행하는 의료기관의 개설자는 수술실 내부에 「개인정보 보호법」 및 관련 법령에 따른 폐쇄회로 텔레비전을 설치하여야 한다. 이 경우 국가 및 지방자치단체는 폐쇄회로 텔레비전의 설치 등에 필요한 비용을 지원할 수 있다.

② 환자 또는 환자의 보호자가 요청하는 경우(의료기관의 장이나 의료인이 요청하여 환자 또는 환자의 보호자가 동의하는 경우를 포함) 의료기관의 장이나 의료인은 전신마취 등 환자의 의식이 없는 상태에서 수술을 하는 장면을 폐쇄회로 텔레비전으로 촬영하여야 한다. 세부적인 사항은 이에 따른 관련법규를 참고하면 된다.

4) 벌칙

(1) 5년 이하의 징역 또는 5천만원 이하의 벌금

① 면허를 대여한 사람 또는 면허를 대여 받거나 면허 대여를 알선한 사람(제4조의3 제2항 위반)

② 의료기관의 의료용 시설 · 기재 · 약품, 그 밖의 기물 등을 파괴 · 손상하거나 의료기관을 점거하여 진료를 방해(제12조제2항 및 제3항 위반)

③ 전자처방전에 저장된 개인정보를 탐지하거나 누출 · 변조 또는 훼손(제18조제3항 위반)

④ 진료기록전송지원시스템에 저장된 정보를 누출 · 변조 또는 훼손(제21조의2제5항 · 제8항 위반)

⑤ 전자의무기록에 저장된 개인정보를 탐지하거나 누출 · 변조 또는 훼손(제23조제3항 위반)

⑥ 무면허 의료행위 및 면허된 것 이외의 의료행위를 한 자(제27조제1항 위반)

⑦ 직접 보관한 진료기록부등 외 진료기록보관시스템에 보관된 정보를 열람하는 등 그 내용을 확인한 사람(제40조의3제3항 위반)

⑧ 정당한 접근 권한 없이 또는 허용된 접근 권한을 넘어 진료기록보관시스템에 보관된 정보를 훼손 · 멸실 · 변경 · 위조 · 유출하거나 검색 · 복제(제40조의3제7항 위반)

⑨ 의료인이 아닌 자에게 의료행위를 하게 하거나 의료인에게 면허 사항 외의 의료행위를 하게 한 자

(2) 7년 이하의 징역 또는 1천만원 이상 7천만원 이하의 벌금에 처하고, 중상해에 이르게 한 경우에는 3년 이상 10년 이하의 징역에 처하며, 사망에 이르게 한 경우에는 무기 또는 5년 이상의 징역

① 누구든지 의료행위가 이루어지는 장소에서 의료행위를 행하는 의료인, 제80조에 따른 간호조무사 및 「의료기사 등에 관한 법률」 제2조에 따른 의료기사 또는 의료행위를 받는 사람을 폭행 · 협박(의료법 제12조제3항을 위반한 죄를 범하여 사람을 상해에 이르게 한 경우)

(3) 3년 이하의 징역 또는 3천만원 이하의 벌금

① 폐업 또는 휴업 신고를 할 때 제22조나 제23조에 따라 기록 · 보존하고 있는 진료기록부등의 수량 및 목록을 확인하고 진료기록부등을 관할 보건소장에게 넘기지 않는 경우(제40조의2 위반 경우)

② 의료인은 진료기록부등을 거짓으로 작성하거나 고의로 사실과 다르게 추가기재 · 수정하는 경우(제22조 위반 경우)

③ 특수의료장비를 설치 · 운영하려면 보건복지부령으로 정하는 바에 따라 시장 · 군수 · 구청장에게 등록하지 않는 경우(의료법 제38조 위반)

④ 폐쇄회로 텔레비전으로 의료행위를 하는 장면을 임의로 촬영한 자

(4) 2년 이하의 징역이나 2천만원 이하의 벌금(제20조 태아 성 감별 행위 위반)

① 의료인은 태아 성 감별을 목적으로 임부를 진찰 또는 검사하거나, 같은 목적을 위한 다른 사람의 행위를 도와준 의료인

② 임신 32주 이전에 태아나 임부를 진찰하거나 검사하면서 알게 된 태아의 성을 임부, 임부의가족, 그 밖의 다른 사람이 알게 한 의료인

(5) 1년 이하의 징역이나 1억원 이하의 벌금

① 의료기관 개설기준에 해당되지 않고 위반하여 개설하거나 운영하는 자(제33조제2항위반)

1-4 의료기관 개설 및 신고에 대하여 전략을 수립하라?

학습목표

1-4 | 의료기관의 개설 및 변경현황을 관련 기관에 신고할 수 있다.

1. 의료기관 개설신고 및 허가

(1) 의료기관 개설신고(의료법시행규칙 제25조)

① 법 제33조제3항에 따라 의원 · 치과의원 · 한의원 또는 조산원을 개설하려는 자는 의료기관 개설신고서(별지 제14호서식)에 다음 각 호의 서류(전자문서 포함)를 첨부하여 시장 · 군수 · 구청장에게 신고해야 한다. 이 경우 시장 · 군수 · 구청장은 행정정보의 공동이용을 통하여 법인 등기사항증명서(법인인 경우만 해당) 또는 의료인 면허증을 확인해야 하며, 신고인이 의료인 면허증의 확인에 동의하지 않는 경우에는 그 사본을 첨부하도록 해야 한다.

1. 개설하려는 자가 법인인 경우: 법인 설립 허가증 사본, 정관 사본 및 사업계획서 사본
2. 건물평면도 사본 및 그 구조설명서 사본
3. 의료인 등 근무인원에 대한 확인이 필요한 경우: 면허(자격)증 사본 1부
4. 법 제36조제1호 · 제2호 · 제4호 및 제5호의 준수사항에 적합함을 증명하는 서류

② 시장 · 군수 · 구청장은 의료기관 개설신고를 받은 경우에는 다음 각 호의 사항을 확인해야 한다.

1. 의료기관의 개설기준에 위배되는지 여부
2. 법 제36조제1호 · 제2호 · 제4호 및 제5호의 준수사항에 적합한지 여부
3. 의료기관이 갖추어야 하는 소방시설에 적합한지 여부
4. 그 밖에 다른 법령에 따라 의료기관의 개설이 제한되거나 금지되는지 여부

(2) 의료기관 개설허가(의료법 제 2조)

① 종합병원 · 병원 · 치과병원 · 한방병원 · 요양병원 또는 정신병원의 개설허가를 받

으려는 자는 의료기관 개설허가신청서(별지 제16호서식)에 다음 서류를 첨부하여 시 · 도지사에게 제출해야 한다.

1. 개설하려는 자가 법인인 경우: 법인설립허가증 사본, 정관 사본 및 사업계획서 사본
2. 개설하려는 자가 의료인인 경우: 사업계획서 사본
3. 건물평면도 사본 및 그 구조설명서 사본
4. 의료인 등 근무인원에 대한 확인이 필요한 경우: 면허(자격)증 사본 1부
5. 법 제36조제1호 · 제2호 · 제4호 및 제5호의 준수사항에 적합함을 증명하는 서류

② 제1항에 따라 신청서를 제출받은 시 · 도지사는 행정정보의 공동이용을 통하여 다음 서류를 확인해야 한다.

1. 개설하려는 자가 법인인 경우: 법인 등기사항증명서
2. 개설하려는 자가 의료인인 경우: 의료인 면허증
3. 전기안전점검 확인서(종합병원만 해당)

(3) 의료법인 설립 허가 및 신청

(가) 의료법인 설립 허가

① 의료법 제48조 및 제33조제2항에 따른 의료법인을 설립하려는 자는 대통령령으로 정하는 바에 따라 정관과 그 밖의 서류(별지 제29호 서식)를 갖추어 그 법인의 주된 사무소의 소재지를 관할하는 시 · 도지사의 허가를 받아야 한다.

② 의료법인은 그 법인이 개설하는 의료기관에 필요한 시설이나 시설을 갖추는 데에 필요한 자금을 보유하여야 한다.

③ 의료법인이 재산을 처분하거나 정관을 변경하려면 시 · 도지사의 허가를 받아야 한다.

(나) 의료법인의 설립허가신청

의료법인을 설립하려는 자는 보건복지부령으로 정하는 의료법인설립허가신청서 및 관계 서류를 그 법인의 주된 사무소의 소재지를 관할하는 특별시장 · 광역시장 · 특별자치시장 · 도지사 또는 특별자치도지사(시 · 도지사)에게 제출해야 한다.

(다) 의료법인 등의 사명

의료법인과 의료기관을 개설한 비영리법인은 의료업(부대사업 포함)을 할 때 공중위생에 이바지하여야 하며, 영리를 추구하여서는 아니 된다.

(4) 의료기관 개설 현황 및 변경신고

(가) 의료기관 개설

① 의원 · 치과의원 · 한의원 또는 조산원을 개설하려는 자는 보건복지부령으로 정하는 바에 따라 시장 · 군수 · 구청장에게 신고하여야 한다.

② 종합병원 · 병원 · 치과병원 · 한방병원 또는 요양병원을 개설하려면 보건복지부령으로 정하는 바에 따라 시 · 도지사의 허가를 받아야 한다.

③ 의료기관을 개설할 수 있는 자

의사는 종합병원 · 병원 · 요양병원 · 의원을, 치과의사는 치과병원 · 치과의원을, 한의사는 한방병원 · 요양병원 · 한의원을, 조산사는 조산원을 개설할 수 있다.

④ 부속 의료기관 개설

부속의료기관은 개설이 가능한 의료인, 국가나 지방자치단체, 비영리법인, 기타 법률에 정해진 기관이외의 자가 그 소속 지원, 종업원, 그 밖의 구성원(수용자 포함)이나 그 가족의 건강관리를 위하여 부속 의료기관을 개설할 수 있는 개설특례 조항이다.

⑤ 비영리 의료법인 설립과 전환

의사, 한의사, 치과의사, 조산사가 아닌 일반인이 의료기관을 개설하여 운영하기 위해서는 의료법인이나 비영리법인을 설립하여 병원을 개설하는 것이 가능하다.

법인은 법률의 규정에 의함이 아니면 성립하지 못하며 법인은 그 주된 사무소의 소재지에서 설립 등기를 함으로써 성립할 수 있다. 따라서 법인은 영리법인과 비영리법인으로 나누고 비영리법인은 민법규정에 의하여 성립된다.

(나) 의원 및 병원개설시 신고(허가)서류

① 의원개설시 신고 서류

의원 · 치과의원 · 한의원 또는 조산원을 개설하려는 자는 의료기관 개설신고서를 시장. 군수. 구청장에게 신고하여야 한다.

② **병원개설시 허가 서류**

종합병원 · 병원 · 치과병원 · 한방병원 또는 요양병원의 개설 허가를 받으려는 자는 의료기관개설 허가 신청서를 첨부하여 시 · 도지사에게 제출하여야 한다.

표 1-6 병원개설시 허가 서류

제출 서류
① 개설하려는 자가 법인인 경우 : 법인허가설립 허가증 사본, 정관 및 사업계획서
② 개설하려는 자가 의료인인 경우 : 면허증사본과 사업계획서
③ 건물평면도 및 그 구조설명서
④ 진료과목 및 진료 과목별 시설, 정원 등의 개요 설명서

(6) 의료기관 현황 및 변경신고

의료기관을 처음 개설할 경우에는 관할 시, 군, 구청에 먼저 신고를 한 후 건강보험심사평가원에 신고를 하여야 한다.

병원의 현황 및 변경 신고 담당부서에서는 건강보험심사평가원에 신고하기 전 업무 관련 부서(총무팀, 인사팀, 구매팀, 물류팀, 간호부, 교육연구부 등)를 방문하여 변경사항이 있는지 신고 전 병원 내부 현황을 조사한 후 자료를 수집한다. 신고요령은 다음과 같다.

① 요양기관은 건강보험법제43조에 따라 요양급여비용을 최초로 청구하는 때에 요양기관의 시설 · 장비 및 인력 등에 대한 현황을 시행규칙 제12조1항에 따른 건강보험심사평가원의 보건의료자원통합신고포털(http://www.hurb.or.kr)에 신고한다.(현황 및 변경신고는 보건복지부에서 고시한 별지 제14호, 제17호 서식 사용)

② 요양기관은 제1항에 따라 신고한 내용이 변경된 경우에는 그 변경된 날부터 15일 이내에 보건복지부령으로 정하는 바에 따라 건강보험심사평가원에 신고하여야 한다.

(7) 폐업·휴업의 신고

① 의료기관 개설자는 의료업을 폐업하거나 1개월 이상 휴업을 하려면 보건복지부령으로 정하는 바에 따라 '의료기관 휴업(폐업) 신고서'를 작성하여 관할 시장 · 군수 · 구청장에게 신고하여야 한다. 폐업 또는 휴업 신고를 할 때는 기록 · 보존하고 있는 진료기록부등의 수량 및 목록을 확인하고 진료기록부등을 관할 보건소장에게 넘겨야 한다.

■ 의료법 시행규칙 [별지 제14호서식] 〈개정 2021. 6. 30.〉

의료기관 개설 [ ]신고서 [ ]신고사항 변경신고서 [ ]신고사항 변경신고서

※ [ ]에는 해당되는 곳에 √표를 합니다. (1쪽/4쪽)

접수번호		접수일		처리기간	10일

[의료기관 현황]

의료기관		
의료기관	명칭	종류
	소재지	연락처 (전화) (팩스)
	요양기관기호(신규 개설시에는 적지 않습니다)	개설예정일 년 월 일

설립구분	01 국립	02공립				03법인										04 개인	05 군병원	06 기타
		[ ] 시도립	[ ] 시군구립	[ ] 지방의료원	[ ] 기타공립	[ ] 학교법인	[ ] 특수법인	[ ] 종교법인	[ ] 사회복지법인	[ ] 사단법인	[ ] 재단법인	[ ] 회사법인	[ ] 의료법인	[ ] 소비자생활협동조합	[ ] 사회적협동조합			

1. 종류란에는 해당 종류 기호를 적습니다(종류: 01의원 02치과의원 03한의원 04조산원).
2. 설립구분란에는 해당 구분코드 또는 [ ]에 √표시합니다.
3. 요양기관기호란은 개설신고사항 변경신고시에만 작성하며, 건강보험심사평가원으로부터 부여받은 요양기관기호(8자리)를 적습니다.

[신고인(개설자) 현황]

법인	법인명	법인등록번호	소재지	연락처 (전화) (팩스)

개설자(대표자)	성명	주민등록번호(외국인등록번호)	면허종류	면허번호	자격종류	자격번호	주소	연락처		
								집	휴대전화	전자우편주소

[변경사항]

구 분	변 경 전	변 경 후	변경적용일
개 설 자			
개설자 부재로 인한 대진의 등 신고			
진료과목			
시 설			
명 칭			
의료인 수			
소재지 등			

「의료법 시행규칙」 제25조제1항 및 제26조제1항에 따라 위와 같이 신고합니다.

년 월 일

신고인 (서명 또는 인)

시장 · 군수 · 구청장 귀하

297mm×210mm[백상지(80g/㎡) 또는 중질지(80g/㎡)]

(8) 의료기관의 종류별 시설기준

개설시 의료기관의 종류별 시설기준은 아래와 같다.

표 1-7 의료기관 종류별 시설기준

의료기관의 종류별 시설기준(제34조 관련)의료법 시행규칙 [별표 3]							
시설	종합병원 병원 요양병원	치과병원	한방병원	의원	치과 의원	한의원	조산원
1. 입원실	입원환자 100명 이상 (병원 · 요양병원의 경우는 30명 이상)을 수용할 수 있는 입원실		입원환자 30명 이상을 수용할 수 있는 입원실	입원실을 두는 경우 입원환자 29명 이하를 수용할 수 있는 입원실	의원과 같음	의원과 같음	1 (분만실 겸용)
2. 중환자실	1 (병상이 300개 이상인 종합병원만 해당한다)						
3. 수술실	1 (외과계 진료과목이 있는 종합병원이나 병원인 경우에만 갖춘다)	1 (외과계 진료과목이 있는 경우에만 갖춘다)	1 (외과계 진료과목이 있는 경우에만 갖춘다)	1 (외과계 진료과목이 있고, 전신마취하에 수술을 하는 경우에만 갖춘다)	1 (외과계 진료과목이 있고, 전신마취하에 수술을 하는 경우에만 갖춘다)		
4. 응급실	1 (병원 · 요양병원의 경우는 「응급의료에 관한 법률」에 따라 지정받은 경우에만 갖춘다)						
5. 임상 검사실	1 (요양병원의 경우 관련 치과 진료과목이 있는 경우에만 갖춘다)	1	1 (관련 의과 또는 치과 진료 과목이 있는 경우에만 갖춘다)				
6. 방사선 장치	1 (요양병원의 경우 관련 치과 진료과목이 있는 경우에만 갖춘다)	1	1 (관련 의과 또는 치과 진료 과목이 있는 경우에만 갖춘다)				

7. 회복실	1 (수술실이 설치되어 있는 경우에만 갖춘다)	1 (수술실이 설치되어 있는 경우에만 갖춘다)	1 (수술실이 설치되어 있는 경우에만 갖춘다)	1 (수술실이 설치되어 있는 경우에만 갖춘다)	1 (수술실이 설치되어 있는 경우에만 갖춘다)		
8. 물리치료실	1 (종합병원에만 갖춘다)						
9. 한방요법실	1 (관련 한의과 진료과목이 있는 경우에만 갖춘다)	1 (관련 한의과 진료과목이 있는 경우에만 갖춘다)	1				
10. 병리 해부실	1 (종합병원에만 갖춘다)						
11. 조제실	1 (조제실을 두는 경우에만 갖춘다)	1 (조제실을 두는 경우에만 갖춘다)	1 (조제실을 두는 경우에만 갖춘다)	1 (조제실을 두는 경우에만 갖춘다)	1 (조제실을 두는 경우에만 갖춘다)	1 (조제실을 두는 경우에만 갖춘다)	1 (조제실을 두는 경우에만 갖춘다)
11의2. 탕전실	1 (관련 한의과 진료과목을 두고 탕전을 하는 경우에만 갖춘다)	1 (관련 한의과 진료과목을 두고 탕전을 하는 경우에만 갖춘다)	1 (탕전을 하는 경우에만 갖춘다)			1 (탕전을 하는 경우에만 갖춘다)	
12. 의무 기록실	1	1	1				
13. 소독시설	1	1	1	1 (외래환자를 진료하지 아니하는 의원은 제외한다)	1	1	1
14. 급식시설	1 (외부 용역업체에 급식을 맡기는 경우에는 적용되지 아니한다)	1 (외부 용역업체에 급식을 맡기는 경우에는 적용되지 아니한다)	1 (외부 용역업체에 급식을 맡기는 경우에는 적용되지 아니한다)				

15. 세탁물 처리시설	1 (세탁물 전량을 위탁처리하는 경우에는 갖추지 아니하여도 된다)	1 (세탁물 전량을 위탁처리하는 경우에는 갖추지 아니하여도 된다)	1 (세탁물 전량을 위탁처리하는 경우에는 갖추지 아니하여도 된다)				
16. 시체실	1 (종합병원만 갖춘다. 다만, 「장사 등에 관한 법률」 제29조에 따른 장례식장을 설치·운영하는 경우로서 장례식장에 시신을 안치하기 위한 시설을 둔 경우에는 갖추지 않아도 된다)						
17. 적출물 처리시설	1 (적출물 전량을 위탁처리하는 경우에는 해당하지 아니한다)	1 (적출물전량을 위탁처리 하는 경우에는 해당하지 아니한다)	1 (적출물전량을 위탁처리 하는 경우에는 해당하지 아니한다)				
18. 자가발전시설	1	1	1				
19. 구급자동차	1 (요양병원은 제외하며, 「응급의료에 관한 법률」 제44조제2항에 따라 구급자동차의 운용을 위탁한 경우에는 갖추지 않아도 된다)						
20. 그 밖의 시설	가. 탕전실, 의무기록실, 급식시설, 세탁처리시설 및 적출물소각시설은 의료기관이 공동으로 사용할 수 있다. 나. 요양병원은 거동이 불편한 환자가 장기간 입원하는 데에 불편함이 없도록 식당, 휴게실, 욕실, 화장실, 복도 및 계단과 엘리베이터(계단과 엘리베이터는 2층 이상인 건물만 해당하고, 층간 경사로를 갖춘 경우에는 엘리베이터를 갖추지 아니할 수 있다)를 갖추어야 한다. 다. 탕전실은 의료기관에서 분리하여 따로 설치할 수 있다. 라. 종합병원, 병원, 한방병원, 요양병원은 해당 병원에서 사망하는 사람 등의 장사 관련 편의를 위하여 「장사 등에 관한 법률」 제29조에 따른 장례식장을 설치할 수 있다. 이 경우 장례식장의 운영은 법인, 단체 또는 개인 등에게 위탁할 수 있다.						

2. 의료기관의 명칭 및 진료과목 표시

(1) 의료기관의 명칭 표시(의료법시행규칙 제40조)

1. 의료기관이 명칭을 표시하는 경우에는 의료기관의 종류에 따르는 명칭 앞에 고유명칭을 붙인다. 이 경우 그 고유명칭은 의료기관의 종류 명칭과 동일한 크기로 하되, 의료기관의 종류 명칭과 혼동할 우려가 있거나 특정 진료과목 또는 질환명과 비슷한 명칭을 사용하지 못한다.
2. 상급종합병원으로 지정받은 종합병원은 의료기관의 종류에 따른 명칭 대신 상급종합병원의 명칭을 표시할 수 있다.
3. 전문병원으로 지정받은 병원은 지정받은 특정 진료과목 또는 질환명을 표시할 수 있으며, 의료기관의 종류에 따른 명칭 대신 전문병원의 명칭을 표시할 수 있다.
4. 병원 · 한방병원 · 치과병원 · 의원 · 한의원 또는 치과의원의 개설자가 전문의인 경우에는 그 의료기관의 고유명칭과 의료기관의 종류 명칭 사이에 인정받은 전문과목을 삽입하여 표시할 수 있다. 이 경우 의료기관의 고유명칭 앞에 전문과목 및 전문의를 함께 표시할 수 있다.
5. 부속 의료기관이 명칭을 표시하는 경우에는 의료기관의 종류에 따르는 명칭 앞에 그 개설기관의 명칭과 "부속"이라는 문자를 붙여야 한다.
6. 의료기관의 명칭표시판에는 다음 각 목의 사항만을 표시할 수 있다. 다만, 장소가 좁거나 그 밖에 부득이한 사유가 있는 경우에는 진료과목을 명칭표시판에 함께 표시할 수 있다.
   가. 의료기관의 명칭 나. 전화번호 다. 진료에 종사하는 의료인의 면허 종류 및 성명 라. 상급종합병원으로 지정받은 사실 마. 전문병원으로 지정받은 사실 바. 병원 · 한방병원 · 치과병원 · 의원 · 한의원 또는 치과의원의 개설자가 전문의인 경우에는 해당 개설자의 전문의 자격 및 전문과목 사. 의료기관 인증을 받은 사실
7. 제6호가목에 따른 의료기관의 명칭은 한글로 표시하되, 외국어를 함께 표시할 수 있다.

(2) 진료과목의 표시(의료법시행규칙 제41조)

① 의료기관이 표시할 수 있는 진료과목은 다음 각 호와 같다.

1. 종합병원 : 제2호 및 제3호의 진료과목
2. 병원 · 정신병원이나 의원 : 내과, 신경과, 정신건강의학과, 외과, 정형외과, 신경외과, 흉부외과, 성형외과, 마취통증의학과, 산부인과, 소아청소년과, 안과, 이비인후과, 피부과, 비뇨의학과, 영상의학과, 방사선종양학과, 병리과, 진단검사의학과, 재활의학과, 결핵과, 예방의학과, 가정의학과, 핵의학과, 직업환경의학과 및 응급의학과
3. 치과병원이나 치과의원 : 구강악안면외과, 치과보철과, 치과교정과, 소아치과, 치주과, 치과보존과, 구강내과, 영상치의학과, 구강병리과, 예방치과 및 통합치의학과
4. 한방병원이나 한의원 : 한방내과, 한방부인과, 한방소아과, 한방안 · 이비인후 · 피부과, 한방신경정신과, 한방재활의학과, 사상체질과 및 침구과
5. 요양병원 : 제2호 및 제4호의 진료과목

② 추가로 진료과목을 설치한 의료기관이 표시할 수 있는 진료과목과 추가로 설치한 진료과목의 진료에 필요한 시설 · 장비는 별도 고시한 사항(별표 8)과 같다.

③ 의료기관이 진료과목을 표시하는 경우에는 제1항 및 제2항의 진료과목 중 그 의료기관이 확보하고 있는 시설 · 장비 및 의료관계인에 해당하는 과목만을 표시할 수 있다.

④ 의료기관의 진료과목 표시판에는 "진료과목"이라는 글자와 진료과목의 명칭을 표시하여야 한다.

⑤ 병원 · 치과병원 또는 종합병원은 한의사를 두어 한의과 진료과목을 추가로 설치 · 운영할 수 있다.

⑥ 한방병원 또는 치과병원은 의사를 두어 의과 진료과목을 추가로 설치 · 운영할 수 있다.

⑦ 병원 · 한방병원 · 요양병원 또는 정신병원은 치과의사를 두어 치과 진료과목을 추가로 설치 · 운영할 수 있다.

(3) 치과의사 및 한의사 전문과목 표시(의료법시행규칙 제74조)

치과의사전문의 또는 한의사전문의 자격을 인정받은 자에 대하여 전문과목을 표시할 수 있는 의료기관은 다음과 같다.

① 병상이 300개 이상인 종합병원

② 「치과의사전문의의 수련 및 자격인정 등에 관한 규정」에 따른 수련치과병원

③ 「한의사전문의의 수련 및 자격인정 등에 관한 규정」에 따른 수련한방병원

(4) 병원의 진료과목 및 약어

병 · 의원의 진료과는 아래와 같이 26개 전문 진료과(세부분과 제외)로 분류하고 있다.

표 1-8 진료과 의학용어

진료과(약어)	의학용어	진료과(약어)	의학용어
내과(IM)	Internal Medicine	신경과(NR)	Neurology
외과(GS)	General surgery	정신건강의학과(PS)	psychiatry
신경외과(NS)	Neuro surgery	응급의학과(EM)	Emergency Medicine
정형외과(OS)	Orthopedic surgery	재활의학과(RM)	Rehabilitation medicine
흉부외과(CS)	Chest surgery	영상의학과(RI)	Radiology
성형외과(PS)	Plastic surgery	방사선종양학과(RO)	Radiation Onconlogy
가정의학과(FM)	Family medicine	마취통증의학과(AN)	Anesthsiology
이비인후과(ENT)	Ear & nose & throat	핵의학과(NM)	Nuclear medicine
안과(OPH)	Opthalmology	진단검사의학과(LM)	laboratory medicine
치과(DNT)	Dentistry	병리과(Path)	pathology
소아청소년과(PED)	Pediatrics	마취통증의학과(AN)	Anesthesiology & pain Medicine
산부인과(OBGY)	Obsterics & Gynecology	결핵과(TB)	Tuberculosis
피부과(DER)	Dermatology	예방의학과(PM)	Preventive Medicine
비뇨의학과(URO)	Urology	직업환경의학과(OE)	Occupational & Environmental Medicine

표 1-9 내과 분과 약어

내과분과(약어)	의학용어	내과분과(약어)	의학용어
소화기내과(GI)	Gastrointestinal Medicine	류마티스내과(RH)	Rheumatology
심장내과(CIR)	Cardiology	혈액종양내과(HO)	Hematology Oncology
호흡기내과(RES)	Respiratory Medicine	감염내과(IF)	Infectious disease
신장내과(NH)	Nephrology	내분비내과(ED)	Endocrinology & Metabolis
알레지내과(A)	Allergy		

(4) 병상의 구분

병상은 다음과 같은 기준에 따라 여러 가지로 구분하여 관리되고 있다. 병실(病室)은 병을 치료하기 위해 환자를 따로 거처하게 만든 방을 의미하며 1개의 병실(호실) 한 개의 병상 또는 수개의 병상이 있을 수 있다. 병상(病床)은 입원환자의 침상을 의미한다.

① 허가병상과 가동병상

허가병상(licensed beds)은 국가 및 지방자치 단체로부터 인가 받은 병상을 의미하며, 가동병상(beds set up & staffed)은 병원이 실제로 환자를 입원진료하기 위해 사용하는 병상을 의미한다.

가동병상 제외 병상
응급실병상, 분만실병상, 회복실병상, 주사실, 인공신장실, 물리치료실, 검사실 병상 등

② 병상은 사용자에 따라 침상의 크기와 높이, 모양이 일반적으로 규격화되어있는 성인용 병상(adult beds)과 추락이나 안전사고 예방을 위한 보호 장치가 있는 소아용 병상(cribs), 영아를 위한 시설 병상인 베지넷(bassinets) 등이 있으며 노인용, 산모용, 특수환자용 병상 등으로 구분되기도 한다.

③ 일반(기준)병상과 상급병상

병실의 크기와 수용 인원수에 따라 일반(기준)병상과 상급병상으로 구분하기도 한다. 국민건강보험 요양급여 기준에 관한 규칙에 의하면 '일반병실'이란 의료법령에 의하여 허가를 받거나 신고한 병상 중 의료법령에 의한 시설기준에 적합하고 2인 이상의 환자를 동시에 수용할 수 있는 병실로 병원이 보유하고 있는 총 병상 중 50%(종합병원은 80%) 이상이 확보하여야 한다. 또한, 의료 법령에 규정된 시설규모 이상으로 한 병실에

3인 이하의 환자를 입원시킬 수 있는 병실을 '상급병실'로 규정하고 있다.

일반병상과 상급병상의 기준과 관리요령
(1) 일반병상은 6인실, 5인실, 2~4인실은 보험급여가 되는 병실을 말하며, 입원실료는 보건복지부에서 정한 의료기관별 종별수가를 적용한다. (2) 상급병상은 일반병상에 비하여 시설이 현저히 우수한 병상을 의미하여 특실, 1인실이 있다. 상급종합병원 및 종합병원의 경우는 특실 및 1인실(상급병실차액)은 전액 비급여 대상으로 본인이 부담한다.

3. 의료기관개설시 고려사항 및 요건

① 병의원을 이용할 내원고객의 지역적인 인구현황(주진료권과 부진료권)과 노인인구 등을 파악한다.

② 주변(인접지역 포함)에 경쟁병원과 유사 진료과목의 병 · 의원이 있는지 조사 분석한다.

③ 입지요건으로 이용자의 교통의 편리성(역세권, 버스 정거장)과 편의성을 파악한다.

④ 주변에 기업체, 복합시설, 문화시설, 체육시설, 복지시설, 대형병원 등이 있는지 파악한다.

⑤ 병원의 의료환경(쾌적성)과 이용절차의 편리성(주차시설, 절차 등)을 갖추어야 한다.

⑥ 우수한 의료진과 관리자 및 최신의 의료장비와 의료정보시스템을 갖추도록 한다.

제2장

의료보장제도의 이해

2-1 | 국민건강보험제도와 운영체계 및 급여종류에 대하여 이해하라?

2-2 | 의료급여제도와 진료체계 및 급여내용에 대하여 이해하라?

2-3 | 산재보험제도와 이용절차 및 급여내용에 대하여 이해하라?

2-4 | 자동차보험제도와 이용절차 및 급여내용에 대하여 이해하라?

2-1 국민건강보험제도와 운영체계 및 급여종류에 대하여 이해하라?

학습 목표

2-1 국민건강보험제도 및 운영체계와 보험급여 종류에 대하여 알 수 있다.

1. 의료보장의 개념 및 유형

(1) 의의

국민의 건강권을 보호하기 위하여 요구되는 필요한 보건의료서비스를 국가나 사회가 제도적으로 제공하는 것을 말하며, 의료보장에는 건강보험, 의료급여, 산재보험을 포괄하는 것을 의미한다. 이 제도는 상대적으로 과다한 재정의 부담을 경감시킬 수 있으며, 국민의 주인의식과 참여의식을 조장할 수 있다.

(2) 필요성

사회계층 간 의료수혜의 불평등이 심화되고, 의료이용도의 소득계층별, 지역별, 성별, 직업별, 연령별 차이가 사회적 불만의 한 원인으로 대두되고 보건의료서비스가 의 · 식 · 주 다음 제4의 기본적 수요로 인식됨에 따라 의료보장제도의 필요성이 나날이 높아지고 있다.

(3) 의료보장의 유형

① 국민보건서비스형(National Health Service: NHS)

1948년 영국에서 시작되었으며 국민의 의료문제는 국가가 책임져야 한다는 관점에서 정부의 일반조세로 재원을 마련하여 모든 국민에게 필요한 보건의료서비스를 국가가 무료로 제공하는 제도이다. 일명 비버리지(Beveridge)방식이라고 하며 대표적인 국가는 영국을 비롯하여 스웨덴, 이탈리아 등에서 채택하고 있다.

② 국민건강보험형(National Health Insurance: NHI)

의료문제는 국민의 자기책임의식을 견지해야 한다는 관점에서 재원을 피보험자가 낸

보험료 및 일부 정부의 지원으로 마련한다. 이는 사회보험으로서의 특성을 가지며 정부는 지원 및 감독의 기능을 한다. 독일의 비스마르크(Bismark)가 제안하였으며 비스마르크방식이라고도 한다. 대표적인 국가는 우리나라를 비롯하여 일본, 프랑스 등이 같은 방식을 취하고 있다.

표 2-1 NHS와 NHI의 특징 비교

구분	NHS(국민보건서비스 방식)	NHI(국민건강보험방식)
적용 대상	예방 및 치료	치료 중심
재원	조세	보험료 및 일부 정부 지원
의료기관	국유화 및 일부 사유화	사유화
급여 내용	예방 및 치료	치료 중심
의료보수	1차 : 인두제, 2 · 3차: 봉급제	행위별수가제 및 DRG 제불제도
관리기구	국가	보험자
적용국가	영국, 스웨덴, 이탈리아	독일, 한국, 프랑스, 일본

③ 민간의료보험제도(사보험)

공공의료보장이 제공되지 않거나 사회보험의 취약한 부분을 충족하기 위하여 민간의료보험인 사보험이 중요한 역할과 기능을 가지고 있는데 사보험에는 자동차보험, 암보험, 보장성보험, 화재보험, 생명보험, 실손보험 등이 있다. 실손보험은 임의가입으로 보험회사가 피보험자의 질병 또는 상해로 인한 손해(의료비에 한정)을 보상하는 상품을 말한다.

2. 국민건강보험 제도

(1) 국민건강보험

질병이나 부상으로 인해 발생한 고액의 진료비로 가계에 과도한 부담이 되는 것을 방지하기 위하여, 국민들이 평소에 보험료를 내고 보험자인 국민건강보험공단이 이를 관리 · 운영하다가 필요시 보험급여를 제공함으로써 국민 상호간 위험을 분담하고 필요한 의료서비스를 받을 수 있도록 하는 사회보장제도이다.

① **목적 및 특성**

생활상의 질병 · 부상에 대한 예방 · 진단 · 치료 · 재활과 출산 · 사망 및 건강증진에 대하여 보험급여를 실시함으로써 국민보건 향상과 사회보장을 증진하는 보험의 원리를 이용하여 의료비의 지출부담을 국민건강보험 가입자 모두에게 분산시켜 국민생활의 안정을 도모하기 위한 사회보험이다. 특성은 ①보험가입 및 보험료 납부의 의무 ②부담능력에 따른 보험료 부과 ③균등한 보장이다.

② **적용현황**

1989년 7월 1일부터 전 국민의료보험이 실시되어 모든 국민이 건강보험과 의료급여에 의하여 의료보장을 받고 있다. 2021년 기준 전 국민의 97.1%인 5,141만 명이 국민건강보험제도의 적용을 받고 있다.

표 2-2 적용대상 및 인구(2021년 기준)

구분		적용인구 (단위 : 천명)	비율 (단위 : %)
총계		52,927	100.0
건강보험	계	51,412	97.1
	직장	37,180	70.2
	지역	14,232	26.9
의료급여		1,515	2.9

③ **사업장의 신고**

사업장의 사용자는 다음 각 호의 어느 하나에 해당하게 되면 그 때부터 14일 이내에 보건복지부령으로 정하는 바에 따라 보험자에게 신고하여야 한다. 제①호에 해당되어 보험자에게 신고한 내용이 변경된 경우에도 또한 같다.

① 제6조제2항에 따라 직장가입자가 되는 근로자 · 공무원 및 교직원을 사용하는 사업장(적용대상사업장)이 된 경우

② 휴업 · 폐업 등 보건복지부령으로 정하는 사유가 발생한 경우

④ **재원조달 및 보험급여체계**

㉠ 재원조달 체계

사회보험방식에 의하여 운영되고 있는 우리나라 건강보험은 가입자 및 사용자로부

터 징수한 보험료와 국고 및 건강증진기금 등 정부지원금을 그 재원으로 하고 있다. 보험료는 임금근로자가 대상인 직장가입자의 경우에는 소득비례 정률제가 적용되고 있으며, 농 · 어민과 도시자영자 등 지역가입자의 경우에는 대상범위가 광범위할 뿐 아니라, 소득의 형태가 다양하고 정확한 소득파악에 어려움이 있어 소득비례 정률제 대신 보험료부과 점수(소득, 재산, 생활수준 등의 등급별 점수의 합)에 점수당 단가를 곱하여 산정한 금액을 적용하고 있다.

㉡ 보험급여 체계

건강보험의 급여형태는 의료 그 자체를 보장하는 현물급여와 의료비의 상환제도인 현금급여 두 가지 형태가 있으며, 우리나라는 현물급여를 원칙으로 하되 현금급여를 병행하고 있다. 현물급여에는 가입자 및 피부양자의 질병 · 부상 · 출산 등에 대한 요양급여 및 건강검진이 있고, 현금급여에는 요양비, 장애인보장구 급여비 등이 있다. 가입자 또는 피부양자가 요양급여를 받는 때에는 그 진료비용의 일부를 본인이 부담하여야 하며, 그 내용은 입원의 경우 진료비 총액의 20%를, 외래의 경우에는 요양기관 종별에 따라 다르다.

(2) 건강보험급여의 형태 및 보험료부담

① 현금급여형(환불제 또는 상환제)

건강보험은 피보험자가 자유의사에 따라 의료기관을 이용하게 되고 진료비를 지불한 후 그 영수증을 보험자에게 제출하면, 약정한 비율의 보험급여액을 보험자로부터 상환받는 제도로서 피보험자와 보험자간의 쌍방계약관계로서 맺어지는 형태의 보험이다. 대표적인 나라는 프랑스이다.

② 제3자 지불형(직접서비스형)

피보험자가 평소에 보험료를 납부하고 필요시 요양기관에서 요양급여를 받는 방식으로 우리나라의 건강보험은 제3자 지불형이다. 이 형태는 보험자와 피보험자 외의 의료기관이 참여하는 제3자 지불방식을 취하게 된다. 즉, 수진자는 본인일부부담액만 진료기관에 납부하고 그 이외의 금액은 보험자가 부담하는 유형이다.

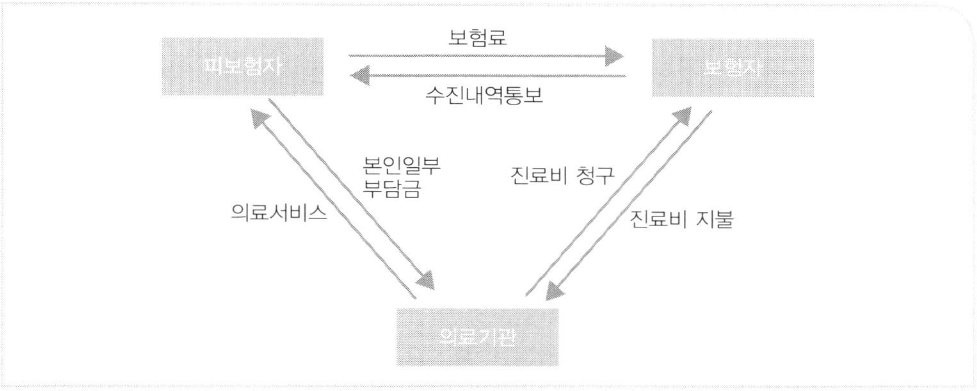

그림 2-1 제3자 지불제형

③ 변이형(직접형)

보험자가 의료기관을 직접소유하거나 계약하여 가입자들에게 포괄적인 의료서비스를 제공함으로써 의료비를 절감하고자 하는 유형이다. 우리나라의 경우 국민건강보험공단 일산병원이 해당되며, 미국의 건강유지기구(HMO)가 여기에 속한다.

④ 보험료의 부담

① 직장가입자의 보수월액보험료는 직장가입자와 다음 각 호의 구분에 따른 자가 각각 보험료액의 100분의 50씩 부담한다. 다만, 직장가입자가 교직원으로서 사립학교에 근무하는 교원이면 보험료액은 그 직장가입자가 100분의 50을, 제3조 제2호 다목에 해당하는 사용자가 100분의 30을, 국가가 100분의 20을 각각 부담한다.

- 직장가입자가 근로자인 경우에는 제3조제2호 가목에 해당하는 사업주
- 직장가입자가 공무원인 경우에는 그 공무원이 소속되어 있는 국가 또는 지방자치단체
- 직장가입자가 교직원(사립학교에 근무하는 교원은 제외)인 경우에는 제3조제2호 다목에 해당하는 사용자

② 직장가입자의 소득월액보험료는 직장가입자가 부담한다.

③ 지역가입자의 보험료는 그 가입자가 속한 세대의 지역가입자 전원이 연대하여 부담한다.

④ 직장가입자가 교직원인 경우 제3조제2호 다목에 해당하는 사용자가 부담액 전부

를 부담할 수 없으면 그 부족액을 학교에 속하는 회계에서 부담하게 할 수 있다

⑤ 보험료 산정방법은 건강보험료 = 보수월액 × 건강보험료율이며, 보수월액은 동일 사업장에서 당해연도에 지급받은 보수총액을 근무월수로 나눈 금액을 의미한다.

(3) 관리운영체계

국민건강보험은 보건복지부, 국민건강보험공단, 건강보험심사평가원에 의하여 관리운영 되고 있다. 보건복지부는 건강보험사업의 관장자로서 건강보험관련 정책을 결정하고 건강보험 업무 전반을 총괄하고 있다. 국민건강보험공단은 건강보험의 보험자로서 가입자 자격관리, 보험료의 부과 · 징수 및 보험급여비용 지급 등의 업무를 수행하고 있다. 그리고 건강보험심사평가원은 요양기관으로부터 청구된 요양급여 비용을 심사하고 요양급여의 적정성을 평가하고 있다. 건강보험의 적용체계와 운영체계는 다음과 같다.

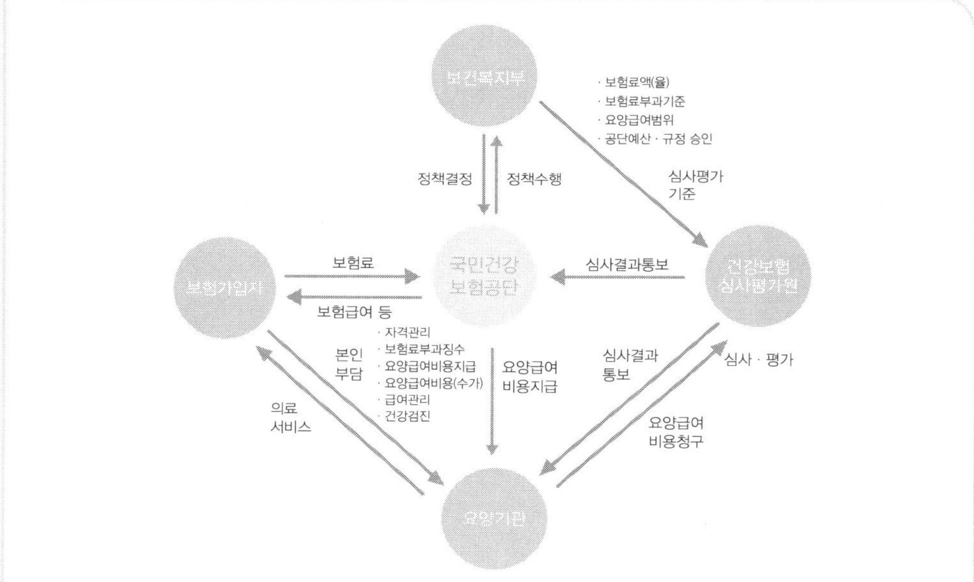

그림 2-2 국민건강보험 관리 운영체계

(4) 국민건강보험공단 및 건강보험심사평가원 업무

(가) 국민건강보험공단

국민건강보험공단은 보험가입자의 자격관리 및 보험료징수, 보험급여 비용지급 등을

담당하고 있으며 세부업무는 다음과 같다.

①가입자 및 피부양자의 자격 관리 ②보험료와 그 밖에 이 법에 따른 징수금의 부과·징수 ③보험급여의 관리 ④가입자 및 피부양자의 건강 유지와 증진을 위하여 필요한 예방사업 ⑤보험급여 비용의 지급 ⑥자산의 관리·운영 및 증식사업 ⑦의료시설의 운영 ⑧건강보험에 관한 교육훈련 및 홍보 ⑨건강보험에 관한 조사연구 및 국제협력 ⑩이 법에서 공단의 업무로 정하고 있는 사항 ⑪「국민연금법」, 「고용보험 및 산업재해보상보험의 보험료징수 등에 관한 법률」, 「임금채권보장법」 및 「석면피해구제법」에 따라 위탁받은 업무 ⑫밖에 이 법 또는 다른 법령에 따라 위탁받은 업무 ⑬그 밖에 건강보험과 관련하여 보건복지부장관이 필요하다고 인정한 업무 등을 담당하고 있다.

(나) 건강보험심사평가원

건강보험심사평가원은 요양급여비용을 심사하고 요양급여의 적정성을 평가하며 세부업무와 관장기준은 다음과 같다.

①요양급여비용의 심사 ②요양급여의 적정성 평가 ③심사기준 및 평가기준의 개발 ④제1호부터 제3호까지의 규정에 따른 업무와 관련된 조사연구 및 국제협력 ⑤다른 법률에 따라 지급되는 급여비용의 심사 또는 의료의 적정성 평가에 관하여 위탁받은 업무 ⑥건강보험과 관련하여 보건복지부장관이 필요하다고 인정한 업무 ⑦그 밖에 보험급여 비용의 심사와 보험급여의 적정성 평가 등을 담당하고 있다. 건강보험심사평가원의 업무흐름도는 다음과 같다.

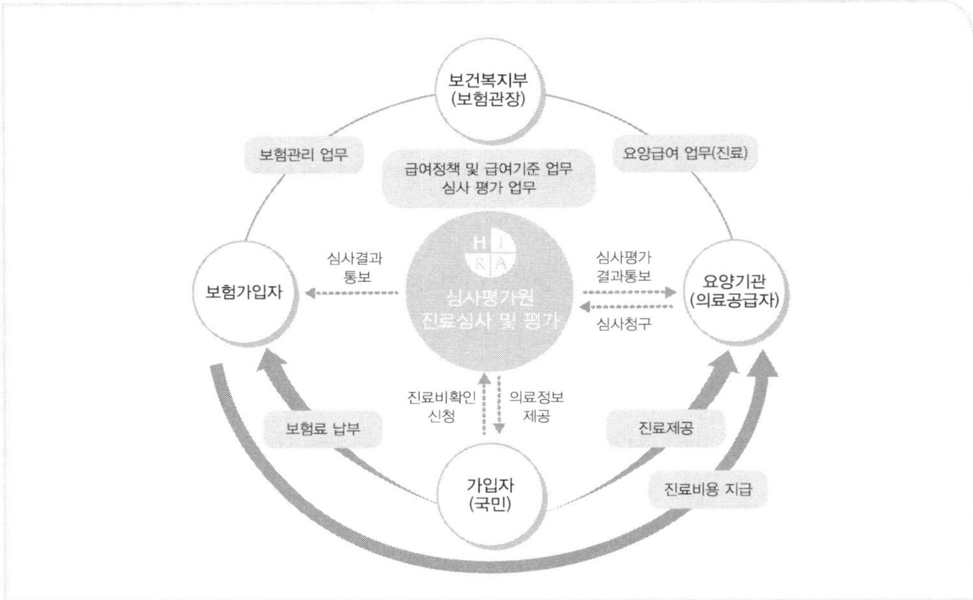

그림 2-3 건강보험심사평가원의 업무흐름

3. 보험급여 종류 및 급여제한

(1) 보험급여

보험급여란 가입자 및 피부양자의 질병 · 부상에 대한 예방 · 진단 · 치료 · 재활과 출산 · 사망 및 건증진에 대하여 법령이 정하는 바에 따라 공단이 현물 또는 현금 형태로 제공하는 서비스를 말한다. 현물급여는 가입자 및 피부양자에게 요양기관을 통하여 직접 의료서비스를 제공하는 것으로 요양급여와 건강검진이며, 현금급여에는 요양비, 본인부담금보상금, 장애인 보장구 급여비 등이 있다.

(가) 현물급여와 현금급여

㉠ 현물급여 : 요양기관(병 · 의원)등으로부터 본인이 직접 제공받는 의료서비스 일체로 요양급여와 분만급여, 자격상실 후 계속요양급여, 건강검진 등이 있다.

㉡ 현금급여 : 질병이나 출산으로 인해 일을 중단함으로써 봉급을 받지 못하는 경우 이를 보전해 주는 것으로 가입자 및 피부양자의 신청에 의하여 공단에서 현금으로 지급되며 요양비, 본인부담보상금, 장애인보장구급여비 등이 있다.

(나) 법정급여와 부가급여

㉠ 법정급여 : 사회보험의 각 법에서, 보험자가 행할 급여로서 법률에 의하여 정해진 급여를 말하며, 요양급여, 요양비, 건강검진 등이 있다.

㉡ 부가급여 : 요양급여 외에 대통령령으로 정하는바에 따라 임신 · 출산 진료비, 장제비, 상병수당, 그 밖의 급여를 말한다.

(다) 보험급여의 종류

보험급여의 종류는 현물급여와 현금급여로 구분되며 아래와 같다.

표 2-3 보험급여의 종류

구분		수급권자
현물급여	요양급여	가입자 및 피부양자
	건강검진	가입자 및 피부양자
현금급여	요양비	가입자 및 피부양자
	장애인 보조기기	가입자 및 피부양자 중 장애인복지법에 의해 등록한 장애인
	본인부담액 상한제	가입자 및 피부양자
	임신 · 출산 진료비	가입자 및 피부양자 중 임산부

㉠ 요양급여

① 가입자와 피부양자의 질병, 부상, 출산 등에 대하여 다음 사항의 요양급여를 실시한다.

㉠ 진찰 · 검사 ㉡ 약제(藥劑) · 치료재료의 지급 ㉢ 처치 · 수술 및 그 밖의 치료 ㉣ 예방 · 재활 ㉤ 입원 ㉥ 간호 ㉦ 이송(移送)

② 제1항에 따른 요양급여의 방법 · 절차 · 범위 · 상한 등의 기준은 복지부령으로 정한다.

③ 보건복지부장관은 제2항에 따라 요양급여의 기준을 정할 때 업무나 일상생활에 지장이 없는 질환, 그 밖에 복지부령으로 정하는 사항은 요양급여의 대상에서 제외할 수 있다.

㉡ 건강검진

건강검진은 질병의 예방과 조기발견 및 조기치료를 위해 실시하고 있으며 국가에서 현재 시행하고 있는 건강검진은 일반건강검진, 의료급여생애전환기검진, 암검진, 영유아건강검진 있다.

㉢ 요양비

국민건강보험공단은 가입자나 피부양자가 보건복지부령으로 정하는 긴급하거나 그 밖의 부득이한 사유로 요양기관과 비슷한 기능을 하는 기관으로서 보건복지부령으로 정하는 기관에서 질병 · 부상 · 출산 등에 대하여 요양을 받거나 요양기관이 아닌 장소에서 출산한 경우에는 그 요양급여에 상당하는 금액을 보건복지부령으로 정하는 바에 따라 가입자나 피부양자에게 요양비로 지급한다.

※ 외국인 · 재외국민 건강보험

6개월 이상 체류한 외국인과 재외국민은 2019년 7월 16일부터 건강보험 지역가입자로 당연가입이 되며, 대한민국 국민과 동일한 보험급여 혜택을 받게 된다.

(2) 선별급여 및 방문요양급여

① 선별급여

요양급여를 결정함에 있어 경제성 또는 치료효과성 등이 불확실하여 그 검증을 위하여 추가적인 근거가 필요하거나, 경제성이 낮아도 가입자와 피부양자의 건강회복에 잠재적 이득이 있는 등 대통령령으로 정하는 경우에는 예비적인 요양급여인 선별급여로 지정하여 실시하는 것을 말한다.

② 방문요양급여

가입자 또는 피부양자가 질병이나 부상으로 거동이 불편한 경우 등 보건복지부령으로 정하는 사유에 해당하는 경우에는 가입자 또는 피부양자를 직접 방문하여 건강보험법 제41조에 따른 요양급여를 실시하는 것을 말한다.

(3) 급여제한 및 구상권

(가) 급여의 제한

국민건강보험공단은 보험급여를 받을 수 있는 사람이 다음의 경우에 어느 하나에 해당하면 보험급여를 하지 아니한다.

① 고의 또는 중대한 과실로 인한 범죄행위에 그 원인이 있거나 고의로 사고를 일으킨 경우

② 고의 또는 중대한 과실로 공단이나 요양기관의 요양에 관한 지시에 따르지 아니한 경우

③ 고의 또는 중대한 과실로 국민건강보험법 제55조에 따른 문서와 그 밖의 물건의 제출을 거부하거나 질문 또는 진단을 기피한 경우

④ 업무 또는 공무로 생긴 질병 · 부상 · 재해로 다른 법령에 따른 보험급여나 보상 또는 보상(補償)을 받게 되는 경우

(나) 건강보험 급여의 제한여부 조회

급여제한여부 조회제도란, 건강보험 가입자 등이 국민건강보험법상 급여제한 사유에 해당하거나, 제3자의 행위로 인한 보험사고 행위에 대해 제3자로부터 손해배상을 받은 경우 건강보험 적용여부에 대해 공단의 결정에 따르도록 하는 제도를 말한다.

① 요양기관은 가입자 등이 법 제53조 제1항 제2항 또는 법 제58조 제2항에 해당되는 것으로 판단되는 경우에도 요양급여를 실시하되, 지체 없이 급여제한여부조회서(별지 제2호 서식)에 의하여 국민건강보험공단에 급여제한 여부를 조회하여야 한다.

② 조회 요청을 받은 국민건강보험공단은 7일(공휴일 제외) 이내에 급여제한 여부를 결정한 후 요양기관에 급여제한 여부 결정통보서(별지 제2호서식)로 회신하여야 하며, 회신을 받은 요양기관은 공단의 결정내용을 요양급여를 개시한 날부터 소급하여 적용하여야 한다.

③ 요양기관은 법 제53조 제2항의 한도를 초과하여 요양급여를 행한 경우에는 그날부터 7일 이내에 요양급여적용통보서(별지 제3호 서식) 의하여 그 사실을 공단에 알려야 한다.

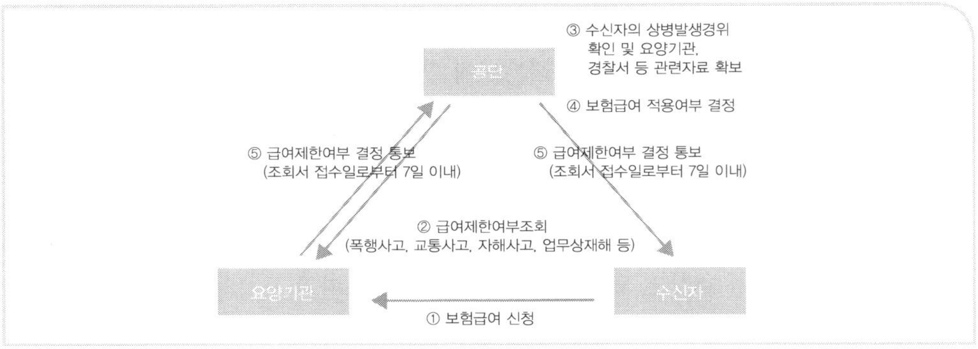

그림 2-4 급여제한여부 조회절차

(다) 제3자의 행위로 인한 급여통보

법 제58조 및 국민건강보험법시행규칙 제28조의 규정에 따라 가입자(지역가입자의 경우에는 세대주를 포함한다)는 자신이나 피부양자에 대한 보험급여 사유가 제3자의 행위로 인한 것인 경우에는 제3자의 행위로 인한 급여 통보서(별지 제25호 서식)를 지체 없이 국민건강보험공단에 제출하도록 되어 있다.

(라) 구상권(건강보험법 제58조)

① 국민건강보험공단은 제3자의 행위로 보험급여사유가 생겨 가입자 또는 피부양자에게 보험급여를 한 경우에는 그 급여에 들어간 비용 한도에서 그 제3자에게 손해배상을 청구할 권리를 얻는다.

② 제①항에 따라 보험급여를 받은 사람이 제3자로부터 이미 손해배상을 받은 경우에는 공단은 그 배상액 한도에서 보험급여를 하지 아니한다.

(마) 부당이득의 징수

① 국민건강보험공단은 속임수나 그 밖의 부당한 방법으로 보험급여를 받은 사람이나 보험급여 비용을 받은 요양기관에 대하여 그 보험급여나 보험급여 비용에 상당하는 금액의 전부 또는 일부를 징수한다.

② 사용자나 가입자의 거짓 보고나 거짓 증명 또는 요양기관의 거짓 진단에 따라 보험급여가 실시된 경우 공단은 이들에게 보험급여를 받은 사람과 연대하여 제1항에 따른 징수금을 내게 할 수 있다.

4. 요양급여기준 및 행위급여기준

1) 건강보험 요양급여기준

(1) 요양급여의 일반원칙

① 요양급여는 가입자 등의 연령 · 성별 · 직업 및 심신상태 등의 특성을 고려하여 진료의 필요가 있다고 인정되는 경우에 정확한 진단을 토대로 하여 환자의 건강증진을 위하여 의학적으로 인정되는 범위 안에서 최적의 방법으로 실시하여야 한다.

② 요양급여를 담당하는 의료인은 의학적 윤리를 견지하여 환자에게 심리적 건강효과를 주도록 노력하여야 하며, 요양상 필요한 사항이나 예방의학 및 공중보건에 관한 지식을 환자 또는 보호자에게 이해하기 쉽도록 적절하게 설명하고 지도하여야 한다.

③ 요양급여는 경제적으로 비용효과적인 방법으로 행하여야 한다.

④ 요양기관은 가입자 등의 요양급여에 필요한 적정한 인력 · 시설 및 장비를 유지하여야 한다.

⑤ 요양기관은 요양급여에 필요한 약제 · 치료재료를 직접 구입하여 가입자 등에게 지급하여야 한다.

(2) 진찰·검사, 처치·수술 기타의 치료

① 각종 검사를 포함한 진단 및 치료행위는 진료상 필요하다고 인정되는 경우에 한하여야 하며 연구의 목적으로 하여서는 아니 된다.

② 보건복지부장관이 정하여 고시하는 질병군에 대한 입원진료의 경우 그 입원진료기간 동안 행하는 것이 의학적으로 타당한 검사 · 처치 등의 진료행위는 당해 입원진료에 포함하여 행하여야 한다.

(3) 약제의 지급

① **처방 · 조제**

㉮ 영양공급 · 안정 · 운동 그 밖에 요양상 주의를 함으로써 치료효과를 얻을 수 있다고 인정되는 경우에는 의약품을 처방 · 투여하여서는 아니 되며, 이에 관하여 적절하게 설명하고 지도하여야 한다.

㉯ 의약품은 약사법령에 의하여 허가 또는 신고된 사항(효능 · 효과 및 용법 · 용량 등)

의 범위 안에서 환자의 증상 등에 따라 필요 · 적절하게 처방 · 투여하여야 한다. 다만, 안전성 · 유효성 등에 관한 사항이 정하여져 있는 의약품 중 진료상 반드시 필요하다고 보건복지부장관이 정하여 고시하는 의약품의 경우에는 허가 또는 신고된 사항의 범위를 초과하여 처방 · 투여할 수 있으며, 중증환자에게 처방 · 투여하는 약제로서 보건복지부장관이 정하여 고시하는 약제의 경우에는 건강보험심사평가원장이 공고한 범위 안에서 처방 · 투여할 수 있다.

㉰ 항생제 · 스테로이드제제 등 오남용의 폐해가 우려되는 의약품은 환자의 병력 · 투약력 등을 고려하여 신중하게 처방 · 투여하여야 한다.

㉱ 진료상 2품목 이상의 의약품을 병용하여 처방 · 투여하는 경우에는 1품목의 처방 · 투여로는 치료효과를 기대하기 어렵다고 의학적으로 인정되는 경우에 한한다.

(4) 치료재료의 지급

치료재료는 약사법에 따른 관계법령에 의하여 허가 · 신고 또는 인정된 사항(효능 · 효과 및 사용방법)의 범위 안에서 환자의 증상에 따라 의학적 판단에 의하여 필요 · 적절하게 사용한다. 다만, 안전성 · 유효성 등에 관한 사항이 정하여져 있는 치료재료 중 진료에 반드시 필요하다고 보건복지부장관이 정하여 고시하는 치료재료의 경우에는 허가 · 신고 또는 인정된 사항(효능 · 효과 및 사용방법)의 범위를 초과하여 사용할 수 있다.

① 치료재료의 종류

㉮ 의료기기법에 의한 의료기기(인공관절,인공수정체,인공심장판막,인공심장박동기, CT, MRI, PET, 체외충격파쇄석기(ESWL)

㉯ 약사법에 의한 의약 외품(거즈, 붕대, 탄력붕대, 봉합사 등)

㉰ 인체조직안전 및 관리 등에 관한 법률에 의한 인체조직(뼈, 건, 피부, 연골, 인조혈관 등)

㉱ 배터리, 디스켓 등 공산품

② 치료재료비용 산정

상한금액 내 실구입가로 산정하는 방법과 급여기준고시로 정액수가로 산정하는 방법(관절경,복강경수술시 치료재료비용 등),행위수가로 산정하는 방법(혈액투석 재료대, 체외충격파쇄석술 재료대 등)이 있다.

2) 건강보험 행위급여기준

(1) 행위급여의 일반원칙

요양기관이 국민건강보험법령의 규정에 의한 요양급여를 실시하고 행위에 대한 비용을 산정할 때에는 의료수가의 행위료 각 장에 분류된 분류항목의 상대가치점수에 국민건강보험법에 따라 정하여진 점수당 단가를 곱하여 10원미만은 4사5입한 금액으로 산정한다. 다만, 요양기관종별 가산율에 의하여 산출된 금액에 대하여는 원 미만을 4사5입한다.

(2) 요양기관 종별 가산율

행위급여 목록 · 상대가치점수 및 산정지침 중 검사료 내지 처치 및 수술료, 한방검사료, 한방시술 및 처치료, 응급의료수가에 분류된 분류항목에 대하여는 소정점수에 점수당 단가를 곱한 금액을 모두 합산한 금액에 요양기관의 종별에 따라 비율을 가산(의원 15%, 병원 20%, 종합병원 20%, 상급종합병원 30%)한다. 단, 약국, 조산원, 보건소, 보건지소, 보건진료소, 정신요양병원, 사업장부속 요양기관 등은 종별 가산율을 적용하지 않는다. 그리고 종별가산율은 행위요양급여비용에만 적용되는 것으로 약가 및 재료대에는 적용되지 않는다.

(3) 차등수가

차등수가란 의사 1명당 환자를 치료하는 데는 한계가 있다고 보고 1일당 환자수를 제한하여 일정수를 초과하는 진료에 대해서는 차등수가를 적용하는 것을 말한다. 현재 적용되는 요양기관은 치과의원, 한의원, 보건의료원, 약국이며, 의사, 치과의사, 한의사는 1인당 1일 진찰횟수, 약국의 경우는 약사 1인당 조제건수가 차등수가 적용을 받는다. 따라서 요양기관에 진찰료와 조제료 등(조제료, 약국관리료, 조제기본료, 복약지도료)을 차등지급한다. 치과의원 및 한의원 · 약국의 차등수가 적용(진찰료 및 조제료)은 ㉮75건 이하: 100% ㉯75건을 초과하여 100건까지: 90% ㉰100건을 초과하여 150건까지: 75% ㉱150건을 초과한 건: 50%를 적용한다(상급종합병원과 종합병원, 병원, 의원은 차등수가 적용대상이 아님).

※ 일본의 의료보험제도

참고적으로 일본의 의료보험은 크게 건강보험(겐꼬호껜)과 국민건강보험(코끄민겐꼬호껜) 2가지로 구분하고 있다. ①건강보험은 일반적으로 사회보험이라고 불리고 기업이나 관청에 근무하는 사람을 대상으로 하고 있으며 ②국민건강보험은 일정 장소에 거주하여 납세 등의 의무를 지키고 있으면 누구라도 가입할 수 있고, 시, 구, 현 등의 건강보험과에 가입신청을 한다. 질병이나 부상으로 병원이나 진료소에서 치료를 받은 경우 치료비 본인부담은 가입자 본인이나 가족 모두 의료비 총액의 30%로 규정되어 있다. 일본의 건강보험 가입비율은 건강보험이 약 66%(정부관장 건강보험 30%, 조합관장건강보험 26%, 공제조합 10%), 국민건강보험이 약 34%를 차지하고 있다.

2-2 의료급여제도와 진료체계 및 급여내용에 대하여 이해하라?

학습 목표

2-2 의료급여제도와 운영체계 및 진료체계와 급여기준에 대하여 알 수 있다.

1. 의료급여제도

(1) 개념

의료급여제도는 생활유지 능력이 없거나 생활이 어려운 저소득 국민의 의료문제를 국가가 보장하는 공공(적)부조제도로서 건강보험과 함께 국민 의료보장의 중요한 수단이 되는 사회보장제도의 하나이다. 따라서 의료급여는 생활유지능력이 없거나 생활이 어려운 국민들에게 발생하는 의료문제 즉, 개인의 질병, 부상, 출산 등에 대해 의료서비스(진찰 · 검사, 치료 등)를 제공하는 제도이다. 의료급여 수급권자 수는 2021년 말 기준으로 약 151만 명에 이르고 있다.

(2) 수급권자의 구분

수급권자는 법 제3조 제3항에 따라 1종수급권자와 2종수급권자로 구분한다.

① 1종 수급권자(대상자)

㉠ 다음 각 항목의 어느 하나에 해당하는 자 또는 근로능력이 없거나 근로가 곤란하다고 인정하여 보건복지부장관이 정하는 자만으로 구성된 세대의 구성원

i. 18세 미만인 자

ii. 65세 이상인 자

iii. 「장애인고용촉진 및 직업재활법」 제2조 제2호에 해당하는 중증장애인

iv. 「국민기초생활 보장법 시행령」 제7조 제1항 제2호에 해당하는 자

- 질병 · 부상 또는 그 후유증으로 치료나 요양이 필요한 자 중에서 근로능력평가를 통하여 시장 · 군수 · 구청장이 근로능력이 없다고 판정한 자

v. 임신 중에 있거나 분만 후 6개월 미만의 여자

vi. 「병역법」에 의한 병역의무를 이행중인 자

㉡ 「국민기초생활 보장법 시행령」 제32조의 규정에 의한 보장시설에서 급여를 받고 있는 자

㉢ 보건복지부장관이 정하여 고시하는 결핵질환, 희귀난치성질환 또는 중증질환을 가진 사람

② 2종 수급권자(대상자)

㉮ 의료급여법 제3조제1항제1호의 규정에 해당하는 자중 제2항제1호에 해당하지 아니하는 자

㉯ 의료급여법 제2조제2호에 해당하는 자로서 보건복지부장관이 2종의료급여가 필요하다고 인정하는 자

(3) 수급권자의 유형별 선정절차

보건복지부장관이 수급권자의 선정기준, 시 · 도별 수급권자 수를 결정하여 시 · 도지사에게 통보하면, 시 · 도지사는 지역적 특수성을 고려하여 시 · 군 · 구별 수급권자 수를 확정하여 시장 · 군수 · 구청장에게 통보한다.

(4) 급여개시일 및 유효기간

의료급여 수급권자는 원칙적으로 수급자로 결정된 날부터 의료급여를 실시한다. 시장 · 군수 · 구청장은 수급권자에게 의료급여증을 발급하며, 의료급여증의 유효기간은 매년 1월 1일부터 12월 31일까지로 한다.

(5) 의료급여사업의 운영체계

의료급여업무의 운영체계는 의료급여 사업기관인 보건복지부와 지방자치단체, 건강보험공단, 건강보험심사평가원으로 나누어 의료급여 수급권자가 원활한 의료급여를 받을 수 있도록 각각의 역할을 부여하고 있다. 보건복지부는 의료급여 주요 정책 개발 · 결정 및 의료급여사업의 총괄적인 조정 및 지도감독 업무를 수행하고, 시 · 도는 의료급여기금 관리 · 운영 및 보장기관에 대한 지도감독업무를 담당하고 있다. 보장기관인 시 · 군 · 구는 수급권자의 자격선정과 관리업무를 수행한다. 이외에 건강보험심사평가원은 진료비 심사 및 급여 적정성 평가를, 국민건강보험공단은 진료비 지급업무, 수급권자 자

격 및 개인별 급여내역의 전산관리 등을 각각 위탁받아 업무를 수행하고 있다.

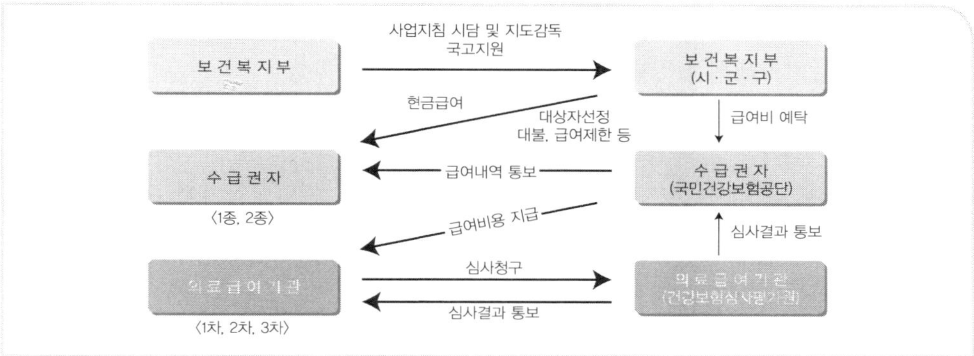

그림 2-5 의료급여 관리운영체계

① **보장기관**

의료급여에 관한 업무는 수급권자의 거주지를 관할하는 특별시장 · 광역시장 · 도지사 · 특별자치도지사와 시장 · 군수 · 구청장을 말한다.

② **업무의 위탁**

시장 · 군수 · 구청장의 업무중 수급자의 관리, 급여비용의 심사 조정 및 지급업무 등 의료급여에 관한 업무 중 그 일부를 관계 전문기관에 위탁하는 제도이며, 위탁기관 중 진료비심사는 건강보험심사평가원이 담당하고 진료비지급은 국민건강보험공단이 담당하고 있다.

(6) 급여내용

의료급여법 제7조에 의한 수급권자의 질병 · 부상 · 출산 등에 대한 의료급여의 내용은 다음과 같다.

급여내용
①진찰 · 검사 ② 약제 · 치료재료의 지급 ③ 처치 · 수술과 그 밖의 치료 ④ 예방 · 재활 ⑤ 입원 ⑥ 간호 ⑦ 이송과 그 밖의 의료목적의 달성을 위한 조치 등

(7) 요양비

시장 · 군수 · 구청장은 수급권자가 보건복지부령이 정하는 긴급하거나 그 밖의 부득이한 사유로 인하여 의료급여기관과 동일한 기능을 수행하는 기관으로서 보건복지부령이 정하는 기관에서 질병 · 부상 · 출산 등에 대하여 의료급여를 받거나 의료급여기관외의 장소에서 출산을 한 때에는 그 의료급여에 상당하는 금액을 보건복지부령이 정하는 바에 따라 수급권자에게 요양비로 지급한다.

(8) 건강검진

① 의료급여법 제14조 "시장 군수 구청장은 이 법에 의한 수급권자에 대하여 질병의 조기발견과 그에 따른 의료급여를 하기위하여 건강검진을 실시할 수 있다."

② 의료급여 수급권자 대상 건강검진 실시하고 있으며 의료급여 수급권자의 검진비용은 국가와 지자체에서 부담하고 있다

(9) 건강생활유지비 지원

지원대상은 1종 수급권자로 1인당 매월 6천원 지원, 병 · 의원 이용시 본인부담금을 차감하고 잔액은 정산하여 보장기관에서 다음해에 본인의 생계급여계좌로 지급한다.

(10) 의료급여의 적용기준 및 방법

의료급여의 적용기준 및 방법은 「국민건강보험 요양급여의 기준에 관한 규칙」 제5조 제2항 · 제3항 및 별표 1에 따른다.

(11) 비급여대상

법 제7조제3항의 규정에 의하여 의료급여대상에서 제외되는 사항은 「국민건강보험 요양급여의 기준에 관한 규칙」 별표 2에 규정된 비급여 대상으로 한다. 그러나 안치료는 의료급여의 경우에는 건강보험의 비급여와 달리 입원기간 중 의료급여 대상(3일간)에 포함된다.

(12) 급여의 제한 및 구상권

(가) 급여제한

시장 · 군수 · 구청장은 수급권자가 다음 각호의 1에 해당하는 경우에는 이 법에 의한 의료급여를 행하지 아니한다. 다만, 보건복지부장관이 의료급여의 필요가 있다고 인정하는 경우에는 그러하지 아니한다.

① 수급권자가 자신의 고의 또는 중대한 과실로 인한 범죄행위에 기인하거나 고의로

사고를 발생시켜 제7조의 규정에 의한 의료급여가 필요하게 된 경우

② 수급권자가 정당한 이유 없이 이 법의 규정이나 의료급여기관의 진료에 관한 지시에 따르지 아니한 경우

(나) 구상권

① 시장 · 군수 · 구청장은 제3자의 행위로 인하여 수급권자에게 의료급여를 한 때에는 그 급여비용의 범위 안에서 제3자에 대한 손해배상청구의 권리를 얻는다.

② 제1항의 경우 의료급여를 받은 자가 제3자로부터 이미 손해배상을 받은 때에는 시장 · 군수 · 구청장은 그 배상액의 한도 안에서 의료급여를 하지 아니한다.

(13) 서류의 보존

① 의료급여기관은 의료급여가 끝난 날부터 5년간 보건복지부령이 정하는 바에 따라 제11조의 규정에 의한 급여비용의 청구에 관한 서류를 보존하여야 한다.

(14) 대지급금 제도

① 의의

대지급금제도는 2종 의료급여대상자 중 생계유지가 곤란하여 일시에 과중한 진료비의 부담에 따른 수급자의 어려움을 보호하기 위하여 본인부담비용이 많을 경우 보장기관에서 이를 대신 지불해 주고 나중에 수급권자로부터 회수하는 제도이다.

② 대지급 신청

㉠ 수급권자 또는 그 부양의무자가 기금에서 급여비용을 대지급받으려는 경우에는 별지 제19호서식의 급여비용대지급신청서를 의료급여를 행한 의료급여기관의 확인을 받아 시장 · 군수 · 구청장에게 제출하여야 한다.

㉡ 급여비용의 대지급 신청을 받은 시장 · 군수 · 구청장은 지체 없이 대지급 여부를 심사 · 결정하고 대지급을 승인한 때에는 급여비용대지급승인서를 수급권자 또는 그 부양의무자에게 발급하여야 하며, 수급권자 또는 그 부양의무자는 급여비용대지급승인서를 의료급여를 행한 의료급여기관에 제출하여야 한다.

③ 대지급의 범위

규칙 제27조의 규정에 의한 대지급은 2종수급권자가 의료급여기관에서 입원진료를

받은 경우, 본인이 부담하는 금액(제1장 의료급여수가의 기준 및 그 계산방법에 의한 급여비용 중 2종수급권자 본인이 부담하는 금액)이 200,000원을 초과하는 경우에 그 초과하는 금액중 2종 수급권자 본인 또는 부양의무자의 신청에 의하여 보장기관이 승인한 금액으로 한다.

2. 진료체계 및 본인부담

(1) 진료체계

의료자원의 효율적 활용과 대형병원으로의 환자 집중현상 방지, 의료급여 기금의 재정안정화를 기하기 위하여 1단계-2단계-3단계체계로 운영하고 있다. 따라서 의료급여 수급권자가 의료급여를 받고자 하는 경우에는 의료급여법 시행규칙 제3조의 규정에 따라 제1차 의료급여기관 → 제2차 의료급여기관 → 제3차 의료급여기관에서 단계적으로 이용하여야 하며, 반드시 "의료급여의뢰서"(별지 제3호 서식)를 발급받아 단계별로 제출해야 한다. 의료급여의뢰서는 그 발행일로부터 7일 이내(공휴일 제외)에 의료급여기관에 제출하여야 한다.

① 제1차 의료급여기관은 의료법 에 따라 시장 · 군수 · 구청장에게 개설 신고한 의료기관, 보건소 · 보건의료원 및 보건지소, 약국이 포함된다.

② 제2차 의료급여기관은 의료법 에 따라 시 · 도지사가 개설 허가한 의료기관이다. 아울러, 아울러 제3차 의료급여기관은 「의료법」 제3조의4에 따라 지정된 상급종합병원을 말한다.

③ 응급환자 및 분만 등의 경우는 진료체계 관계없이 의료기관을 이용할 수 있다.

※ 의료급여 절차에 의하지 않고(의료급여의뢰서 없이) 의료급여기관을 이용한 경우에는 진료비 전액을 본인이 부담해야 한다.

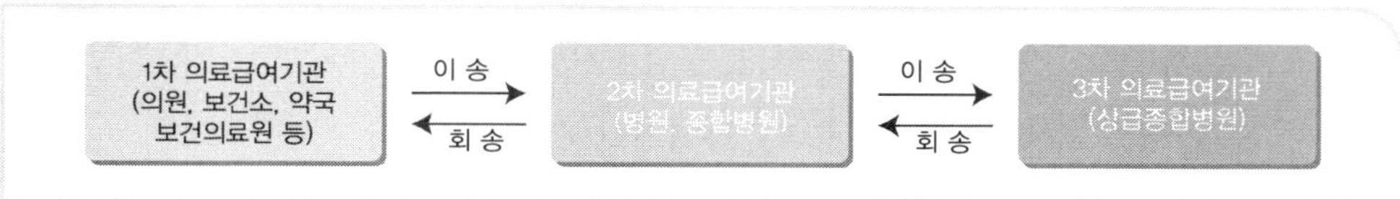
1차 의료급여기관
(의원, 보건소, 약국
보건의료원 등)
이 송
회 송
2차 의료급여기관
(병원, 종합병원)
이 송
회 송
3차 의료급여기관
(상급종합병원)

그림 2-6 의료급여 진료절차 체계도

(2) 의료급여 절차

수급권자가 의료급여를 받고자 하는 경우에는 「의료급여법」 제9조 제2항 제1호의 규정에 의한 제1차의료급여기관에 의료급여를 신청하여야 한다. 다만, 다음 각 호 중 제1호부터 제5호까지의 어느 하나에 해당하는 경우에는 동항제2호 또는 제3호의 규정에 의한 제2차의료급여기관 또는 제3차의료급여기관에 의료급여를 신청할 수 있고, 제7호부터 제11호까지의 어느 하나에 해당하는 경우에는 제2차의료급여기관에 의료급여를 신청할 수 있다.

㉮ 「응급의료에 관한 법률」 제2조제1호에 해당하는 응급환자인 경우

㉯ 분만의 경우

㉰ 영 제3조제2항제1호라목에 따라 보건복지부장관이 정하여 고시하는 결핵질환, 희귀난치성질환 또는 중증질환을 가진 사람이 의료급여를 받고자 하는 경우

㉱ 제2차 의료급여기관 또는 제3차 의료급여기관에서 근무하는 수급권자가 그 근무하는 의료급여기관에서 의료급여를 받고자 하는 경우

㉲ 「장애인복지법」 제32조에 따라 등록한 장애인이 장애인 보장구를 지급받고자 하는 경우

㉳ 감염병의 확산 등 긴급한 사유가 있어 보건복지부장관이 정하여 고시하는 기준에 따라 의료급여를 받고자 하는 경우

㉴ 단순물리치료가 아닌 작업치료 · 운동치료 등의 재활치료가 필요하다고 인정되는 자가 재활의학과에서 의료급여를 받고자 하는 경우

㉵ 한센병환자가 의료급여를 받고자 하는 경우

㉶ 「장애인복지법」제32조에 따라 등록한 장애인이 의료급여를 받고자 하는 경우

㉷ 「국민건강보험법 시행령」 제43조의3 제1호에 해당하는 지역의 의료급여수급권자가 의료급여를 받고자 하는 경우

㉸ 「국가유공자 등 예우 및 지원에 관한 법률 시행령」 제14조에 의한 상이등급을 받은 자가 의료급여를 받고자 하는 경우

㉹ 8세미만의 소아가 보건복지부장관이 정하여 고시하는 야간 · 공휴일에 의료급여를 받으려는 경우

(3) 선택의료급여기관 제도

상한일수를 초과하여 의료급여를 받으려는 자 중 중복투약으로 인하여 건강상 위해가 발행할 우려가 있는 자로서 보건복지부 장관이 정하여 고시하는 기준에 해당하는 자에 대하여 의료급여를 받을 수 있는 의료급여기관의 선택범위를 차기연도 말까지 제한하는 것을 조건으로 승인하는 제도이다. 의료기관의 중복방문이나 약물오남용 등으로 건강상의 위해가 발생할 위험이 높은 급여상한일수 초과자는 의료급여기관을 어느 한 곳으로 선정하여 이용토록 하고 있다. 선택의료급여기관별 본인부담 여부는 ① 1종 수급권자는 제1, 2 선택의료급여기관 이용시 본인부담 없으나, 제 3, 4 선택의료급여기관 이용시 본인부담 있다. ② 2종 수급권자는 선택의료급여기관 이용시 본인부담 있다. ③ 선택의료급여기관에서 진료의뢰 받아 진료시 본인부담 있으며, 의뢰서 없이 다른 병의원 이용시 전액 본인부담으로 한다.

(4) 의료급여의 본인부담 및 본인부담금

① 본인부담

급여비용은 그 전부 또는 일부를 의료급여기금에서 부담하지만, 일부를 부담하는 경우 그 나머지 비용은 본인이 부담한다. 이 본인부담금은 의료급여기관의 청구에 의하여 수급권자가 의료급여기관에 지급한다. 1종과 2종 수급권자에 대한 의료급여기관 및 의료급여의 내용에 따른 본인부담금은 다음과 같다.

㉮ 1종 수급권자의 본인부담금

㉠ 입원진료 시 본인부담금 : 없음

㉡ 외래진료시 의료급여기관 및 의료급여의 내용에 따른 본인부담금

㉢ 1종 수급권자 중 본인부담금 면제자

ⅰ. 사유발생 시 당연 적용 : 18세 미만인 자, 행려환자, 등록 희귀난치성질환자, 선택의료급여기관 적용자

ⅱ. 신청에 의한 적용(외래진료 본인일부부담 면제 신청서 제출 시) : 20세미만 재학자, 임산부, 가정간호대상자, 장기이식환자(1종 수급권자에게 매월 6,000원 건강생활유지비를 지원하면서 외래진료 시 본인부담금을 납부하도록 하고, 중복투약 등으로 건강에 위험이 있는 수급권자를 대상으로 병의원을 한

군데 지정하여 의료이용을 할 수 있도록 하는 선택병의원제도를 도입함)

㉯ 2종 수급권자의 본인부담금

㉠ 입원진료 시 본인부담금

- 급여비용의 10% (다만, 약제는 구입금액의 10%)
- 자연분만한 산모와 6세 미만의 아동 : 본인부담금 면제

㉡ 암 등 중증질환자 본인부담금 경감(5% 적용), 다만 약제는 구입금액의 5%

㉢ 외래진료시 의료급여기관 및 의료급여의 내용에 따른 본인부담금

- 1 · 2종 수급권자의 보건기관(보건소, 보건지소, 보건진료소) 본인부담금-본인부담금 없음

표 2-4 의료급여 수급권자의 본인부담(수준)

구분		1차 (의원)	2차 (병원,종합병원)	3차 (지정병원)	약국	특수장비 (PET,MRI,CT)
1종	입원	없음	없음	없음	-	없음
	외래	1,000원	1,500원	2,000원	500원	5%
2종	입원	10%	10%	10%	-	10%
	외래	1,000원	15%	15%	500원	15%

② 식대 중 본인일부부담

"수급권자가 입원시 발생하는 식대 중 보건복지부장관이 정하는 비용"은 제12조의 규정에 따른 식대의 100분의 20에 해당하는 금액으로 하되, 암 환자 등 보건복지부장관이 고시하는 중증질환자의 경우에는 제12조에 따른 식대의 100분의 5에 해당하는 금액으로 하고, 자연분만 및 6세 미만의 아동의 입원진료의 경우에는 식대 본인부담금을 면제한다.

3. 수가 적용기준 및 청구

(1) 급여비용 산정

① 의료급여기관의 급여비용 산정은 국민건강보험법 시행령 제21조제2항 및 제3항, 국민건강보험 요양급여의 기준에 관한 규칙 제8조제2항 및 제4항의 규정에 의하여 고시한 "건강보험 행위 급여 비급여 목록표 및 급여 상대가치점수"에 국민건강보험

법 제45조제4항의 규정에 의하여 고시한 "건강보험요양급여비용의내역"의 단가를 곱한 금액과 국민건강보험법시행령 제22조에 따라 결정된 금액을 합하여 산정한다. 다만, 제2조 부터 제14조의2에서 정하는 급여비용의 산정에 대하여는 그러하지 아니한다.

② 「의료급여법 시행규칙」제20조제2항의 의료급여비용 청구방법 및 심사청구서 명세서서식 작성요령은 고시한 [별표1]에 의한다.

(2) 의료급여기관 종별가산율

① 상대가치점수(제1편 제1부) 행위 급여 일반원칙에 의하여 적용되는 의료급여기관 종별에 따른 가산비율은 다음 각 호와 같이 적용한다. 다만, 조산원, 보건소, 보건지소, 보건진료소, 약국 및 정신건강의학과 정액진료비, 혈액투석 정액수가를 산정하는 경우에는 종별가산율을 적용하지 아니한다.

표 2-5 의료급여의 종별가산율

의료급여기관 종별가산율
1. 「의료급여법」 제9조제2항제3호에 따른 다음 각목에 해당되는 의료급여기관은 22% 가. 제3차 의료급여기관으로 지정된 종합병원 나. 제3차 의료급여기관으로 지정된 종합병원과 동일 구내에 설치되어 있는 치과대학부속치과병원 2. 제1호에 해당되지 아니하는 종합병원, 치과대학부속치과병원, 허가병상수가 30병상 이상으로 한방 6개과가 설치되어 있는 한의과대학부속 한방병원 및 국립병원 한방진료부는 18% 3. 제1호 또는 제2호에 해당되지 아니하는 병원, 치과병원, 한방병원 또는 요양병원은 15% 4. 의원, 치과의원, 한의원, 보건의료원은 11%

(3) 입원병상기준

수급권자에 대한 입원진료는 국민건강보험 요양급여의 기준에 관한규칙 별표 2 중 제4호가목에 의한 병상에서 하여야 하며, 의료급여기관이 환자진료상 필요로 하여 수급권자를 일반병상보다 우수한 상급병상에 입원시킨 경우 병상간의 입원료 차액은 별도 산정하지 아니한다.

(4) 급여비용의 심사청구 및 지급

① 급여비용의 심사청구

법 제11조제2항의 규정에 의하여 의료급여기관이 급여비용의 심사청구를 하고자 하는 때는 의료급여비용심사청구서에 의료급여를 받은 자에 대한 의료급여비용명세서를 첨부하여 「국민건강보험법」 제55조의 규정에 의한 건강보험심사평가원에 제출하여야 한다.

의료급여비용명세서에 기재사항
① 세대주 성명 ②의료급여를 받은 자의 성명, 주민등록번호 및 보장기관 기호 ③ 질병 또는 부상명 ④ 진료개시일 및 의료급여일수 ⑤ 의료급여비용의 내용 ⑥ 본인부담금 및 비용청구액 ⑦ 처방전 내용 등

② 급여비용의 심사 · 지급

㉠ 심사평가원은 제20조의 규정에 의하여 급여비용의 심사청구를 받은 때에는 그 심사청구내용이 법 제7조 제2항 및 제3항의 규정에 의한 의료급여의 기준 및 의료수가기준에 적합한 지를 심사한다.

㉡ 심사평가원의 원장은 제20조의 규정에 의하여 급여비용의 심사청구를 받은 때에는 그로부터 40일(제22조의 규정에 의한 정보통신망에 의한 경우에는 15일) 이내에 심사하여 그 내용이 기재된 의료급여비용 심사결과통보서를 시장 · 군수 · 구청장, 공단 및 그 의료급여기관에 지체 없이 송부하여야 한다.

③ 진료비지급 심사내역서 분석 및 미수금 정리

㉠ 건강보험심사평가원에서 심사지급내역서가 통보되면 심사지급내역을 분석 후 지급불능건(반송건)은 보완청구를 하고, 청구 누락건에 대하여서는 추가청구를 한다.

㉡ 심사지급내역서를 분석 후 부당 사감에 대해서는 서식을 사용 이의신청을 한다.

㉢ 의료급여 청구 미수금발생액과 청구차액(자체조정액)에 대한 자료를 정리하고 미수금을 정리한다.

2-3 산재보험제도와 이용절차 및 급여내용에 대하여 이해하라?

학습목표

2-3 산재보험급여제도와 운영체계 및 진료체계와 급여기준에 대하여 알 수 있다.

1. 산재보험제도

(1) 개요

산업재해보상보험은 피재 근로자가 근로 중에 입은 신체상의 피해와 그로 인한 경제적 손실을 신속하고 공정하게 보상을 위해 사업주의 보험 가입을 국가가 책임지는 강제보험으로, 보험가입을 전제로 하여 근로기준법에 규정하고 있는 사용자가 피재 근로자에 부담해야 하는 형사 및 보상 책임을 담보하는 제도이다. 산업재해보상보험제도가 처음 시행된 1964년에는 상시근로자 500인 이상을 고용하는 대규모의 광업 및 제조업 부문에만 적용하고 「근로기준법」에 규정한 재해 보상을 행하였으나 그 후 산재보험 적용범위가 점차 확대되어 2000.7.1 부터는 근로자 1인 이상을 고용하는 사업장의 근로자에게까지 적용이 확대되었다.

(2) 적용 사업장 및 운영체계, 보험료

① 당연적용(가입)사업

사업이 개시되어 적용요건을 충족하게 되었을 때 사업주의 의사와는 관계없이 자동적으로 보험관계가 성립하는 사업을 말하는 것으로 적용제외 사업을 제외한 근로자를 1인 이상 사용하는 모든 사업 또는 사업장은 당연가입대상에 해당된다.

② 임의적용(가입) 사업

당연가입 대상 사업이 아닌 사업으로서 보험가입여부가 사업주의 자유의사에 일임되어 있는 사업을 말한다. 산재보험 적용제외 사업의 사업주는 근로복지공단의 승인을 얻어 보험에 가입할 수 있다.

③ **특례적용사업**

우리나라사업주에 의한 국외사업에 우리나라근로자가 취업한 경우, 지정보험회사가 산재법상의 보험사업을 관장하고 자기의 계산으로 영위할 수 있다.

(3) 운영체계

산재보험사업을 관장하는 관리 주체인 고용노동부장관과 산업재해보상보험업무를 실제로 담당하는 일선 집행기관인 근로복지공단 및「산재보험법」에 규정하고 있는 보험료 납부 등 제반의무를 이행하는 보험가입자, 그리고 보험급여를 받을 권리가 있는 수급권자의 관계로 기본구조를 형성하고 있으며, 이를 도식화하면 다음과 같다.

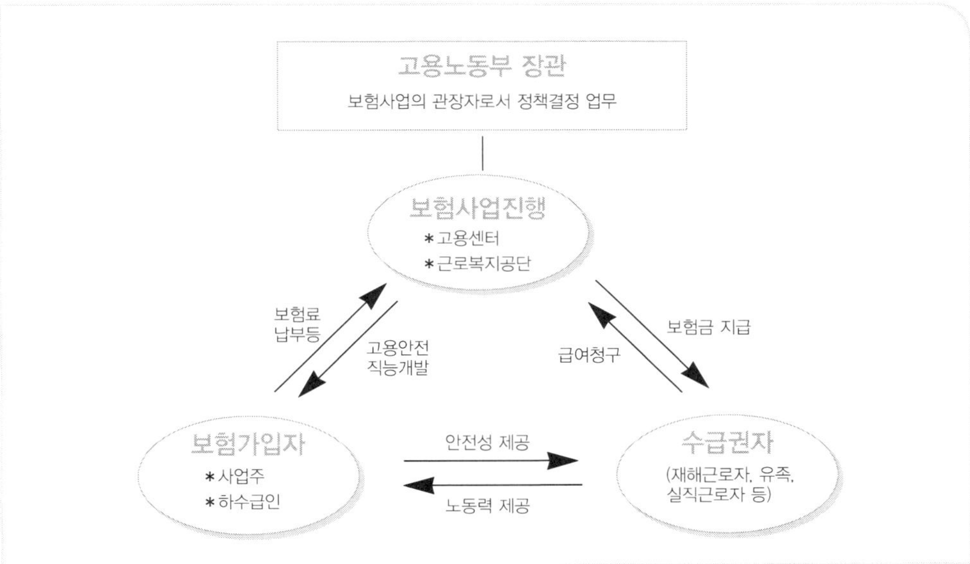

그림 2-7 운영체계

① **근로복지공단의 주요사업(업무)**

고용노동부장관의위탁을받아사업을효율적으로수행하기위하여근로복지공단(1995년 5월 1일 설립, 본부 울산 소재)을 운영하며 주요사업(업무)은 아래와 같다.

㉮ 보험가입자와 수급권자에 관한 기록의 관리 · 유지

㉯ 보험료징수법에 따른 보험료와 그 밖의 징수금의 징수

㉰ 보험급여의 결정과 지급.

㉱ 보험급여 결정 등에 관한 심사 청구의 심리 · 결정

㉺ 산업재해보상보험 시설의 설치 · 운영 (5의 2) 업무상 재해를 입은 근로자 등의 요양 및 재활 (5의 3) 재활보조기구의 연구개발 · 검정 및 보급

㉻ 근로자의 복지 증진을 위한 사업

㉼ 그 밖에 정부로부터 위탁받은 사업

㉽ 제5호 · 제5호의2 · 제5호의3 · 제6호 및 제9호에 따른 사업에 딸린 사업 제5호부터 제7호까지의 규정에 따른 사업에 딸린 사업

(4) 산재보험의 보험료(율)

산재보험료는 고용주(사업주)만 부담하며, 기업의 산재예방 노력에 인센티브(incentive)를 부여하기 위해 산업별 전년도 산재발생률에 비례하여 산정한다(사업주가 경영하는 사업의 보수총액에 산재보험료를 곱한 금액으로 산정) 따라서 「고용보험 및 산업재해보상보험의 보험료징수 등에 관한 법률」 제14조제3항 및 제4항, 제7항 같은 법 시행령 제13조 및 같은 법 시행규칙 제12조 및 제12조의2에 따라 적용할 "사업종류별 산재보험료율"과 "통상적 경로와 방법으로 출퇴근하는 중 발생한 재해에 관한 산재보험료율" 고용노동부장관이 고시하고 있다. 업종별 산재보험료(율) 중 보건 및 사회복지사업의 경우는 2022년 기준 산재보험료율은 6%(출퇴근재해 산재보험료율 업종 구분없이 1.0/1,000)이다.

(5) 산업 재해의 발생요인 및 기본원칙

① 산재보험의 발생요인

산재보험의 발생요인에는 ①일반적요인 ②기술적요인 ③교육적요인 (4) 관리적요인이 있다.

표 2-6 산재보험의 발생요인

구분	내용
일반적 요인	단순 반복 작업으로 인한 신경 피로, 숙련공의 자기과신, 안전 부주의, 능력급제와 같은 자극적 책임제도의 도입, 심신 피로에 의한 판단력 (주의력, 반응 속도) 저하, 안전시설 미비, 규율 해이 등
기술적 요인	건물 및 기계 불량, 부적합한 재료, 부적당한 생산 방법, 점검 및 정비 불량 등
교육적 요인	안전의식 부족 또는 오해, 경험과 훈련 부족, 작업 방법 및 유해 요인에 관한 교육 부족 등

관리적 요인	불충분한 조직체계, 작업 수칙 미 제정, 부족한 인원 배치, 부당한 작업 지시, 불충분한 작업 준비 등

② 업무상 재해의 기본원칙

임금(賃金)을 목적으로 근로를 제공하는 근로자가 사용자의 지휘 · 감독 아래, 업무를 수행하는 과정에서 발생된 재해가 업무와 관련성이 있는지 혹은 없는 지를 판단하는 기준은 노사 쌍방에 있어 보상 책임과 보험 적용 여부를 결정하는 중요한 사항이기 때문에, 당사자 사이에 심각한 이해관계를 유발하는 문제이다. 근래에 들어, 업무상 재해는 폭 넓게 인정하는 추세이지만, 불인정 사례에 대해 불복하여 소송을 제기하는 경우도 폭발적으로 늘어나고 있는 것이 현실이다. 산업재해보상법에는 업무상 재해의 범위를 업무상 사고와 업무상 질병으로 구분하고 있다.

(4) 산재보험 의료기관의 지정 및 재활인증기관

(가) 산재보험 의료기관의 지정

업무상의 재해를 입은 근로자의 요양을 담당할 의료기관(산재보험 의료기관)은 다음 각 호와 같다.

① 근로복지공단에 두는 의료기관

②「의료법」 제3조의4에 따른 상급종합병원

③「의료법」 제3조에 따른 의료기관과 「지역보건법」 제7조에 따른 보건소(「지역보건법」 제8조에 따른 보건의료원을 포함)로서 고용노동부령으로 정하는 인력 · 시설 등의 기준에 해당하는 의료기관 또는 보건소 중 공단이 지정한 의료기관 또는 보건소

근로복지공단 산하 직영 산재병원
근로복지공단은 전국의 10개 직영병원에서 산재상병에 풍부한 임상경험을 가진 전문의 진료와 첨단의료장비를 바탕으로 건강관리센터 및 재활전문센터를 운영하여 근로자의 건강예방과 질병치료, 재활을 통해 산재근로자의 조속한 직업 · 사회복귀를 지원하고 있다. 근로복지 공단 인천병원, 안산병원, 창원병원, 대구병원, 순천병원, 대전병원, 태백병원, 동해병원, 정선병원, 경기요양병원

(나) 재활인증의료기관제도란?

산재근로자에게 적정한 시기에 체계적인집중재활치료서비스를 받게 함으로서 장해 최소화 및 사회복귀를 촉진하기 위하여 인력 · 시설 · 장비 및 재활의료서비스 체계를 갖

추는 등의 일정 수준 이상 되는 의료기관을 공단이 평가한 뒤 이를 인증하는 제도이다. 재활인증의료기관"으로 인증된 기관에 대해서는 산재근로자의 전문적인 재활치료를 제공할 수 있도록 우대하고, 산재근로자는 양질의 재활치료를 받아 신체적, 정신적, 사회적 능력을 발달시켜 조기회복을 기대할 수 있는 의료기관과 산재근로자 모두에게 좋은 제도이다.

2. 산재보험 급여종류 및 신청, 결정

(1) 보험급여의 종류와 산정 기준

산재보험급여란 산업재해보상보험에 가입한 사업장에 소속된 근로자가 업무로 인하여 부상이나 질병, 장해를 입거나 사망한 경우에, 근로자에게 진료와 임금을 제공하거나, 가족의 생활 보호를 위하여 지급하는 일체의 급여(현물 또는 현금)을 말한다.산재보험급여의 종류는 1.요양급여 2.휴업급여 3.장해급여 4.간병급여 5.유족급여 6. 상병(傷病) 보상연금 7 .장의비(葬儀費) 8.직업재활급여가 있으며, 산재보험급여별 지급사유및 급여기준 요약하면 다음과 같다.

표 2-7 산재보험급여별 지급사유 및 급여수준

급여종류	지급사유	급여수준
요양급여	업무상 재해로 인한 부상, 질병	요양비 전액. 요양기간 4일 이상 시 적용
휴업급여	업무상 재해를 요양하기 위해 휴업한 기간	1일당 평균급여의 70%, 3일의 대기기간 갖고 4일 이상시 적용
장해급여	재해로 인하 부상, 질병 치유 후에도 장해가 남아있는 경우에 지급	장해등급에 따라 평균임금의 90.1%으 연금(1급)부터 55일분의 일시금(14급)까지 지급
유족급여	업무상 재해로 사망하여 유족이 청구하는 경우	수급자격자의 수에 따라 연금의 경우 67% (4인)부터 52%(1인)까지 지급
상병보상연금	업무상 재해가 요양개시 후 2년이 경과하여도 치유되지 않고 폐질의 정도가 제1급~제3급에 해당되는 경우	장해등급 1~3급과 동일 1급: 평균임금의 90.1% 2급: 평균임금의 79.5% 3급: 평균임금의 70.4%
장의비	업무상 사망으로 장제를 실행한 경우	평균임금의 120일분

간병급여	상시 또는 수시 간병 필요하여 실제 간병 받는자	
직업재활급여	재취업 촉진을 위한 직업훈련비용 및 직업훈련수당, 직장복귀지원금 등 지급	장해등급 등 제1급부터 제12급까지의 어느 하나에 해당할 것

(2) 요양급여범위 및 비용

요양급여의 범위나 비용 등 요양급여의 산정 기준은 「국민건강보험법」 및 「국민건강보험 요양급여의 기준에 관한 규칙」, 같은 법에 따라 보건복지부장관이 고시하는 요양급여 비용의 기준, 같은 법 및 같은 법 시행규칙 제18조에 따른 기준에 따른다. 다만, 요양급여의 범위나 비용 중 건강보험 요양급여기준에서 정한 사항이 근로자 보호를 위하여 적당하지 않다고 인정되거나 건강보험 요양급여기준에서 정한 사항이 없는 경우 등 고용노동부장관이 법 제8조에 따른 산업재해보상보험 및 예방심의위원회의 심의를 거쳐 기준을 따로 정하여 고시하는 경우에는 그 기준에 따른다.

표 2-8 요양급여범위

요양급여의 범위		
(1) 진찰 및 검사	(2) 약제 또는 진료재료와 의지(義肢) 그 밖의 보조기의 지급	
(3) 처치, 수술, 그 밖의 치료	(4) 재활치료	(5) 입원
(6) 간호 및 간병	(7) 이송	(8) 그 밖에 노동부령으로 정하는 사항.

(3) 비급여대상

산업재해보상보험법 제40조에 따른 요양급여의 범위에서 제외되는 사항은 다음 각 호의 어느 하나와 같다.

① 업무상 부상 또는 질병의 치료목적이 아닌 진료 또는 투약

② 제2조제1항 및 제2항의 규정에서 정하지 않은 요양급여

③ 상급병실 사용료 차액. 다만, 다음 각 목의 어느 하나에 해당하는 경우에는 그러하지 아니하다.

㉮ 종합병원 이상에서 요양하는 경우로서 상병상태가 응급진료, 수술 등으로 입원요양이 필요하나 일반병실이 없어 부득이하게 특실을 제외한 상급병실을 사용하는 경우에 7일의 범위에서 인정. 다만, 상급병실 사용 중 그 차급 또는 일반병실이 있음에도 병실을 옮기지 않은 경우에는 불인정한다.

㉯ 증상이 위중하여 절대 안정이 필요하고, 의사 또는 간호사가 상시 감시하면서 수시로 적절한 조치를 해야 할 필요가 있다고 인정되나, 중환자실 · 격리실 등 집중치료실이 없거나 여유 병상이 없어 불가피하게 상급병실을 사용한 경우

(4) 요양급여의 신청

① 요양급여를 받으려는 자는 소속 사업장, 재해발생 경위, 그 재해에 대한 의학적 소견, 그 밖에 고용노동부령으로 정하는 사항을 적은 서류를 첨부(별지2호 및 3호 서식)하여 공단에 요양급여의 신청을 하여야 한다. 이 경우 요양급여 신청의 절차와 방법은 고용노동부령으로 정한다.

01 응급조치 후 병원후송 (산재 지정의료기관 여부 확인) → 02 요양급여신청서 작성후 공단, 병원, 회사에 각각 제출 → 03 업무상 재해여부 확인 후 7일 이내 요양 승인여부 통지

그림 2-8 요양급여신청절차

표 2-9 요양급여 신청사유 및 제출서류

구분	신청사유	제출서류
요양신청	산재보험 의료기관에서 요양을 받고자 할 때	– 최초요양급여신청서 3부 작성 · 제출 (공단소정양식) – 공단, 회사, 의료기관에 제출
요양비청구	긴급 기타 부득이한 사유로 요양승인을 받지 아니하고 자비로 치료한 경우	– 요양비청구서 작성, 공단 제출 • 구비서류 • 청구내용에 관한 증빙서류 • 대체지급보험급여금지급청구서 (수급권의 대위 경우)
비고	산재보험 지정의료기관은 최초 산재요양급여신청시 환자(근로자)의 동의를 받아 신청을 대행하고 있음.	

(5) 요양급여의 결정

근로복지공단은 법 제41조에 따른 요양급여의 신청을 받으면 그 신청을 받은 날부터 7일 이내에 요양급여를 지급할지를 결정하여 신청인(법 제41조제2항에 따라 산재보험 의료기관이 요양급여의 신청을 대행한 경우에는 산재보험 의료기관을 포함) 및 보험가입자에게 알려야 한다.

(6) 자비(사업주부담)로 치료 받았을 경우 (의료비) 처리요령

근로복지공단 병원 또는 산재지정 의료기관에서 치료를 받는 현물급여가 원칙이며, 부득이하게 본인이 먼저 부담한 경우 산재환자에게 현금으로 지급 가능 진료비는 공단이 의료기관에 직접 지급. 다만, 산재보험요양급여산정기준에서 정하지 아니한 비급여 항목 등 일부 본인 부담이 발생할 수 있다.

(7) 건강보험의 우선 적용

① 요양급여의 신청을 한 자는 공단이 이 법에 따른 요양급여에 관한 결정을 하기 전에는 「국민건강보험법」 제41조에 따른 요양급여 또는 「의료급여법」 제7조에 따른 의료급여를 받을 수 있다.

② 건강보험 요양급여 등을 받은 자가 「국민건강보험법」 제44조 또는 「의료급여법」 제10조에 따른 본인 일부 부담금을 산재보험 의료기관에 납부한 후에 이 법에 따른 요양급여 수급권자로 결정된 경우에는 그 납부한 본인 일부 부담금 중 요양급여에 해당하는 금액을 공단에 청구할 수 있다.

(8) 2종 요양비 청구

2종 요양비는 부득이한 사유로 피재근로자가 산재 요양급여를 받지 못하고 자신이 직접 부담한 요양 진료비를 근로복지공단에 직접 청구하는 현금급여 이다. 산재 환자가 2종 요양비를 청구할 수 있는 부득이한 사유는 다음과 같다.

① 진료를 받고자 하는 지역인근에 지정 진료기관이 없거나 특수 의료기술이 필요한 경우

② 응급 치료 중 긴급하게 요양이 필요하게 된 경우

③ 피재 근로자가 요양신청 절차를 거치지 않았을 경우

④ 이송료, 개호료, 의지(義肢), 보철료 등을 부담한 경우 등이 해당된다.

(9) 소멸시효

산업재해보상법에 의해 보험급여를 받을 권리를 3년간 행사하지 아니하면 소멸시효가 만료되어 보험급여가 지급되지 않으므로 3년 이내에 공단에 청구하여야 한다.

(10) 보험급여의 지급제한 및 구상권과 재심청구

(가) 보험급여 지급의 제한

근로복지공단은 근로자가 다음의 어느 하나에 해당되면 보험급여의 전부 또는 일부를 지급하지 아니할 수 있다.

① 요양 중인 근로자가 정당한 사유 없이 요양에 관한 지시를 위반하여 부상 · 질병 또는 장해 상태를 악화시키거나 치유를 방해한 경우

② 장해보상연금 또는 진폐보상연금 수급권자가 제59조에 따른 장해등급 또는 진폐장해등급 재판정 전에 자해(自害) 등 고의로 장해 상태를 악화시킨 경우

(나) 부당이득의 징수

공단은 보험급여를 받은 자가 다음 각 호의 어느 하나에 해당하면 그 급여액에 해당하는 금액(제1호의 경우에는 그 급여액의 2배에 해당하는 금액)을 징수하여야 한다. 이 경우 공단이 제90조제2항에 따라 국민건강보험공단등에 청구하여 받은 금액은 징수할 금액에서 제외한다.

① 거짓이나 그 밖의 부정한 방법으로 보험급여를 받은 경우

② 급권자 또는 수급권이 있었던 자가 제114조 제2항부터 제4항까지의 규정에 따른 신고의무를 이행하지 아니하여 부당하게 보험급여를 지급받은 경우

③ 그 밖에 잘못 지급된 보험급여가 있는 경우

(다) 제3자에 대한 구상권

공단은 제3자의 행위에 따른 재해로 보험급여를 지급한 경우에는 그 급여액의 한도 안에서 급여를 받은 자의 제3자에 대한 손해배상청구권을 대위(代位)한다.

(라) 심사(재심사)청구 및 행정소송

근로복지공단이 행한 보험급여 등의 결정에 불복이 있는 자는 이의제기를 할 수 있으며 이를 「심사청구」라 하고, 심사청구 결과 결정된 내용에 대하여 다시 이의를 제기하는 것을 「재심사청구」라 한다. 심사(재심사)청구는 보험급여 등의 결정이 있음을 안 날부터 90일 이내에 그 보험급여 등의 결정을 행한 우리공단 지역본부 또는 지사에 접수하여야 한다. 또한 심사청구. 재심사청구를 거치지 않고 바로 행정법원에 소송을 제기할 수도 있다.

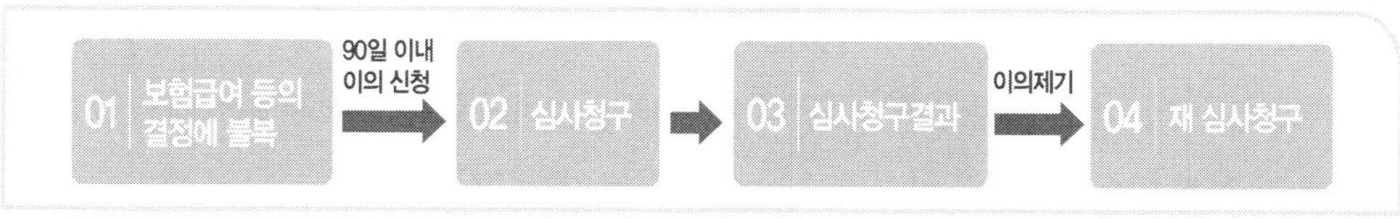

그림 2-9 심사(재심사)청구 및 행정소송 절차

3. 요양급여 기준 및 청구

(1) 요양급여의 범위 및 비용산정

① 업무상의 재해를 입은 근로자(산재근로자)에 대한 요양급여의 범위는「국민건강보험법」제41조제2항 및 제3항에 따라 보건복지부령으로 정한「국민건강보험 요양급여의 기준에 관한 규칙」제5조(요양급여의 적용기준 및 방법) 및 제8조(요양급여 대상의 고시),「국민건강보험법」제49조제1항에 따라 보건복지부령이 정한「국민건강보험법 시행규칙」제23조제1항에 따른다.

② 제1항에 따른 요양급여의 비용은「국민건강보험법」제45조 및 제49조,「국민건강보험법 시행규칙」제23조제4항, 「국민건강보험 요양급여의 기준에 관한 규칙」에 따라 보건복지부장관이 고시하는 요양급여의 내역 및 기준에 따른다.

(2) 요양기관 종별 가산율

① 행위 및 상대가치점수 제1부Ⅱ. 요양기관 종별가산율은 다음과 같이 적용한다.

요양기관 종별 가산율			
1. 상급종합병원 : 45%	2. 종합병원 : 37%	3. 병원 : 21%	4. 의원 : 15%

표 2-10 산재보험의 입원료산정 및 체감제

구분	입원기간		
	1-50일	51-150일	151일 이후
상급종합병원	해당점수의 100%에 병원관리료 100%를 가산		
종합병원	100%(입원료체감제 미적용)		
병 · 의원/한방 병 · 의원	100%	90%	85%

(3) 산재보험 추가 인정 요양급여 범위 및 비용

산재보험 추가 인정 요양급여 범위 및 비용에는 ①치과보철 ②재활보조기구 ③의지 및 보조기 장착후 통합재활훈련 ④초음파 ⑤보험급여청구서 확인 및 진단서 발급수수료 ⑥화상환자에게 인정하는 약제 및 치료재료 ⑦재활보조기구 처방 및 검수료 ⑧ 이송료 ⑨치료보조기구 ⑩한방 첩약 및 탕전료 ⑪재활치료료 ⑫언어전반진단 검사 및 발음 · 발성검사 등이 있다.

(4) 산재환자 병원도착시 산재보험 급여관리 업무

산재로 부상 및 질병을 진료하기 위해 처음 방문하는 환자가 산재보험진료를 요구할 경우에는 업무상의 부상 · 질병 및 산재적용사업장 여부와 4일 이상의 진료를 요하는지를 우선적으로 확인한다. 또한 타 의료기관에서 전원되어 온 환자는 전원신청서 사본과 전원승인통지여부를 확인한 다음 진료를 받도록 한다.

(5) 산재보험 청구 및 지급

(가) 진료비의 청구

산재보험 의료기관이 요양을 실시하고 그에 드는 비용을 받으려면 근로복지공단에 청구하며, 산재보험 의료기관이 진료비를 청구하는 경우에는 다음 각 호의 서류를 첨부하여야 한다.

① 개인별 진료비 명세서

② 「의료법 시행규칙」 제12조에 따른 처방전(고용 · 산재정보통신망 또는 정보통신망으로 청구하는 경우에는 처방전의 내용을 입력한 것으로 갈음할 수 있다)

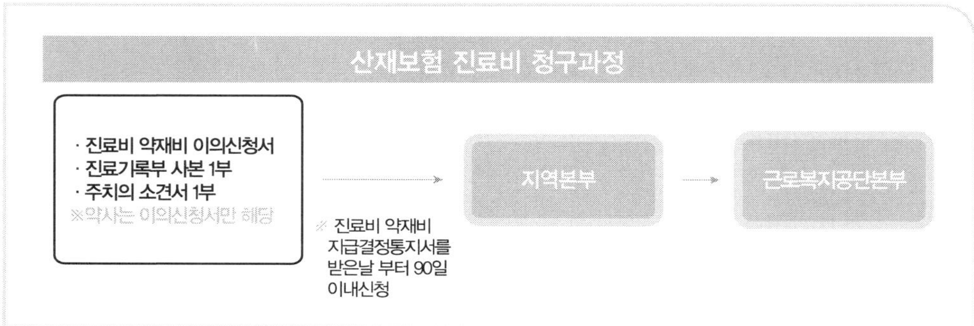

그림 2-10 산재보험 진료비청구과정

(나) 진료비 심사 및 지급결정. 진료비 지급내역 분석

근로복지공단은 지정된 요양기관으로부터 진료비 청구를 받은 경우에는 진료비를 심사하여 지급 여부 및 지급 금액을 결정하여야 한다.

4. 공무상요양제도

(1) 개요

공무상요양제도는 공무원연금법과 사립학교교직원연금법에 의하여 공무상 사망 및 부상, 질병, 폐질 등이 발생할 경우에 요양급여를 하며, 그에 관한 비용을 공무원연금공단이나 사립학교교직원 연금공단에 청구하도록 하고 있는 급여제도이다. 따라서 공무상 질병 또는 부상을 입은 공무원이나 사립학교교직원이 공단으로부터 공무상요양(기간연장)승인을 받고 요양기관에서 소정의 요양을 하는 때는 요양에 소요되는 비용을 정부(국가 또는 지방자치단체)에서 지급하는 비용을 말한다.

(2) 공무상 요양의 범위

① 요양급여 대상

공무상요양급여(공상)는 공무상 절차에 의해 관련 공단으로부터 요양승인을 받은 경우에 해당이 되며, 공무상요양승인은 공무원연금공단이나 국방부로부터 그리고 직무상 요양승인은 사립학교교직원 연금공단으로부터 요양승인을 받은 경우에 요양급여비를 받을 수 있다.

② 공무상 요양비

공무원이 공무상 질병 또는 부상으로 인하여 요양승인을 받은 경우에 ㉮ 진단 ㉯ 약제 · 치료재료 및 보철구의 교부 ㉰ 처치 · 수술 기타의 치료 ㉱ 병원 또는 요양소에서의 수용 ㉲ 간호 ㉳ 이송의 요양을 하는 때에는 공무상 요양비를 지급한다. 공무상 요양비는 동일한 질병 또는 부상에 대하여 실제 요양기간이 2년(730일)을 넘지 아니하는 범위 안에서 그 요양에 소요된 금액으로 하고 있다.

(3) 공무상 요양급여 신청 및 지급절차

① 요양승인 신청

요양승인 신청기한은 상병일 및 요양개시일로부터 1년 이내이며, 연금을 취급하는 소속기관을 경유하여 공단에 신청하는 절차를 거친다. 공무원이 요양기관에서 요양비를 받는 요양을 하고자 할 때에는 당해 공무원 또는 그의 위임을 받은 자가 공무상요양승인신청서에 치료기간을 명기한 진단서(요양기관이 발행)를 첨부하여 연금취급기관장에게 제출하고, 연금취급기관장은 그 질병 또는 부상의 경위를 조사한 후 7일 이내에 그 신청서에 공무원건강진단카드 사본과 상병경위조사서를 첨부하여 공단에 이송해야 한다.

㉮ 요양급여 신청

공무수행 중 질병 또는 부상을 당하여 진료를 받고져 할 경우에는 본인 또는 위임받은 자는 공무상 요양승인신청서에 진단서를 첨부하여 연금취급기관 또는 학교기관에 재출하고 연금취급기관은 질병 및 부상의 경위를 조사하여 공무원연금공단 또는 사립학교교직원연금공단에 제출한다.

표 2-11 공무상 요양급여 신청 제출서류

제출서류
① 공무상요양승인신청서 ② 요양기관발행 진단서(입원, 외래, 치료기간 명시) ③ 최초로 내원한 병원의 의무기록지 사본 ④ 상병경위조사서 ⑤ 재해유형별 추가 입증서류

(4) 공무상요양 절차

① 최초 요양승인 이후 계속적인 치료가 필요한 경우 공상공무원(소속기관경유)이 공단에 기간연장 신청을 통해 요양승인을 받도록 되어 있다.

② 공무상요양(기간연장)승인결정시 공단에서 해당 요양기관에 승인관련 사실을 통보하게 된다.

(5) 청구 및 지급절차

① 요양기관에서 공무상요양승인을 받은 공상공무원에 대한 진료비 청구는 건강보험환자에 대한 진료비 청구절차와 유사하다.

② 요양기관에서 '공상' 진료로 청구하는 경우 건강보험요양급여 전액(본인부담금 포

함)을 건강보험심사평가원에 청구하고, 심사결과에 따라 국민건강보험공단에서 지급받게 되며, 사후 국민건강보험공단과 공무원연금공단이 비용을 정산하게 된다.

③ 건강보험 비급여 중 산재보험요양급여 및 공무상 특수요양비에 해당되는 비용은 공상공무원이 요양기관에 우선 납부하고 요양기관에서 발급된 진료비 영수증 등 구비서류를 첨부하여 공단 관할 지부에서 청구하여 지급받게 된다.

2-4 자동차보험제도와 이용절차 및 급여내용에 대하여 이해하라?

학습목표

2-4 자동차보험제도의 이해와 이용절차 및 보험급여 내용에 대하여 알 수 있다.

1. 자동차보험 제도

(1) 의의

자동차를 소유하거나 사용 또는 관리하는 과정 중에 발생하는 불의의 사고 때문에 발생할 수 있는 사람이나 시설, 장비 등에 대한 손해를 보상하기 위한 것이다. 보험가입을 강제하는 건강보험이나 산업재해보상보험과 같은 사회보험과는 달리, 자동차보험은 자동차의 소유자 또는 운전자의 개인적 경제 사정에 따라 보험가입 여부를 자유의사에 맡기는 사(私)보험이다.

(2) 자동차보험의 특징

자동차보험(Automobi le Insurance)이란 자동차를 보험의 목적으로 하고 그 소유, 사용, 관리로 발생한 손해를 보상하는 보험으로 자동차의 충돌이나 화재, 도난 등의 사고로 인한 차량의 손해나 운전 중의 사고로 남에게 피해를 끼쳤을 때 지급하는 보상(배상)하는 보험을 말한다. 국민건강보험 및 산재보험과 비교한 자동차보험의 특징은 아래와 같다.

표 2-12 국민건강보험, 산업재해보상보험, 자동차보험 특징 비교

구분	국민건강보험	산업재해보상보험	자동차보험
운영주체	국가 (국민건강보험공단)	국가 (근로복지공단)	기업 (손해보험사, 공제조합)
운영목적	사회보장	사회보장	이윤추구
보험가입	강제가입	사업주 강제가입	임의 가입 (책임보험은 강제)
위험분산	전 국민 대상	사업주, 근로자 대상	자동차 운전자 대상
수급권	법적 수급권	법적 수급권	계약적 수급권

(3) 자동차보험 진료체계

보험가입자가 자동차사고를 당하였을 경우는 별도의 진료체계(1, 2차) 없이 각 보험사의 지급보증에 의한 의료기관이 진료 후 진료비 심사위탁기관인 건강보험심사평가원으로 청구한다(자동차보험 지정병원 별도 없음).

(4) 자동차보험계약

(가) 의의

① 보험계약은 '당사자 일방(보험계약자)이 약정한 보험료를 지급하고 상대방(보험자)이 피보험자의 재산 또는 생명신체에 관하여 불확정한 사고가 생길 경우에 일정한 보험금액을 지급할 것을 약정함으로써 효력이 생기는 계약'이다(상법 제638조)

② 자동차보험계약은「상법」제726조의 2에서 " 자동차보험계약은 피보험자가 자동차를 소유 · 사용 · 관리하는 동안에 발생한 사고로 인하여 생긴 손해의 보상을 목적으로 하는 손해보험계약이다"라고 명시하고 있다.

(나) 자동차보험계약 요소

① 보험회사(보험자)

자동차보험을 영위하고 있는 보험회사로서 자동차사고 발생시 보험금 지급의무를 지는 자를 말한다.

② 보험계약자

보험회사와 자동차보험계약을 체결하는 계약 당사자로서 1차적 보험료 지급의무를 지는 자로서 자동차보험계약에서는 통상 보험계약자와 기명(記名) 피보험자가 동일인이 대부분이며, 보험계약자는 계약의 취소 또는 해지권을 행사할 수 있으나, 보험금 청구권은 없다.

③ 피보험자

손해보험과 인보험의 피보험자는 구별되는 데, 손해보험에서의 피보험자는 피보험이익(보험계약의 목적)의 주체로서 보험사고시 보험자에 대해 보험금 청구권을 갖는 자를 말한다. 인보험 계약에서의 피보험자는 생명 또는 신체에 관하여 보험에 붙여진 자이고, 보험금 청구권은 보험수익자가 갖는다. 자동차보험에서의 피보험자는 기명 피보험자, 친족 피보험자, 허락 피보험자, 사용피보험자, 운전 피보험자로 구분되어 있다.

④ 보험사고

보험자의 책임을 구체화시키는 사고를 말하는 것으로 자동차보험에서의 보험사고는 배상책임보험의 경우 자동차사고를 보험사고로 보는 것이 통설이며, 자기신체사고와 무보험자동차상해담보에서의 보험사고는 피보험자의 상해라 할 수 있다. 자기차량손해에서의 보험사고는 보통보험약관에서 열거하고 있는 것으로 충돌, 접촉, 추락, 전복, 침수, 화재, 폭발, 낙뢰, 낙하물, 풍력, 도난 등에 의한 손해를 말한다.

⑤ 보험기간

보험회사가 피보험자(피해자)에 대해 보상책임을 지는 기간을 말한다. 일반적으로 보험증권에 기재된 보험기간의 첫날 24시부터 마지막 날 24시까지이다. 자동차보험에 처음으로 가입하는 자동차란 자동차판매업자 또는 기타 양도인 등으로 부터 매수인 또는 양수인에게 인도된 날로부터 10일 이내에 처음으로 동 매수인 또는 양수인을 기명 피보험자로 하는 자동차보험에 가입하는 신차(新車) 및 중고차를 말한다.

(5) 자동차 보험의 종류 및 면책사유

자동차 보험은 자동차 손해배상 보장법에 의해 의무적으로 가입해야 하는 강제보험인 책임보험(대인배상)과 보험가입자의 자유로운 선택에 의하여 가입할 수 있는 임의보험으로 구분할 수 있으며, 임의보험은 개인용, 업무용, 영업용 자동차 보험 및 이륜자동차 보험으로 구되고 기타 운전자 보험, 외화표시 자동차 보험, 자동차 취급업자보험 등으로 나눌 수 있다.

(가) 자동차보험의 유형 및 가입대상

자동차보험의 유형 및 가입대상은 ① 개인용 자동차보험 ② 업무용 자동차보험 ③ 영업용 자동차보험 ④ 운전면허교습생자동차보험 ⑤ 운전자보험 ⑥ 외화표시자동차보험 ⑦ 자동차취급업자보험 ⑧ 이륜자동차보험 ⑨ 농기계보험 등이 있다.

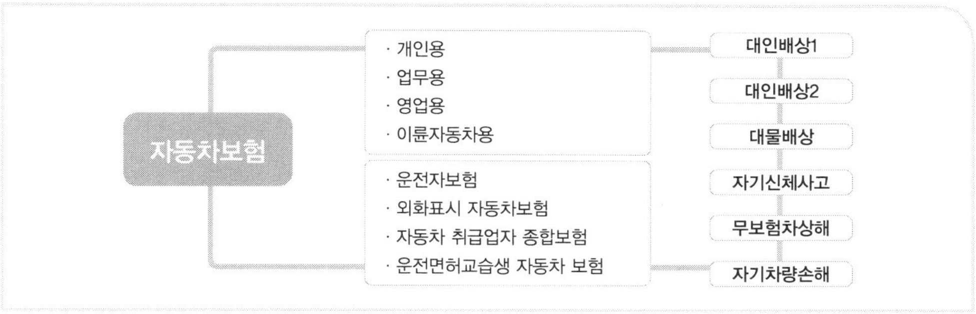

그림 2-11 자동차보험의 종류

(나) 자동차보험의 종류별 보장(담보종목)내역

보험의 종류에는 차를 가지 있는 소유자가 의무적으로 가입해야하는 책임보험(責任保險)과 운전자의 의사에 따라 추가로 가입할 수 있는 종합보험(綜合保險)으로 분류된다.

현행 자동차보험은 대인배상Ⅰ, 대인배상Ⅱ, 대물배상, 자기신체사고, 무보험 자동차에 의한 상해, 자기차량손해의 6가지 담보종목과 특별약관으로 구성되어 있고, 보험계약자는 6개 담보종목 중 한 가지 이상 선택적으로 가입할 수 있다. 다만,「자동차손해배상보장법」(이하 자배법이라 함)의 규정에 따라 자동차보유자는 대인배상 및 대물배상을 의무적으로 가입하여야 한다.

표 2-13 자동차보험의 보장담보 구분

구분	보장담보
대인1, 대인2	자동차사고로 다른 사람을 사망하게 하거나 다치게 한 경우에 보상하는 담보
대물	자동차사고로 상대방의 차량이나 재산에 손해를 입힌 경우에 보상하는 담보
자기신체사고 (자동차상해)	자동차사고로 피보험자 본인이 다친 경우에 보상하는 담보
무보험차량 상해	무보험차량이나 뺑소니 사고로 피보험자가 상해를 입은 경우 보상
자기차량 손해	본인의 과실로 인한 사고로 피보험자 본인의 차량이 파손된 경우 보상

① 책임보험(대인배상Ⅰ)

자동차책임보험(liability insurance)이라 함은「자동차손해배상보장법」제5조에 의해 의무로 가입해야 하는 대인배상1과 대물배상으로 이루어져 있으며, 대인배상1은 사고 발생 시 타인에 대한 보상을 의미하며, 보상금 제한이 있으며 대물배상은 타인의 차량 및 재물(반려동물 포함)의 보상을 의미하고 있다. 따라서 책임보험은 최소한의 손해배상 이행이 보장되도록 자배법 상 가입이 강제되는 보험이다. 가입대상은 자동차, 배기량 500cc 이상의 이륜자동차 및 건설기계 중 6종 건설기계(덤프트럭, 타이어식 기중기, 콘크리트믹서트럭, 트럭적재식 콘크리트펌프, 트럭적재식 아스팔트살포기, 타이어식 굴삭기)로 이들은 강제가입 대상이다. 보상한도는 1사고당 한도액은 없으나, 피해자 1인당 한도는 사망 및 후유장해 시에는 최고 1억 5천만원, 부상시에는 부상등급에 따라 최고(1급) 3,000만원이다.

② 임의보험(종합보험 : 대인배상 II)

의무적으로 가입해야 하는 책임보험 외에 운전자가 필요에 따라 선택해 가입할 수 있는 종합보험(綜合保險)을 말한다. 종합보험의 종류에는 대인배상II, 대물배상, 자기신체사고, 자기차량손해, 무보험자동차상해 등이 있다. 대부분의 운전자들은 책임보험 외에 자신에게 적합한 보험을 선택해서 가입하고 있다.

㉮ 대물배상(강제)

대물배상이란 교통사고로 남의 자동차나 재산을 손상한 경우에 보상해 주는 것을 말하며, 대물배상은 강제가입대상으로 피보험자가 자동차사고로 남의 재물을 멸실 파손 오손하여 피해자에게 생기는 수리비 등 직접적인 손해와 대차(貸車)료, 휴차료, 휴업료, 영업손실, 자동차시세하락손해 등 간접적인 손해에 대한 법률상 손해배상책임을 진다. 2016년 4월부터 대물배상은 2천만원 한도이상으로 가입하도록 의무화 되었으며, 따라서 가압금액은 2천만원, 3천만원, 5천만원, 1억원, 2억원… 10억원 등이 있다.

표 2-14 자동차보험의 종류별 보장내역

자동차보험의 종류별 보장(담보종목)내역
자동차보험은 대인배상 I , 대인배상 II , 대물배상, 자기신체사고, 무보험 자동차에 의한 상해, 자기차량손해의 6가지 담보종목과 특별약관으로 구성되어 있고, 보험계약자는 6개 담보종목 중 한 가지 이상 선택적으로 가입할 수 있다. 보험가입 상품에는 책임보험(강제보험), 종합보험(임의보험), 운전자보험(임의보험) 등이 있다. 무보험 · 뺑소니 등 자동차사고 책임보험 최대 보상한도는 사망 및 휴유장애시 1억5천만원, 부상시 3천만원으로 확대하고, 대물의무보험 보상한도를 2천만원이다.

㉯ 자기신체사고

자기신체사고는 차주와 운전자, 이들의 가족 등 피보험자가 피보험자동차의 사고로 사망하거나 부상을 당했을 경우에 보상하는 것을 말한다. 사망은 보험가입금액을 정액지급(1,500만~1억)/장해는 각 장해급별(1~14급)보험가입금액을 정액지급/부상은 각 부상급별(1~14급)보험가입금액 범위 내에서 실제 소요된 치료비를 보상한다.

㉰ 자기차량손해

자기차량손해는 피보험 자동차에 생긴 사고로 인한 손해 중 직접손해만을 보상하며, 사고발생시 일정금액을 피보험자가 부담하는 자기부담금(deductible) 제도가 있다. 보상은 보험가입금액 한도 내에서 실(實)손해를 보상(5만원, 10만원, 20만원, 30만원, 50만원)한다.

㉱ 무(無)보험차 손해

무보험자동차에 또는 보유불명차량에 의해 기명(記名) 피보험자 등 피보험자가 사상한 경우에 책임보험 초과부분에 대해 1인당 2억원을 한도로 실제 손해를 보상하고 다른 자동차를 운전 중에 생긴 대인 · 대물사고도 보상한다. 대인배상 Ⅰ · Ⅱ, 대물배상, 자기신체사고를 모두 가입하여야 계약이 가능하다.

㉲ 운전자보험

운전자보험은 운전 중 사고 시 본인에게 발생한 사고에 대한 보장과 더불어 벌금, 방어비용(구속 또는 공소 제기 시 발생비용-변호사비용 등), 형사합의지원금 등의 형사상 발생한 비용을 보상한다.

(다) 책임보험과 종합보험의 차이

책임보험(責任保險)은 자동차를 구매해서 소유한 사람이라면 의무적으로 가입해야하는 보험이며, 종합보험(綜合保險)은 의무적으로 가입해야 하는 책임보험만으로는 큰 사고의 경우 보상금액이 부족할 수 있기 때문에 대부분 운전자가 만약을 대비해 추가 보상범위를 정해 책임보험과 함께 종합보험에 가입하고 있다. 종합보험 안에는 의무적으로 가입해야 하는 책임보험 이외에 운전자가 필요에 따라 선택해서 가입할 수 있는 상품들이 있으며, 선택 가능한 보험의 종류에는 대인배상2, 대물배상, 자기신체사고, 자기차량손해, 무보험자동차상해 등이 있고 보험종류와 금액의 범위를 정해서 선택적으로 가입할 수 있다.

표 2-15 책임보험과 종합보험의 차이점

구분	책임보험	종합보장
강제성	강제보험	임의보험
담보종류	대인배상 I 대물배상	대인배상 II, 대물배상 자기신체사고, 자기차량사고, 무보험차사고
보상한도	대인배상 I : 최고 1억원5천만원 (최저 3천만원) 대물배상 : 최고 2천만원	대인배상 II : 5천만원부터 무한 대물배상 : 2천만원부터 무한 자기신체사고 : 1천5백만원부터 1억원 자기차량사고 : 보험가입 금액한도 실손보상 무보험차사고 : 책임보험 초과부터 2억원 한도

(라) 보험자의 면책사유

보험기간 중에 계약상의 우연한 사고가 발생하게 되면 보험자는 보험금을 지급할 진정한 의무를 지게 되나 보험계약법이나 약관상 일정한 사유가 있는 때에는 보험금 지급의무를 면제받게 되는 데 그 일정한 사유를 면책(免責)사유라 한다.

(마) 무면허 운전

피보험자 본인이 무면허 운전을 하였거나, 기명 피보험자의 명시적 · 묵시적 승인하에서 피보험자동차의 운전자가 무면허운전을 하였을 때에 생긴 사고로 인한 손해는 보상하지 않는다. 단, 대물배상의 경우 자배법상 자동차보유자가 의무적으로 가입하여야 하는 대물배상 보험가입금액(1천만원) 한도 내에서는 보상한다.

무면허운전사고시 처벌기준
운전면허 또는 건설기계 조종사 면허를 받지 않거나 국제면허증을 소지하지 않고 운전하다가 사고발생시는 5년 이하의 금고 또는 2천만원 이하의 벌금을 부과한다(교통사고처리특례법 제3조 제2항)

(바) 기왕증(旣往症)

기왕증이란 과거에 앓았거나 현재 앓고 있는 질병을 말하며, 약관상 보험금 지급기준에 의해 대인배상 I · II, 자기신체사고, 무보험자동차에 의한 상해에 대한 보험금 산출시, 당해 자동차사고가 있기 전에 이미 가지고 있던 증상에 대해서는 보상하지 않는다.

2. 자동차사고의 분류 및 보상절차

(1) 자동차사고의 분류

① 대인사고(對人事故)는 자동차사고로 사람의 생명이나 신체가 사상됨을 의미하며, 이는 다시 사고발생 주체인 자기가 사상된 자손사고와 타인이 사상된 대인사고로 분류된다.

② 대물사고(對物事故)는 자동차사고로 자기 또는 타인의 물건 또는 차량 등에의 재물이 손상되는 사고를 말하고, 이는 다시 자기 자신의 차량이 파괴되는 자차사고와 타인의 차량을 포함한 타인의 재물이 손상되는 대물사고로 분류된다.

(2) 자동차사고의 법적책임

자동차 사고를 일으킨 운전자에게는 민사상, 형사상, 행정상 책임이 동시에 부과된다. 다만 교통사고처리특례법의 시행에 따라 자동차보험에 가입하였을 때 발생하는 사고 중 대부분은 형사책임과 민사책임은 면제되고 있다. 법적책임에는 ①형사상의 책임(刑事上責任) ②민사상의 책임(民事上責任) ③행정상의 책임行政上責任)이 있다.

(3) 음주운전 관련 도로교통법

도로교통법 제44조(술에 취한 상태에서의 운전금지)에서는 술에 취한 상태에서의 운전을 금지하고 있으며, 술에 취한 상태의 기준은 혈중알콜농도 0.03% 이상인 경우를 말한다.

(4) 자동차사고 보상의 절차

① 피해자가 보상을 청구할 때에는 아래 명시된 청구서를 국토교통부장관(보상에 관한 업무를 보험회사 또는 보험 관련 단체 위탁한 경우는 그 위탁을 받은 자)에게 제출하여야 한다.

㉮청구인의 성명 및 주소 ㉯청구인과 사망자의 관계(피해자가 사망한 경우만 해당) ㉰피해자 및 가해자의 성명 및 주소 ㉱사고 발생의 일시 · 장소 및 개요 ㉲해당 자동차의 종류 및 등록번호 ㉳청구금액

② 제1항에 따른 청구서에는 다음 각 호의 서류를 첨부하여야 한다.

㉮진단서 또는 검안서 ㉯제1항 제2호부터 제4호까지의 사항을 증명할 수 있는 서류. 이 경우 제1항 제4호의 사항을 증명할 수 있는 서류는 사고 장소를 관할하는 경

찰서장의 확인이 있어야 한다.

③ 자동차의 운행으로 인한 사망 또는 부상 사고를 조사한 경찰서장은 그 사고가 법 제30조제1항 각 호의 어느 하나에 해당하는 경우에는 피해자에게 보상을 청구할 수 있음을 알려야 한다.

④ 국토교통부장관은 제1항에 따라 보상의 청구를 받으면 지체 없이 이를 심사한 후 보상금을 결정하고, 결정한 날부터 10일 이내에 지급하여야 한다.

(5) 병원의 교통사고환자 접수

보험가입자의 경우에는 사고접수번호를 확인 후 해당보험사에 연락하여 "진료비지급보증서"를 Fax등을 이용하여 문서로 제공받아 진료비 처리를 후불로 처리할 수 있도록 조치하고 보험사와 연락을 취할 수 없는 경우에는 보호자에게 진료비를 수납 후 보험사에 청구할 수 있도록 안내한다.

3. 진료수가적용 및 청구·지급

(1) 자동차보험진료수가에 관한 기준

이 고시(국토교통부 고시)는 자동차보험진료수가에 관하여「자동차손해배상 보장법」제15조 및 같은 법 시행규칙 제7조에서 위임한 사항과 그 시행에 관하여 필요한 사항을 규정함을 목적으로 한다.

(2) 진료료의 산정

① 진료료는 건강보험기준에 정한 진료료에 대하여는 그 금액에 따른다. 이 경우 건강보험기준의 제1편 제1부 일반원칙 Ⅱ. 요양기관 종별가산율 제1항 중 가목(상급종합병원)의 가산율은 45%, 나목(종합병원)의 가산율은 37%, 다목(병원)의 가산율은 21%, 라목(의원)의 가산율은 15%로 하여 이를 산정한다.

(3) 약가 및 재료대 산정

약가는 진료에 수반되어 사용된 의약품의 가격은 건강보험기준에 의하여 이를 산정하며, 진료에 사용된 재료대는 건강보험기준에서 별도로 산정할 수 있도록 규정한 경우에는 그 산정방법에 의한 가격에 의하여 산정하되, 복수의 가격이 존재하는 경우에는 순서에 의한다. 다만, 심의회가 별도의 가격을 정한 경우에는 그 가격에 의한다.

(4) 진료수가의 인정 범위 및 급여제한

① 진료수가의 인정 범위

교통사고 환자의 진료비는 보건복지부장관이 일반환자의 진료에 관하여 의학적으로 보편 타당한 방법, 범위 및 기술 등으로 인정한 진료기준(고시 및 지침 포함) 및 국민건강보험법 제24조 제1항과 동법 시행령 제24조의 규정에 의해 보건복지부장관이 고시하는 건강보험 요양급여 행위 및 그 상대가치 점수를 기준으로 한다.

② 급여 제한

㉮ 당해 자동차사고와 인과관계가 없는 상병에 대한 진료비. 다만, 당해 자동차 사고 당시는 증상이 없었으나, 환자에게 고의 또는 중대한 과실이 없고, 의료기관 또한 고의 또는 과실 없이 진료 중에 발생한 증상(합병증)은 급여

㉯ 당해 자동차 사고가 있기 전부터 있었던 증상(기왕증)에 대한 진료비. 단, 기왕증도 당해 자동차 사고 때문에 악화된 경우, 그 악화로 인하여 추가된 진료비는 급여

㉰ 교통사고 환자의 요구에 의하여 상급병실을 사용하였거나 치료 이외의 목적 의 진료를 행한 경우에 일반 병실료와의 차액 및 치료 이외 목적의 진료로 인해 발생한 비용. 다만, 진료 상 필요한 경우나 의료기관의 병실 사정으로 부득이 상급병실을 이용할 경우(7일 이내)는 급여

㉱ 자동차 보험 환자가 의료기관의 퇴원 또는 전원(轉院) 지시에 불응하는 경우에 그 지시일 다음 날부터 그 의료기관에 입원하여 증가된 진료비

㉲ 인정범위에서 제외되는 비용은 교통사고 환자가 부담한다.

(5) 보험금 지급청구 및 심사지급

(가) 보험금 등의 지급청구 절차

㉠ 보험금 또는 공제금의 지급을 청구하거나 가불금의 지급을 청구하려는 자는 보험회사 또는 공제사업자에 아래 청구서를 제출하여야 한다.

㉡ 보험회사는 보험금 또는 가불금을 적절하게 지급하기 위하여 필요하다고 인정하면 진단서를 제출하는 자에게 보험회사가 지정하는 자가 작성한 진단서를 제출하게 할 수 있으며, 이 경우 진단서 작성에 필요한 비용은 보험회사 등이 부담한다.

표 2-16 보험금청구서류

청구서류 제출내용
1. 청구인의 성명 및 주소 2. 청구인과 사망자의 관계(피해자가 사망한 경우만 해당한다) 3. 피해자 및 가해자의 성명 및 주소 4. 사고 발생의 일시 · 장소 및 개요 5. 해당 자동차의 종류 및 등록번호 6. 보험가입자(공제가입자를 포함한다. 이하 같다)의 성명 및 주소 7. 청구금액과 그 산출 기초

(나) 자동차보험의 진료비청구(명세서 작성)

① 자동차진료비 청구기관은 건강보험심사평가원이며 진료비지급은 각 보험사가 지급한다.

② 진료비청구는 건강보험과 동일(의과, 치과, 외래, 입원 구분)하며 정보통신망으로 청구하고, 명세서작성방법은 건강보험과 동일하다.

③ 진료수가산정방법은 건강보험기준과 국토교통부장관의 고시에 따르며, 자동차보험 진료비청구서식과 청구요령을 숙지한다.

(다) 자동차보험진료수가의 심사 · 지급

① 건강보험심사평가원은 자동차보험진료수가를 청구 받은 때에는 그 청구 내용이 자동차보험진료수가에 관한 기준에 적합한 지를 심사하여야 한다.

② 심사평가원장은 청구 받은 사실을 확인할 필요가 있다고 인정하면 해당 의료기관에 관련 자료의 제출을 요구할 수 있으며, 의료기관은 특별한 사유가 없으면 이에 따라야 한다.

③ 심사평가원장은 자동차보험진료수가를 청구 받은 날부터 15일 이내에 해당 의료기관 및 보험회사 등에 그 심사결과를 알려야 한다.

④ 보험회사는 자동차보험진료수가 심사결과를 통보받은 때에는 해당 의료기관에 자동차보험진료수가를 지급하여야 한다.

(라) 자동차보험진료비 전문심사기관

① 자동차보험진료비청구의 전문심사기관은 건강보험심사평가원에서 담당한다(법 제12조의2 업무의 위탁).

② 건강보험 심사평가원 위탁으로 인한 기대효과로는 심사의 공정성 추구와 일관성 유지 및 타당성 확보. 경제적 비용 절감 등이 있다.

제3장

고객서비스 관리

3-1 | 외래 및 입원고객에게 편리한 이용 시스템을 구축하라?

3-2 | 내원고객에게 고객 서비스 향상을 지속적으로 추진하라?

3-1 외래 및 입원고객에게 편리한 이용시스템을 구축하라?

학습목표 3-1 외래 및 입원고객의 진료절차와 주요업무에 대하여 알 수 있다.

1. 의료환경과 창구관리

(1) 의료환경

오늘날 병원관리는 의료정책의 변화, 수가산정의 복잡화, 의료환경의 급격한 변화, 고객의 기대수준 향상, 병원간 환자유치 및 서비스 경쟁의 심화 등으로 쾌적한 시설환경과 최신경영기법에 의한 병원관리가 필요하다. 따라서 내원환자에게 편리한 이용절차와 서비스를 제공하고, 진료비 관리를 효율적으로 수행하여 병원의 경쟁력을 강화하고, 병원의 경영목적을 달성할 수 있어야 한다. 또한 진료활동을 하고 있는 의사들이 내원환자에게 양질의 진료제공으로 의료의 질을 향상 할 수 있도록 진료지원을 원활하게하고, 병상관리를 능률적으로 수행할 수 있도록 하여야 한다.

(2) 의료환경의 변화

의료환경의 변화는 ①사회보장제도의 확대 ②의료수요의 증가 ③병원간 서비스 경쟁심화 ④병원정보통신기술의 발전 ⑤의료의 질 관리 강화 및 의료기관평가 ⑥병원의 홍보마케팅강화 ⑦병원의 특화 및 전문화 ⑧객위주의 업무프로세스 개선 등으로 병원 간 서비스 경쟁이 날로 심화되고 있다.

(3) 병원의 이해관계자

① 병원경영의 이해관계자

병원관리업무를 수행하는 과정에서 경영자는 의사 및 환자 등의 중요한 이해관련자와의 접촉을 피할 수 없을 뿐 아니라 그들이 원하는 바를 정확히 파악해야만 업무목표를 효과적으로 달성할 수 있는 것이다.

㉠ 병원(설립자)

병원은 지역사회 주민의 질병이나 불의의 사고, 분만 또는 사망 등과 관련한 진료와예방의 의료서비스를 제공하는 인적자원을 비롯한 시설, 의료기기 및 장비의 집합체라고 할 수 있다. 또한, 병원은 환자의 질병을 치료할 뿐 아니라 의료의 발전을 위한 연구와 의학을 공부하는 학생과 수련의를 대상으로 교육활동을 수행하는 조직이다.

㉡ 환자

의료서비스의 대상으로 진료를 받기 위해 병원을 이용하는 사람으로 이해할 수 있으며, 고객만족을 추구하는 경영 패러다임을 기반으로 하면 양질의 서비스와 편안하고 쾌적한 환경을 선택의 기준으로 하여 의료공급자를 구별하고 선택권을 행사하는 고객(customer)이라고 정의할 수 있다.

② 원무기능과 이해관계

시설과 각종 장비를 갖춘 병원(설립자)이 의료서비스(상품)를 환자(고객)에게 제공하는 과정이 원활하게 진행될 수 있게 하는 업무가 원무이므로 원무업무의 기능 또는 원무부서의 역할은 그 과정에 관련되는 주요 이해당사자인 병원(설립자), 의료진, 환자가 원하는 바를 충족시키는 과정에서 발생될 수도 있는 상반된 이해관계를 원만하게 조정함으로써 모두가 최대 만족을 느끼게 하기 위한 활동이라고 할 수 있다.

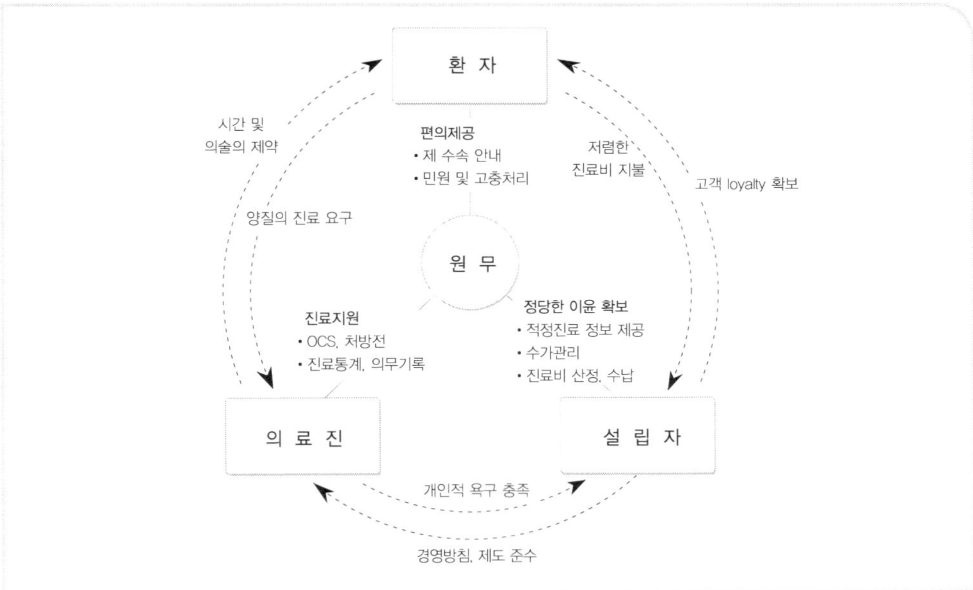

그림 3-1 원무 기능과 이해관계

㉠ 원무관리업무와 연관된 의료정보시스템

업무전반을 전산화하여 신속하고 정확한 업무가 수행되도록 해야하며, 처방과 검사지시, 결과보고 및 수납 등 진료지원의 기능은 OCS(Order Communi-cation System: 처방전달시스템)를 구축하고, 진료기록은 EMR(Electronic Medical Record: 전자의무기록), 방사선을 포함한 의료영상 자료는 PACS(Picture archiving Communication System : 의료영상 저장전송 체계), 인사회계 및 일반 관리 분야의 정보는 ERP(Enterprise Resource Planning: 전사적 자원 관리) 등과 같은 다양한 방법을 이용할 수 있으므로 병원환경과 재무능력, 이용자의 편리성 등을 감안하여 병원에 적합한 정보시스템을 구축하는 것이 필요하다.

(4) 창구의 고객관리 업무

(가) 원무관리

원무관리는 병원의 사무활동 중 진료를 위한 환자들의 제반 수속절차와 진료수익 관리 및 진료지원업무를 의미한다. 따라서 내원환자에게 편리한 이용절차와 서비스를 제공하고, 진료비관리를 효율적으로 수행하여 병원의 경영목적을 달성할 수 있어야 한다. 또한 진료활동을 하고 있는 의사들이 내원환자에게 양질의 진료제공으로 의료의 질을 향상 할 수 있도록 진료지원을 원활하게 하여야 한다.

오늘날 병원의 원무관리는 의료정책의 변화, 수가산정의 복잡화, 의료환경의 급격한 변화, 고객의 기대수준 향상, 병원간 환자유치 및 서비스 경쟁의 심화 등으로 최신 경영기법에 의한 원무관리가 필요하다. 아울러 병원에 내원하는 환자는 건강보험을 비롯하여 의료급여, 산재보험, 자동차보험 등 유형이 다양하므로 보험급여기준에 의한 체계적인 수급절차와 자격관리가 필요하며, 원무관리업무는 다음과 같다.

표 3-1 원무관리업무

원무관리업무			
1	초 · 재진 접수 및 수납	9	원무행정관리업무
2	진료예약 및 일정관리	10	진료실적 및 원무통계
3	진료비 환불업무	11	산재, 자보 자격관리 및 진료비 지급 보증업무
4	입 · 퇴원 및 재원환자관리		
5	제증명서 발급 및 관리	12	응급실 접수 · 수납 및 대지급금 신청
6	병상배정 및 운영업무	13	계약기관관리(진료협약, 위탁검사)

7	환자민원 및 의료분쟁관리	14	DRG 및 신포괄제 관리
8	진료수익 및 미수금관리	15	의무기록관리 및 보건의료정보(의무기록)통계

① 기본요건

원무관리업무는 병원의 진료지원활동을 수행하고 있어 의료 및 보건에 대한 제반 전문지식은 물론, 특히 병원 이용자인 고객과 개설자 및 의료진의 3자 관계를 원활하게 상호 조정할 수 있는 기본적인 요건을 갖추어야 효율적인 업무를 수행할 수가 있으며 요건은 (1) 보건행정에 대한 기본 지식 (2) 진료 및 간호의 기본적인 지식 (3) 진료과, 상병명 및 수술명에 대한 기본적인 의학적 지식 (4) 의료보장제도 및 보건의료정책에 대한 지식 (5) 보건의료관련법규에 대한 지식 (6) 내 · 외부의 환경분석과 대응전략 (7) 원무기획 및 마케팅 능력 (8) 환자관리 및 민원처리와 정보처리능력 등을 겸비하여야 한다.

② 요구되는 지식 · 기술 · 태도

원무관리에 필요한 전문지식의 습득과 업무의 효율성제고를 위한 지식 · 기술 · 태도는 다음과 같다.

표 3-2 요구되는 지식 · 기술 · 태도

지식	기술	태도
• 관련 법령에 의한 자격관리 • 응대 서비스 및 보험급여관리 • 기초의학지식 및 의료정보 • 의료수가 및 진료과목 특성	• 컴퓨터 활용능력 • 처방전달시스템(OCS) • 사무관리 능력 • 고객관리 능력	• 밝은 표정과 상냥한 태도 • 의료진과 원활한 의사소통 • 문제해결능력과 인내심 • 문제해결 및 성실한 태도

(나) 건강보험관리

건강보험관리는 요양급여기준의 관리와 진료행위에 대한 산정지침을 숙지하여 신속 · 정확한 수가를 산정하고 청구함으로써 병원경영의 효율성을 제고하는데 있다. 따라서 합리적인 업무수행을 위해서는 건강보험 요양급여비용 산정지침에 따른 최신 전문지식을 습득하여 내원환자의 자격관리와 제공한 진료행위에 대한 누락이 없도록 심사청구업무를 원활하게 수행하여야 한다. 특히 우리나라의 의료수가 산정방식은 상대가치점수에 의한 행위별수가제를 채택하고 있어 수가산출과 진료비심사청구 방법이 복잡하기 때문에 체계적인 학습과 관리가 필요하며, 보험관리업무는 다음과 같다.

표 3-3 보험관리업무

보험관리업무			
1	의료수가 및 코드관리	8	위탁검사청구확인업무
2	건강보험심사평가원 신고업무	9	수진내역조회 및 회신
3	진료비 청구 및 심사	10	진료과별 수가항목개발
4	입원(재원)환자 사전심사	11	보험인정기준 홍보(진료/간호부서 등)
5	직원 보험교육	12	전산 장애시 대처방안 수립실천
6	진료비심사(삭감) 내역분석 및 이의신청	13	빈도 높은 질환별 진료비 비교분석
7	보험청구 미수금관리업무 (월별 통계분석)	14	보험행정관리업무

① 요구되는 지식 · 기술 · 태도

진료비심사청구관리에 필요한 전문지식의 습득과 업무의 효율성제고를 위한 지식 · 기술 · 태도는 다음과 같다.

표 3-4 요구되는 지식 · 기술 · 태도

지식	기술	태도
• 관련 법령 및 요양급여기준 • 진료행위료산정기준 및 지침 • 기초의학지식 및 보건의료정보 • 유형별 의료수가관리	• 컴퓨터 활용능력 • 진료비명세서 작성능력 • 진료비심사청구 능력 • 진료비심사지급 분석	• 문제해결능력과 인내심 • 의료진과 원활한 의사소통 • 전문지식을 습득하는 자세 • 상호토의와 협동하는 자세

(다) 건강검진관리

건강검진관리는 개인의 건강상태 및 질병이상 유무에 대하여 의사의 진찰과 검사 등을 통하여 건강을 진단하는 것을 의미하며 또한 체계적인 선별검사를 통하여 각종 질병을 조기예방과 조기발견 및 조기치료를 할 수 있게 하고, 생활습관을 개선하여 건강을 증진시키는 예방적 활동이라고 할 수 있다. 따라서 내원한 수진자에게 최선의 서비스 제공과 검사진행 및 결과관리, 검진마케팅 및 홍보, 사후관리, 검진 실적분석을 분석하여 서비스개선과 수익을 증대할 수 있는 능력을 갖추어야 한다. 또한 의료기관에서 시행하고 있는 건강검진은 국가건강검진, 일반신체검사, 종합건강진단, 특수건강진단 등 운영 프로그램이 매우 다양하므로 보다 체계적인 관리 운영이 필요하다.

① 요구되는 지식 · 기술 · 태도

건강검진관리에 필요한 전문지식을 습득하고 업무의 효율성제고를 위한 지식 · 기술 · 태도는 다음과 같다.

표 3-5 요구되는 지식 · 기술 · 태도

지식	기술	태도
• 기초의학 및 질환정보 • 검사 및 영상진단, 특수검사 • 건강진단종류(유형)및 관리	• 컴퓨터 활용능력 • 처방전달시스템(OCS) • 사무능력 및 실전분석	• 밝은 표정과 상냥한 태도 • 수진자 응대 및 자세 • 신속 · 정확한 설명

(라) 접수창구 및 고객안내

접수창구는 내원 고객과의 첫 만남의 장소로서 고객과의 접점은 대부분 창구에서 이루어 지므로 창구의 이미지가 병원에 미치는 영향은 매우 크다. 따라서 창구를 관리하는 관리자는 직원에게 적절한 권한을 부여하여 고객응대시 빠른 의사결정이 이루어 질 수 있도록 지원하여야 한다. 창구의 업무에는 접수(등록) 및 수납(외래, 응급실, 입원), 자격관리, 진료수가계산, 입 · 퇴원 수속, 제증명서 발급, 진료상담 등으로 분류될 수 있다. 내원한 환자나 보호자 또는 병원내원객들의 요구사항은 매우 다양하며, 제반 안내사항은 다음과 같다.

▶ 고객요구사항

① 진료예약, 접수, 수납절차, 수납방법에 관한 사항

② 질환별 수진자 및 해당 의사 선택, 전문센터이용 및 특수클리닉에 관한 사항

③ 수가유형별 진료절차 및 진료비에 관한 사항

④ 처방내용에 대한 문의 및 수가에 관한 사항

⑤ 각 검사실 및 검사절차, 검사 유의사항 등에 관한 사항

⑥ 진료신청서 대필(노약자 및 장애인 등)

⑦ 급여제한여부 등 보험급여에 관한 사항

⑧ 의료전달체계 및 산정특례에 관한 사항

⑨ 입원환자의 병실안내 및 면회에 관련 사항

⑩ 원내 각과, 실, 병동, 편의시설, 주차 등의 위치 및 전화번호 안내

⑪ 불친절, 불만, 건의 등 민원에 대한 답변 등이 있다.

▶병원의 안내사항

병원의 안내는 병원의 첫인상과 이미지에 매우 중요하므로 방문객에게 밝은 표정과성실한 안내가 요구되며, 진료 및 일반안내 사항은 다음과 같다.

① 진료안내

진료안내
① 진료절차 및 의료전달체계 ② 진료과목 및 담당의사 ③ 전문센터 및 특수클리닉 ④ 진료 예약 ⑤ 일반 및 상급병실료 ⑥ 특수검사 ⑦ 진료비 ⑧ 제증명 ⑨ 건강검진 등

② 일반안내

일반안내
① 병원의 편의시설(은행, 식당, 편의점, 커피점, 베이커리 등) ② 주차이용 ③ 장례식장 ④ 휴게실 ⑤ 면회시간 ⑥ 병동 및 병실안내 ⑦ 문화공간 ⑧ 간병 ⑨ 병원 시설

③ 종합안내 및 진료지원창구 운영

내원고객에게 신속한 병원의 정보제공 및 서비스 향상을 위해 종합안내 또는 진료지원창구를 운영하고 있으며 업무내용은 의료수급절차 및 등록접수안내, 병원내 진료 및 편의시설안내, 입원환자 및 직원 면회 안내, 환자의 고충상담 및 불편, 불만 접수처리, 진료상담 및 건강진단상담 등 매우 다양하다.

④ 창구의 게시문

창구의 게시문은 병원이용에 도움을 줄 수 있는 내용을 게시하는 것으로 다음과 같은 게시문이 필요하다.

▶ 안내시 유의사항

내원객들의 문의에 답변하거나 안내활동을 할 때는 항상 다음사항을 염두에 두고 업무에 임하여야 한다.

① 환자의 심리상태를 이해하고 성의 것 응대하여야 한다.

② 밝은 표정과 부드러운 말씨로 친절하고, 상냥하게 응답하고 안내하여야 한다.

③ 항상 경어를 사용하고 몸가짐과 복장을 단정히 하여야 한다.

④ 질문에 대한 핵심을 파악하고 정확하게 안내하여야 한다.

⑤ 필요한 경우 관련부서와 협의하거나 확인하여 안내하고 불만 등 민원사항은 해당부서에 즉시 통보하여야 한다.

⑥ 다양한 질문에 대비하여 많은 지식과 정보를 습득하여야 한다.

⑦ 안내에 필요한 물품이나 자료를 준비하여야 한다.

⑧ 민원인과의 언쟁이 발생되지 않도록 유의하여야 한다.

⑨ 감정적이거나 환자의 사생활을 간섭하는 내용의 대화가 되지 않도록 주의한다.

⑩ 고객을 차별하지 않고 순서대로 한 사람씩 안내한다.

⑪ 응대가 길어지게 될 경우는 다음고객을 위하여 적절하게 대처하도록 한다.

(마) 인사 및 대화예절

① 인사(人事)

사람들 사이에 지켜야할 예의로서 또는 그러한 예의를 지키기 위한 행동이며, 만나거나 헤어질 때 예를 갖추는 일이다. 또는 그러한 말이나 행동으로 만나는 사람끼리 서로 이름을 주고받으며 자기를 소개하는 일이다.

② 대화(對話)

서로 마주하여 주고받는 행위로서 겸손한 예의를 갖추고 부드러운 말씨로 시선을 상대방의 눈과 입 주위를 바라보며 상대방에게 호감을 가지도록 하여야 한다.

(바) 직원의 용모와 복장예절

직원들이 단정한 복장과 용모를 갖추게 함으로써 소속감과 일체감의 제고하고, 내원객에 대한 병원의 이미지를 고양시키도록 한다. 복장 및 용모에 관한 참고사항은 아래와 같다.

① 근무 중에는 반드시 병원에서 지정하는 복장(피복, 신발 등)을 착용하여야 한다.

② 원내에서는 자신의 소속과 성명을 타인이 인지할 수 있도록 항시 좌측 가슴에 사원증(또는 사원증 목걸이)을 패용하여야 한다.

③ 머리는 항시 청결하고 단정하게 보일 수 있도록 관리하여야 한다(남직원은 귀를 덮지 않도록 옆머리와 뒷머리를 짧게 유지한다)

④ 긴머리의 여직원은 머리 뒷부분을 단정히 묶거나 망을 이용하여 관리한다(지나친 부분염색과 모발 색조 변형은 피한다)

⑤ 지나친 색조화장은 피하고 립스틱은 근무시 복장과 잘 어울릴 수 있는 무난한 색상으로 한다.

⑥ 손톱은 짧게 유지하고 매니큐어를 바를 경우에는 환자나 보호자 등의 내원객에게 좋은 인상을 줄 수 있도록 가급적 연한 색상을 사용토록 한다.

⑦ 길게 늘어지는 형태의 목걸이나 귀밑으로 늘어지는 형태의 귀걸이 등 업무에 지장을 초래할 수 있을 정도의 장신구 착용을 피한다.

⑧ 근무 중 껌을 씹는 행위, 팔짱을 끼고 다니는 행위, 주머니에 손을 넣고 다니는 행위, 삼삼오오 짝을 지어 길을 막고 다니는 행위, 엘리베이터 내에서 크게 웃거나 잡담을 하는 행위 등을 금한다.

2. 외래진료과정 및 절차

(1) 외래업무

외래업무는 병원에 입원하지 않은 상태의 환자가 전문의의 의학적 진단과 지시에 따라 병원의 진료시설과 장비를 이용하여 신속하고 정확한 의료서비스를 제공 받는 과정을 말한다.

① 외래환자의 업무처리의 흐름

내원환자에게 외래 진료서비스를 원활하게 제공하기 위해 전개되는 외래 업무절차 및 외래환자의 진료비 흐름도는 다음과 같다.

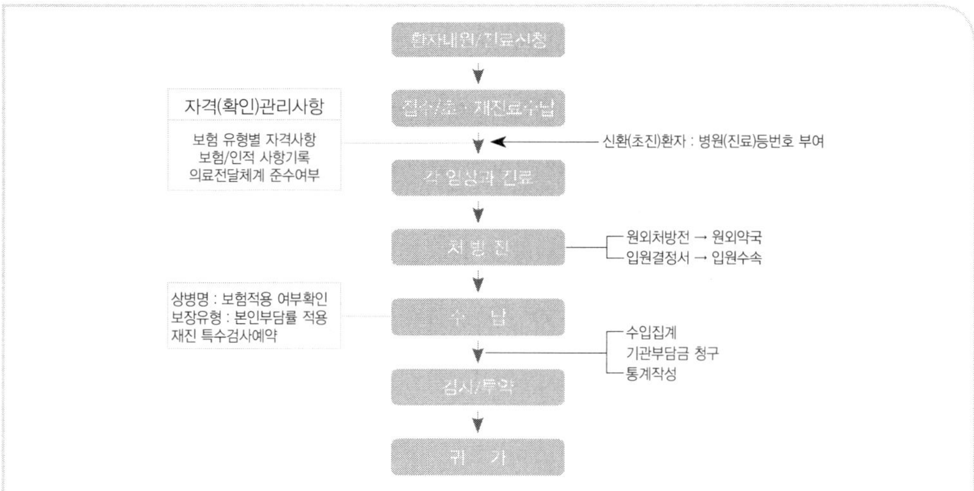

그림 3-2 외래 업무절차

② 외래업무의 특성

첫째, 고객 및 잠재고객(보호자 또는 방문객)이 병원을 방문하여 최초로 접하게 되는 업무절차이므로 병원의 이미지를 향상하기 고객접점(MOT) 관리지침을 마련하여 실행하는 것이 중요하다.

둘째, 고객정보를 취득하고 관리하는 기능이 업무에 있어 상당한 비중을 차지하고 있으므로 정확한 정보의 입력과 철저한 보안과 관리기능을 확보해야 한다.

셋째, 고객민원 등 다양한 요구사항을 해결해야 하는 일상적인 상황에 대한 신속하고 탄력적인 대응방안을 강구해야 한다.

넷째, 자신의 질환상태와 예후에 대해 불안한 심리를 지니고 있는 환자가 더 큰 불편을 느끼지 않도록 편리한 절차와 친절하고 신속 · 정확한 업무능력을 필요로 한다.

다섯째, 진료비 산정과 수납은 환자에게 적용되는 의료보장 유형과 진단명 및 산정특례 사항 등과 같은 다양한 요인에 따라 본인부담금이 달라지는 비정형적인 환경이므로, 진료비와 관련한 상세정보가 변경되는 즉시 업무에 반영하여 효율적인 관리가 필요하다.

③ 고객중심의 외래환경

첫째, 질병 형태와 진료과별 환자 수를 감안한 환자 동선과 원내 이동 수단 및 방법을 감안하여 진료실과 각종 검사실을 효율적으로 배치해야 한다.

둘째, 접수, 진료, 검사, 수납 등의 업무가 진행되는 사이에 대기하거나 휴식을 취할 수 있도록 쾌적한 시설과 공간을 충분히 확보하는 것이 필요하다.

셋째, 업무효율성과 의사소통 기능을 높일 수 있도록 창구는 고객위주 개방형으로 운영하는 것이 바람직하다.

넷째, 대기시간과 혼잡을 줄일 수 있도록 담당자의 정확한 업무처리와 친절한 응대와 설명을 바탕으로 접수와 수납체계를 개선하고 안내 표지판, 방향안내선, 대기순서표 발행기 등도 설치하며 안내요원을 적절하게 배치하도록 한다.

다섯째, 거동이 불편한 환자가 외래 진료를 위해 이동하는 데 손쉽게 이용할 수 있도록 눈에 잘 띠고 접근하기 쉬운 장소에 휠체어나 이동 카트를 비치한다. 이 외에도 병원환경을 감안하여 조명, 온도, 환기, 편의시설 등의 쾌적한 의료환경을 갖추어야 한다.

④ 환경 · 시설관리 및 병원안내 홍보자료

병원시설은 청결을 바탕으로 편안하고 쾌적한 환경에서 의료서비스가 제공될 수 있도록 관리되고 유지되어야 한다. 또한 내원고객이 병원진료이용에 참고가 되도록 각종 홍보자료를 접수대기창구 및 진료과 환자대기실 등에 비치한다.

⑤ 종합안내(진료지원)창구 운영(안)

종합안내 운영창구는 병원의 특수성 및 운영여건에 따라 종합안내 또는 진료지원창구, 진료안내 창구, 고객안내창구 등의 명칭을 사용하고 있다.

표 3-6 종합안내창구 개설안

구 분	내 용
목 적	· 내원고객에게 품격 높은 서비스 제공 · 고객 불평, 불만사항 개선 · 전문 코디네이터 상담안내 등
담당업무	· 내원고객 진료안내 및 상담업무 · 센터 및 특수크리닉 안내 및 상담 · 전화수신 및 전화예약 안내 및 상담 · 입원환자병실 조회 · 무료 혈압체크 및 안경세척 서비스 제공 등 · 내원고객 불편, 불만 상담처리 * 일과 후 및 공휴일 행정당직, 창구활용 등 * 스마트폰 충전 지원
배치직원	· 직원 1명(간호사 또는 일반직) · 지원봉사요원 1명(안내 및 지원업무 수행)
창구운영시간	· 평일 08:00~17:30, 토요일 08:00~13:00 · 중식시간 12:30~13:30 각 부서장 등 순환근무
준비사항	· 안내상담 테이블 1set (직원용 의자 2개, 고객상담용 의자 2개 포함) · 컴퓨터 및 전화기 · 자동 혈압 측정기 · 초음파 안경세척기 · 휴대폰 충전기
근무자의 자세	· 인사 및 전화예절 준수 · 복장 단정 · 안내상담 전문교육 · 성실한 응대

자료출처 : S병원 컨설팅보고서(김회창, 2020)

⑥ 진찰료 후수납제도

예약접수환자에게 진료대기시간 단축과 고객편의제공 및 서비스 향상을 위해 진찰료를 선납하지 않고 진료 후 검사비 등과 함께 수납하는 제도로서 일부 대형병원 및 중 · 소병원 등에서 도입 시행하고 있으나, 진료 후 처방이 발생되지 않는 경우에는 미수금 발생 등의 우려가 있기 때문에 관리에 신중을 기하여야 한다. 따라서 진료 후 처방이 발생되지 않는 경우에는 외래진료과 직원의 협조(환자에게 진찰료 수납 설명)가 필요하다.

(2) 업무과정별 내용

① 외래 진료안내

일반적으로 외래에서 수행하고 있는 중요한 업무를 크게 나누면 의료보장 유형별 초 · 재진 환자의 진료신청 접수, 처방 내역 확인 및 진료비 사정 및 수납, 외래진료비 미수금 발생 및 청구에 관한 사항, 수익집계와 일보작성, 각종 통계자료작성, 진단서 및 각종 증명서 발급에 관한 사항, 건강검진 및 신체검사, 계약기관업무, 관공서 및 보험자 관련 공문서 처리 등이다. 따라서 접수창구 앞 또는 고객대기실 앞에「진료안내」현황판을 아래와 같이 부착하여 진료접수시 고객이용의 편의성 제공하여야 한다.

표 3-7 외래진료안내

진료과	의사명	질환 및 전문분야	진료일정(요일/오전, 오후)	전화

② **처음 오신분 CD접수**

병원이용고객의 신속 · 정확한 진료서비스제공과 진료대기시간을 단축하기 위하여 병원은 최신 의료정보시스템을 활용하여 접수창구업무를 개선하여 CD접수창구를 운영하여 보다 편리한 서비스를 제공하고 있다. 특히 1차 병 · 의원을 경유하여 진료자료(CD, 필름, 영상물 등) 소지하고 상급종합병원에 처음오신분 들에게 진료 전 CD영상물접수창구를 경유 후 진료를 받게 된다.

※ 병원에서 의료의 질 관리 및 고객서비스 개선활동을 시행하여 고객만족도가 향상된 사례

서울아산병원의 고객의 눈높이로 원스톱 서비스 창구는 처음 방문한 환자를 위해 진료예약 및 등록, 외부영상저장(CD), 진료상담, 고객 맞춤형 통합서비스 등의 기능을 한 곳에서 처리해주는 통합서비스창구가 동관 1층에 오픈하여 내원고객으로부터 좋은 반응을 얻고 있다.

고객의 눈높이 서비스창구

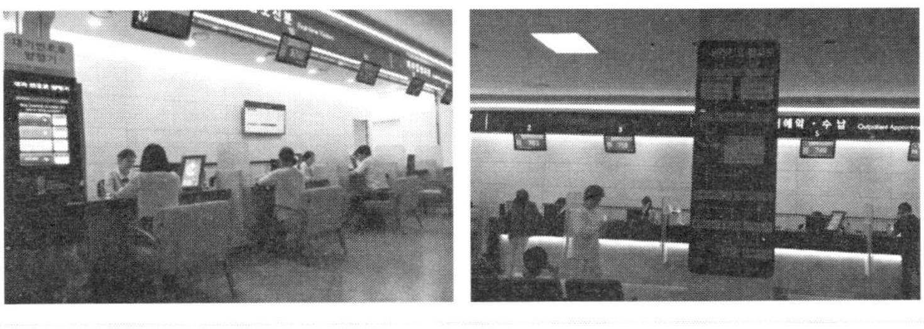

그림 3-3 고객의 눈높이 서비스 창구

③ **창구직원 환자(고객) 응대요령**

창구직원은 일반적인 사무능력, 의료에 관한 지식, 의료보장제도에 관한 지식, 진료수가에 산정에 관한 지식 및 원무관리에 관한 충분한 이론적 지식을 겸비하여야 하며 내원고객에게 응대시는 밝은 표정과 상냥한 말솜씨로 성실하게 응대하여야 한다.

(3) 진료비 수납 및 환불

외래진료비 계산은 병원에서 진료를 받고 공급자(병원)로부터 받은 서비스거래내역을 영수하기 위한 행위를 말한다. 항목별로 요양급여내용과 비급여에 해당하는 내용을 진료비 영수증에 명확히 하여 실제로 수납금액은 진료비 총액에서 공제되는 금액을 확인할 수 있도록 계산되는 과정을 의미한다.

(가) 수납방법

수납방법에는 창구직접수납, 자동계좌이체, 무인수납, 하이패스 수납방법 등이 있다.

① **창구 직접 수납(현금 및 신용카드)**

진료 후 창구에서 환자 또는 보호자가 창구직원에게 직접 수납하는 방법이다.

② **진료비 자동계좌 이체(오픈카드 서비스)**

진료비자동계좌이체는 환자 또는 보호자가 지정한 예금통장에서 진료비가 자동으로 이체되어 대기시간이 필요 없는 편리한 수납제도이다. 따라서 환자나 보호자가 신용카드를 미리 병원에 등록시켜 놓으면, 진료비나 검사비 등이 발생시 원무창구에 수납하지 않아도 자동으로 결제가 가능한 수납방법이다.

표 3-8 일반수납과 오픈카드서비스 수납절차 비교

수납구분	수납절차
일반수납	① 예약(접수) → ② 진찰료수납 → ③ 외래진료 → ④ 당일진료비 수납 → ⑤ 검사 → ⑥ 귀가
오픈카드 서비스 수납	①예약 → ② 진료/검사 → ③귀가

③ **무인수납기 이용 수납**

환자의 수납 대기시간 불만을 해소하고자 자동화기기를 이용한 신속한 서비스를 제공하고 위해 도입된 것으로 환자나 보호자가 직접 무인수납기를 통하여 수납하는 방법이다. 기능에 따라 당일외래진료비(당일 진료비, 예약접수비, 검사비 수납)와 건강보험 환자만 수납이 가능하고 산정특례환자는 확인이 필요하다.

④ 진료비 하이패스 (Hi-Pass) 수납

환자 또는 보호자가 신용카드를 병원에 등록, 당일 진찰과 검사가 모두 종료된 후 한 번에 결재하는 진료비 일괄 후불 결제 서비스로서 현재는 주로 대형병원만 시행하고 있으나 점점 확대하여가는 추세이다.

(나) 진료비 환불

환불사유가 발생하면 환불사유 및 대상, 환불가능 여부, 투약이나 검사의 시행여부, 감액 및 미수금 발생 여부, 영수증 등을 확인하여 적정금액을 환불한다.

① 환불사유

㉮ 사후 자격관리에 따른 환불 : 건강보험증, 요양급여 및 의료급여의뢰서, 보험유형 변경 등에 따른 환불을 의미한다.

㉯ 진찰료 환불 : 예약이나 당일 진료 신청 후 본인 또는 병원의 사정으로 진찰을 받지 못한 경우 등이 있다.

㉰ 검사료 환불 : 사전에 검사료 및 방사선 특수촬영료를 지불하고 예약한 후 환자 및 병원사정으로 검사를 시행하지 않는 경우에 해당된다.

㉱ 기타 환불 : 처방입력 오류, 처방내용 변경, 계산착오, 수가적용착오, 검사장비 장애, 전산장애(Computer down), 사후 감면 처리 등에 대한 사유가 발생한 경우에 해당된다.

② 환불절차

이미 계산된 진료비 영수증과 사유 발생부서의 확인을 받아 환불하도록 하되 반드시 환불영수증을 받아두어야 한다.

(다) 민원처리

업무접수, 수납업무 이외에 환자나 외부기관의 민원해결이나 요구사항의 처리와 같이 원무담당자가 담당해야 하는 업무범위는 매우 다양하다.

첫째, 진료내역에 대한 궁금증을 제기하는 경우는 정확한 내용확인과 자세한 설명을 제공함으로써 상대방의 이해를 얻을 수 있도록 신중하게 대처해야 한다.

둘째, 각종 문의나 불편호소 또는 건의사항과 같은 민원의 적극적인 접수와 조속한 처리 및 정중한 결과통보 체계를 갖추고 효과적으로 운영해야 한다.

셋째, 진료확인서, 진료비 내역서 또는 진료비 납입증명, 건강진단서 또는 신체검사서와 같은 증명서 발급도 신청인의 입장에서 정확하고 신속하게 발급될 수 있는 체계를 갖춰야 한다.

넷째, 내부고객 관리에 정성을 기우려야 하며, 다른 부서에 근무하는 직원은 동료(내부고객)인 동시에 외부고객이라고 할 수 있으며 이들은 외부고객보다 더 많은 요구와 불만사항을 토로하는 경우가 많기 때문에 내부고객의 민원사항도 더욱 적극적으로 해결하려는 의지를 지녀야 한다.

다섯째, 구청, 보건소 등 공공기관이나 지역사회 주민, 시민단체, 언론기관 등 유관기관과의 관계를 원만히 유지하는 기능의 확보도 중요한 업무의 하나이다.

3. 진단서 및 제증명

(1) 진단서 및 제증명

① 진단서(Medical Certificate)란 의사 · 치과의사 또는 한의사가 사람의 건강상태나 상병(傷病) 등의 실정을 진단한 결과를 증명하기 위하여 작성하는 문서이다. 즉 의사가 자신의 진찰에 의거해서 환자에게 교부하는 진단서를 말한다. 따라서 진단서 내용에는 환자의 성명, 생년월일, 진단명, 그 밖의 의사의 판단이 기재되고 환자의 질병에 수반하는 행동의 제한 또는 사회에서 받아야 할 보호를 공적으로 보증하는 것이다.

② 제증명이란 의사가 환자를 진찰 또는 검사하여 그 결과를 종합하고 생명이나 건강의 상태를 증명하기 위해 작성한 의학적 판단서이다.

(2) 진단서 및 제증명 용도

진단서나 제증명은 같은 용도로 사용되고 있으며, 의사로서는 개인이 발행한 사문서이나 사회적 · 법적으로는 공문서로의 효력을 지니며, 사인통계 등 주요한 통계의 기초자료로 활용되기도 한다. 또한 취업에 필요한 건강상태의 증명, 생명보험청구, 상해사건

손해배상청구, 병역문제, 각종 면허신청, 결근 또는 결석사유 증명 등 법적 · 관행적으로 사용된다. 따라서 모든 진단서는 정확하게 발급되어야 하고, 모든 의료기관에서는 진단서 발급시 사회적 물의를 일으키지 않도록 철저한 관리와 감독이 필요하다.

(3) 제증명신청서

제증명신청서(諸證明申請書)는 증명서의 발급을 요청 할 때 신청인의 인적 사항 및 용도, 발급 받고자 하는 증명서, 사용용도 등을 기재하여 제출하는 서식으로 본인임을 확인하고 증명서 발급 사항을 제증명발급대장에 기록하여 증명서 발급 사실을 입증하는 용도로 사용하기도 한다. 발급 받고자 하는 증명서에 따라 기재하는 항목이 다르며 본인 신분증 등 본인 혹은 대리인의 신분을 증명하는 구비 서류를 제출한다.

(4) 허위진단서 작성금지(형법 제 233조)

의사, 한의사, 치과의사 및 조산사가 진단서, 검안서 또는 생사에 관한 증명서를 작성한 때에는 3년 이하의 징역이나 금고 7년 이하의 자격정지 또는 3천만원 이하의 벌금에 처하도록 되어있다.

(5) 진단서 및 제증명의 종류

(가) 진단서의 종류

① 건강진단서 ② 일반진단서③ 상해진단서④ 병사용진단서⑤ 장애진단서⑥ 사망진단서(사체검안서) ⑦ 채용신체검사서 ⑧ 공무원요양 진단서 ⑨ 근로능력 평가용 진단서 ⑩ 각종 보험용진단서 등이 있다.

※ 다만, 진료 중이던 환자가 최종 진료 시부터 48시간 이내에 사망한 경우에는 다시 진료하지 아니하더라도 진단서나 증명서를 내줄 수 있으며, 환자 또는 사망자를 직접 진찰하거나 검안한 의사 · 치과의사 또는 한의사가 부득이한 사유로 진단서 · 검안서 또는 증명서를 내줄 수 없으면 같은 의료기관에 종사하는 다른 의사 · 치과의사 또는 한의사가 환자의 진료기록부 등에 따라 내줄 수 있다.(의료법 제17조)

(나) 소견서 및 확인서 · 증명서

① 진료소견서② 진료확인서③ 출생증명서 ④ 사산(사태)증명서 ⑤ 치료확인서 ⑥ 향후 치료비 추정서 ⑦ 감정서 ⑧ 입원확인서 ⑨진료비납부상세내역서 ⑩진료비납입확인

서 ⑪진료비확인서 등이 있다.

(다) 진단서 기재사항

의사 · 치과의사 또는 한의사가 발급하는 진단서에는 별지 제5호의2서식에 따라 다음 각 호의 사항을 적고 서명날인 하여야 한다.

진단서 기재사항
1. 환자의 주소 · 성명 및 주민등록번호 2. 병명 3. 발병 연월일 4. 향후 치료에 대한 소견 5. 진단 연월일 6. 의료기관의 명칭 · 소재지, 진찰한 의사 · 치과의사 또는 한의사(부득이한 사유로 다른 의사 등이 발급하는 경우에는 발급한 의사 등을 말한다)의 성명 · 면허자격 · 면허번호)

(6) 진단서 발급 절차 및 보존년도와 비용게시

(가) 병원중심 발급

진단서나 제증명이 필요한 환자나 보호자가 의사에게 제증명 발급을 신청하고 의사가 발급한 진단서를 제증명 발급 창구에 제출하여 필요한 수만큼 발급한 후 다시 발급한 의사에게 제출하여 서명날인을 받는 방법이다.

(나) 환자중심 발급

내원고객이 제증명 발급을 신청하면 병원차원에서 모든 발급과정을 처리하는 방법으로 의원의 경우 많이 이용되고 있으나 대형병원의 경우 시간이 많이 소요되고 제증명발급 전담인력이 필요로 하는 등의 어려움이 있다. 외래 및 입원 경우 발급절차는 다음과 같다.

① 외래의 경우

진단서 발급절차
① 해당 진료과 접수 → ② 담당의사와 상담 → ③ 담당의사 진단서 입력 → ④ 수납창구에서 진단서료 수납 ⑤ 담당의사 날인 및 수납창구에서 발급

② 입원의 경우

진단서 발급절차
① 해당 주치의, 간호사에게 신청 → ② 담당의사와 상담 → ③ 담당의사 진단서 입력 → ④ 증명서 발급 창구 진단서 출력 ⑤ 담당의사 날인 및 발급창구에서 발급.

(7) 제증명 발급료 보험급여여부

① 제증명발급료는 주로 대한병원협회에서 진단서 종류별 권장한 수가를 적용하며,

건강보험 및 의료급여의 경우는 비급여 대상이므로 전액 환자가 부담한다.

② 산업재해보험 및 자동차보험은 발급목적 및 용도에 따라 급여 또는 비급여대상이다.

(8) 진료에 관한 기록보존(의료법 시행규칙 제15조)

의료인이나 의료기관의개설자는 진료기록부 등을 아래에 정하는 기간 동안 보존하여야 한다.

진료에 관한 기록의 보존
1. 환자 명부 : 5년 2. 진료기록부 : 10년 3. 처방전 : 2년 4. 수술기록 : 10년 5. 검사소견기록 : 5년 6. 방사선사진 및 그 소견서 : 5년 7. 간호기록부 : 5년 8. 조산기록부: 5년 9. 진단서 등의 부본(진단서 · 사망진단서 및 시체검안서 등을 따로 구분하여 보존할 것) : 3년

(9) 비용게시

의료기관 개설자는 보건복지부령으로 정하는 바에 따라 의료기관이 환자로부터 징수하는 제증명수수료의 비용을 게시하여야 하며, 인터넷 홈페이지를 운영하는 병원급 의료기관은 이용자가 알아보기 쉽도록 인터넷 홈페이지에 따로 표시하여야 한다(의료법 제45조).

4. 입원진료과정 및 절차

(1) 입원진료의 개요

입원(Admission)진료는 환자가 의사의 진료소견에 따라 소정의 절차를 거쳐 병원에 수용되어 진료를 받는 것을 말한다. 입원환자는 내원 동기나 진료형태에 따라 응급입원 및 외래입원으로 나누어지며, 입원은 응급실이나 외래진료시, 의사의 판단에 따라 입원진료가 필요하다고 판단되는 환자와, 타 병원에서 입원 의뢰된 환자를 입원 결정한다. 입원관리는 입원결정에서부터 퇴원시 까지의 과정에서의 진료지원 업무라고 할 수 있다.

(2) 입원진료와 입원관리

의사의 지시에 따라 의료기관에 수용된 입원환자에게 진단, 수술, (특수)검사 및 처치뿐 아니라 투약과 간호를 포함한 식이 등과 관련한 종합 서비스를 제공하는 것을 입원진료라 하고 입원을 위한 수속부터 치료가 종결되어 귀가할 때까지 수반되는 여러 단계의 수속과 업무절차를 이행하는 것을 입원관리라 구분한다.

(3) 입원결정

입원진료의 필요성 여부는 외래나 응급실로 내원하여 진료를 받은 결과 진료를 담당하고 있는 의사의 의학적 판단에 따라 결정된다. 입원진료가 필요하다고 판단되면 담당 주치의는 병원의 양식에 의거 "입원결정서"를 발부하게 된다.

(4) 입원신청접수 및 입원예약

① 입원신청 접수

입원예약당일의 지정된 시간에 내원하여 입원예약증을 제출하면 입원담당자는 입원결정서에 기록된 환자상태에 따라 필요한 절차를 수행하게 된다. 즉, 병명에 따라 환자유형 파악, 예상재원기간 및 진료비 예상 등 환자의 특성을 파악한다.

② 입원예약

담당의사로부터 발급 받은 입원결정서를 입원예약담당자에게 제출하여 입원예약을 하게 된다. 입원예약은 환자의 사정, 진료계획, 병상부족 등의 사유로 예약을 하게되며 입원결정당일에 입원하는 경우도 있다.

(6) 입원수속 및 등록

① 입원수속

외래나 응급실에서 진료한 결과, 입원 진료가 필요하다는 의학적 판단이 내려지면 진료를 담당한 의사는 입원을 권유하고 입원결정서를 발부함으로써 입원수속이 시작된다. 입원수속시에는 입원서약서(입원약정서), 상급병실신청서 등을 작성하고 병상을 배정받는다.

② 입원등록

입원등록은 병실의 파악과 진료비계산, 각종 처방입력, 급식제공 등이 전산으로 이루어질 수 있도록 병실배정 후 곧바로 등록하여야 한다.

③ 입원경로

입원경로는 당일 외래진료 후 입원, 입원예약 후 당일내원 입원, 응급실 진료 후 입원, 전원 등이 있다.

(7) 병상의 배정 및 입원의 우선순위

① 병상배정

입원서약서가 작성되면 환자상태, 진료과, 성별(소아는 예외), 감염성질환여부, 희망병실여부와 병원의 병실사정을 고려하여 병상을 배정한다. 병상은 일반병상과 상급병상이 있다.

② 입원의 우선순위

입원환자의 우선순위결정에는 먼저 내원한 환자가 입원하는 것이 원칙이나 병원의 입장에서는 환자의 상태나 증상, 성별, 진료과, 감염성질환여부 등에 따라 입원순서가 결정되는데 일반적으로 다음과 같다. 특히 병실의 여유가 없을 경우에는 병원의 병실배정규정에 의하여 병실을 배정하는 데 이때 공정성이 확보되어야 입원대기환자의 불만이 줄어들게 된다. 대부분의 병원에서는 일반적으로 응급수술이나 중환자의 입원을 우선으로 하여 병실을 배정하고 있다.

입원의 우선순위
① 수술이 예약된 환자 ② 검사 및 치료가 예약된 환자 ③담당의사의 진료일정에 따른 예약환자 ④ 환자의 사정으로 입원일을 예약하는 환자 – 입원예약 환자수는 최근 3개월간의 진료과별, 요일별, 입·퇴원 실적을 감안하고 해당 병동별 가동율 및 진료과별 특성에 따라 일정수를 정하여 예약을 하면 관리에 효율적이다. 그러나 환자의 중증도 등을 감안하여 담당의사의 특별한 요구가 있을 때에는 우선 예약한다.

(8) 입원환자 업무흐름도

입원대상은 외래진료 후, 응급실 진료 후, 타 병원 의뢰환자 등으로 입원을 하게 되며, 의사의 진료결정에 의하여 입원이 결정되면 입원수속을 거쳐 병동에 입원을 하게된다. 따라서 해당 병동에 입원을 하게 되면 그때부터 진료가 시작되며, 진료과정에서 협의진단, 전과, 전실, 주치의변경 등이 있을 수 있다. 진료가 종결되면 담당의사가 퇴원을 결정하고 퇴원수속을 하게된다. 입원환자의 업무흐름도는 병원의 여건과 특수성에 따라 다소 차이가 있으나 일반적으로 다음과 같다.

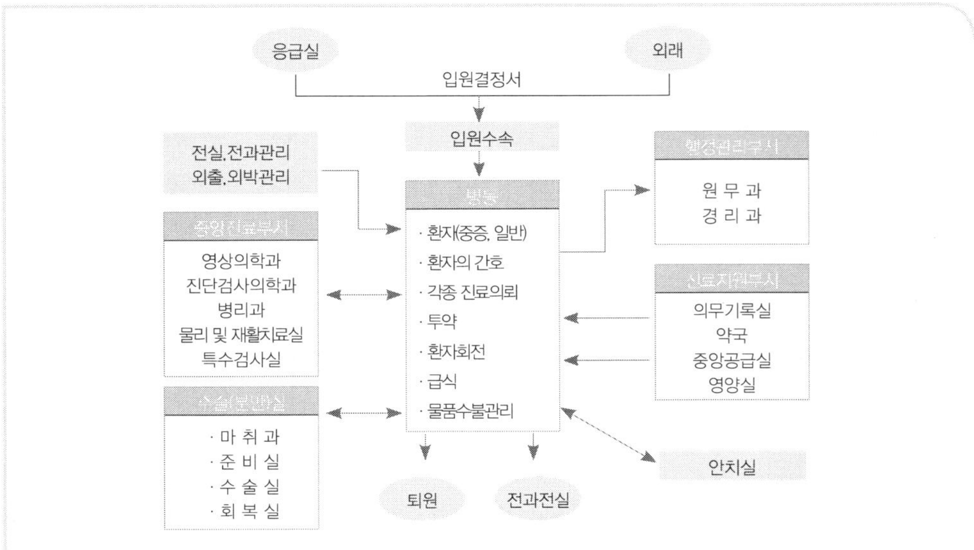

그림 3-4 입원환자 업무흐름도

(9) 간호·간병통합서비스

간호 · 간병통합서비스는 간호 인력을 늘리고 병실 환경을 개선하여, 보호자나 간병인이 환자 곁에 머물지 않아도 병원의 간호인력이 환자를 전적으로 돌보는 제도를 말하며, 이른바 보호자 없는 병원이라고 한다. 따라서 입원환자가 보호자나 개인 고용 간병인이 필요 없도록 간호인력에 의해 전문적인 간호서비스를 24시간 받게 됨으로써 입원서비스의 질을 향상시키고 환자 및 가족의 간병 부담을 경감시킬 수 있도록 간호사와 간호보조인력(간호조무사, 재활지원인력, 간병지원인력)이 전인간호서비스를 제공하는 제도라고 할 수 있다.

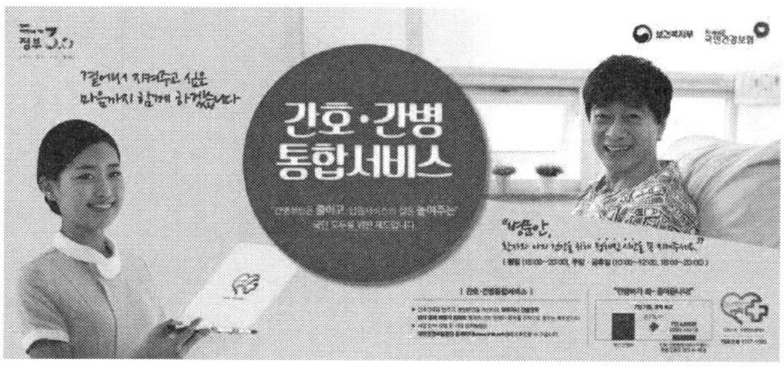

그림 3-5 간호 · 간병통합서비스

4. 환자위주 업무프로세스 개선(문화)

(1) 프로세스의 개념

- 프로세스(Process)란 '일정한 목적을 달성하기 위해 관련 기능을 (최적의) 루트로 연결한 활동의 연속'으로 정의할 수 있다.
- 아래 그림과 같이 프로세스 내에 여러 활동(Activity)들이 모여서 하나 이상의 투입물(Input)을 가지고, 고객에게 가치 있는 산출물(Output)을 제공하고 가치를 창조하며, 조직과 기능 부문에 걸쳐 발생한다.

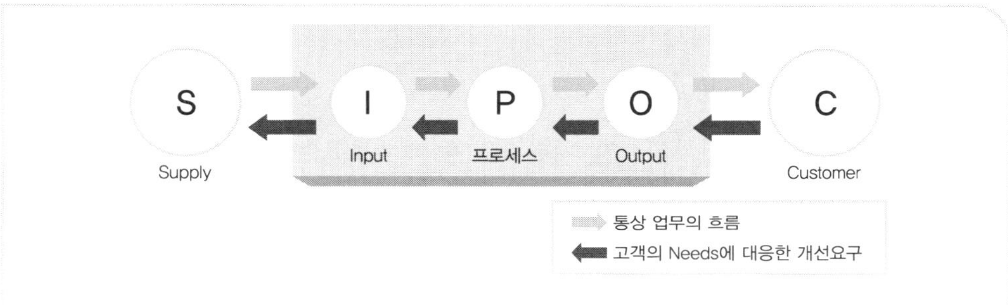

그림 3-6 프로세스 과정

(2) 의료서비스에서의 프로세스의 중요성

내원고객에게 편리한 이용 프로세스를 제공하기 위해서는 문제점개선과 지속적인 업무개선이 요구된다.

3-2 내원고객에게 고객서비스 향상을 지속적으로 수행하라?

학습 목표 3-2 | 내원고객에게 고객서비스 활동을 수행하여 만족도를 향상할 수 있다.

1. 고객의 개념

(1) 고객

고객(Customer)은 경제에서 창출된 재화와 용역을 구매하는 개인이나 가구를 일컫는다. 따라서 요양시설의 내부고객은 의사, 간호사, 간호조무사, 물리치료사, 사회복지사, 사무직원, 요양보호사, 주차지원요원, 지원요원 등 내부직원으로 경영활동에 영향을 미치는 모든 사람, 조직이 포함되며 나 이외의 사람을 고객으로 명명할 수 있다. 요양시설의 외부고객은 수급자, 수급자의 보호자인 가족, 요양시설을 선택하는 데 조언한 이웃, 친지, 지역사회, 협력업체나 기관 등이 있다.

(2) 고객만족

고객만족(customer satisfaction : CS)의 개념은 "제공한 상품과 용역 서비스에 대한 고객의 기대에 부응함으로써 그것이 고객의 사회적, 심리적, 물질적 만족감을 주고, 고객의 지속적인 재구매활동과 수평적 인간관계를 형성하는 커뮤니케이션 사이클(cycle)"이라고 정의할 수 있다. 순간의 만족으로 끝나는 것이 아니라 그것이 지속적으로 유지될 때 비로소 진정한 고객만족이라고 할 수 있다. 고객만족을 실현하기 위해서는 기본적으로 3요소가 필요하다. 이 있다. 고객만족(CS)의 3요소에는 제품, 서비스, 기업이미지 및 신뢰성 요소가 있다.

(3) 고객관리의 목표

첫째 의료기관을 이용하는 수진자 및 가족에게 편리함을 주는 것이며, 편리함이란 직원이 밝고 명량한 표정으로 친절한 응대와 상담 및 품격높은 진료서비스를 제공하는 것이다. 또한 업무프로세스는 요양시설위주보다 고객위주의 프로세스가 되어야 한다.

둘째, 환자 및 보호자에게 신뢰감을 주어야 하며, 만족스런 고객서비스가 충분히 제공하여야 한다.

셋째, 쾌적한 시설과 청결한 환경을 유자하고 감염관리와 안전관리가 잘 이루어져야 한다.

(4) 고객서비스의 특성

요양서비스의 특성에는 무형성, 가변성, 소멸성, 비분리성이 있으며 아래와 같다.

① 무형성(Intangibility) : 서비스의 특징 중 가장 대표적인 것으로 눈으로 보거나 만질 수 없다는 것이다.

② 가변성(Variability) : 서비스의 수준이나 질이 항상 같지는 않다는 것이다.

③ 소멸성(Perishability) : 일반제품과 달리 요양서비스는 재고를 저장 할 수 없다는 것이다.

④ 비분리성(Inseparability) : 요양서비스의 생산과 동시에 소비가 이루어지며 동시성 혹은 불가분성이라고 한다.

(5) 고객유지

고객유지는 고객만족을 통하여 이룰 수 있으며, 서비스에 대한 만족은 반복적인 구매행동에 중요한 요인으로 제시된다. 고객만족은 내원하는 고객들이 계속적으로 이용할 수 있게 하여 지속적인 경쟁우위를 유지하기 위한 필수적인 요인이다. 따라서 기존고객과의 관계마케팅을 이용 지속적인 고객가치의 증대를 위하여 자체정보시스템과 웹기능을 이용하여 여러 업무를 동시에 처리하는 One Stop 고객센터를 설치 운영하여 좋은 반응을 얻고 있다.

병원의 신환유치 활동사례
①신환고객 상시접수 및 진료실시 ②신환고객 우선접수창구 개설 ③예약고객 예약시간 전 신환고객 진료 ④건강강좌, 홍보행사 참여 강화 ⑤병원의 무료진료사업 확대 ⑥동문회지, 각종언론매체 출연 홍보 ⑦원내발간 소식지 홍보 ⑧협력업체 및 기관관계강화 ⑨대외협력 및 MOU 확대 ⑩건강진단 후 유질환자 사후 관리 강화 ⑪전문센터 및 특수클리닉 활성화(특성화) 등

(6) 협력병원 및 MOU

① 협력병원협약서

협력병원협약서(Cooperation hospital agreement)란 병원 간에 협력병원 결연을 체결하고, 이에 따른 협약 내용을 구체적으로 명시한 문서를 말한다. 협력병원협약서에는 협약의 목적을 비롯하여 협진 및 환자교류, 의학정보교류, 교육 교류 등에 관한 세부 내용을 기재해야 한다. 또한 협력기간을 명시하고, 병원명과 주소, 원장명 등을 빠짐없이 작성하도록 한다. 협약서에 명시하지 않은 중요한 사항이 필요할 시에는 상호 협의에 따라 결정한다.

② 양해각서(MOU)

MOU(memorandum of understanding)란 양해각서라는 의미를 지니고 있으며, 기업 간의 사업 협정 또는 기술적으로 제휴를 맺을 때 상호 간의 약정을 맺는 것을 의미한다. 또한 MOU는 정식 계약을 체결하기 전에 작성하는 문서를 말하며 계약서의 역할을 지니고 있다. 그러나 양해각서는 법적 문서로 효력을 가지고 있지만 그 효력의 범위는 제한적이다. 본 계약서에는 양해각서를 작성하는 과정에서 지정한 약정과는 다르게 체결될 수도 있다.

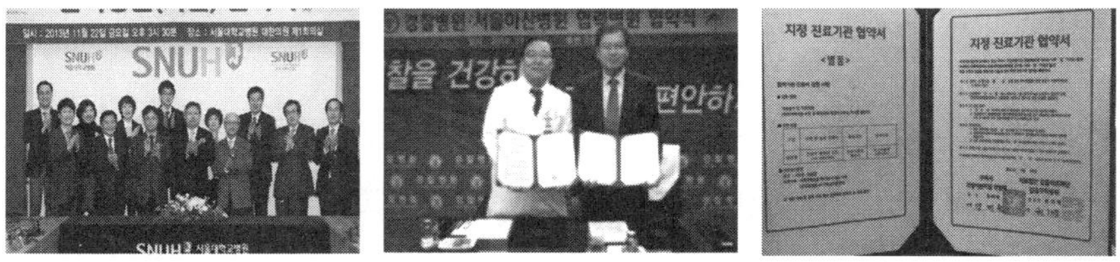

그림 3-7 협력병원 협약(MOU)

③ 협력병원 진료의뢰

상호간 협약이 체결되어 해당 병원으로 환자의 진료의뢰가 필요할 경우는 진료의뢰센터를 통하여 환자진료를 의뢰하고, 의뢰를 받은 의료기관은 입원, 수술 및 특수검사 등이 완료되고 의뢰한 기관에서 내원진료가 가능한 경우는 회송서 등을 작성하여 보내도록 한다.

2. 고객관리 서비스 활동

의료기관에서 주로 행하여지는 고객관리 서비스활동은 다음과 같은 활동 등이 있다.

(1) CRM(Customer Relation Management : 고객관계관리 활동)

수진자의 고객정보를 효과적으로 이용하여 고객과의 관계를 유지. 확대, 개선함으로써 고객의 만족과 충성도를 제고하고 요양시설의 지속적인 질 향상과 품격높은 서비스를 촉구하고 수진자의 제반 프로세스 및 돌봄서비스을 개선하고 수진자를 만족시키는 경영기법이다. 즉, 관리운영의 모든 부문을 수급자의 입장에서 생각하고 수진자와 가족을 만족시켜 요양시설을 도약 · 발전하는 신경영기법이다.

CRM 구축과정
① 현황평가 → ② CRM전략수립 → ③ CRM인프라 구축 → ④ 고객분석 및 CRM시행 → ⑤ CRM 프로그램활용 → ⑥ 결과평가 및 피드백

(2) CEM(Customer Experience Management : 고객경험관리)

기업(병원)이나 재품과 관련된 경험을 전략적으로 관리해 고객 경험을 이해를 바탕으로 기업(병원) 내부를 고객 중심적으로 혁신해 나가는 경영전략을 말하며, 고객 경험관리는 고객관계관리(CRM)의 다음단계로 고객과의 관계를 중심으로 데이터베이스를 구축하는 CRM과 달리 고객이 어떻게 생각하고 느끼는지 파악하기 위해 매장 방문, 구매, 후 이동 등 거래 단계별로 고객이 무엇을 보고 느끼는지 파악해 이를 토대로 고객 경험 데이터베이스를 구축하는 것이 핵심이다. CEM 범위는 ①고객 세분화와 타겟 고객 선정 ②혁신 ③포지셔닝 ④브랜딩 전략 ⑤서비스 등 다양한 영역에서 적용이 가능하며, 이 이론은 콜롬비아 비즈니스 스쿨의 번드 슈미트 교수(Bernd.Schmitt)가 그의 저서《CRM을 넘어 CEM으로》에서 처음 소개하였다.

(3) CS(Customer Satisfaction)활동

고객의 욕구(Needs)와 기대(Expect)에 부응하여 그 결과로서 상품과 서비스의 재구입이 이루어지고 아울러 고객의 신뢰감이 연속적으로 이루어지는 고객만족을 의미한다. 그리고 제공한 상품과 용역서비스에 대한 고객의 기대에 부응함으로써 그것이 고객에게 사회적, 심리적, 물질적 만족감을 주고, 고객의 지속적인 재 구매활동과 수평적 인간관계를 형성하는 커뮤니케이션 사이클이라고 할 수 있다. 고객만족을 결정하는 3가지 요소는 제품, 서비스, 시설의 이미지이다.

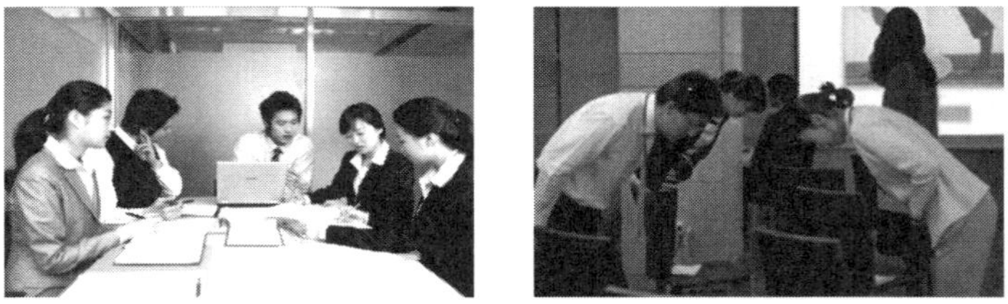

그림 3-8 CS교육

(4) MOT(Moments of Truth)

요양서비스에 대한 고객의 인식은 짧은 순간에 이루어지며, 따라서 직원과 고객이 대면하는 순간, 상호작용이 이루어지는 순간에 의료의 질이 인식되는 것을 MOT라 한다. MOT는 "Moments of Truth"의 약자로 진실의 순간 또는 결정적 순간을 의미하며, 즉 고객이 기업의 종업원 또는 특정 자원과 접촉하는 순간으로 그 서비스의 품질에 대한 인식에 영향을 미치는 상황으로 정의할 수 있다.

(5) QI경진대회

QI경진대회는 병원의 의료서비스의 활동과 업무개선활동의 일환으로 QI실이 주관하여 매년 정기적으로 경진대회를 실시하여 우수부서와 직원을 시상하고 있으며, 실제적으로 의료서비스의 질 향상에 많은 기여를 할 수 있다.

(6) 고객만족도조사

의료시설 이용고객을 대상으로 이용절차, 편의성, 의료서비스 시설 및 환경, 감염 및 안전관리, 직원의 친절성 등을 조사하는 것이다.

(7) 전화응대 모니터링

전화응대 서비스의 문제점을 파악하고 개선방안을 수립하고자 고객 접점부서를 대상으로 전화응대 모니터링을 실시하는 것을 말한다. 전화응대의 3원칙은 신속성, 정확성, 친절성이다.

(8) 고객 소리함(VOC)운영

고객의 의견(칭찬카드 및 제안. 불편. 건의카드)에 대한 피드백을 통하여 서비스향상과 업무프로세스 개선에 목적을 두고 실시하고 있다. 업무처리 절차 및 흐름도는 ① 고객소리함 설치 운영 → ② 수거 → ③ 관련부서 분석 및 보고 → ④ 불편, 불만사항 개선 및 서비스향상 → ⑤ 감사카드 발송 및 친절직원 시상 등이다.

(9) 직원실명제

직원실명제(實名制)는 사람들이 특정한 공간에서 활동할 경우에 자신의 실제 이름을 드러내게 하는 제도로서, 병원에서는 주로 직원실명제, 서비스실명제, 간호실명제 등이 있다. 따라서 업무처리의 투명성과 신뢰성을 높이기 위해 직원들의 사진 및 이름을 각실 앞에 부착하여 수급자 및 가족으로 하여금 신원을 확인 할 수 있도록 하고 있으며, 또한 내원고객에 대한 편안함과 친절도를 높이기 위해 서비스 및 직원 실명제를 실시하고 있다. (예 : 정성을 다하겠습니다. 김승현)

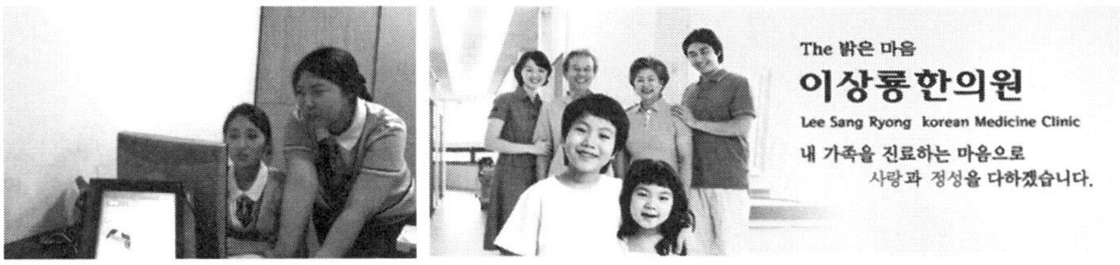

그림 3-9 직원실명제

3. 고객만족도 조사

(1) 고객만족도조사

고객이란 회사나 기관, 상점 등 제품의 구매하거나, 서비스를 이용하는 주체를 말하며, 병원의 입장에서 고객의 의향과 선호도는 상당히 중요한 요소이다,

따라서 고객만족도조사는 진료의 결과, 과정, 구조를 총체적으로 반영할 수 있는 척도이며, 진료의 비용, 용이성, 진료의 기술적이고 인간적인 면, 진료성과를 포함한 다차원적인 개념이 반영된 지표라고 있다. 또한 고객만족도조사는 의료서비스를 포함하여 병원이 제공한 상품 및 서비스에 대하여 이용고객에게 만족도를 조사하는 것으로서 조사방법으로는 면접조사와 전화조사 및 우편설문 등이 있다. 조사항목은 진료서비스, 간호

서비스, 이용절차의 편리성, 시설과 환경, 직원의 친절성, 일반서비스 등의 항목으로 이루어진다.

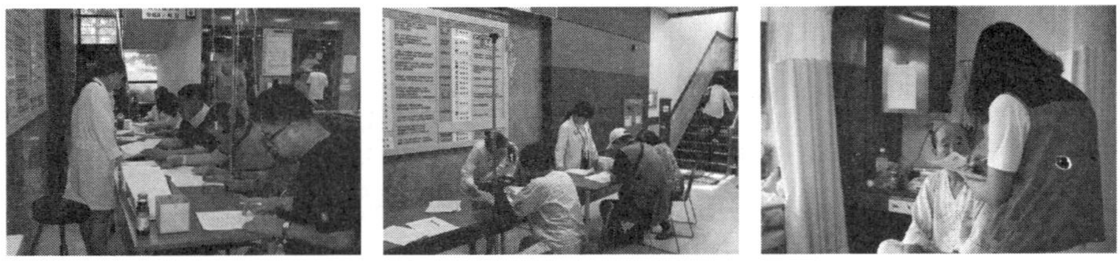

그림 3-10 고객만족도 조사

(2) NCSI(National Customer Satisfaction Index : 국가고객만족지수)

서비스 품질을 고객이 직접 사용해보고 평가한 만족수준의 정도를 모델링에 근거하여 측정, 계량한 지표이다. 한국 생산성본부와 미시간 대학(University of Michi-gan이 공동으로 개발하였다. NCSI의 최소측정 단위는 개별기업이 생산하는 제품 또는 제품군(Product Line)이며, 측정결과는 개별기업(Company level), 산업별(Industry level), 경제 부문별(Economic sector level) 그리고 국가(National level) 단위로 발표된다. 따라서 국내외에서 생산, 국내 최종소비자에게 판매되고 있는 제품 및 서비스에 대해 해당제품을 직접 사용한 경험이 있는 고객이 직접 평가한 만족수준의 정도를 모델링에 근거하여 측정, 계량화한 지표를 의미한다.

(3) KCSI(Korean Customer Satisfaction Index)

KCSI는 한국 산업의 산업별 상품과 서비스에 대한 고객들의 만족 정도를 나타내는 종합지수를 말한다. 한국능률협회컨설팅(KMAC)이 1992년 12개 산업에 대한 고객만족도 조사를 시작한 이래로 약 105개 산업에 대해 매년 조사 · 발표를 하고 있다. KCSI는 경제성장의 양적 성장을 평가하는 국내총생산(GDP) 등의 생산성 지표와는 달리 질적 성장을 평가하는 지표로 분리되며, 조사 결과를 통해 각 기업은 시장에서 자사의 경쟁력을 파악하는 것은 물론이거니와 고객이 불만을 가진 상품 · 서비스 등의 문제점들을 개선하도록 유도해 소비자의 권익을 보호하고 고객지향적인 경영활동을 가능케 하고, 나아가 국내 산업의 질적 성장을 유도하고 기업별 경쟁을 촉진하는데 목적이 있다.

(4) 고객만족을 통한 경쟁력 강화방안

고객만족을 통한 병원의 경쟁력을 강화하는 측면에서 검토할 수 있는 업무특성은 다음과 같다.

첫째, 외래는 병원의 이미지와 업무능력에 대한 MOT가 결정되는 최 일선의 접점 업무를 수행 한다.

둘째, 접수 및 수납, 진료, 검사, 투약창구 등 서비스가 제공되는 장소가 많고 들려야 하는 동선 이용이 길지 않도록 한다.

셋째, 대기시간이 짧도록 신속하게 진행될 수 있도록 업무체계를 구축하여 고객중심의 진료를 지향하는 병원이라는 평가를 받을 수 있도록 업무프로세스를 구축한다.

제4장

진료권 및 환경분석과 특성화

4-1 | 진료권과 친화도 및 지역환자 분석을 실시하라?

4-2 | SWOT 분석과 대응전략방안을 수립하여 실행하라?

4-3 | 병원의 기획과 특성화 및 전문화 전략을 수립하여 실행하라?

4-1 진료권과 친화도 및 지역환자 분석을 실시하라?

학습목표	4-1 진료권과 지역의 인구 및 의료여건을 파악할 수 있다.

1. 진료권 분석

(1) 진료권

진료권이란 어떤 의료기관이 있을 경우 그 기관을 이용할 주민들의 공간적 분포 범위로서 병원이 위치한 곳에서 환자가 주로 내원하는 지역을 의미하며, 주 진료권과 부 진료권으로 구분된다. 따라서 진료권 분석은 병원의 시장분석과 경영진단에 유용하게 활용되고 있다.

① 진료권은 병원과 진료과에 따라 많은 차이가 있으며, 특수전문병원의 진료권은 일반병원보다 넓으며, 안과나 피부과 등은 일반과에 비해 진료권지역이 넓다고 볼 수 있다.

② 일반적으로 주 진료권은 내원 환자의 70% 이상을 점하는 지역, 부 진료권은 20~40%의 내원 환자가 찾아오는 지역을 의미한다.

- 기존 연구에 따르면 종합병원 이용환자의 70% 정도는 반경 10Km 내 주민이다.
- 전문분야는 이용자의 의료서비스 이용방법에 따라 일반병원과 차이가 있으며, 주로 반경 10km 이내 주민이 주로 이용하는 것으로 판단된다.

표 4-1 진료권의 구분

의료기관 종별	주 진료권	부 진료권
일반병 · 의원	반경 600m 이내 도보로 10분 이내	반경 1000m 이내 교통수단이용 20분 이내
전문병원	반경 10km 이내 교통수단이용 30분 이내	위치하는 행정구역 전체
종합병원	반경 10km 이내 교통수단이용 30분 이내	위치하는 대도시 및 주변 소도시

(2) 진료권 분석

어떤 의료기관이 있을 경우 그 기관을 이용할 주민들의 공간적 분포 범위로서 병원이 위치한 곳에서 환자가 주로 내원하는 지역을 의미하며, 주 진료권과 부 진료권으로 구분되며, 병원의 시장분석과 경영진단에 유용하게 활용되고 있다.

▣ **진료권 분석사례(C의료원)**

- C의료원의 주 진료권은 지역환경(교통) 및 생활여건의 특성상 00시 전지역(동)으로 하며, 부 진료권은 인접지역인 00군 및 00군 지역으로 설정하였다.

표 4-2 충청남도 소재 C의료원의 진료권 분석(사례)

구분	범 위	대상지역	인구수
주 진료권 (제1진료권)	• 병원지역에서 근거리에 있는 지역 • 반경 10km 이내, 교통수단 30분 이내	00시내 전지역	212,133명
부 진료권 (제2진료권)	• 현 병원 지역에서 원거리에 있는 지역 • 반경 20km 이내, 교통수단 1시간 이내	00군 및 00군	142,109명

- 진료권 인구의 분석에 의해 병원의 병상규모, 진료과 설치, 센터 및 특수클리닉 개설, 특성화 및 전문화 사업계획 등에 활용할 수 있다.

2. 인구추이 분석 및 친화도

(1) 지역인구 추이분석

병원의 운영 및 이용환자의 대상환자를 파악하기 위해 소재지 및 인접지역의 인구와 세대수 파악이 중요하며 연 1회 이상 조사 분석이 필요하다.

※ 지방의 중소도시 소재 S병원의 인구 및 세대수 조사 분석 사례

▣ 00시 인구는 다음과 같이 2022년 3월말 현재 82,059명으로 2021년 대비 인구는 약 0.3% 감소한 반면, 세대수는 3.9% 증가함. 성별로는 남자 49.5%, 여자 50.5%임. 65세 이상 인구는 전체인구 중 19.5%를 차지하고 있음.

표 4-3 00시 인구 및 세대수 (단위: 명, %)

연도별	인구			세대수
	계	남	여	
2021.3	81,786	40,420	41,366	38,689
2022.3	82,059	40,583	41,476	39,253

출처 : 00시청 주민등록 인구통계보고서

(2) 지역별 환자수 및 비율 분석

병원의 운영 및 이용환자의 지역별 비율을 파악하기 위해 외래와 입원환자의 진료권 파악에 매우 중요하며 연 1회 이상 분석이 필요하다.

▣ 00시 소재 C종합병원(지역소재 중소병원)의 외래 및 입원환자 지역별 구성비율 조사분석 사례

- 2022년 기준 외래의 경우 00시가 61.8%, 00군 21%, 00군 7.7% 기타지역 8.8%, 00군 0.6% 순으로 나타낫다.
- 입원의 경우는 00시 55.9%, 00군 26.9%, 00군 12.0%, 기타지역 3.5%, 00군 0.9% 순으로 나타났다.
- 00군은 본원의 진료권으로서 이용환자 비율이 채 1%도 못되어 의료봉사 사업과 홍보마케팅을 통한 이용환자의 증가가 요구되었다.

표 4-4 00병원의 지역별 환자수 비율 (단위 : %)

구분		00시	00군	00군	00군	기타	비율
외래	2021년	60.5	22.0	7.7	0.7	9.1	100
	2022년	61.8	21.0	7.7	0.7	8.8	100
입원	2021년	57.1	27.1	10.8	0.9	4.1	100
	2022년	55.9	26.9	12.0	0.9	3.5	100

(3) 지역친화도(RI) 및 의료제공률

① 지역별 입원 의료 이용 행태

㉠ RI(Relevance Index, 지역친화도)는 지역 주민의 총 의료 이용량 중 해당 지역 소재 의료기관을 이용한 비율로 해당 지역 환자들의 타 진료권에 대한 유출 정도를 반영하는 것을 말한다.

㉡ CI(Commitment Index, 지역 환자 구성비)는 의료기관의 총 의료 이용량 중 해당 지역 주민의 구성 비율로 해당지역 의료기관의 진료범위를 반영하는 것을 말한다.

표 4-5 RI, CI사례 (지방의 시 소재 S병원)

구분	전체내원일수	관내		관내 요양기관	
		내원일수	RI	내원일수	CI
00시	645,433	427,604	76.4	7,411	76.6

▣ 지역 친화도는 특정지역 거주환자의 총 의료이용량 중에서 이용한 의료기관의 소재지별 의료이용량을 백분율로 나타낸 지표이다.

- 지역 친화도는 지역 사회 내 의료이용 자체 충족률과 타 지역 유출을 파악하기 산출하고 있다. 따라서 수치가 높을수록 지역 의료기관의 이용이 많고 타 지역으로 환자유출이 상대적으로 적음을 나타낸다.

▣ 지역환자 구성비는 특정지역 소재 의료기관의 총 의료 제공량 중에서 환자의 거주지별 의료 이용량을 백분율로 나타낸 지표이다.

- 지역환자 구성비는 병원을 내원하는 환자의 지역별 선호도아 병원의 진료권 범위를 파악하는 지표로 활용되고 있다. 따라서 수치가 높을수록 지역환자 유입이 상대적으로 적다는 것을 의미한다.

▣ 중소도시 00시의 지역친화도 및 지역환자 구성비는 다음과 같음.

표 4-6 지역친화도 및 지역환자 구성비(지방의 시 소재 K병원)

구분	00병원			
	입원		외래	
	친화도	구성비	친화도	구성비
비율	48.0	56.9	65.2	42.7

출처 : 국민건강보험공단, 지역별 의료이용 통계(참고)

② **지역별 관내, 관외 요양기관종별 이용 구성비**

- 관내 RI, CI 지수는 높으며, 관외 RI, CI 지수는 00시인 경우 종합병원에서는 낮고, 병원급에서는 높은 것으로 나타났다.

표 4-7 병원 종별 이용 사례(00시 B병원) (단위: 명. %)

구분	전체			관내			관내		
	상급종합	종합	병원	상급종합	종합	병원	상급종합	종합	병원
00시	52,243	174,186	157,784	–	147,178	58,345	52,243	27,008	99,439
	13.6	45.3	41.1	–	71.6	28.4	29.2	15.1	55.7

③ **주민 설문조사**

설문조사에는 병(의)원 방문여부, 병(의)원의 정보이용매체, 질병 중증도에 따른 병(

의)원 선택기준(지역소재병원, 대도시병원),본원의 선택이유 및 이용하지 않는 이유, 이용교통수단, 이용만족도 등이 있다.

(3) 의료서비스 제공률

▣ 건강보험 진료비 청구를 기준으로 산출한 의료서비스 제공률은 지역거점 병원이 속한 시군구 내 진료과목별 의료서비스 제공 비율을 파악하기 위함이다.

- 의료서비스 제공률 산출식

$$\frac{\text{OO병원 입원건수중 OO시 주민의 입원건수}}{\text{OO시 주민의 전체 입원건수}} \times 100$$

제4장 진료권 및 환경분석과 특성화

4-2 SWOT 분석과 대응전략방안을 수립하여 실행하라?

학습 목표 4-2 | 병 · 의원의 SWOT 분석과 대응전략을 수립할 수 있다.

1. 환경분석 및 SWOT 분석

1) 환경분석

(1) 환경분석

환경분석은 병원시장을 둘러싸고 발생하는 다양한 요인들에게 초점을 두고 있으며, 특히 전략개발에 직 · 간접적으로 영향을 미칠 수 있는 환경요인의 변화 추이를 분석하는 것으로써, 환경요인에는 인구 통계적 환경, 경제적 환경, 사회. 문화적 환경, 기술적 환경, 법적. 정치적 환경, 자연적 환경 등이 있다. 또한 환경분석은 의료환경의 변화에 따라 조직 내부의 적합성을 제공하기 위해 조직의 미션과 전략에 영향을 미치는 내, 외적 환경요인을 체계적으로 분석함으로써 조직의 현 위치를 파악하고 향후 나아갈 전략 방향을 설정하는 것을 의미한다.

(2) 의료환경의 변화

병원의 내부 환경변화로는 병원규모의 변화와 병상수 증가에 따른 이용률 하락, 전문병원의 출현과 약진 등이 있으며, 외부환경의 변화는 병원 간 의료서비스 경쟁이 날이 갈수록 심화되고 있다. 의료환경변화의 요인은 아래와 같다.

① 소비자 요인 : 국민소득수준의 증가, 국민의료비 증가, 의료전문지식의 향상, 소비자 권리의식의 변화, 질병구조의 변화 등이다.

② 기술적 요인 : 의료기술의 발전과 고가장비 도입 설치, 의료정보시스템의 발달 등이 있다.

③ 제도적 요인 : 의료제도의 개혁, 의료수가제도의 변화, 의료서비스 기준강화, 의료서비스시장의 개방압력 등에 직면해 있다.

2) SWOT 분석

(1) 의미

병원의 내부환경을 분석해 강점과 약점을 발견하고, 외부환경을 분석해 기회와 위협을 찾아내 이를 토대로 강점은 살리고 약점은 보완, 기회는 활용하고 위협은 억제하는 마케팅 전략을 수립하는 것을 의미하며, 병원전체 SWOT 분석과 전문센터의 SWOT 분석이 있음. 특히 의료환경은 급격히 변화하고 있기 때문에 연 1회 이상 분석과 대응전략이 요구된다.

(2) 병원의 SWOT 분석

병원 내부의 강점과 약점을 파악하고, 병원외부의 기회와 위협요인을 규명하는 환경분석이다. 병원경영은 내 · 외부 환경으로부터 끊임없이 영향을 받기 때문에 병원과의 경쟁, 타병원의 경영상태, 진료인원, 경영전략 등을 객관적인 입장에서 평가하고 전략을 수립하는 활동이 필요하다. 병원조직에는 내부능력의 강점과 약점이 존재하며, 병원의 외부환경은 병원의 기회와 동시에 위협요인이 될 수 있다. 따라서 병원의 강점은 최대한 활용하고 약점은 최소화하여 위협요인을 극복하여야 한다. 병원의 SWOT 분석과 중점 전략과제를 도출하는 데는 ① 경쟁자분석 ② 본원(자사)분석 ③ 고객 분석 등이 활용되고 있다. 병원의 SWOT 분석내용은 아래와 같다.

표 4-8 SWOT 분석 내용

강점(Strengths)	약점(Weakness)
병원이 경쟁병원에 비교하여 우위를 점하는 조직의 특별한 속성	병원이 경쟁병원에 비교하여 활동 능력이 우위에 있지 않은 속성
기회(Opportunities)	**위협(Threats)**
병원을 둘러싸는 환경 요인 중 병원에 큰 편익을 가져올 가능성이 큰 환경 요인	병원을 둘러싸는 환경요인 중 병원이 큰 손실을 줄 가능성이 큰 환경 요인

(3) 경쟁병원의 분석

경쟁이란 양질의 서비스를 저가격에 제공하는 시장의 원리인 동시에 혁신의 원동력으로서 경쟁이 없으면 의료기관은 특정부분을 독점하게 되지만, 현재는 병원의 규모, 도시, 지역, 진료 분야별 서비스경쟁이 날이 갈수록 심화되고 있다. 따라서 경쟁병원에 대한 구체적인 경영전략분석이 필요하다.

경쟁병원의 분석은 정보자료수집과 방문조사를 통하여 경쟁병원의 현황조사를 실시하고 본 병원의 운영과 전략수립에 활용한다. 조사내용은 병원종별, 병상수, 재원환자수, 일평균 외래환자수, 진료과목 및 의사수, 건강검진센터 운영현황, 의료장비(일반 및 특수장비) 설치현황, 특화 및 전문화 분야, 의료기관평가 결과(의료질, 요양급여적정성, 응급의료기관, 의료기관인증, 환자안전 등), 부대사업, 진료협력기관 등을 조사하여 본 병원과 비교 분석한다.

① 우리병원의 경쟁병원은 어떤 병원인가 ?

② 경쟁의 본질이 우호적/협조적인가? 또는 공격적/비협조적인가?

③ 경쟁이 될 병원이 새로 진입할 것인가 ?

④ 경쟁병원의 환자추이는 ?

⑤ 경쟁병원의 강점과 약점은 ?

⑥ 경쟁병원의 고객기대 충족도는 ?

⑦ 경쟁병원이 새로운 서비스를 도입 하였는가 ?

(4) 내부 및 외부 환경분석 시 참고사항

① 내부환경분석

㉠ 조직의 자원, 수행능력, 역량에 대해 이해

- Resources(자원) : 가시적 vs 비가시적
- Competencies(수행능력) : 경쟁우위의 원동력
- Capabilities(역량) :자원과 수행능력의 결합

㉡ 내부 환경 분석 과정

- 강점과 약점을 파악
- 각각의 강점과 약점을 형태별로 구분하고 순위를 부여
- 각각의 강 · 약점에 대한 경쟁상대도 평가
- 경쟁우위와 경쟁열위 파악
- 전략 형성에 있어 경쟁우위, 열위에 집중된 전략구상

② 외부환경 분석

- 외부환경 중심으로 효과성과 효율성
- 조직외부에서 일어나는 현상에 대한 이해와 이러한 현상이 조직에 제공하는 메시지 파악(일반환경, 의료시장 환경, 경쟁구도와 경쟁사 전략)
- 의료시장 환경(정부기관, 제3자, 협회, 이익집단, 이해집단 등)
- 외부 환경 분석과정은 조사, 감시, 추적, 예측, 평가의 순으로 진행된다.

2. SWOT 분석 대응전략 및 사례

(1) 대응전략

SWOT 분석의 대응전략 내용은 아래와 같다.

표 4-9 SWOT 분석 대응전략 내용

내부요인 / 외부요인	내부강점(S) (Strengths)	내부약점(W) (Weakness)
외부기회(O) (Opportunities)	SO전략(공격적 전략)	WO전략(방향전환 전략)
외부위협(T) (Threats)	ST전략(다각화 전략)	WT전략(방어적 전략)

① SO전략은 병원 내부의 강점과 외부환경의 기회를 활용하여 극대화하는 전략으로 병원의 입장에서는 가장 바람직하다고 볼 수 있다.

② ST전략은 병원이 내부적으로 다른 기관과 비교한 결과 장점이 있으나 외부적으로 위협이 되는 상황에 부닥친 경우이다. 이때에는 외부의 위협을 최소화하거나 없애고자 조직 내부의 강점, 예를 들어 마케팅능력, 조직 관리능력 등을 최대한 활용하는 전략이 필요하다.

③ WO전략은 병원이 외부적으로 기회는 있으나 내부적으로 부족한 면이 있는 상황에 부닥친 경우로서 내부의 약점을 보완하기 위하여 조직 외부로부터 필요로 하는 기술이나 인력 등을 확보하여 활용하는 전략이다.

④ WT전략은 병원이 외부적으로나 내부적으로 좋지 않은 상황에 부닥친 경우로서 이때에는 약점과 위협을 최소화하는 전략 수립이 필요하다.

(2) 병원의 SWOT분석 및 대응전략 사례(S병원 경영진단사례)

표 4-10 S병원의 SWOT분석

강점(Strength)	약점(Weakness)
• 오랜 역사와 전통을 지닌 지역병원 • 설악(영북)지역의 유일한 종합병원 • 자연경관 아름다운 쾌적한 시설환경 • 진료역량 및 첨단장비 설치운영 • 지역거점의 공공의료기관 역할 • 응급의료센터 지정 및 전문의료진 • 취약의료지역에 대한 정부지원금	• 종합병원으로서의 기능과 역할 미흡 • 내과 및 정형외과 등 특성화 미흡 • 병원규모대비 환자수 및 수익저조 • 교통 및 접근성이 시내 외곽 위치 • 간호인력의 수급(확보)의 어려움 • 조직문화 및 의사소통, CS기능 미흡 • 경영권 부여적어 소신경영 어려움
기회(Opportunity)	**위협(Threat)**
• 우수의료진 확보 및 특성화(내, 정형) • 응급의료센터 및 건강검진 활성화 • 새로운 조직문화 및 MBO 도입 실행 • 대외협력 및 홍보마케팅사업 확대 • 지역사회와 함께하는 참여운동 실천	• 인접 민간병원 특성화 및 야간진료 • 대형 및 전문병원 선호 환자이탈 • 공중보건의사 정원의 감소추세 • 코로나 감염증 여파 환자 및 수익감소 • 높은 부채와 인건비 비중의 압박감

▣ SWOT 분석결과를 요약하여 대응전략을 수립하면 아래와 같음.

표 4-11 SWOT분석에 대한 대응전략

구분	추진전략
SO전략 (강점활용 – 기회요인강화)	• 종합병원의 역할 및 기능 미흡의 문제점 개선 • 응급의료센터 및 건강검진센터 활성화 전략 실행 • 직원의 병원경영의 중요성인식 및 경영개선 실행
ST전략 (강점활용 – 위협요인극복)	• 민간병원과 경쟁력강화 위한 차별화된 서비스제공 • 우수의료진확보 및 부서별 목표관리제(MBO)
WO전략 (약점보완 – 기회요인강화)	• 대외적 홍보 및 마케팅 기능강화방안 수립시행 • 고객중심의 업무프로세스 지속적 개발 시행
WT전략 (약점보완 – 위협요인극복)	• 새로운 조직문화(문화/의사소통) 및 CS 운동 • 특정 진료과 특성화(전문화)통한 대외경쟁력 강화 • 경영진단 분석에 따른 간부 Workshop시행 경영개선

▣ 앞에 제시한 SWOT 분석결과를 바탕으로 세부적인 대응전략을 구상하면 아래와 같음.

〈전략-1〉 응급의료센터 운영기능 강화 및 진료지원으로 진료활성화 전략

- 응급의료센터의 운영기능이 미약(1일 평균환자, 입원율 등)하여 활성화 방안 수립 추진 시급/ 병원입구 대로변에 지역응급의료센터 싸인보드 설치
- 내과 및 정형외과, 소아청소년과 질환별 진료기능 강화로 이용환자 환자증가방안 수립실천

- 쾌적한 의료환경 대비 수익성이 낮음으로 현재의 병원경영 운영상 문제점 개선과 보완사항 수립 실행

〈전력-2〉 빈도 높은 질환 특수클리닉 개설 특성화 진료로 차별화(포지셔닝)

- 특히 내과의 소화기병클리닉, 당뇨클리닉과 정형외과의 관절클리닉, 신경외과(신경과) 노인성질환 클리닉 등의 개설 전문진료 강화
- 내시경(위/대장/진정) 1일 실시 건수 확대 및 특수장비 이용률 향상
- 우수의료진 확보와 특성화 전략 실행으로 1일 수술 건수 확대실시

〈전략-3〉 건강검진센터 운영기능 강화에 따른 수익증대사업 추진

- 건강검진센터의 시설 현대화 사업(시설환경) 및 서비스 개선 추진
- 전문의료진 보완 및 운영프로그램 다양화(선택 전문검진)
- 특수검사(MRI/CT)를 제외한 One Stop 검진으로 이용 동선 최소화
- 대외협력 및 홍보 마케팅 강화에 따른 수진자 증가방안 수립 추진
- 공단검진 확대(암검진) 및 사후 관리 기능강화 추진(평생고객, 재검진)
- 건강검진센터 명칭을 "00 국민건강검진센터(가칭)"로 변경하여 새로운 전환점 계기마련(병원입구 대로변에 싸인보드 설치로 홍보와 시민 인식 전환필요)

〈전략-4〉 의료의 질 향상 및 새로운 조직문화 수립 실천과 홍보강화

- 설문조사 결과 분석에 따른 이용고객의 만족도 향상 필요(CS운동 강화)
- 전 직원 참여하는 새로운 조직문화 실천(미션, 비전, 조직문화, 의사소통, 노사문화, 제안제도, 포상제도, 동기제공 부여 등)
- 의사직 및 일반직 부서별 목표관리제MBO)시행 및 성과급제 실시
- 지역주민과 취약계층을 위한 의료지원사업(지원) 및 무료진료사업 확대와 홍보 확대 등
- 시외버스 및 고속버스 터미널에 병원 안내표시판 싸인보드 설치(지역거점 종합병원, 진료과목, 응급센터 및 검진센터 홍보 등)

4-3 병원의 기획과 특성화 및 전문화 전략을 수립하여 실행하라?

학습 목표

4-3 | 병 · 의원의 경영기획과 특화 및 전문화와 차별화 전략을 수립할 수 있다.

1. 병원의 경영기획

(1) 경영기획

병원의 경영기획은 병원의 미래에 대한 목표를 설정하고 경영목표 달성을 위해서 합리적인 여러 정책방안을 준비하여 실행방안을 찾아 조직의 성과를 높이도록 하는 것이다. 병원에 미칠 환경요인과 현재의 병원의 여건을 분석하여 장래의 병원이 어떻게 변화할 것인지 목표를 설정하고 이 목표를 달성하기 위한 합리적인 수단을 모색하는 계속적이고 동태적인 과정이 병원경영기획이다. 따라서 병원의 인력운영계획은 병원경영에 있어서 매우 중요하다.

(2) 기획과 계획의 개념

① 기획(planning)

미래에 원하는 결과를 얻기 위해 무엇을 할 것인가를 결정하는 총체적 과정으로서 기획(Planning)은 어떤 목표달성을 위해 계획을 세우기 위한 일련의 과정을 의미하며 ① 기획이란 장래를 향한 것이라고 하는 것 ②현재와는 다른 변화라고 하는 목표 지향성을 갖고 있다는 것 ③장래의 목표를 달성하기 위한 합리적인 수단 방법을 의식적으로 모색하는 것 ④계속적 · 동태적 과정이라고 하는 것으로 집약될 수 있다.

목적을 수행하기 위하여 앞으로 할 일에 대한 방법이나 절차 등을 미리 생각하여 나타낸 단계 목록이나 도표 및 내용을 의미한다.

② 계획(plan)

목적을 수행하기 위하여 앞으로 할 일에 대한 방법이나 절차 등을 미리 생각하여 나타낸 단계 목록이나 도표 및 내용을 의미하며, 과정을 통해 얻어진 결과를 말한다. 따라서 계획은 어떠한 일에 하나하나의 세부적이나 방침이나 단계를 짜는 것으로 기획보다는 축소된 의미의 사전 행동 방식으로 계획은 기획을 하기 위한 세부 단계의 단위 요소로도 볼 수 있다.

(3) 병원 기획업무의 중요성과 필요성

① 병원기획은 경영 목표 달성을 위해서 합리적인 여러 정책 방안을 준비하고 적합한 실행 방안을 설계할 수 있는 능력임. 따라서 병원경영기획을 효율적으로 수행하기 위해서는 경영 분석과 및 시장분석을 통해 대응전략을 수립하고 다양한 매체를 활용한 홍보마케팅을 확대하며, 의료의 질을 향상하여 병원의 경쟁력을 강화할 필요가 있다.

② 또한 병원의 규모와 기능에 부합하는 적정 정원의 유지와 병원의 제규정 및 예산을 관리하고, 투자계획을 수립하여 보다 합리적인 운영을 하여야 한다.

③ 경영기획은 차후 사업계획 수립을 위해 병원(조직)의 전략 방향을 설정하고 평가 업무를 실행하며 경영실적을 종합분석하고, 계획 대비 목표 달성도를 점검하여 병원(조직)의 재무구조를 안정화하고 적정 부채비율을 유지, 점검하는 업무를 수행하는 일이다.

④ 오늘날 병원경영은 의료정책의 변화, 수가 산정의 복잡화, 의료환경의 급격한 변화, 고객의 기대 수준 향상, 병원 간 환자유치 및 서비스 경쟁의 심화 등으로 최신 경영기법에 의한 경영기획이 필요하게 되었다. 또한 병원경영기획은 의료환경 변화에 대한 적극적인 대응전략 수립으로 대외 경쟁력의 강화가 필요하며, 특히 국민들의 의료에 대한 인식 수준과 서비스에 대한 기대수준이 높아지고, 병원 간 경쟁이 더욱 심화되고 있는 이 시점에서는 병원의 특성화와 차별화 정책이 무엇보다도 중요하다(출처: NCS기반 병원경영기획(김회창 ; 장솔)

(4) 병원경영의 전략수립

병원의 경영관리는 경영목표의 달성을 위해서 합리적인 여러 정책방안을 준비하고 적합실행 방안을 설계할 수 있는 능력으로서, 업무수행을 체계적으로 관리하고 운영하는 일을 의미한다. 오늘날 병원관리는 경영 규모의 확대, 경영 내용의 복잡화, 의료환경의 급격한 변화 등으로 최신 경영기법과 과학화가 필연적으로 필요하게 되었다. 따라서 병원경영관리를 효율적으로 수행하기 위해서는 경영분석 및 진단과 시장분석을 통해 대응전략을 수립하고 다양한 매체를 활용 홍보마케팅을 확대하며, 의료의 질을 향상하여 병원의 경쟁력을 강화하도록 하며, 또한 병원의 규모와 기능에 부합하는 적정 정원과 병원의 제 규정 및 예산을 관리하고, 투자계획을 수립하여 병원경영의 효율성을 제고하도록 한다.

2. 특화 및 전문화. 차별화

1) 개념

(1) 특화

특화(specialization)란 한정된 자원을 가지고 생산 가능 곡선보다 더 많이 생산하는 것은 불가능하지만 소비하는 것은 가능하다. 이는 특화와 거래(교환) 때문이다. 특화란 각자 잘할 수 있는 것에 전념하는 것을 말한다. 사람들이 자기 스스로 모든 것을 생산하는 자급 자족적 경제생활을 하는 것보다 각자 잘할 수 있는 것에 집중해서 특화하면 더 많은 것을 생산할 수 있다. 또한 다른 사람보다 비교 우위가 있는 상품만을 전문적으로 생산하는 것을 말한다. 특화는 경제 전반의 생산성을 높이는 역할을 하는데, 바로 이것이 교환을 통해 창출되는 이득의 근본적인 원천이라고 말할 수 있다. 이는 국가 간에도 똑같이 적용된다.

(2) 필요성

특화란 한 나라의 산업에서 특정한 상품은 선진기술의 발달, 생산비용의 절감, 자원의 특수성, 등 여러 가지 이유로 다른 지역에 비해서 비교우위를 가지게 된다. 산업에서의 '특화'는 이와 같은 비교우위를 가지게 되는 산업이나 상품을 집중적으로 육성하는 것을 말한다.

병원경영의 경쟁이 심화되면서, "전체 시장에서 세분된 시장으로, 공급자 중심에서 소비자 중심으로, 내부효율 중심에서 고객 중심으로, 느슨한 경쟁관계에서 치열한 경쟁관계"로 "병원경영의 경쟁이 심화되고 있다. 병원의 특화 전략으로 진료의 차별화, 새로운 진료서비스의 개발, 경영 다각화, 새로운 진료권 개척 등 대안을 모색해야 한다.

(3) 차별화 및 전략

① 차별화 및 제품차별화

기업(병원)이 제공하는 제품이나 서비스를 다른 제품이나 서비스와 구분되게 함으로써 경쟁적 우위를 달성하는 전략을 말하며, 제품 차별화(product differentiation)는 고객의 편의를 위해 제품이나 서비스에 큰 변화를 주는 것을 말한다. 자사 제품에 타사 제품과는 다른 특징이나 특성을 부여하여 자사 제품에 대한 구매 의욕을 자극하는 방법이다.

㉠ 제품 차별화 : 종래의 제품과는 다른 차별성을 추구함으로써 잠재소비자의 선호에 의한 수요를 이끌어내려는 차별화. 품질, 디자인, 포장, 판매조건과 같은 수단을 통해 이루어지며 제품 차별화가 효과적으로 이루어지면 기업은 가격경쟁을 피하고 판매경로 설정과 통제를 유리하게 전개할 수 있다.

㉡ 서비스 차별화 : 차별화 대상을 물리적인 제품이 아닌 서비스 상품 혹은 제품에 수반되는 서비스에 초점을 맞춘 것. 차별화를 위한 주요 변수로는 배달, 설치, 고객 훈련, 자문 서비스, 애프터서비스, 종업원 등이 있다.

㉢ 가격 차별화 : 가격을 경쟁사 가격과 다르게 설정하여 마케팅 목표를 가격요인으로 성취하려는 것. 저가전략이나 고가전략, 침투가격전략 등은 가격 차별화를 통해 마케팅 활동을 수행하는 사례다.

㉣ 이미지 차별화 : 기업 혹은 상표 이미지를 경쟁사의 그것과 구별시켜 소비자 선호를 획득하려는 전략. 제품요인만으로는 차별화가 힘든 오늘날의 추세에 비추어 소비자의 기업 혹은 상표에 대한 태도가 구매결정에 큰 영향을 미치고 있는데 이미지 차별화는 이러한 소비자의 구매 행동에 대응하기 위해 기업과 상표 이미지를 경쟁사와 차별시켜 상표에 대한 호의적인 태도를 창출하려는 전략이다.

② 차별화 전략

차별화 전략이란 차별화된 제품이나 서비스의 제공을 통해 기업이 산업 전반에서 독특하다고 인식될 수 있는 그 무엇을 창조함으로써 경쟁우위를 달성하고자 하는 전략이다. 일반적으로 차별화 전략의 수익성은 원가우위 전략에 비해 높은 편인데, 이는 고객들이 제품의 독특함에 대한 프리미엄을 기꺼이 지불하고자 하는 성향을 가지고 있기 때문이라 할 수 있다. 일반적으로 차별화 전략은 품질, 디자인, 기술, 마케팅, 브랜드, 기업 이미지 등을 통해 이루어지며, 이러한 전략을 통해 성공한 기업의 대표적인 예로는 바이엘의 아스피린 등이 있다.

2) 병원의 특화 및 전문화

병원의 특화 및 전문화 방안의 의미는 진료과 내 타 의료기관과 비교해 보았을 때 경쟁 우위 내지는 정책의료를 담당하는 것을 의미함. 따라서 병원의 전문화 및 특화를 검토하기 위해서는 질병의 단계를 이해하여야 한다.

(1) 질병단계와 진료절차

질병단계와 진료절차에는 급성기 의료, 아급성기 의료, 회복기 의료, 만성기 의료가 있다.

① 급성기 의료

질병이 발병하여 회복기나 아급성기까지 이행할 때까지의 기간에 이루어지는 의료를 말한다. 「급성기 의료」나 「급성기 병원」과 같은 맥락임. 급성기상태란 발병하고 급격히 건강을 잃어 불건강(不健康)해진 상태를 말한다. 의료에서는 14일 이내를 급성기의 기준으로 두고 있으며, 불건강의 정도가 커지면 최악의 경우 사망에 이를 수 있다고 본다. 급성기 의료의 특징은 병의 진행을 정지시키거나 병의 회복을 예상할 수 있는 전망이 보일 때까지의 기간 제공되는 의료를 의미한다. 급성기 의료는 병의 진행을 정지시키거나 병의 회복을 예상할 수 있는 전망이 보일 때까지의 기간 제공되는 의료로서 그 내용에는 병의 진행을 정지시키기 위해서 수술을 행하거나 항생물질을 투여하여 세균 증식을 억제시키는 등의 치료가 있다.

② 아급성기 의료

아급성기 의료란 병이 발증하고 급성기 상태를 벗어난 후 만성기로 이행할 때까지의 기간에 이루어지는 의료를 말한다. 일반적으로 아급성기란 30일~90일의 기간을 말하지만 질병에 따라서는 15일~180일로 정의되고 있다. 따라서 아급성기는 급성기 상태를 벗어나고 아급성기에서 병이나 신체상태가 안정한 상태로 이르기까지의 기간을 말한다. 아급성기 의료의 특징은 급성기와는 달리 불건강한 상태로부터 회복이 시작해서 만성기에 이르기까지의 느린 회복과정기간을 말한다.

③ 회복기 의료

회복기 의료란 질병이 발병 하고 급성기 상태를 벗어나 건강한 상태로 회복되어갈 기간의 의료를 말하며, 아급성기 의료가 만성기로 이행해가는 반면 회복기 의료는 신체가 건강하게 회복되어가는 상태를 의미한다. 또한 회복기의 기간도 아급성기 기간과 마찬가지로 30일~180일 정도이며 경우에 따라서는 15일~180일을 가리키기도 한다. 회복기 의료의 특징은 아급성기 의료가 만성기로 이어져가는 반면 회복기 의료는 건강한 상태나 그것에 준하는 정도까지 병이나 신체를 회복시키는 것을 목적으로 하며, 회복기에서도 의료가 필요한 상태이며 경우에 따라서는 용태가 급격히 악화될 수 있다. 그렇지만 일반적으로는 약제나 치료행위는 적으며『재활이 필요한 상태』인 것이 회복기의 특징이다.

④ 만성기 의료

만성기 의료란 급성기나 아급성기를 벗어나고 병이나 신체는 안정하고 있음에도 완전히 치유되지 못한 상태에서 이루어지는 치료를 말한다. 만성기 의료의 특징은 급성기 의료에 비하면 병의 진행이 느리며 병이 완전히 치유되는 것이 아니기 때문에 계속 치료를 받아야 하며. 예를 들어 당뇨병을 생각해보면 이해하기 쉽다. 당뇨병은 완치되지 않으나 치료를 통해 일시적으로 병의 진행을 늦출 수 있지만, 치료하지 않으면 보다 빠르게 실명이나 손발 괴저를 일으키기까지 병이 진행해 간다. 이러한 상태에서 병의 일진일퇴가 계속되는 것이 만성기 의료의 특징이다[자료출처 : S병원 경영진단보고서(임배만, 김회창 2020)].

(2) 병원의 특성화 추진시 고려사항

① 최근 의료정책은 효율적이면서 질 높은 의료의 제공을 추구하는 방향으로 나아가고 있음. 그러므로 병원은 살아남기 위해서 포지셔닝(positioning)을 정해야 한다. 이는 기능의 미분화 병원이 기능분화를 이루어 가는 것을 의미하기도 한다.

② 현재 환자의 질병 변화 추이를 보면, 급성기 질환에서 만성기 질환 보유 환자가 증가하고 있고, 특히, 노인 환자가 증가함에 따라서 회복기(예 : 재활 치료) 서비스를 받아야 하는 환자가 증가하고 있다.

③ 따라서, 현재의 급성기 위주의 병원 운영 시스템을 복합형 진료 시스템(급성기, 만성기, 회복기 형태)으로 개편할 필요가 있다.

④ 급성기 진료 시스템은 현행과 같은 진료 형태를 유지하게 되는 것이며, 만성기 진료 시스템은 질병 치료기간이 장기간 소요되는 만성기 질환자용 진료 시스템을 의미함. 주요 질환은 중증 당뇨 및 고혈압 관리가 될 것이다

⑤ 병동은 급성기, 아급성기, 회복기 재활병동 그리고 장기요양 병동으로 구분할 수 있고, 의료기관 시설로는 급성기 병원 건물, 재활병원 건물, 장기요양 시설(건물)로 구분 할 수 있다.

(3) 진료의 특성화 현황

진료의 특성화는 현재, 개설된 진료 분야 중에서 집중 육성 지원하여 특성화할 분야를 선정하여 특성화하고, 미충족 의료에서 의료원의 역할에 적합한 진료 분야를 특성화하는 것을 의미한다.

표 4-12 진료의 특성화(사례)

구분	내용	
일반진료의 특성화	소화기병센터	소화기내시경 ERCP 위장관, 간담도췌장
	척추 · 관절센터	척추질환, 인공관절, 근골격계질환
	심뇌혈관센터	심혈관, 뇌혈관, 중재적시술
	당뇨병센터	당뇨 및 합병증 질환
	호흡기센터	진폐, 만성폐쇄성폐질환(COPD)
	응급의료센터	응급진료, 응급외상진료
	건강검진센터	건강검진, 평생건강클리닉, 예방접종
미충족 의료의 특성화	재활의학센터	물리치료, 운동치료, 작업치료, 재활치료
	인공투석센터	인공신장투석, 복막투석
	치매센터	신경 · 치매치료, 치매예방 및 치료
	호스피스 완화센터	호스피스 완화치료 및 말기 중증질환 치료

(4) 외래진료의 활성화방안(지방의 중소병원인 S병원 컨설팅 사례 : 김희창)

외래 진료의 활성화를 위해서는 행정부서의 진료지원활동 강화하고 또한 부문별 활동사항을 "예"를 들어 명시하면 다음과 같다.

① **경영지원부문**

- 의료진에 대한 CS교육(진료예절, 태도, 응대, 설명 등)
- 진료과장 Work Shop(년 2회 이상)
- 신의료기술 도입을 위한 의료진 연수

- 지역주민과 함께하는 병원(건강강좌, 무료진료 등)
- 의사 성과급제 실시에 따른 수익 증대
- 지역별, 의원 간 진료지원체계 수립
- 유관기관과 협약진료체계(협약기관 확대-MOU)
- 특수부서 보직자 임명 및 수당 지급(수술실장, 중환자실장, 응급실장, 센터장 등)역할

② 진료부문

- 진료시간 준수 및 환자 진료대기시간 단축, 퇴원예고제 실시
- 진료과의 특수성에 적합한 전문센터 및 특수클리닉 운영
- 진료과별 빈도 높은 질환별 수가개발 및 CP(표준진료지침) 개발 시행
- 낮병동(Day Care Center)운영으로 병상가동률 향상

③ 진료지원부문

- 검사 및 촬영의 결과일정 단축(One Stop 진료 등)
- 의료진 및 특수클리닉 홍보
- 진료예약제 확대시행(전화예약, 특수검사, 수술예약 등)
- 입원예약제 확대, 퇴원예고제 실시
- 입원 전 검사실 확대 운영
- 진료과별 빈도 높은 질환별 Group 검사 개발

④ 공통부문

- 진료실적(진료 및 원무통계) 분석 및 개선에 따른 수익 증대 : 일평균 환자수, 평균진료비, 진료행위별 비율, 평균재원일수, 입원율(외래. 응급실), 전원(후송)환자, 친화도, 성별, 지역별 및 연령별 이용환자, 수술건수, 중환자실이용률, 행위료 및 재료대비율 등
- 진료과별 특수장비 이용률(CT, MRI, 초음파, 내시경 등) 분석 및 개선 등이 있다.

(5) 호스피스완화의료 특성화 방안

① 호스피스의 개념

죽음을 앞둔 말기 환자와 그 가족을 사랑으로 돌보는 행위로, 환자가 여생 동안 인간

으로서의 존엄성과 높은 삶의 질을 유지하면서 삶의 마지막 순간을 평안하게 맞이하도록 신체적 · 정서적 · 사회적 · 영적으로 도우며, 사별 가족의 고통과 슬픔을 경감시키기 위한 총체적인 돌봄(Holistic Care)을 의미한다. 호스피스의료란 기대수명이 길지 않은 환자에게 삶의 질을 최대한 높이고, 최대한 자신의 품위와 인격을 가지고 고통 없이 남은 삶을 보내도록 도움을 주는 치료를 말한다.

② **호스피스의료와 완화의료**

- 호스피스의료란 기대수명이 길지 않은 환자에게 삶의 질을 최대한 높이고, 최대한 자신의 품위와 인격을 가지고 고통 없이 남은 삶을 보내도록 도움을 주는 치료를 말한다.
- 호스피스완화의료란 치료가 어려운 말기 질환을 가진 환자와 가족을 대상으로 통증 및 신체적, 심리적, 사회적, 영적 고통을 완화하여 삶의 질을 향상시키는 전문적인 의료 서비스를 의미한다. 호스피스완화의료에서 제공하는 주요 돌봄은 ① 통증 및 신체적 돌봄 ②심리적 돌봄 ③ 사회적 돌봄 ④ 영적 돌봄 ⑤ 임종 돌봄 ⑥ 사별가족 돌봄 등이 있다.
- 호스피스 완화의료 과정과 호스피스서비스 대상자는 다음과 같다.

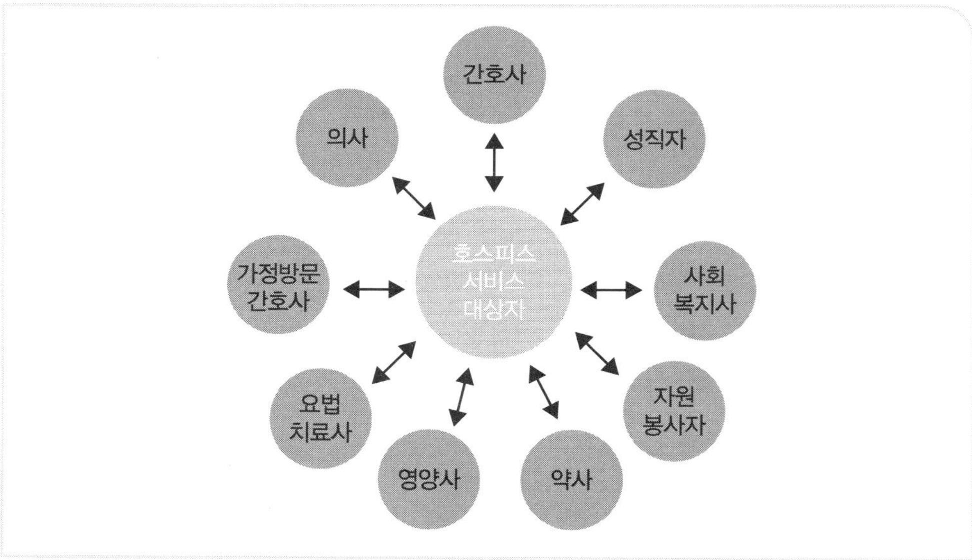

그림 4-1 호스피스서비스 대상자

③ 호스피스급여 일반원칙

- 「호스피스 · 완화의료 및 임종과정에 있는 환자의 연명의료결정에 관한 법률(이하 연명의료결정법) 제25조에 의한 호스피스전문기관이 호스피스병동에 입원한 같은 법 제2조제3호가목 및 제28조에 의한 말기 암환자를 대상으로 국민건강보험법령에 따른 호스피스완화의료 입원진료에 대한 요양급여를 실시한 경우에 적용한다.
- 「국민건강보험법 시행령」 제21조 제3항 제3호 및 「국민건강보험 요양급여의 기준에 관한 규칙」 제8조제4항 규정에 의하여 호스피스 입원진료에 대한 요양급여를 실시하고 비용을 산정하며, 입원진료를 하는 경우는 입원일당 정액수가로 산정한다.

④ 추진방안 및 특화전략

- 호스피스 완화의료의 추진방안 및 특화전략은 다음과 같다.
  - 호스피스 완화의료 모범 운영기관 견학 및 자료수집 활용
  - 전문 의료진 임명 및 전문 간호사 교육과 위기상황 대처방안 수립
  - 쾌적한 의료환경과 산책료를 활용한 운영프로그램(준비)
  - 호스피스 환자를 위한 자연식 영양식단 준비
  - 항암치료를 위한 환자이송체계 구축(항암치료 가능 가까운 병원)
  - 병원내 둘레길 조성과 병동 정원 및 편의시설 설치와 전국 대상 홍보마케팅
  - 종교단체(교회, 성당, 불교 등)와 MOU 체결 및 자원봉사 협조 등이 있다.

(4) 전문화 및 특성화 방안 전략수립 실행(00시 소재 G병원 경영진단사례)

① 내과 및 정형외과 특성화 방안

■ 문제점

- 어느 종합병원(중소병원)이나 내과와 정형외과 환자가 제일 높은 비중을 차지하고 있으나(소화기, 관절 등) 본원은 특화된 진료과는 미흡한 상태이며, 외부기관의 특화서비스에 대한 평가결과에서도 전체평균 및 비교병원 평균보다 낮게 나타났다.
- 내과의 내시경(위/대장) 실시건수 및 정형외과의 수술건수가 유사병원과 인접병원 대비 매우 낮으며, 또한 병원의 수익에 미치는 효과도 낮게 나타나 특성화로 활성화가 요구되었다.

■ **개선 및 보완(안)**

- 우수의료진 확보(채용) 및 의료지원과 시설지원, 행정적 지원
- 소화기병 센터 및 인공관절센터 개설과 원내 싸인보드 설치
- 최신장비 설치 가동 및 특수장비 이용률 향상(내시경검사 확대)
- 전문센터 및 특수클리닉 개설에 대한 마케팅 홍보전략 수립 실행
- 홍보 마케팅 확대 환자 섭외유치 및 담당 의료진 성과급제 확대 실시 등으로 전략이 필요하다.

■ **전문화분야 결정시 고려사항**

- 〈요인-1〉 수요와 공급측면에서 볼 때 특정분야를 전문화할 경우 충분한 수요가 있는가?
- 〈요인-2〉 특정분야를 전문화할 경우 다른 전문병원들과의 경쟁에서 이기거나, 적어도 경쟁상대가 될 정도의 능력이 있는가?
- 〈요인-3〉 전문화한 분야의 전문의들이 사직할 경우 대체인력을 쉽게 충원 가능한가?

■ **고려사항 검토결과에 대한 의견**

[내과]

- 본원의 실적을 보면 외과보다 내과분야에 대한 수요가 많으므로 전문분야를 1차적으로는 소화기(1명), 순환기(1명), 내분비(1명) 관련질환과 호흡기질환, 일반진료를 현재와 같이 담당하고
- 내시경실 기능을 강화(몸체 및 세척기, 진료환경, Privacy, 공간)하고 향후 소화기병 센터를 개설하여 환자진료 및 건강검진 활성화에 기여가 필요함.
- 외래 환자수 증가 및 병상가동률이 85% 이상으로 향상되면 2차적으로 소화기 내과전문의의 추가증원과 소화기병 센터의 개설로 외래 및 건강검진 내시경검사를 확대할 것을 권고함.

[정형외과]

- 정형외과의 전문분야는 크게 관절분야, 어깨 및 상지분야, 척추분야, 족부분야 등으로 구분할 수 있음. 그러나 이들 분야의 전문병원들이 많이 개설되어 중소

도시에 있는 병원들이 이들 분야에 전문화(특성화)하려면 우수의료진을 확보하고 시설장비와 인력 및 지원체계가 구축되어야 할 것임.

- 따라서 정형외과를 전문화하는 것은 현실적으로 쉽지 않기 때문에 앞에 제시된 분야 중 수요가 가장 많은 것은 관절분야이므로 관절분야에 중점을 두되, 외상환자, 고정술을 요하는 환자를 함께 진료하는 것이 더 현실적일 것으로 판단됨.
- 재활의학과 전문의와 작업치료사도 근무하고 있음으로 진료연계와 협진체계를 구축하여 향후 재활치료센터의 개설이 요구됨.

3) 인공신장투석실 설치여부에 대한 검토의견(00시 소재 S병원경영진단 사례)

(1) 설치여부를 판단하기 위한 조건들

현재 본원에는 신장내과가 개설되지 않아서 인공신장실(이하 투석실)도 설치하지 않고 있음. 투석실을 효율적으로 운영할 수 있는 조건은 다음과 같음.

■ **〈필요조건〉**

- 〈조건-1〉 대상 환자수가 충분히 많은가?
- 〈조건-2〉 환자들이 매주 2~3회 방문하므로 교통이 편리한가?
- 〈조건-3〉 환경이 쾌적한가? 등.

■ **〈충분조건〉**

- 〈조건-4〉 신장내과전문의를 확보하고 있는가?
- 〈조건-5〉 간호인력. 장비, 환자편의시설 등을 구비하는가? 등.

(2) 조건들의 충족여부에 대한 검토결과

두 가지 조건의 충족여부에 대해 검토하면 다음과 같음.

■ **〈조건-1〉 대상환자수가 충분히 많은가의 여부**

이 조건은 가장 중요한 조건으로 평가되는데, 속초시 및 접경지역 인구를 기준 신장장애환자를 보면 아래와 같음.

- 종합병원에서 투석실을 개설할 경우 투석 환자수는 최소 30명~35명 이상(투석

기 12~15대 이상) 신장내과전문의가 일평균 외래환자를 15~20명 이상 진료하고, 평균재원환자가 5~8명 이상 되어야 수익성을 충족시킬 수 있음. 왜냐하면 전문의나 간호사의 급여수준이 높아서 고정비용인 인건비가 많이 발생하기 때문임. 또한 토요일 투석과 응급투석도 고려하여야 함.

- 연차적으로 보면 등록환자수가 1단계(개설 6개월 이내)에 20명, 2단계(개설 1년 이내)에 30명 이상, 3단계(개설 1년 후)에 40명 이상 되어야 수익성이 보장될 수 있음.

■ 〈조건-2〉 **교통이 편리한가의 여부**

- 본원은 시내 외곽지역에 위치하여 이 조건은 충족시키지 못하는 것으로 판단되나 고성군 지역환자는 이용이 편리함.

■ 〈조건-3〉 **환경이 쾌적한가의 여부**

- 본원은 신축건물이고 환경이 쾌적하고 주변에 영랑호가 바로 앞에 있어 이 조건은 충족하는 것으로 판단됨.

■ 〈조건-4〉 **신장내과전문의의 초빙여부**

- 일반적으로 투석기수가 25대 이하인 경우 신장내과전문의 등의 급여 등을 감당하기 어려워서 경제성이 낮음. 따라서 투석기가 10~12대에 불과한 경우 신장내과 전문의를 확보하는 것은 적합하지 못한 것으로 알려져 있음.
- 투석기가 10~12대에 불과한데도 전문의를 확보할 경우는 전문분야인 신장질환외에 연관이 있는 내분비질환(당뇨/갑상선질환) 등으로 진료범위를 확대할 수 있어야 함. 이처럼 폭넓게 진료 가능한 전문의를 확보할 수 없다면 타당성은 없음.
- 따라서 투석환자가 30~40명 미만 경우에는 주로 신장내과 전문의 확보가 현실적으로 쉽지 않기 때문에 내과전문의가 담당하는 경우가 많음.

■ 〈조건-5〉 **간호인력. 장비, 환자편의시설 등의 구비여부**

- 이 조건 중 간호인력. 장비 등은 상대적으로 충족시키기 쉬운 조건에 해당됨. 그러나 환자편의시설의 구비여부에 대하여는 검토할 사항이 많음. 현재 많은 의료기관에서는 투석실을 투석치료만 받는 공간으로 보아 좁은 공간에 많은 투석기

와 비품 등을 배치하고 있음.

- 만성신부전환자는 1주일에 2~3회 치료(투석)받고, 오랜 동안 수 백번 이상 이용하고 또한 단순히 치료만 받는 공간이 아니라 휴식을 취할 수 있는 편안한 공간이 있어야 하기 때문에 다른 병원의 투석실과 차별화하고 경쟁력을 강화할 수 있어야 함.

(3) 인공신장실 운영 시 참고할 사항들

① 혈액투석수가 : 건강보험 및 의료급여 수가(1회당), 환자유형별 점유율 예측이 필요함.

② 투석환자의 혈액투석비용 부담 : 건강보험환자는 산정특례환자로 분류되어 본인부담은 10%이며. 의료급여환자는 환자 본인부담 없음.

▣ 환자수에 따른 투석기수와 간호인력(추정)

표 4-13 혈액투석 환자수 대비 간호인력 추정

구분	투석 환자수		
	약 30명 이내	30-40명	50-60명
투석기 소요장비수(대)	10대	15대	20대
전담 간호인력	2-3명	3-4명	5-6명
운영	- 대부분 월, 수, 금요일과 화, 목, 토요일의 두 조로 환자를 나누어 투석 - 공휴일은 대형병원 등 이용환자수 및 환자 편의상 투석 실시		

▣ 병원경영에 미치는 수익성

투석환자는 병원의 고정수입 확보 면에는 매달 정기적으로 진료비를 청구하고 조기입금이 되며 악성미수금발생이 거의 없다.

▣ 요양급여 적정성평가

인공 신장투석실(투석환자)은 구조영역(인력, 장비, 시설)과 과정(혈관투석 적절도, 혈관관리, 정기검사)에 대하여 건강보험심사평가원 주관 요양급여적정성 평가를 받아야 한다.(매년 적정성평가를 실시 후 평가내용을 공개(등급)하고 있다.

제5장

병원경영 핵심운영 전략

5-1 미션 및 비전과 핵심가치 전략을 수립하여 실행하라?

학습 목표

5-1 미션 및 비전과 핵심가치를 이해하고 전략을 수립하여 실행 할 수 있다.

1. 미션 및 비전, 핵심가치의 수립

1) 개념 및 의의

(1) 미션(Mission)

조직이 장기적으로 추구해야 할 경영철학으로서 경영상의 판단 기준이며 전 직원이 추구해야할 목표를를 말하며, 조직의 사명 및 존재이유를 의미한다. 또한 미션은 병원이 미래에 성취하고자 하는 목표를 설정하여 기술한 것을 의미하기 때문에 명확한 가치를 제공해야하며, 직원들이 독립적 업무를 의료기관의 목표와 조화될 수 있도록 역할을 담당해야 하며, 세부적인 사항은 아래와 같다.

① 사명이란?

- 개인이나 기업의 존재이유를 문서로 공식화 한 것.
- 사명은 맡겨진 임무, 역할, 과업, 소명(召命) 등을 의미.
- 사명선언의 목적은 개인이나 기업의 위치를 올바르게 설정해주고, 활동할 수 있도록 복돋아주며, 그 활동을 측정하는 잣대역할을 하기 위한 것.

② 내용

- 설립자의 개설목적, 포부, 철학
- 직원(의사직 포함)의 포부, 희망, 바램

③ 미션기술서 양식

- 우리는 왜 존재 하는가? : 주요목적, 요구되는 사항, 해결해야 하는 문제 등
- 우리는 누구를 위해 존재 하는가? : 주요고객
- 우리는 무엇을 존재하기 위해 존재 하는가? : 제공되는 핵심서비스
- 우리는 무엇을 위해 존재 하는가? : 성공을 결정하는 장기적 성과

④ **예시**

- 누구에게 : 인류, 국가, 국민, 주민, 고객
- 무엇을 : 임상, 교육, 연구,
- 어떻게 :   최상, 고품격, 최적 동사 : 만들다, 창조하다, 추구하다.

(2) 비전(Vision)

비전은 병원이 지향하고 있는 미래상으로서 조직이 장차 실현해 나가야 할 미래 성장에 대한 보다 세속적인 목표를 의미하며, 앞으로 나아갈 방향과 궁극적으로 달성하고자 하는 것이 무엇인지 관련자들에게 전달하고 동기를 부여하는 구실을 하는 것을 말한다. 따라서 비전은 급변하는 의료환경 속에서 단기적 환경변화와 단기성과에 흔들림이 없는 경영이 가능하게 하여야 하기 때문에 비전 경영은 매우 중요하며, 세부적인 사항은 아래와 같다.

① **비전이란?**

- 미래의 모습, 최종적으로 도달할 꿈, 목표 • 성취 가능, 현실적, 평가 가능, 조직 내 공유
- 훌륭한 비전은 짧고 영감을 주어야 하며, 계량화할 수 있어야 함.

② **내용**

- 설립자 및 직원이 얻고자 하는 결실

③ **예시**

- 누구에게 : 고객, 직원, 환자 • 무엇을 : 임상진료 성과, 병원규모, 수익성, 만족도
- 어느 정도 : 최고, 1등, 100억, 100%

④ **비전설정 시 고려사항**

- 개인의 노력이 조직의 목표와 연결되고 목표달성을 위해 직원의 적극적인 참여와 의욕을 고취할 수 있어야 함.
- 도전적이면서 실현 가능성이 있는 목표가 제시되어야 함.
- 병원의 직원들에게 병원이 나아가야 할 방향을 명확히 제시하여야 함.
- 간결하고 쉽게 이해할 수 있어야 함.
- 최고 경영진과 직원들 간에 비전에 대한 동기부여와 공감대가 형성되어야 함.

(3) 핵심가치(Core Values)

미션을 수행하고 비전을 달성하기 위하여 모든 구성원이 공유해야 할 가치나 신념으로서 효과적인 비전은 반드시 조직의 핵심이념을 담고 있어야 한다. 또한 조직의 핵심이념은 지도원칙과 신조의 체계인 '핵심가치'와 조직의 가장 근본적 존재이유인 '핵심목적'의 두 부분으로 구성된다.

① 핵심가치란?

- 사물의 중심이 되는 쓸모, 중요성
- 규범, 규칙, 표준, 기준

② 예시

- 인간존중, 고객중심, 인재경영
- 사실과 성과 중시
- 공약, 약속, 각오

미션 및 비전과 핵심가치 요약
미션(Mission)은 경영상의 판단기준으로 조직의 사명 및 존재이유를 의미하며, 비전(Vision)은 병원이 지향하고 있는 미래상으로서 조직이 장차 실현해 나가야 할 미래성장에 대한 보다 세속적인 목표를 의미한다. 핵심가치(Core Values)는 미션을 수행하고 비전을 달성하기 위하여 모든 구성원이 공유해야 할 가치나 신념이다.

(4) 미션 및 비전의 수립 목적

병원장은 장기적인 병원의 발전을 위한 조직의 미션과 비전을 결정하여 승인하고 전 직원이 공유할 수 있도록 공표함으로써 조직의 효율적인 운영을 도모하기 위함이다.

(5) 미션 및 비전과의 관계

미션은 보통 한가지로 정해지고 변하지 않는 반면, 비전이란 상황과 시기에 따라서 변할 수 있으며, 두 가지 이상이 될 수 있다. 즉, 목적은 바뀌지 않지만 목표는 가변적이기 때문이며, 이 둘은 함께 공존함으로써 미션에 의해 가치를 실현하고, 비전을 통해 성장과 발전을 계속하는 에너지원을 보유하게 된다.

2) 미션 및 비전 수립절차

병원의 기획실(기획실장)은 미션 및 비전 수립계획을 부서장 회의시 공지하고 최고경영자의 의지가 담긴 내용을 포함하여 계획 수립안(양식 포함)을 각 부서에 하달한다.

(1) 미션 및 비전의 수립절차

미션 및 비전의 수립절차
① 미션 및 비전계획 수립(하달) → ② 태스크포스팀 구성 → ③ 미션/비전의 수립 Work Shop 또는 직원참여(의견제시) → ④ 심의 → ⑤ 경영진 보고 및 품의 → ⑥ 미션 및 비전 설정 → ⑦ 미션 및 비전 선포

(2) 태스크 포스팀 구성

병원의 미션 및 비전의 설정을 위해 준비하고 심의할 태스크포스팀을 구성한다. 구성원은 10명 이내로 하며, 부서장 또는 관련 전문가, 의료진이 참여하도록 한다.

(3) 미션 및 비전의 수립에 대한 교육

① 주관 부서는 전 직원을 대상으로 미션 및 비전의 개념과 타 병원의 설정사례에 대하여 설명하고 교육한다(전 직원 교육전 미션/비전수립에 대한 간부 Work Shop을 먼저 실시할 수도 있다)

② 미션 및 비전의 수립에 앞서 설립자(이사장) 또는 병원장의 경영이념에 대해서도 교육한다.

③ 시달한 양식의 작성요령에 대해서 설명하고 부서장(또는 직원)이 적극 참여하도록 교육을 실시한다.

④ 교육강사는 외부전문가를 초빙하여 교육을 실시한다.

(4) 미션/비전의 수립에 대한 제안(요청)

기획실에서는 미션/비전의 수립에 대한 제안 문서를 각 부서로 시달하여 양식에 의거 제안하도록 한다.

(5) 병원의 미션 및 비전의 제안에 대한 심의

부서 단위 또는 직원이 제시한 미션 및 비전의 제안에 대한 것을 태스크포스팀에서 집계하고 검토한 후 '수립안'을 작성하여 자체 심의를 한다.

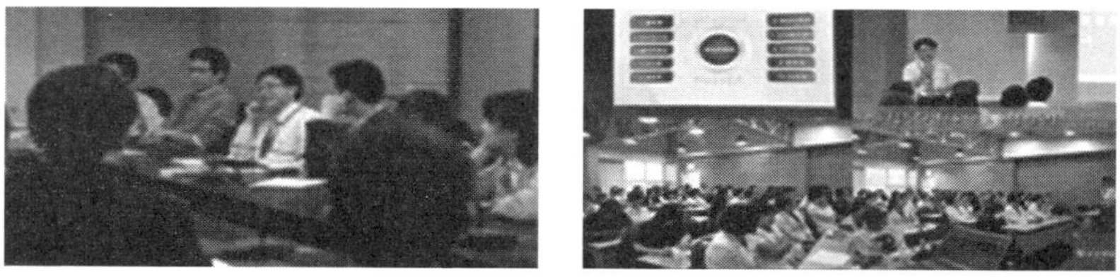

그림 5-1 미션/비전 수립 위한 토의

(6) 심의(안) 경영진보고 및 품의

테스크포스팀에서 작성된 심의(안)을 경영진(이사장 또는 병원장)에게 보고 후 수정 및 보완하여 내부품의를 거쳐 미션 및 비전을 확정(설정)한다.

(7) 타병원의 미션 및 비선, 핵심가치(운영사례)

미션 및 비전의 설정에 대한 각 병원의 홈페이지에서 미션 / 비전의 수립 사례를 조사한다.

① 서울대학교병원

① 미션 : 세계 최고수준의 교육, 연구, 진료를 통하여 인류가 건강하고 행복한 삶을 누릴 수 있도록 한다.
② 비전 : • 최상의 진료로 가장 신뢰받는 병원 • 생명의 미래를 여는 병원
• 세계의료의 리더를 양성하는 병원 • 의료선진화를 추구하는 정책협력병원
③ 핵심가치 : • 고객중심 • 인재존중 • 혁신추구 • 사회공헌 • 상호협력

② 서울아산병원

① 미션 : 끊임없는 도전과 열정으로 높은 수준의 진료, 교육, 연구를 성취함으로써 인류의 건강한 삶에 기여한다.
② 비전 : • 누구에게나 가장 신뢰받는 병원 • 최적의 의료를 제공하는 병원
• 창의적인 연구와 충실한 교육이 이루어지는 병원
• 직원모두가 행복하고 긍지를 느끼는 병원 • 건실한 경영으로 성장, 발전하는 병원
③ 핵심가치 : • 나눔과 배려 • 정직과 신뢰 • 사실 및 성과 중시 • 공동체 중심사고 • 미래지향

③ 한솔병원(대장항문 전문병원)

① 미션 : 창조와 도전으로 앞선 의술을 제공하여 고객감동을 실현한다.
② 비전 : • 끊임없는 연구와 교육으로 최적의 가치를 창조하는 병원 • 앞선 의술과 열린 마음으로 고객이 행복한 병원 • 고객의 가까운 곳에서 다시 찾는 병원 • 건강한 병원으로 성장 · 발전하는 병원
③ 핵심가치 : • 열정&창조 • 나눔&배려 • 고객최우선주의 • 인재중심주의 • 화합 &협력

④ 자생한방병원(한방전문병원)

① 미션 : 한의학과 의학의 장점을 살린 통합의학으로,의술을 넘어 인술로써 고통 받는 환자의 건강한 삶을 위해 기여한다.
② 비전 : 표준화, 과학화, 세계화된 치료법으로 전세계 비수술 척추치료를 선도하는 병원
③ 핵심가치 : • 고객중심 • 주인의식 • 변화선도 • 실행중심 • 인재존중 • 동반성장

자료출처: 상기병원 홈페이지

(8) 미션/비전 선포식(행사)

① 미션 및 비전 선포식은 가능한 전 직원 조회 또는 전 직원 Work Shop시 실시하는 것이 직원의 공감대 형성과 동기부여와 이행에 효과적이다.

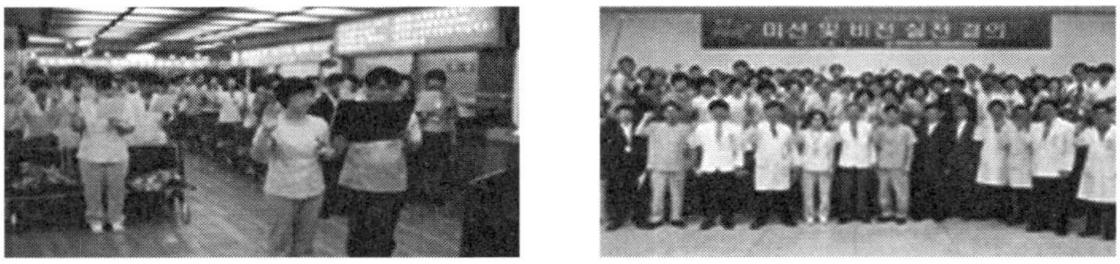

그림 5-2 병원의 미션/비전 선포 장면

② 선포식 행사는 병원의 최고 경영진과 이사진, 보직자가 모두 참석하여 병원이 더욱 도약하고 성장 발전하는 계기가 되도록 한다.

③ 미션/비전 선포식 장면은 영상물로 제작하여 향후 병원의 주요행사시 활용할 수 있도록 한다.

④ 미션/비전의 선포내용을 병원의 홍보자료(뉴스레터, 소식지, 현수막, PR. 홈페이지, 화보, 지역 언론 등)로 활용한다.

2. 병원의미션 및 비전 이행

(1) 미션 및 비전의 이행

미션은 조직의 사명과 존재이유로서 조직이 설계될 때 부여된 근본적인 목적과 향후 조직이 나아가야 할 바람직한 방향을 의미하고, 비전은 환경의 변화를 고려하여 미래에 도달하여야 할 바람직한 모습(장래성)을 의미하기 때문에 선포한 미션/비전이 이행되어 병원이 새롭게 발전하고 도약하는 데 동기부여와 계기가 되어야 한다. 따라서 최고경영자의 이행에 대한 의지와 직원들의 참여의식이 무엇보다도 중요하다.

(2) 병원의 목표수립 반영

① 수립된 비전달성을 위한 병원의 경영목표(사업계획 또는 중장기 발전계획)에 반영될 수 있도록 하여야한다.

② 병원 및 부서의 목표관리제(MBO)실행과정에 수립된 비전에 대한 세부 실행목표가 반영될 수 있도록 해야 한다.

(3) 미션/비전을 수행하기 위한 활동

① 월례회 및 병원의 행사 시 복창 등으로 모든 직원이 공유하여 조직의 가치와 개인의 가치가 일치하도록 신뢰조직을 구현한다.

② 미션을 병원에서 사용하는 공문서상의 상단 병원명칭 위에 표기하여 구성원에게 주지시키는 것은 물론, 대내, 외적으로 홍보효과를 높일 수 있도록 한다.

(4) 미션/비전의 공지 및 이행을 위한 준수사항

① 미션 및 비전의 수립내용을 병원의 홈페이지 등에 공지하여 방문자에게 병원의 미션과 비전을 알려야 한다.

② 수립된 미션/비전을 병원의 홍보와 마케팅자료로 적극 활용 할 수 있도록 제도적 장치가 마련되어야 한다.

③ 병원의 주요행사 및 교육 시 미션과 비전 관련 동영상을 방영하거나 수립내용을 공지하여 비전달성을 위해 전 직원이 적극적으로 노력할 수 있도록 해야 한다.

④ 병원의 경영진은 미션/비전의 중요성을 인식하고 직원들이 비전달성에 자긍심을 갖도록 계기를 제공하여야 한다.

(5) 미션/비전 이행 모니터링

① 병원의 기획실에서는 미션/비전달성을 위한 노력들이 각 부서에서 잘 수행되고 있는지를 파악해야 한다.

② 또한 직원들이 미션/비전을 숙지하고 달성에 대한 의지가 있는지를 점검하여야 한다.

③ 연 1회 이상 병원의 비전 달성 목표와 추진 사항을 조사 분석하여 경영진에게 보고한다.

(6) 병원의 사회적 책임

병원은 일반기업에 비교하면 국민건강에 미치는 영향이 매우크기 때문에 일반산업체보다 높은 사회적 책임을 지고 있다고 볼 수 있다. 따라서 병원의 경영전략과 조직의 이념에 있어서 사회적 책임에 대한 적극적인 시각을 가지는 것이 필요하다.

5-2 병원의 핵심프로세스 전략을 수립하여 실행하라?

학습 목표	5-2 병 · 의원의 핵심프로세스의 내용을 이해하고 전략을 수립하여 실행할 수 있다.

1. 핵심프로세스 정립

(1) 핵심전략이 필요한 요인

핵심프로세스란 병원에서 전략추진과제를 설정 후 실행하여 환자수 증가에 따른 의료수익을 증대하고 서비스를 개산으로 대외경쟁력을 강화하는 전략추진방환의 일환이다. 따라서 병원의 핵심프로세스 전략이 필요한 동기와 요인은 ①의료의 발전과 조직의 복잡화 · 전문화 ② 병원간 서비스 경쟁심화 ③의료의 질 관리 강화 및 의료기관평가 실시 ④ 병원의 홍보마케팅 및 특성화 사업 확대 ⑤병원이용절차 편리성 ⑥병원의 특화 및 전문화 등이다.

(2) 핵심프로세스의 유형

병원의 경영과 운영여건에 따라 진료예약제 활성화, 퇴원환자예고제, 표준진료지침(CP), 재원일수단축, 감염병 예방 및 환자안전관리, 병원의 특화 및 전문화, 홍보마케팅 활성화, 의료의 질 향상 및 환자위주 이용체계 편리하게 개선, 의료기관평가 우수병원 지정 등 전략추진과전을 수립 시행하는데 있다.

2. 진료예약제 및 퇴원예고제

1) 진료예약제

(1) 진료예약

진료예약제도는 환자와 약속한 시간과 장소에 진료를 받는 제도이며 의료기관이나 환자측면에서 모두 필요한 제도라고 할 수 있다. 그러나 이 제도는 의료기관이나 환자가 예약시간을 준수하지 아니하면 오히려 문제를 야기 시킬 수 있다. 따라서 예약제도의 중요한 요소는 시간을 잘 지키도록 제도화하는 것이다.

(2) 목적

병원의 주어진 자원을 활용 진료능력을 최대한 활용할 수 있게 하고, 환자에게 대기시간을 단축하여 이용환자의 만족도 향상에 따른 병원경영의 효율화를 제고하는데 있다.

(3) 진료예약 방법

초진과 재진 관계없이 환자는 계절별, 요일별, 시간대별, 해당 병원 진료과의 특수성에 따라 서로 다른 양상을 나타내고 있어 병원의 입장에서 진료능력에 적합하게 환자의 내원양상을 조정해야 한다. 외래환자의 예약방법은 의료기관에 직접 방문하여 예약하거나 전화와 인터넷 및 스마트폰 예약 · 팩스 예약 등이 있다. 진료 후 다음예약은 의료기관에서 예약을 하나 요즈음은 환자들이 사전 병원에 대한 정보를 알아보고 병원의 콜센터를 이용하여 대부분 전화예약을 하고 있으며 이용자가 점점증가하고 있는 추세이다. 진료예약시는 진료일정, 진료시간, 진료과목, 담당의사 등을 확인하여 예약한다.

(4) 진료예약의 대상 및 종류

예약대상 및 종류에는 병원의 운영여건에 따라 다소 차이가 있지만 외래진료예약, 건강진단(건강검진 및 종합건강진단)예약, 입원예약, 검사예약, 치료예약, 수술예약 등이 있다.

① 외래진료예약

병원의 진료능력, 진료시간 계획, 전문센터 및 특수클리닉, 환자의 편의 등을 고려하여 내원환자수를 계절별, 요일별, 일자별, 시간대별, 초진 및 재진별로 조정하여 예약하는 방법이다.

② 건강검진예약

질병의 조기예방과 조기진단을 위하여 건강검진센터에 희망일정과 검진프로그램을 예약을 하여 건강진단을 받는 예약방법이다. 건강진단예약에는 국민건강보험공단 주관으로 실시하는 건강검진예약과 종합건강진단예약, 신체검사예약 등이 있다.

③ **검사예약**

외래 진료 후 검사건당 시간이 많이 소요되는 방사선특수촬영, CT촬영, MRI촬영, 양전자단층촬영(PET), 심전도(EKG), 뇌파검사(EEG), 근전도검사(EMG), 내시경(위, 대장, 기관지경 등)검사, 재료의 보관이나 습득 및 사용에 제약을 받는 동위원소 검사 등과 같이 환자에게 특정한 신체상태(공복)나 환자의 준비(약물복용 또는 주사 후 일정시간 대기)를 요하는 검사의 일자 및 시간을 예약하도록 하는 방법이다.

④ **입원예약**

외래진료 후 입원을 해야할 환자를 병원의 보유병상수, 진료계획(수술 및 검사일정 등), 병상가동률, 환자편의 등을 고려하여 입원일자를 사전에 예약하도록 하는 방법이다. 그러나 익일 예약된 환자를 위하여 하루 전부터 병실을 비워 둘 수는 없으므로 퇴원예고제와 병행하여 당일 병실배치를 고려해야 한다.

⑤ **치료예약**

환자를 치료한 후 다음치료를 예약하도록 하는 방법이며, 치료예약에는 항암치료, 방사선치료, 색전술치료(Embolization), 물리치료, 재활치료, 혈액투석, 언어치료, 치과치료 등이 있다.

⑥ **수술예약**

의사의 진료 스케줄을 고려하여 지정하는 일시 및 수술실 여건, 환자가 편리한 시간을 협의하여 수술일자를 선택하고 예약하는 방법이다.

(5) 진료일정 관리

① 진료일정관리란 병원의 개설 진료과, 진료일정, 의사당 진료예상 인원, 계절별, 요일별, 시간대별, 특수클리닉, 신환, 초진, 재진환자수 등을 고려 진료일정을 계획하여 관리하는 것을 말한다.

② 진료일정변경이란 의사가 학회참석(국내, 국외) 및 세미나, 출장 및 휴가 등으로 환자의 예약날짜에 진료가 어려울 경우 전화 또는 메시지로 등으로 연락하여 일정을 변경하는 것을 말한다.

③ 예약 변경 및 취소는 환자의 부득이한 사정으로 진료일을 지키지 못할 경우 환자가 원하는 날짜로 변경을 하거나 진료를 받지 못할 경우에 예약된 담당부서 및 진료과

에서 진료를 취소하거나 다음일정으로 변경하여 주고 있다. 또한 병원의 사정 및 진료의사의 사정(학회참석 등)에 의거 예약일정에 진료가 어려울 경우 병원에서 연락하여 변경을 하고 있다.

(6) 예약 확인 및 모바일 서비스와 예약 부도율 관리

① 예약 확인 및 모바일 서비스

예약된 환자에게 2~3일전 또는 하루 전에 예약일자와 시간 등을 재확인(전화 또는 문자서비스) 해주는 제도로서 예약부도율을 막을 수 있다. 대부분의 병원에서 예약된 환자에게 스마트폰으로 예약시간을 문자메세지로 전송하여 안내하고 있다.

② 예약 부도율 관리

부도율관리는 예약제도 관리에서 매우 중요하므로 사전 관리하여 부도율을 최소화가 되도록 하며, 또한 매월 원인분석을 하여 대책강구가 필요하다.

(7) 병원의 진료예약시스템 및 예약시간의 배정(사례)

예약시간대의 결정에 있어서 먼저환자에게 진료가 가능한 날짜와 시간을 결정하도록 하며, 시간대별 예약시간의 배정은 병원의 진료여건 및 과별의사에 따라 10분 단위 예약, 15분 단위 예약, 20분 또는 30분 단위 예약, 1시간 단위 예약방법 등이 활용되고 있으며, 그 중 30분 단위 예약시간배정을 제일 많이 활용하고 있다. 예약시간대별 배정시는 초진 및 재진환자의 진료시간을 감안하여 배정하여야 한다. 병원에 따라서는 진료일정 1섹션(Suction)당 초진환자를 30% 정도를 배정하는 경우가 많다.

(8) 진료예약제의 활성화방안

이용환자의 편의 도모와 고객만족도 향상을 위해 관련부서 간 문제점 개선에 대한 실무협의를 거쳐 진료예약제의 지속적인 활성화가 필요하다.

① 진료예약제는 외래예약(내원 예약, 전화예약, 진료 후 예약, FAX 예약, 인터넷 예약) 및 입원예약, 특수검사 예약, 수술예약 등의 단계적 확대실시가 필요하다.

② 예약 수진자에 대해서는 진료당일 예약자 명단을 부착하고(진료실 앞), 부도율을 최소화하기 위한 사후관리(모바일/확인전화)가 필요하다.

③ 예약변경 및 취소는 환자의 사정이나 병원의 사정에 의하여 발생되므로 사유를 분

석하여 진료예약관리 개선에 활용한다.

④ 병원의 사정(의사 학회참석, 해외연수, 출장, 기타사유 등)에 의하여 진료담당의사가 예약일정에 진료를 실시하지 못할 경우는 그 사실을 미리 예약수진자에게 통보하여 일정을 변경 관리한다.

⑤ 스마트폰을 이용한 진료예약정보 등 고객서비스기능을 지속적으로 개발하여 활용한다.

(9) 진료예약제의 효과

진료예약제의 효과로는 ①이용자 만족증대 ②업무능률의 향상 ③인력관리의 효율화 ④내원고객의 증가 ⑤병원관리의 용이 등이 있으며 기대효과는 다음과 같다.

진료예약제의 기대효과
(1) 진료대기시간을 단축 또는 불만을 해소할 수 있다. (2) 환자수 분산(일별, 시간대별), 사전진료준비, 진료시간 조정 등의 적정진료로 의료서비스를 향상 도모 할 수 있다. (3) 의사와 환자간의 인간관계를 형성하여 신뢰감을 조성할 수 있다. (4) 환자수용능력(의료인력, 공간, 시설장비)의 적정 활용으로 업무능률을 향상시키고 혼잡완화와 안정적인 분위기를 유지할 수 있다. (5) 병원의 진료능력에 맞게 환자수와 업무량을 조정할 수 있다. (6) 환자의 수와 환자의 질을 제고할 수 있다.

(10) 진료예약제의 현 실태 및 문제점(A병원 경영진단 사례)

▣ **운영실태**

진료예약제는 환자편의 도모 및 진료대기시간 단축 등 업무의 효율성 제고를 위해 필요한 제도이나 시스템이 구축되어 있지 않고, 진료부서, 간호부서, 원무부서 간 협조체계가 원활하게 이루어지지 않고 있음.

▣ **개선안**

- 이용환자의 편의 도모와 고객만족도 향상을 위해 관련부서 간 문제점 개선에 대한 실무협의를 거쳐 진료예약제의 단계적 활성화가 필요함.
  - 진료예약제는 외래예약(내원 예약, 전화예약, 진료 후 예약, FAX 예약, 인터넷 예약) 및 입원예약, 특수검사 예약, 수술예약 등의 단계적 확대실시가 필요함.
  - 예약 수진자에 대해서는 진료당일 예약자 명단을 표시하고(진료실 앞), 부도율

을 최소화하기 위한 사후관리(모바일/확인전화)가 필요함.

- 병원의 핵심프로세스인 진료예약제를 정립하여 표준화하고 매뉴얼화하며, 병원정보시스템에 반영을 하여 내원고객에게 편리한 이용절차를 제공하여 서비스를 향상하여야 함.

표 5-1 진료예약제도 구축안

구분	내용
목적	환자의 편의제공과 진료대기시간 단축을 위해 병원의 진료계획에 의한 과별, 의사별 예약인원을 관리하여 업무의 효율성을 제고하는 데 있음.
필요성 (장점)	• 접수 및 진료대기시간 단축 • 환자수 분산, 사전진료준비, 진료시간 조정 등 적정진료 도모 • 편리한 진료시간 선택 • 의사와 환자 간 인간관계형성 및 신뢰감 • 환자수용능력 적정 활용으로 업무능력 향상 및 안정적 분위기 • 계절별, 요일별, 시간대별, 의사별 환자집중현상 해소 • 인력 및 시설활용도와 이용 효율성 높임
대상업무	외래진료일시, 입원예약, 검사, 치료, 수술, 방사선,특수검사 등
예약방법	①내원예약 ②외래진료 후 예약 ③인터넷예약 ④전화예약 등
예약변경	신속하게 변경(취소) 및 추가예약
예약관리	모바일 서비스, 확인 전화 등

출처 : NCS기반 원무관리(김회창: 보문각, 2021)

2) 퇴원예고제

(1) 정의

퇴원예고제란 퇴원환자의 퇴원시간을 조정하여 퇴원대기시간을 단축시킴으로써 평균재원일수를 단축하고 소요인력의 증원을 억제하고자 하는 방법이다. 개선효과로는 입·퇴원 환자들의 대기시간 단축으로 서비스개선, 진료계획의 원활한 수행, 평균재원일수 단축과 수익증대, 인력의 효율적 관리 등이 있다. 따라서 퇴원예고제는 퇴원일 1일 전에 환자, 간호사 등 관련부서에 알림으로써 퇴원절차의 간소화와 진료계획에 의한 진료로 병상운영의 효율화와 평균재원일수 단축 및 인력절감효과 등이 있는 제도라고 할 수 있다. 또한 입원환자의 편의도모 및 대기시간 단축으로 고객만족도를 향상시킬 수 있는 제도이다.

(2) 시행 방법

퇴원예고제가 목표한대로 시행되기 위해서 부서별로 담당해야 하는 업무의 내용과 절차는 다음과 같다.

① 임상 진료과

㉠ 퇴원예정 환자에 관한 모든 진료처방은 퇴원전일 12:00까지 퇴원결정서와 진료기록부에 마감하여 기록한다.

㉡ 모든 진료 행위는 시행 즉시 처방전을 발행하거나 OCS를 시행하는 병원에서는 즉시 입력 한다. 특히, 수술이나 마취 및 특수검사 등과 같은 고액 진료비 항목이 누락되지 않도록 주의한다.

㉢ 월요일이나 공휴일 다음 날 퇴원할 수 있는 환자는 가급적이면 토요일이나 공휴일 전날 오전 중에 퇴원 여부를 결정한다.

㉣ 당일 퇴원이 부득이한 경우는 10:00 이전에 모든 조치를 종결한다.

㉤ 임상과 별 병상 배분제에 따른 입원예정자의 우선순위를 진료과에서 결정하는 경우는 그 명단을 입원 전일 12:00까지 원무과로 통보한다.

㉥ 수술 예약환자의 모든 검사는 외래에서 시행하고 입원 당일에 수술한다.

② 진료지원 부서

㉠ 간호부는 혈액반환, 퇴원 당일 검사, 방사선, 퇴원까지 투여 될 약품, 퇴원약등 진료비 산정과 관련된 제반 사항을 착오 없이 정리하여 퇴원 전일 15:00까지 퇴원결정서와 함께 원무과로 송부하거나 입력 완료한다.

㉡ 퇴원 결정 후 추가 발생된 처방전은'퇴원결정 후 처방' 을 명기하여 당일 09:00까지 원무과에 신속하게 송부하거나 OCS 환경에서는 원무과에 추가 퇴원진료비 계산을 의뢰하고 추가로 입력한다.

㉢ 약제과에서는 퇴원약을 조제하여 퇴원당일 10:00까지 병동으로 배송한다. 환자가 퇴원하는 즉시 청소 및 소독 등을 완료한다.

③ 원무부서

㉠ 퇴원결정서가 도착되는 대로 진료비를 계산하여 퇴원 당일 10:00까지 진료비를 수납할 수 있도록 계산서를 발부한다.

㉡ 통보된 입원예정자가 익일 오전 중에 입원할 수 있도록 신속히 개별 통보한다.

㉢ 입원예정자가 결정되면 입원일 오전 중에 의무기록이 신속히 대출되도록 의무기록과에 명단을 통보한다.

(3) 퇴원예고제 절차

퇴원예고제의 절차는 아래와 같다.

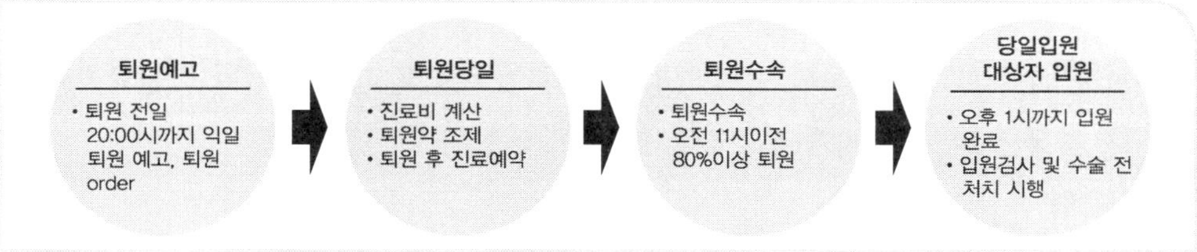

그림 5-3 퇴원예고제 절차

(4) 퇴원예고제의 필요성

① 병원관리의 효율화를 통한 환자 Service 개선

병원에 대한 좋은 이미지 형성 퇴원시간과 입원 시간이 잘 지켜지면 환자들의 기다리는 시간이 단축되므로 그로 인한 병원의 이미지 및 서비스를 향상할 수 있다.

② 전일 퇴원예고제로 입 · 퇴원 환자의 불편, 불만 요인 해소

입원을 하려는 환자의 대부분은 입원을 예약하고 내원했음에도 불구하고 입원수속을 하기 위하여 아침부터 입원수속 창구 앞에서 장시간 기다리게 되고 오후 늦게야 입원을 하게 되기 때문에 이들 환자에 대한 검사, 처방 등은 오후 회진 후에야 발급되고 그 영향으로 이들 환자에 대한 수술이나 투약 등의 진료가 적어도 하루 이상 지연되는 결과를 초래하고, 타 환자의 진료에도 지장을 주는 불편함이 있다.

③ 병상 회전율 증가 및 의료수익의 증대 – 재원일수 감소

입원수속이 늦은 관계로 입원당일에는 검사 및 진료를 할 수 없기 때문에 입원환자의 평균재원일수가 하루씩 더 늘어나는 요인으로 작용한다.

④ 의료 인력의 효율적인 관리개선으로 능률적인 전문성 제고

입원환자가 오후부터 입원함으로 인하여 진료를 담당하는 전공 의사들이 일과 시간에 진료하지 못하고 주로 일과 후부터 진료를 시작하기 때문에 야간 처방전을 쓰게 됨으로 인한 수면부족현상을 초래하여 다음 날 진료에 영향을 준다. 또한 책임자급 간호사들이 근무하는 일과 중에 시행되어야 할 입원환자와 관련된 간호업무 중의 상당부분이 초번 근무자들에 의하여 수행되어야 하기 때문에 간호인력관리에 지장을 준다.

⑤ 재원(퇴원)미수금의 조기 회수

환자 보호자들에게 퇴원일을 미리 알리면 사전에 진료비를 준비할 수 있고 진료비의 누락 및 지연을 방지할 수 있어 병원경영이 보다 효율적으로 이루어 질 수 있다.

⑥ 사전심사 실시로 진료비 민원 예방 및 진료비 삭감율 감소와 정확한 진료비를 책정할 수 있어 환자에게 신뢰감을 조성할 수 있다.

(5) 퇴원 예고제 부서별 장점

표 5-2 퇴원 예고제 부서별 장점

구분	장점
원무과	– 심층 심사과정을 거쳐 누락분 감소 및 의업수입 증대에 기여 – 각종 평가와 관련한 의무기록의 확인과정을 거쳐 정책가산 상승에 기여 – 환자의 퇴원시간 단축으로 민원감소
병동	– 의무기록 작성 누락감소(입 · 퇴원기록지, DRG기록지, 욕창사정 기록지 등) – 퇴원 시 입력오류 감소 – 환자의 퇴원시간 단축으로 민원감소
진료부	– 정확하고 충실한 의무기록지 작성은 각종 평가 점수(정책가산)에 반영 – 진단의 정확도와 중증도의 반영은 의업수입 상승에 크게 기여
환자 및 보호자	– 원하는 시간에 퇴원(타병원 예약, 교통편 등) – 퇴원비 준비(대략적인 금액 확인 가능) – 가퇴원의 감소로 재방문해야하는 불편 감소
병원	– 퇴원 예고제를 시행하고 퇴원절차를 간소화함으로써 입원진료를 받는 환자들에게 편의를 제공하고, 진료계획에 의한 진료를 할 수 있도록 했으며, 병상운영에 효율화를 기함은 물론 평균 재원일수를 단축하고 인력을 절감할 수 있음.

(6) 기대효과

퇴원예고제를 도입함으로써 병원이 얻을 수 있는 기대효과는 다음과 같다.

첫째, 입원 대기 환자의 일정을 조정할 수 있어 환자의 불안감이나 막연함을 줄이고 퇴원 환자는 재원일수 감축에 따라 본인 부담 진료비가 감소될 뿐 아니라 사전에 퇴원에 필요한 준비가 가능하게 되어 환자 서비스를 증대시킬 수 있다.

둘째, 퇴원 수속 및 입원 수속 시간과 업무수행 단계 별 소요 시간을 단축시켜 업무 효율성이 증대된다.

셋째, 입원대기 일수가 감소되어 실 입원환자수가 증가되는 효과를 거둘 수 있다.

넷째, 환자 1인당 1일 평균 진료수입이 증가한다.

다섯째, 입원 진료와 관련이 있는 분야의 인적자원을 효율적으로 관리할 수 있다.

결론적으로, 퇴원예고제는 병원의 경영 효율성을 증대시키기 위해서 도입하는 것이라는 사실을 병원의 모든 구성원의 이해하고 적극적으로 참여할 때 성공적으로 정착될 수 있다.

(7) 퇴원예고제 운영실태(S병원 경영진단 사례)

퇴원예고제는 퇴원일 1일 전에 환자, 간호사 등 관련부서에 알림으로써 퇴원절차의 간소화와 진료계획에 의한 진료로 병상운영의 효율화와 평균재원일수 단 축 및 인력절감 효과 등이 있는 제도라고 할 수 있다.

입원환자의 편의도모 및 대기시간 단축으로 고객만족도를 향상시킬 수 있는 제도이나, 대학병원 및 일부 종합병원을 제외하고 많은 병원들은 아직도 시행하지 않고 있다.

많은 병원이 도입하여 대기시간의 단축과 병상관리의 효율성을 도모하고 있으며, 최근에는 중소병원까지 확대 시행되고 있다.

[문제점]

- 퇴원예고제 미실시로 입 퇴원환자의 대기시간 단축 및 고객만족도가 향상되지 않고 있음.
- 퇴원예고제의 필요성은 알고 있으나 시행의지와 관련부서 간의 이해부족 등으로 미시행.
- OCS(처방전달시스템)에 의한 퇴원예고제의 기능과 절차 등 체계적 관리(시간대별) 미흡한 상태임.

[개선안 및 정착방안]

- 퇴원환자들의 대기시간 단축, 진료계획에 의한 차질 없는 진행, 평균재원일수 단축으로 수익 증대와 인력의 효율적 관리를 위해서는 퇴원 예고제를 도입할 필요 있음.
- 퇴원예고제의 필요성을 인식하여 관련부서 간의 협의(진료부/간호부/행정부)를 거쳐 진료과별 단계적으로 도입 시행으로 평균재원일수단축과 이용고객의 만족도를 향상시켜야 함.
- 퇴원예고제는 병상운영의 효율성 제고를 위하여 시행해야 하며 평균재원일수 단축, 1일1인 평균진료비 증가, 입원프로세스 단축, 인력관리의 효율성 제고 등에 기여함.

※ 퇴원예고제의 필요성과 중요성을 인식하여 관련부서 간의 협의(진료부/간호과/행정부서)를 거쳐 진료과별 단계적으로 도입하여 평균재원일수단축과 이용고객의 만족도 향상이 요구됨.

3) 입원전 검사실 운영

(1) 입원전 검사실

입원전 검사실은 입원진료를 위해 입원수속이 완료된 환자가 병동으로 입원하기 전에 입원 후 시행할 일반적인 검사(일반혈액검사, 소변검사(Urine), 심전도검사(EKG), 일반 X-선 촬영 등)를 미리 시행하여, 그 결과를 검사 후 2시간 만에 해당 병동에 통보하며, 또한 신체계측, 활력징후를 측정(V/S: 혈압, 맥박, 호흡)하고 병원의 각종 편의시설, 입원생활에 대한 정보제공을 하는 곳으로 교육실, 일반혈액 및 소변검사실, 심전도실, X-ray실을 동일 공간 내에 설치하는 곳을 말하며 대형병원이나 일부 전문병원 등이 운영을 하여 내원고객으로부터 좋은 반응을 얻고 있다.

(2) 운영실태 및 확대방안

입원전검사실 운영은 현재 대학병원 및 일부 종합병원은 운영하여 재원일수 단축과 병동인력절감효과에 기여하고 있으며, 중소병원도 입원환자가 많은 경우는 확대시행하여 입원환자의 만족도 향상이 요구된다.

(3) 기대효과

입원전 검사실은 병동에서 입원을 위한 준비가 끝날 때까지 기다리는 시간에 입원수속을 먼저하고, 입원전 검사실에 들려, 입원 후에 행할 이와 같은 검사 및 안내를 미리 받음으로서 시간을 절약하여 재원시간을 단축함은 물론 입원환자의 진료에도 효과가 있다.

입원검사실의 운영과 기대효과
입원전검사실을 운영한 결과, 환자입장에서는 기다리지 않고, 검사를 한 곳에서 실행하고, 입원생황에 대한 정보를 사전에 알고 시행착오를 줄이므로 만족해하며, 병원입장에서는 재원일수를 단축하고, 당일 수술을 활성화 할 수 있으며 계획적인 진료가 가능하다. 그리고 질병의 악화를 조기에 치료함으로써 회복이 빨라질 수 있고 병동 간호인력의 검사에 소요되는 비효율을 줄일 수 있는 장점이 있지만, 입원 후에 중복검사의 우려가 있을 수 있다.

3. 목표관리제 및 균형성과지표(BSC)

(1) 목표관리제

목표관리(MBO, Management by Objectives)는 1954년 Peter F. Drucker에 의하여 이론적 기초가 처음 제시되었고, 관리를 의도적인 것으로 보고 목표의 달성 즉 성취결과를 강조하면서 모든 경영활동 분야에서 반드시 목표가 설정되어야 한다는 주장을 하였으며, MBO를 조직전체의 목표달성을 위해 각 직무를 지휘하는 과정이라고 정의하고 있다. 따라서 전략적인 측면을 강조하며 구체적이고 도전감을 유발하며 직무담당자에 의해 수락되고 피드백이 있는 목표를 설정하고 이를 주축으로 관리를 해나가는 현대적 관리기법을 MBO제도라고 한다. 학자에 따라 목표관리제를 성과관리, 동기부여, 경쟁을 통한 생산성 향상, 전략적 계획과 직원만족, 시스템 관리 등 여러 가지 초점을 바탕으로 다양하게 정의하고 있지만 일반적으로 MBO는 계획과 통제의 과정이면서 직원들의 자발적인 조직몰입을 유도하는 참여과정이라고 할 수 있다.

(2) 목표관리제 과정

조직의 상급 관리자와 하급 관리자가 공동으로 협의하여 공통된 목표를 설정하고 기대되는 결과에 따라서 각 개인의 책임 영역을 확정하며 이를 기준으로 각 개인 및 부서의 목표 달성에 대한 기여도를 측정 · 평가하는 과정이다. 따라서 MBO에서 가장 중요한 사항은 목표 설정과 참여, 피드백(feedback)이다. 즉 MBO는 동기부여 방법 중의 하나로 사업계획을 보다 현실적으로 수립하기 위해 목표에 의한 관리한 기법으로서 목표관리 과정에서는 ①공동 목표의 설정 ②목표를 통한 개인과 병원조직체의 통합 ③목표관리 기간 동안 진행 상황에 대한 피드백을 통한 수정 및 보완 ④설정된 목표와 실제 성과를 중심으로 한 평가와 보상이 이루어져야 한다.

(3) 병원 목표관리 실행방안

① 목표관리(MBO)는 성과관리 방법 가운데 하나로 각 단위 조직을 포함하여 최고위직부터 최하위직까지 단계적으로 성과목표를 설정하여 조직의 비전과 경영 목표를 달성하기 위해 시행하는 것이다.

② 목표관리는 능력주의 및 성과주의 기업문화를 병원경영에 적용하기 위해 병원계에

도입됐는데 목표설정이 용이한 부분부터 도입하는 것이 바람직하다

③ 목표관리는 보상제도와 연계해야 하는 만큼 평가에서 공정성과 투명성이 보장돼야 실효를 거둘 수 있다. 즉 공정하고 투명한 평가를 바탕으로 보상시스템과 연계해야 생산성 향상이라는 궁극적인 목표를 달성할 수 있다.

④ 목표관리는 기본적으로 결과 중시의 경영 방식이나 병원의 특수성을 감안해 의료 환경과 병원 경영여건의 변화를 고려해야 실효를 거 둘 수 있다는게 전문가들의 견해이다.

⑤ 목표관리를 시행하는 데는 전사적 차원의 병원 경영 목표 달성을 위한 평가지표 개발이 병행돼야 한다.

⑤ 업적평가지표는 부분목표와 전체목표 달성 사이에 인과관계가 성립할 수 있도록 해야하며 목표의 우선순위를 반영해야 한다.

⑥ 목표관리에서 성과에 대한 평가 수단으로 적용하는 균형성과표(BSC, Balanced Score Card)는 재무적 비재무적 성과지표를 통한 균형적인 성과관리 도구로서 기업이나 병원의 가치평가에 영향을 주는 비재무적 요소도 포함한다.

최근 국내 병원에서 단위기관별 책임경영제 운영이 도입 추세에 있는 가운데 목표관리는 객관적이고 체계적인 단위별 평가를 위해서도 필요한 주요 병원경영기법에 해당한다는 게 병원경영 전문가들의 견해이다.

(4) 목표관리제의 중요성 및 기능

목표 관리제에서 가장 중요한 것은 조직 구성원의 자율성이며, 기업의 목표를 개인이 자율적으로 통제할 수 있어야 한다. MBO의 근본 취지는 사람이 권력으로 사람을 통제하는 것이 아니라 목표가 '자발적으로' 사람을 움직이도록 해야 한다는 것이다. 목표는 동기의 기초이며 특정한 방향으로 행동을 이끌며, 목표는 개인이 일에 얼마나 많은 노력을 기울여야 하는지를 결정하기 위한 지침을 제공한다.

(5) 병원의 목표관리제 수립 및 결과 성과급 반영

병원의 수립된 비전이 병원의 경영목표(사업목표 및 중장기 발전계획) 또는 목표관리제(MBO)에 반영하고 세부실행목표를 세워 달성할 수 있도록 한다. 또한 실적 결과는 부서평가 및 성과급지급에 반영한다.

표 5-3 A 병원 2022년도 목표관리(사례)

부서명 : (팀/실/과) 부서장 : (인)

목표	세부추진항목	가중치(%)	추진실적(달성도)	평가	
				부서장	병원
(1) 고객중심업무프로세스개선		30			
(2) 건실한 운영위한 수익증대		30			
(3) QI활동 및 업무다기능화		20			
(4) 물자 및 비용절감		10			
(5) 건강진단사업 활성화		10			
배점		100			
추진 방법	• 가능한 한 계량화(수치화)하여 수립 • 실현 가능한 중점목표 5개 이내 • 매월추진실적 분석 및 개선				

㈜ 세부추진실적은 실적 제출시 첨부

(6) 균형성과지표(BSC)

① BSC

BSC는 재무적 지표만으로는 경영성과를 제대로 측정할 수 없으며 단기적인 성과에 치중하는 재무적 지표의 한계를 극복할 수 있다. 또한 기업이나 병원의 장래가 장기적 안목에서 전략 수립과 품질, 고객만족, 혁신, 시장 점유율 등에 의해 결정된다는 사실을 감안할 때 성과 평가에서 BSC는 객관적인 보완지표로서 충분히 활용을 할 수 있다. 또한 BSC는 기업 및 병원의 목표를 집중적 커뮤니케이션을 통해 직접 행동으로 옮기도록 하는 통합된 균형적 업적평가 시스템으로서 집중과 정렬 및 연계를 통하여 효과적인 전략 수행이 가능하도록 측정지표를 활용하는 프로세스이다.

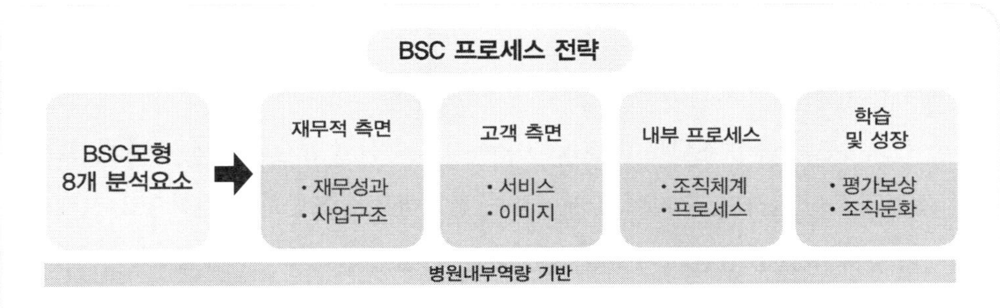
BSC 프로세스 전략
BSC모형
8개 분석요소
재무적 측면
• 재무성과
• 사업구조
고객 측면
• 서비스
• 이미지
내부 프로세스
• 조직체계
• 프로세스
학습
및 성장
• 평가보상
• 조직문화
병원내부역량 기반

그림 5-4 BSC 프로세스 전략도

② BSC 모형

조직이 발전하기 위한 재무, 고객, 프로세스, 학습의 4가지 측면 간의 균형을 강조하고, 이를 지속적으로 관리 발전시키기 위해 Robert Kaplan과 David Norton가 제안한 평가모형이다.

㉠ 재무측면 : 기업활동의 결과는 수익성이며, 그 일부는 발전의 원동력이 되는 학습과 성장에 전략적인 재투자가 필요하다.

㉡ 고객측면 : 고객은 수익과 기업존재의 원천이며, 상품/서비스에 대한 고객의 평가와 시장점유율 등이 성과기준에 포함되어야 한다.

㉢ 내부 프로세스측면 : 양질의 상품/서비스를 고객에게 제공하기 위해서는 내부 프로세스의 효율적 효과적 운영이 필요하다.

㉣ 학습 및 성장(또는 혁신)측면 : 내부 프로세스의 혁신을 위해서는 숙련되고 동기가 부여된 인적 자원과 축적된 지적 자원, 각종 정보 자원 등의 분배가 적절히 이루어져야 한다.

4. CP활동(Critical Pathway : CP)

(1) 표준진료지침

표준진료지침(Critical Pathway: CP)은 특별한 진단이나 시술에 따른 지연과 자원이용을 최소화하고, 의사와 간호사 등 의료진의 중재(intervention)에 대한 최적의 시기와 절차를 지칭한다. 따라서 의료의 질 향상을 위해 병원의 특성과 여건에 적합한 표준지침서(질환별)를 단계별로 개발 활용함이 바람직하다.

(2) 필요성 및 중요성

표준 진료지침은 특정 진단명의 진료순서와 치료의 시점 등을 사전에 정해 둔 표준화된 주 진료과정을 말하며, 환자에게 제공하는 진료내용을 표준화한 계획으로 진료경로는 시작과 종료가 있는 일련의 과정을 의미한다. 즉, 표준진료지침은 특별한 진단이나 시술에 따른 지연과 자원이용을 최소화하고, 의사와 간호사 등 의료진의 중재(intervention)에 대한 최적의 시기와 절차를 지칭한다.

(3) CP 개발 내용

① CP의 구성

입원부터 퇴원 시까지, 또는 어느 특정한 진료 부분의 진료계획을 제시, 매일 시간의 경과에 따른 진료과정을 명시(road map). 진료의 주체자 명시. 의사 외에 간호사, 약사, 물리치료사, 영양사 등 진료팀 전체의 참여와 역할 명시, 퇴원과 후송을 위한 계획을 명시하고 환자의 동의를 받아야 한다.

② CP의 개발

환자위주의 진료절차 정립, 팀진료, 협진, 동선, 절차, 예약의 간소화, 진료결과 조회의 적시성 제고 등이 있다.

(4) 기대효과

진료의 표준화를 통하여 환자진료 과정상의 변이를 감소시킴으로써 재원기간의 단축, 진료비용의 감소, 합병증의 감소, 의료분쟁의 소송에 대한 병원의 대응능력 향상 등의 다양한 기대효과를 다음과 같이 가져올 수 있다.

첫째, 환자진료에 관련된 여러 직종이 표준진료지침서를 개발하는 과정에 함께 참여함으로써 병원직원들의 동기부여와 업무만족도를 높일 수 있다.

둘째, 재원기간의 단축, 진료원가의 절감, 환자의 병원에 대한 신뢰감 조성 등을 통하여 병원의 경영성과를 개선할 수 있다.

셋째, 환자진료의 지연을 감소시키고 의료진들이 진료과정 중에서 간과할 수도 있는 핵심적인 진료내용에 초점을 맞추게 되어 환자진료의 질을 향상시킬 수 있다.

넷째, 환자나 보호자가 치료계획을 사전에 알 수 있어 의료진과 환자와의 협조적관계 형성 및 환자만족도 향상에 도움이 될 수 있다.

다섯째, 환자진료 과정을 검토하는 질 관리 도구와 직원의 교육과 훈련도구로 이용할 수 있다.

5-3 응급실 관리를 효율적으로 운영하여 활성화하라?

학습 목표

5-3 | 응급의료기관의 분류와 기능 및 역할을 이해하고 업무를 수행할 수 있다.

1. 응급실 관리

1) 응급의료의 개념

(1) 개요

현대사회의 급속한 산업의 발달과 도시화 및 환경오염 · 공해 · 안전사고 · 감염병 등으로 인한 발생 질환은 다양해지고 있다. 또한 산업재해 증가와 교통사고 및 화재를 비롯한 각종 대형사고 등의 발생과 더불어 급 · 만성 질환 및 감염성질환 등의 출현으로 인해 응급의료의 수요가 날로 높아지고 있다. 2021년 통계청에서 발표한 사망원인을 보면 암으로 인한 사망자가 제일 높고 그 다음이 심장질환, 폐렴, 뇌혈관질환 등으로 나타났다. 이들 사망원인 중 응급처치가 필요한 심장질환 및 각종사고에 대한 응급의료 수요가 증가하면서 응급의료체계에 대한 국가의 관리정책이 향상되어가고 있다. 또한 국가적 차원에서 응급의료의 중요성은 국민의 생명과 건강을 보장할 수 없거나 적절한 시기와 방법이 수반된 응급진료가 제공되지 못하게 되면 건전한 노동력의 상실과 의료비용이 상승하는 사회적 문제로 연결되기 때문에 공공성과 국민 건강권을 확보하는 기본 요건이라는 점에서 매우 중요하다.

(2) 응급환자와 및 응급의료체계

응급의료에 관한 법률은 국민들이 응급상황에서 신속하고 적절한 응급의료를 받을 수 있도록 응급의료에 관한 국민의 권리와 의무, 국가 · 지방자치단체의 책임, 응급의료제공자의 책임과 권리를 정하고 응급의료자원의 효율적 관리에 필요한 사항을 규정함으로써 응급환자의생명과 건강을 보호하고 국민의료를 적정하게 함을 목적으로 하고 있다.

① 응급환자(emergency patient/first-aid patient)란 질병, 분만, 각종 사고 및

재해로 인한 부상이나 그 밖의 위급한 상태로 인하여 즉시 필요한 응급처치를 받지 아니하면 생명을 보존할 수 없거나 심신에 중대한 위해(危害)가 발생할 가능성이 있는 환자 또는 이에 준하는 사람으로서 보건복지부령으로 정하는 사람을 말한다.

② 응급의료(emergency medical service)는 응급환자가 발생한 때부터 생명의 위험에서 회복되거나 심신상의 중대한 위해가 제거되기까지의 과정에서 응급환자를 위하여 하는 상담 · 구조(救助) · 이송 · 응급처치 및 진료 등의 조치를 말한다. 즉 응급의료란 외상이나 급환 등, 환자의 발생시에 긴급진단과 치료를 필요로 하는 모든 분야의 응급질환을 다루는 학문체계를 말한다.

③ 응급의료체계(emergency medical services system)는 적정규모의 지역에서 응급상황 발생 시 효과적이고 신속하게 의료를 제공하기 위해서 인력, 시설, 장비를 유기적으로 운용할 수 있도록 재배치하는 것을 말한다. 즉, 응급환자가 발생하였을 때, 현장에서 적절한 처치를 시행한 후, 신속하고 안전하게 환자를 치료에 적합한 병원으로 이송하고, 병원에서는 응급 의료진이 의료기술과 장비를 집중하여 치료하도록 지원하는 체계를 말한다.

④ 응급의료종사자란 관계 법령에서 정하는 바에 따라 취득한 면허 또는 자격의 범위에서 응급환자에 대한 응급의료를 제공하는 의료인과 응급구조사를 말한다.

(3) 응급환자의 중증도 분류

① 응급환자 『중증도 분류(Triage)』란 응급처치와 환자 이송의 우선순위를 결정하기 위하여 환자를 증상별로 구분하는 것을 말합니다. 즉 대량 환자 발생시는 한정된 인원으로 많은 환자에게 최선의 의료를 제공하여야 하므로 전문요원이 아니라고 할지라도 환자의 경,중을 구분하여 응급처치 및 이송의 우선순위를 부여하는 것을 의미합니다. 응급환자의 중증도분류에는 ㉠긴급환자(Urgent) ㉡응급환자(Emergent) ㉢비응급환자(non-Urgent) ㉣지연환자로 구분하고 있다.

② 의사, 간호사 또는 1급 응급구조사가 응급환자 등의 중증도를 분류하거나 감염병 의심환자 등을 선별할 때에는 환자의 주요증상, 활력징후(호흡, 맥박, 혈압, 체온), 의식 수준, 손상 기전, 통증 정도 등을 고려해야 하며 그 세부적인 기준 · 방법 및 절차 등은 보건복지부장관이 고시하는 한국 응급환자 중증도 분류기준에 따르고 있다.

2) 응급의료기관 및 응급의료시설

(1) 응급의료기관

응급의료기관은 「의료법」 제3조 및 응급의료에 관한법률(제3조)에 따른 의료기관 중에서 지정된 ①중앙응급의료센터 ②권역응급의료센터 ③전문응급의료센터 ④지역응급의료센터 및 ⑤지역응급의료기관 등 5가지 유형이 있다.

전국에 의료기관은 약 6만개 기관이 있으나 응급의료기관으로 지정된 기관은 2022년 1월 기준 약 405개 기관이 지정되어 있으며, 응급의료포털 E-Gen(http:/www.e-gen.or.kr)사이트를 검색하면 자세한 정보를 알 수 있다.

① 중앙응급의료센터는 보건복지부장관이 지정을 하며, 응급의료체계 관리를 총괄하고 전국에 1개 기관이 지정되어 있으며, 서울소재 국립중앙의료원이 그 역할과 기능을 수행하고 있다.

② 권역응급의료센터는 보건복지부장관이 권역별로 지정하고 있으며, 권역 내 최종 응급진료기관으로 중증응급환자 진료를 담당하고 있으며 전국에 약 37개 의료기관이 지정되어 있다.

③ 전문응급의료센터는 보건복지부장관이 전문 응급진료기능을 가진 의료기관을 지정하고 있습니다. 보건복지부장관은 소아환자, 화상환자 및 독극물중독환자 등에 대한 응급의료를 위하여 중앙응급의료센터, 권역응급의료센터, 지역응급의료센터 중에서 분야별로 전문응급의료센터를 지정할 수 있다.

④ 지역응급의료센터는 시 · 도지사가 시설과 기능을 가진 의료기관을 평가하여 지정하고 있으며, 전국에 약 129개 의료기관이 지정되어 있다.

⑤ 지역응급의료기관은 시 · 군 · 구청장이 시설과 기능을 가진 의료기관을 평가하여 지정을 하고 있으며, 전국에 제일 많은 약 239개 의료기관이 지정되어 있다. 지역응급의료기관은 경증응급환자 및 야간과 휴일의 일반환자 진료기능과 역할을 담당하고 있다.

표 5-4 응급의료기관 분류 및 역할

종별	수	지정권자	주요역할
중앙응급의료센터	1	보건복지부장관	응급의료체계 관리 총괄

권역응급의료센터	37	보건복지부장관 (시 · 도지사와 협의)	권역내 최종응급진료기관, 중증응급환자진료
전문응급의료센터	–	보건복지부장관 (시 · 도지사와 협의)	전문응급진료기관
지역급의료센터	129	시도지사	응급환자진료
지역응급의료기관	239	시장 · 군수 · 구청장	경증응급환자 및 야간휴일의 일반환자진료

㈜ 응급의료지정기관은 매년 변경될 수 있음.

※ 응급의료센터 지정대상은 종합병원 이상이어야 하며, 지역응급의료기관은 병원급 이상인 의료기관은 지정이 가능하다. 응급의료기관으로 지정이 되면 의료수가 항목 중 "응급의료관리료"를 산정할 수 있으나 응급의료기관으로 지정되지 않으면 응급실을 설치하고 진료는 가능하나 "응급의료관리료"를 산정할 수가 없다.

※ 보건복지부장관은 매년 응급의료기관을 대상으로 적정인력과 시설 · 장비와 운영상태 등을 평가하여 우수 의료기관에 대해서는 응급의료 인프라 개선비용 및 운영비를 지원하고 있다.

(2) 응급의료시설(응급의료기관 외의 의료기관)

응급의료기관으로 지정받지 아니한 의료기관이 응급의료시설(일명 응급실)을 설치 · 운영하고자 하는 경우에는 보건복지부령으로 정하는 시설 · 인력 · 장비 등의 기준을 갖추어 응급의료시설 설치신고서를 관할 시장 · 군수 · 구청장에게 제출하여 "응급의료시설설치신고필증"을 교부받아서 운영하면 된다. 다만, 종합병원의 경우에는 신고를 생략할 수 있다. 응급의료시설은 2022년 1월 기준 전국에 약 113개 기관이 있다.

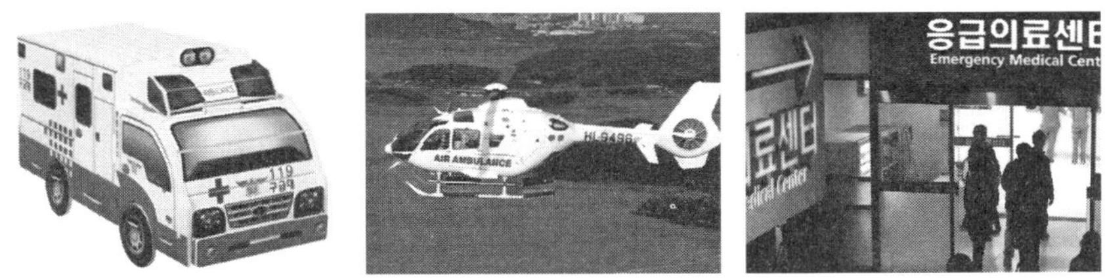

그림 5-5 응급의료 환자 수송

① 응급의료기관은 「응급의료에 관한 법률 시행규칙」 별표 5의2, 별표 6, 별표 7, 별표 8에 따른 보안인력 배치시, 별지 제20호 서식에 의한 보안인력 현황신고서를 건강보험심사평가원에 최초 수가 청구전까지 제출하여야 하고, 최초 신고 이후 변경

이 있는 경우 지체없이 변경 내용을 신고해야 하며, 응급실 안내 · 상담인력을 지정 · 운영시, 이와 관련된 근무표 등을 작성 · 비치토록 하여야 한다.(보건복지부 고시 제2020-330호)

② 보안인력 신고는 보건의료자원신고포털에 현황신고 하며, 이를 증빙할 수 있는 자료 등을 첨부하여 제출하며, 신고방법은 보건의료자원신고포털(www.hurb.or.kr)〉현황신고 변경〉인력현황〉의료기사 등의 순서대로 하면 된다. 또한 응급실 보안인력 근무형태는 응급의료에 관한 법률 시행규칙 별표에 따라 보안인력 1명 이상이 24시간 근무하여야 한다.

③ 안내 · 상담인력 신고

- 응급실 안내 · 상담 인력의 역할은 응급실 내원환자 및 보호자에게 응급실 이용 및 진료정보를 충분히 제공하고, 응급실 이용의 일반적인 사항 중심으로 안내하며 진료내역에 대한 상세 문의는 담당 의료진에게 안내하도록 한다.
- 응급실 안내 · 상담인력 지정 운영 기준은 응급실 안내 · 상담은 24시간 배치를 기준으로 지정 운영하도록 하며, 응급실 타 업무와 겸임 가능하고 직종 제한은 없으나 응급의료정보관리자, 보안인력은 겸임 불가하다.
- 응급실 안내 · 상담 인력 신고방법은 신고는 필요하지 않으나 안내 · 상담 업무 담당 인력 지정 · 운영 현황을 파악할 수 있도록 근무표 등을 작성 · 비치하여야 한다.

2. 응급의료수가 및 평가

1) 응급의료수가

(1) 응급실 진찰료 산정방법

① 응급실의 진료의사가 환자상태를 종합적으로 파악하고 다른 진료과목 · 전문분야 전문의에게 진료를 요청하여 해당 전문의가 응급환자를 직접 진료한 경우에는 진료과목(전문분야)별로 진찰료를 각각 산정함(진료 전문의 기재). 다만, 응급실 내원 후 진료상 계속적인 치료를 위해 같은 날 외래에서 다시 진료를 받은 경우에 진찰료는 1회만 산정한다.(고시 제2013-36호)

② 응급의학과전문의가 진찰하는 경우도 응급실 전담전문의 또는 당직전문의가 직접 진료하는 경우 산정할 수 있다.

③ 응급실 내원 후 6시간이 초과하여 전문의가 진찰한 경우도 응급진료 전문의 진찰료를 산정할 수 있다.

④ 응급실 내원환자의 대다수는 야간 · 휴일 방문하며, 응급진료 전문의 진찰료에 야간 · 공유 가산이 포함됨으로 응급진료 전문의 진찰료에는 야간 · 공휴 가산을 적용하지 않는다.

(2) 응급진료 전문의 진찰료

중증응급환자 또는 중증응급의심환자를 중앙응급의료센터, 권역응급의료센터, 권역외상센터, 소아전문응급의료센터, 지역응급의료센터 응급실에서 전문의가 직접 진료한 경우에 산정한다.

(3) 응급의료관리료(Management of Emergency Care)

응급의료관리료는「응급의료에 관한 법률 제2조에」에 의한 응급의료기관에서 응급의료관리료 산정대상은 응급증상 및 응급증상에 준하는 증상환자에게 산정할 수 있다(아래 별표1).

① 응급의료관리료는 응급실 내원 초일에 한하여 응급의료관리료를 산정하되 응급증상 및 응급증상에 준하는 증상이 아닌 경우에는 환자본인이 응급의료관리료 전액을 부담토록 되어 있다(예를 들어 감기나 몸살, 일반적인 두통, 염좌, 류미티스관절염, 관절통 등으로 응급실 내원시는 보험급여가 되지 않으며, 이 경우 응급의료관리료를 전액 환자가 부담하여야 하기 때문에 응급실내에서 환자와 병원간 민원 발생이 종종 있다). 응급증상 및 이에 준하는 증상은 환자의 생명과 관계가 있고 당장 진료 및 치료를 받아할 질환을 의미한다)

② 응급의료관리료는 진찰료와 함께 산정 할 수 있으며, 종별 및 야간가산율은 적용되지 않는다.

③ 응급의료관리료는 응급의료센터와 지역응급의료기관가의 의료수가는 차등이 심하다.(2022년 B등급 기준 중앙 및 권역응급의료센터는 67,360원, 지역응급의료센터는 58,990원, 지역응급의료기관은 23,810원임).

④ 응급의료관리료는 응급의료수가기준 - 산정기준 "가"항에 의거 응급의료관리료 산정대상 응급증상 환자에게 응급처치 및 응급의료를 행한 경우 초일에 한하여 산정하며 "초일에 한하여"의 의미는 환자가 내원하여 2일 이상 응급실에 체류하더라도 내원 당일에 한해 1회의 응급의료관리료를 산정할 수 있다는 것임.(고시 제2015-241호)

[별표 1]

1. 응급증상
   가. 신경학적 응급증상 : 급성의식장애, 급성신경학적 이상, 구토 · 의식장애 등의 증상이 있는 두부 손상
   나. 심혈관계 응급증상 : 심폐소생술이 필요한 증상, 급성호흡곤란, 심장질환으로 인한 급성 흉통, 심계항진, 박동이상 및 쇼크
   다. 중독 및 대사장애 : 심한 탈수, 약물 · 알콜 또는 기타 물질의 과다복용이나 중독, 급성대사장애(간부전 · 신부전 · 당뇨병 등)
   라. 외과적 응급증상 : 개복술을 요하는 급성복증(급성복막염 · 장폐색증 · 급성췌장염 등 중한 경우에 한함), 광범위한 화상(외부신체 표면적의 18% 이상), 관통상, 개방성 · 다발성 골절 또는 대퇴부 척추의 골절, 사지를 절단할 우려가 있는 혈관 손상, 전신마취하에 응급수술을 요하는 중상, 다발성 외상
   마. 출혈 : 계속되는 각혈, 지혈이 안되는 출혈, 급성 위장관 출혈
   바. 안과적 응급증상 : 화학물질에 의한 눈의 손상, 급성 시력 손실
   사. 알러지 : 얼굴 부종을 동반한 알러지 반응
   아. 소아과적 응급증상 : 소아경련성 장애
   자. 정신과적 응급증상 : 자신 또는 다른 사람을 해할 우려가 있는 정신장애

2. 응급증상에 준하는 증상
   가. 신경학적 응급증상 : 의식장애, 현훈
   나. 심혈관계 응급증상 : 호흡곤란, 과호흡
   다. 외과적 응급증상 : 화상, 급성복증을 포함한 배의 전반적인 이상증상, 골절 · 외상 또는 탈골, 그 밖에 응급수술을 요하는 증상, 배뇨장애
   라. 출혈 : 혈관손상
   마. 소아과적 응급증상 : 소아 경련, 38℃ 이상인 소아 고열(공휴일 · 야간 등 의료서비스가 제공되기 어려운 때에 8세 이하의 소아에게 나타나는 증상을 말한다)
   바. 산부인과적 응급증상 : 분만 또는 성폭력으로 인하여 산부인과적 검사 또는 처치가 필요한 증상
   사. 이물에 의한 응급증상 : 귀 · 눈 · 코 · 항문 등에 이물이 들어가 제거술이 필요한 환자

(4) 응급처치료 가산 및 이송처치료

① 응급처치료

응급처치료는 "응급의료에 관한 법률"에 의한 응급의료관리료 산정대상 응급환자에게 응급의료수가기준액표 (나) "응급처치료"의 해당항목을 실시한 경우에는 주 · 야간 관계없이 소정점수의 50%를 가산하며, 의료기관종별 가산율을 적용한다.

② 이송처치료

구급차 등을 운용하는 자가 구급차등을 이용하여 응급환자 등을 이송하였을 때에는

보건복지부령으로 정하는 이송처치료를 그 응급환자로부터 받을 수 있을수 있으며, 구급차를 운용하는 의료기관 또는 응급환자이송업 허가를 받은 자가 구급차를 이용하여 환자를 이송한 경우에 고시한 수가를 적용한다. 산정기준은 일반구급차와 특수구급차로 구분하여 산정한다(일반구급차의 경우 응급구조사, 의사 또는 간호사가 동승한 때에는 기본요금의 50%를 가산함).

2) 응급실 대지급금 제도

(1) 대지급금 제도

응급환자가 의료(이송)기관에서 응급의료(이송)를 제공받고 일시적인 경제적 어려움으로 의료비용을 지불하지 못한 경우 응급의료 비용을 국가가 의료(이송)기관에 대신 지급해주고 나중에 환자본인을 포함한 상환의무자로부터 돌려받는 제도이다. 대지급의 청구 및 심사 절차는 보건복지부령으로 정하는 바에 따라 건강보험심사평가원장에게 미수금의 대지급 청구를 하여야 하며, 건강보험심사평가원장은 미수금 대지급 청구에 대하여 심사한 후 대지급금을 지급하여야 한다.

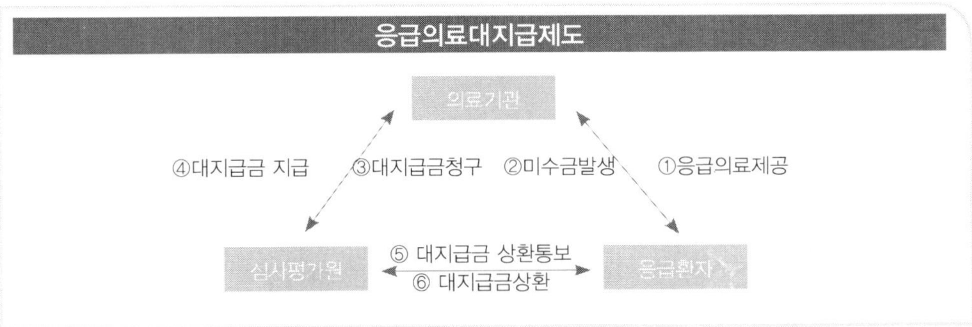

그림 5-6 응급의료비 대지급 절차

3) 응급의료기관의 예비병상수 및 평가

(1) 예비병상수

응급의료기관이 법 제33조의 규정에 따라 확보하여야 하는 예비병상의 수는 「의료법」 제33조제4항에 따라 허가받은 병상 수의 100분의 1 이상(병 · 의원의 경우에는 1병상 이상)으로 한다.

(2) 응급의료기관 평가

① 보건복지부장관이 법 제17조제1항의 규정에 따라 실시하는 응급의료기관등에 대한 평가는 서면평가와 현지평가로 구분하여 실시한다고 명시되어 있다. 따라서 응급의료기관 종별 기능의 적정을 기하고 응급의료 질적 수준을 향상시키기 위해 응급의료기관을 대상으로 매년 평가(적정 인력 · 시설 · 장비 등 인프라 구비 · 가동 현황)를 실시하고 있으며, 그 결과에 따라 응급의료 인프라 개선 비용 및 운영비를 지원하고 있다. 평가결과에 따른 응급의료관리료 및 응급환자진료구역관찰료 산정 방법 및 평가지표는 다음과 같다.

표 5-5 평가결과에 따른 응급의료관리료 및 응급환자진료구역관찰료 산정방법

평가결과 종합등급	응급의료관리료	(중증)응급환자 진료구역 관찰료 응급전용 중환자실 관리료	비고
A등급	+10%	+20%	
B등급	소정수가	소정수가	
C등급	−10%	−20%	

3. 응급실의 환자실적 분석

① 응급환자의 통계에서 가장 중시하는 것은 1일 평균 내원 환자수와 입원율로서 특히 입원률은 병원의 신뢰도와도 관계가 있으며, 대학병원이나 대규모병원 등은 이 비율이 약 15~20%를 보이나, 중소병원의 경우는 약 12~15% 이하로 낮은 경우가 많아서 실적을 분석하여 입원률 향상에 대한 대책이 요망된다.

② 응급환자의 통계에서 다음으로 중시하는 것은 전원환자수와 비율로서. 중소병원의 경우는 자체적으로 치료 불가능한 환자가 있어서 후송하는 경우가 많다. 후송환자 비율이 높은 경우는 응급실 기능과 역할이 미흡하므로 응급실 의료체계(Call 시스템/ 진료과와 상호지원체계)의 보완이 요망된다.

③ 응급환자 진료실적 분석의 아래의 양식을 사용하여 반기별 또는 1년 단위로 비교 분석하여 활성화 방안이 요구된다.

표 5-6 응급환자 진료실적 (단위 : 명, %, 천원)

구분		년도별(최근 2년간 비교분석)		
		2022년	2023년	가감
총환자수	주간			
	야간 및 공휴일			
	계			
일평균 환자수				
입원환자수(입원율)				
후송/전원환자(후송율)				
수익(일평균진료비)				

5-4 재원일수 및 미수금관리의 중요성을 인식하고 효율적으로 관리하라?

학습 목표

5-4 | 병원의 재원일수 및 미수금관리의 중요성을 인식하고 업무를 수행할 수 있다.

1. 재원일수관리

(1) 재원일수

재원일수란 한 환자가 입원하여 퇴원하기까지의 전체입원기간을 말한다. 재원일수의 단축은 병상이 부족한 병원일 경우 수익증대의 효과가 있으나 병상이 비어 있을 경우에는 오히려 수익이 감소한다. 또한 한 환자당 재원일수가 길어지면 1인당 평균진료비가 낮아지고 1인당 총진료비는 높아진다. 따라서 병원의 병상 회전율이 높은 병원은 1일당 평균진료비가 높아야 더 많은 진료수익을 창출할 수 있다.

의료수익(입원수익+외래수익) 중에서도 전체수익의 60~70%를 차지하는 입원진료수익의 증가여부에 따라 병원의 경영수지가 크게 좌우됨은 분명하다. 일평균진료수익은 의료수가와 진료량 및 재원기간에 의하여 영향을 받는다. 이 중 의료수가와 진료량은 정부의 엄격한 규제하에 있어 병원의 자의적 결정이 배제되므로 현실적으로 적용 가능한 방안은 재원기간을 단축하는 것이다. 입원환자의 재원기간을 단축하여 병상회전율을 높임으로써 일평균진료수익 증가가 가능하고, 또한 재원일수의 단축은 입원환자의 진료비 부담을 경감시켜주며 자원이용의 효율성을 제고하여 국민 의료비의 절감에도 기여하게 된다.

(2) 장기 재원의 원인

① 병원측 요인

각종 특수검사지연, 입원 후 검사 및 수술예약(수술지연), 타과 협의진단, 환자편의제공, 진료 및 진료비 문제, 의료분쟁 등이 있다.

② 환자측 요인

보상심리(산재, 자보, 상해보험), 개인보험가입(실손 등), 만성질환(노인성 질환), 보험회사와 합의 문제, 환자 간호상, 경제적사정, 진료상의 문제 등이 있다.

(3) 병상수입과 재원기간의 관계

입원환자의 진료비는 질병의 특성, 재원기간, 병원의 특성, 환자의 개인적 특성 등 여러 가지 요인에 의하여 영향을 받으나 이중에서 동일질병의 경우 특히 재원기간에 의해 큰 영향을 받고, 재원기간은 환자의 건강상태, 특성, 접근도, 병원의 특성, 진료형태, 서비스 정도 등에 영향을 받으며, 진료비는 재원일에 따라서 다른 양상을 나타낸다. 일반적으로 재원일별 진료비는 재원초기에 많고 재원일이 길어질수록 1일 진료비는 일정하다고 보고되었다. 환자가 병동에 입원을 했을 시 입원초기에는 진료비 발생액이 크나 재원기간이 경과함에 따라 재원일당 진료비가 점차 낮아지는 것이 일반적인 현상이다. 대부분의 질환은 입원초기에 집중적인 의료서비스를 필요로 하며 재원기간이 경과하여 증상이 호전됨에 따라 의료서비스에 대한 요구량이 감소하기 때문이다.

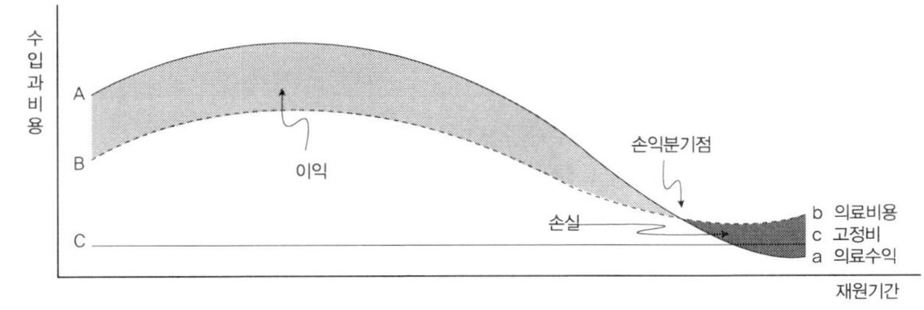

그림 5-7 재원일별 의료수익과 의료비용 모형

그림 5-7에서 Aa곡선은 입원환자의 진료수익으로 재원기간이 경과함에 따라 점차 감소하게 된다. Bb 곡선은 의료비용을 의미하며 진료수익 곡선과 마찬가지로 입원초기에는 높다가 재원기간이 경과함에 따라 감소하나 진료수입에 비해서는 상대적으로 감소폭이 적다. 이는 의료비용의 상당부분이 고정비(Cc 곡선)로 구성되어 있어 의료수익의 감소에 따라 비례적으로 감소하는 변동비가 크지 않기 때문이다. 입원초기에 대부분의 의료서비스가 집중적으로 이루어짐에 따라 진료수익곡선이 의료비용곡선의 상위에 형성

되지만 재원기간이 길어지면 반대로 진료수익곡선이 의료비용곡선보다 낮은 위치에 형성된다. 이때 진료수익곡선과 의료비용곡선이 교차하는 점에서 손익분기점이 형성되며 재원기간이 손익분기점보다 짧을 경우에는 이익이 발생하나 재원기간이 손익분기점보다 길어지게 되면 손실이 발생하게 된다.

(3) 재원기간 단축과 병상수입 증대효과

앞에서 언급한 바와 같이 입원환자의 진료비는 입원초기에 많이 발생하고 재원기간이 경과함에 따라 감소하므로 재원일수를 단축함으로써 병상회전율을 높여 의료수입을 증대시킬 수 있다. 아래 그림에서 보는 바와 같이 입원환자의 재원일수가 15일이라면 1개의 병상을 월 2회전 시킬 수 있으나 재원일수를 10일로 단축시키게 되면 병상회전율은 월 3회로 증가하게 된다. 이때 재원일수의 단축에 의하여 B부분의 의료수입이 감소하는 반면 A와 C부분의 수입이 증가하게 되어 월간(A+B+C)만큼의 수익증대효과를 가져오게 된다.

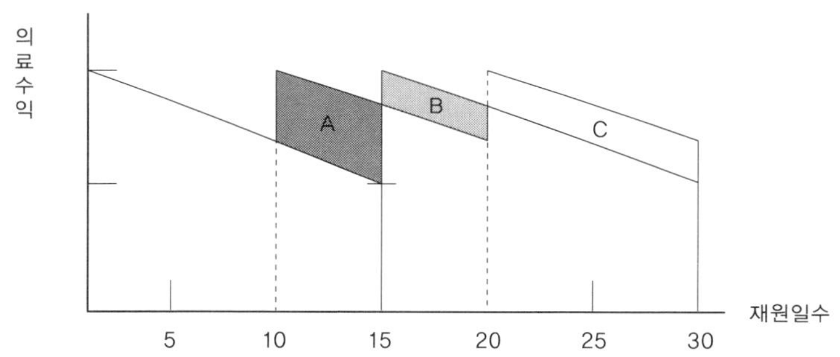

그림 5-8 재원일수와 의료수익과의 관계

(4) 재원일수 단축방법

재원일수 단축방법에는 앞에서 명시한 바와 같이 입원전검사실 운영, 장기재원인의 원인 및 분석, 퇴원예고제 실시, 수술전 외래검사 및 수술 예약 후 입원, 협력병원 회송 또는 후송, 문제환자 신속한 처리 등이 있다.

(5) 재원일수 예고제(Care map)

담당의사가 입원결정서 발급시에 해당환자의 예정 재원기간을 표시하면 입원예약 담당자는 해당 진료과 병상운용 계획을 수립하여, 그 환자에게 우선 입원 예약일을 배정하고, 예정된 재원기간이 넘으면 그 의사가 해당 사유를 입원담당자에게 통보하여 다음 환자의 병상 배정에 참고토록 하는 제도이다.

(6) 재원일수의 단축시 기대효과

재원일수는 병원의 진료수익과 밀접한 관계가 있으며, 병원별, 질환별 특성에 따라 차이가 있을 수 있다. 대체적으로 재원일수의 효율적 관리가 이루어지는 병원은 재원일수가 짧게 나타나고 그렇지 못한 경우에는 길게 나타나는 경향이 있다. 재원일수의 단축시 기대되는 효과는 다음과 같다.

재원일수의 단축시 기대되는 효과
①병원의 진료 수익 증대 ② 의료자원의 효율적 활용 ③ 환자본인부담 감소 및 사회간접비용 감소 ④ 병상회전율 향상 ⑤장기간 입원대기로 인한 환자 불만해소

2. 낮병동 및 당일 수술센터

(1) 낮병동

낮병동(Day care room)은 지속적인 입원진료를 입원환자와는 달리 당일 입원하여 6시간이상 진료나 관찰 후 퇴원하는 환자를 말하며 입원료를 산정하지 않는 대신 낮병동 입원료를 진료수가 산정기준에 의거 산정하는 것을 말한다. 낮병동의 산정대상은 (1) 분만 후 당일 귀가 (2) 응급실이나 수술실 등에서 처치 · 수술 등을 받고 6시간이상 관찰 후 당일 귀가 또는 이송 (3) 정신건강의학과의 낮병동에서 6시간이상 진료받고 당일 귀가하는 경우에 산정할 수 있다. 낮병동환자의 본인부담은 건강보험은 20%, 의료급여 1종은 면제, 2종은 10%를 부담한다.

(2) 당일 수술센터(Day Surgery Center)

당일수술센터는 환자를 입원시키지 않고 수술할 수 있는 상병에 대하여 수술 회복 귀가(퇴원)하는 일련의 과정을 당일에 시행 완료하는 병원수술의 한 형태를 말한다. 당일수술센터는 병상부족 해소 및 병원수익증대에 기여하고, 병원이 보유하고 있는 시설 및 장비의 가동을 극대화 할 수 있는 장점이 있다. 또한, 병원에서 6시간 이상 소요시 낮병동 수가를 별도로 산정할 수 있으며, 입원부담률에 의한 진료비 부담으로 환자부담을 줄여주고 수술 후에 정상적인 사회활동을 조기에 적응할 수 있다. 따라서 입원, 수술, 퇴원이 하루에 이루어지는 것으로 수일동안의 입원으로 인한 환자의 병원 내 감염, 정서적 불안을 줄이고 시간과 비용이 절감될 수 있으며, 가족과 격리 없이 수술 후 조기에 일상으로 복귀할 수 있는 장점을 가진다. 당일 수술의 종류에는 간단한 절제술, 및 생검술, 발치술, 복강경, 흉강경, 안검내반 수술, 라식수술 등이 있다.

3) 일시퇴원 재입원 및 병상배정 고려요건

(1) 일시 퇴원 재입원 제도

병원에 입원 후 검사, 협의진단, 수술, 다음진료를 위하여 3일 이상 대기하고 있는 환자로서 담당의사가 일시 퇴원 후 재입원이 필요하다고 판단되는 환자에게 적용되는 제도이다. 이 제도를 시행함으로서 일정간격을 두고 치료 및 검사를 받아야할 환자가 무작정 병동에서 기다리는 경우의 수를 줄일 수 있다. 일시퇴원 재입원 제도의 절차를 보면 다음과 같다.

일시퇴원 재입원 제도의 절차
① 재입원 대상환자는 퇴원결정과 동시에 재입원 결정서를 작성하여 입원예약 창구에 접수한다. ② 입원예약 담당자는 지정된 재입원일에 예약해 준다. ③ 입원 담당자는 재입원 대상환자의 지정된 입원일에 병상을 우선적으로 배정한다.

(2) 병상배정시 고려요건

병상배정은 진료과별 병동, 과별상한제(Ceiling), 담당의사의 동선, 야간입실, 격리여부, 병실내 동일상병, 질병의 상태 및 중증도, 소아, 노인, 남녀 등을 고려하여야 하며, 해당병동의 간호사실과 긴밀한 업무연락으로 환자진료에 효율성을 높이고 병상가동률을 높이는 요인들을 충분히 파악하고 있어야 한다. 진료과별 병상의 배치는 환자의 유형(소아, 산모, 장기, 단기, 귀빈용 등), 외래진료실, 수술실, 중환자실, 각 검사실 등과의 연결성, 건물구조 등을 고려하여 몇 층에 어떠한 진료과가 있어야 하는지 충분한 검토 후에 결정하여야 진료의 효율을 높일 수 있다. 또한 격리병실 등 특수병실의 확보와 다인용 병실의 남 여 구분, 소아병실 등의 구분을 하여야 한다.

병상배정 과별 상한제(Ceiling)
A 병원의 입원병상이 1,000병상 경우 병원의 내부적으로 규정(입원환자 병상배정 관리지침)을 정하여 진료과별로 입원병상을 배정하여 관리하는 것을 말한다. 예를 들면 1,000병상 중 내과계(분과별 내과, 신경과 등) 입원배정 병상 500병상, 외과계(외과, 정형외과, 신경외과 등) 350병상, 안,이비인후과 50병상, 피부 비뇨기계 30병상, 산부인과 30병상, 소아청소년과 30병상, 기타과 병상 10병상으로 운영하는 병상을 말한다. 따라서 원무팀에서는 매년 입원환자의 진료과별 병상이용률과 평균 입원대기 기간을 분석하여 다음 연도에 진료과별 병상배정을 조정하고 있다.

3. 진료미수금 관리

(1) 진료미수금의 정의

진료미수금이란 병원이 환자에게 제공한 의료서비스 항목에 해당하는 수가를 적용하여 계산한 진료비총액 중 진료행위가 종료된 시점에 병원수입으로 현금화하지 못한 일부 진료비를 말한다.

(2) 진료미수금의 구분

① 미수금(未收金)은 기준에 따라 여러 가지로 구분되지만, 의료보장 제도에 의해 진료가 종결된 후 청구해야 하는 보험자(공단) 부담금과 환자본인이 납부해야 할 부담금 가운데 개인사유로 미납한 개인미수금으로 대별할 수 있다.

② 미수금은 회계처리를 위한 계정과목을 기준으로 할 때 입원환자에게 의료서비스를 제공한 결과에 의한 퇴원미수금과 재원미수금, 외래환자와 관련한 외래미수금으로 분류할 수 있다. 진료형태에 따라 외래미수금과 입원미수금으로 구분되며, 의료보장 여부 및 형태에 따라 건강보험, 의료급여, 산재보험, 자동차보험, 일반환자, 기타로 구분하기도 한다.

③ 지불처를 기준으로 하여 계약기관, 개인미수금, 기타 등으로 구분하기도 하는데, 원무부서에서는 효율적인 업무수행을 위해 진료미수금을 다음과 같이 분류하고 관리하는 것이 일반적이다.

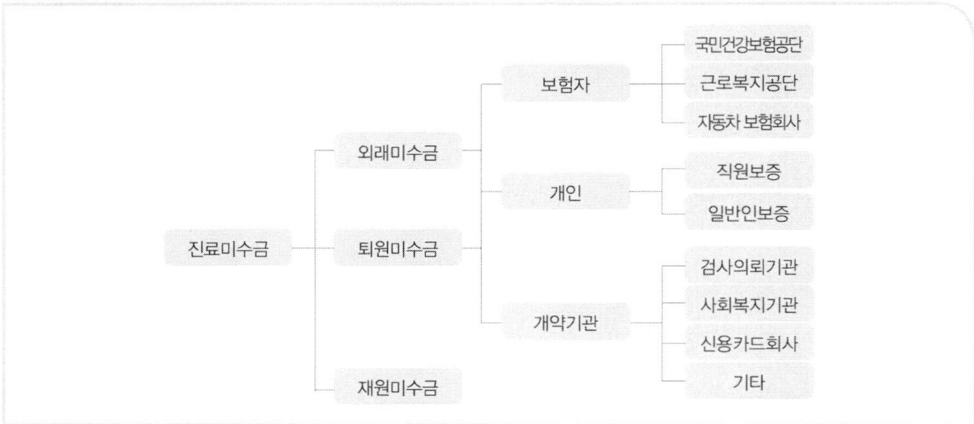

그림 5-9 진료미수금의 분류

(3) 진료미수금 발생 및 관리

(가) 미수금 관리업무의 흐름

미수금의 발생과 회수 및 회계처리의 개괄적인 절차를 보면, 외래 원무부서와 입원 원무부서의 담당자가 미수금을 발생시켜 미수담당자에게 이관하면, 미수담당자는 미수채권을 거래처 또는 청구처별로 분류하여 미수금 관리대장에 등재한 후 해당기관이나 채무자에게 청구하게 된다. 미수금을 회수하면 미수금 관리대장의 해당되는 계정에 정확한 내역을 정리하고 회계기준에 따라 작성한 수입일보 또는 대체일보(전표)를 경리부서로 통보하여 회계 처리하는 과정을 거치게 된다. 진료비 미수금 관리업무절차 및 흐름도는 다음과 같다.

(나) 진료미수금 발생(건강보험)

외래 및 입원 원무과에서 정해진 마감시간에 수익을 마감하여 일보를 작성함으로써미수금이 확정되는데, 경리부서에서는 이 수익일보에 의해 미수금을 확정하게 된다. 그러나 보험자 미수금의 경우는 일정기간 동안의 진료내역을 취합하여 보험자부담 진료비를 청구하기 위해 자체심사 과정을 거치게 되면서 일보를 취합한 발생액과 실제로 청구하는 금액에 차이가 발생할 수 밖에 없는 데, 발생액과 청구액 및 조정액의 차이가 발생하는 원인을 규명하고 발생된 차액에 대한 적절한 회계 처리를 수행하는 것이 필요하다.

특히, 해당기간 동안 보험자 미수금이 발생된 건수와 실제로 청구하는 건수를 비교하여 누락이 되는 진료비가 없도록 철저히 관리해야 한다.

(다) 진료미수금 회수정리

① 진료미수금 중에서 개인, 계약기관, 산재보험, 의료급여, 자동차보험의 미수금은 개인별로 발생과 회수내역을 장부에 기록하고 관리하는 것이 정확한 미수금관리를 위해 필수적인 작업이라고 할 수 있다. 보험자부담 미수금의 발생과 회수와 관련한 회계처리는 청구단위별로 관리하고, 지급불능(반송)이나 삭감 또는 지급보류에 해당하는 대상만을 개인별로 관리하면서 해당 월별로 발생액 부분에서 정리하는 것이 효율적이다.

② 청구된 보험자부담 진료비에 대한 진료비 심사결과 통지서가 통보되면, 반송된 부분은 그 사유에 대한 조치를 거쳐 재청구(보완청구)하고 삭감된 내용은 면밀히 검토한 결과에 따라 발생액에서 조정하거나 이의신청을 한다.

③ 이미 삭감액(조정액)으로 조정한 뒤에 이의신청 또는 재청구를 거쳐 지급되면 입금시점의 삭감액과 상계처리하고, 반대로 환자 측의 이의신청이나 민원제기로 인해 보험자가 의료기관에 지급할 진료비 중에서 환수하는 경우는 정산시점의 삭감액에 포함시켜 조정한다.

④ 최종적으로 지급이 확정된 진료비는 국민건강보험공단에 신고된 병원의 입금계좌로 송금되는 데 경리부서는 가수금계정으로 입금처리하고 원무부서로 입금액을 통보한다.

⑤ 미수담당자는 당일 및 익월 미 정리미수금 잔액현황과 미수잔액 현황을 대사하면서 오류를 수정하고 최종 확정한 결과에 따라 미수금 관리대장을 정리한 후, 미수발생 총액 · 회수 · 잔액현황, 총 수입대비 미수금 발생 현황, 청구일 및 금액현황 등이 반영된 미수금 총계표를 작성하여 경리부서로 송부한다.

(라) 보험급여 유형별 진료비 지불 보증 기관(청구액)

국민건강보험법 및 의료급여법, 산업재해보상보험법, 공무원연금법과 사립학교교직원연금법, 자동차손해배상보장법에 의하여 진료비 지불보증기관은 다음과 같다.

① 건강보험 : 심사는 건강보험심사평가원에서 담당을 하고, 진료비지급은 국민건강

보험공단에서 지급한다.

② 의료급여 : 심사는 건강보험심사평가원에서 담당하고, 진료비 지급은 국민건강보험공단(시 · 군 · 구청의 예탁금)에서 지급한다.

③ 산업재해보상보험 : 심사 및 진료비지급을 모두 고용노동부 산하 근로복지공단에서 담당한다.

④ 공무상요양보험(공상) : 진료비심사는 건강보험심사평가원에서 담당을 하고, 공무원연금법과 사립학교교직원연금법에 의하여 공무상 사망 및 부상, 질병, 폐질 등이 발생할 경우에 요양급여를 한다.

⑤ 자동차보험 : 심사는 건강보험심사평가원에서 담당을 하고, 진료비 지급은 각 보험사에서 지급한다.

(마) 미수금 채권확보

진료가 종결되어 퇴원하면서 진료비 전액을 납부하기 어려운 환자의 진료비는 부득이 후불 조치해야 되는 데, 이 경우 환자의 형편에 따라 가장 안전한 채권을 확보하는 것이 중요하다. 후납을 전제로 채권을 확보하는 방법은 미수금의 액수와 채무자의 경제력을 종합적으로 판단하여 약속어음이나 지불각서 작성, 재력이 있는 추가 보증인 설정과 연대지불보증, 부동산에 대한 근저당권 설정, 손해배상 소송을 수임하고 있는 변호사의 지불보증 등과 같은 방법을 통한 채권을 확보한다.

(바) 악성미수금의 관리

입원환자 중 경제적 부담이 어려운 환자, 진료비 장기체납환자는 병동의 간호사와 협조하여 진료중인 체납예상환자의 동태를 파악하고 도주가 예상되거나 미수발생이 우려되는 환자는 사전에 파악하여 보증인을 확보하고 집중관리를 해야 한다. 환자가 도주하였을 경우에는 진료비회수 및 채권확보를 위하여 최선의 조치를 취하고 환자 및 연대 보증인에 대한 진료비납부 독촉장 발송과 주소지의 가정방문 등을 통하여 납부를 독촉하도록 한다. 악성미수금의 관리방법에는 ①독촉장발송 ②거주지 및 본적조회 ③현지출장 납부독려 및 생활상태조사 ④퇴원미수금의 분할납부 및 납부기한연기 퇴원미수금의 징수 및 수납 등이 있다.

(사) 진료비 채권소멸시효 및 법적 절차

의료기관의 진료비 채권은 민법 제163조 제2호의 규정을 적용한다면 3년의 단기소멸시효를 가진다. 따라서 3년 이내에 채권을 행사하지 못하면 소멸시효가 완성되어 채무자가 소멸시효의 이익을 포기하지 않는 한 동 채권은 자동 상실하게 된다. 채권확보를 위한 법적 절차에는 ① 근저당② 가압류③ 공증④ 지급명령⑤ 소송⑥ 강제집행⑦ 임의경매 등이 있다.

(아) 감액 및 대손처리

여러 가지 사유로 인해 진료비의 일부 또는 전액을 회수하지 못하는 경우는 보통 세 가지로 구분할 수 있는데, 요양기간 중 감액하거나 보험자 부담금에 대한 심사결과에 따른 삭감 및 미수금으로 상당기간 동안 관리하였으나 회수가 불가능한 경우에 손실로 처리하는 경우이다.

제6장

의료의 질 향상 및 의료기관평가

6-1 | 의료의 질 향상 계획을 수립하여 실행하라?

6-2 | 의료기관평가의 목적과 종류 및 평가결과의 중요성을 인식하라?

6-3 | 감염관리 및 환자안전관리 활동계획을 수립하여 실행하라?

6-1 의료의 질 향상 계획을 수립하여 실행하라?

학습목표	6-1 의료의 질의 개념을 이해하고 향상계획을 수립할 수 있다.

1. 의료의 질

1) 의료의 질 관리

(1) 개념

의료 환경의 급격한 변화에 따른 양질의 의료서비스 제공에 대한 국민의 요구와 기대 수준이 더욱 높아지고 병원 간 경쟁이 날로 심화되고 있어 의료의 질적 향상과 서비스개선이 병원경영에 매우 중요시되고 있다. 도나베디언(Donabedian)에 의하면 의료의 질은 의료서비스를 통한 최고의 편익을 추구하고, 환자 개개인의 기대와 가치를 평가하여 질 높은 의료서비스를 제공한다고 하였다. 따라서 의료의 질은 병원의 모든 제반 진료활동과 업무활동을 통하여 고객에게 양질의 의료서비스를 제공하는데 있다.

(2) 필요성

의료의 질 관리는 의료기관에서 환자에게 양질의 진료서비스를 제공하고 서비스를 개선하여 고객만족도를 향상하기 위한 질 관리 활동을 의미한다. 따라서 의료의 질을 향상하기 위해서는 조직과 업무를 분석하여 개선계획을 수립, 목표하는 질 향상지표에 따라 업무개선 활동과 평가를 시행하고 모니터링을 통하여 지속적인 사후관리를 할 수 있어야 한다.

(3) 의료의 질 개선에 대한 개념 변화

① Quality Control(QC : 품질관리)

산업체에서 품질관리 초기에 많이 사용하던 용어로서 질의 일정 수준을 표준으로 설정한 후 특정 의료서비스가 표준에 도달하였는지를 평가하고 감시하는 것을 말한다. 또한 의료인에 대한 외부 통제를 연상시키기 때문에 의료계에서는 QC를 거의 사용하지 않고 중립적인 의미로서 질 평가라는 용어를 대신 사용하였다.

② Quality Assurance(QA)

의료서비스의 질을 평가하고 그 문제점을 개선하여 질(Quality)을 향상시키는 관리 기법으로서 Quality Improvement(QI :적정진료보장)로 발전하였다. 즉 보건의료를 개선하기 위하여 행하는 모든 활동을 포함하며, 우리나라에서 질 관리 개념을 도입하던 초기에 사용된 용어로 의료서비스의 수준을 평가하고 문제점을 개선하여 질을 향상시키는 활동을 의미하며, 요즈음은 포괄적인 의미인 질 향상(QI)이란 용어로 사용하고 있다.

③ Total Quality Management(TQM)

TQM(총체적인 질 관리)은 구조, 과정, 결과, 서비스 전반에 지속적 향상을 추구하는 질 관리 기법으로 질 향상을 추구시 조직 내 각 계층의 전 직원의 참여하고 변화와 관리를 강조하며 의료이용자 중심의 서비스를 제공하는 것을 의미한다. 즉 의료이용자 중심의 의료서비스를 제공하기 위하여 전 직원이 참여하여 체계와 업무흐름에 초점을 두어 관리하는 기법이다. 지속적 질 관리와 동시에 쓰이는 용어로 질의 평가와 향상이 지속적이어야 함을 강조한다.

④ Continuous Quality Improvement(CQI)

CQI(지속적 질 향상)는 TQM과 동시에 쓰이는 용어로 질 평가와 질 향상이 일시적인 활동이 아니라 지속적으로 시행되어야 함을 강조한다. 즉 의료서비스의 질을 향상시키기 위하여 의료기관의 직원 모두가 QI를 이해하고 서로를 존경하고 인정하며, 지속적으로 노력함을 의한다.

⑤ Performance Improvement(PI)

종래의 의료의 질 개념이 의학적인 측면에 치우쳐 있다는 점에서 조직 전체의 질 향상이라는 좀 더 넓은 개념으로 접근하는 방법을 의미하며, 최근에는 지속적인 질 향상활동을 데이터에 의한 성과측정(Performance Measurement)과 분석으로 발생 가능한 사건과 사고를 예측하고, 예방활동을 강조하는 성과향상(Performance mprovement: PI) 이라는 활동용어를 사용하기도 한다.

(4) 의료의 질 관리의 필요성 및 중요성

의료의 질 향상을 위해 과학적이고 체계적으로 노력하는 일체의 활동을 의료의 질 향상 활동 즉, QA(Quality Assurance) or QI(Quality Improvement)라 한다. 의료의 질 관리의 필요성은 (1) 의료기술의 발달 및 의료비 상승 (2) 의료에 대한 국민 의식수준의 변화 (3) 의료수요의 증가 (4) 병원 간 경쟁의 심화 (5) 병원의 의료의 질 평가 (6) 병원 내의 평가 및 보상 실시 (7) 병원의 제위원회 활동 강화 (8) 건강보험심사평가원 요양급여 적정성평가 수가 가 · 감 지급 (9) 환자안전법제정 및 관리와 환자경함평가 등이다. 특히 최근에는 병원에서 환자안전을 관리하는 조직으로는 QPS(Quality Improvement & Patient Safety)팀(실)이 조직되어활동을 강화하고 있다.

(5) 학자들의 견해

(가) Myers

의료체계의 궁극적인 목표는 모든 주민이 이용할 수 있는 좋은 의료를 만드는 것이라는 전제하에서 Myers(1969)는 양질의 의료 구성요소를 접근성, 질, 지속성, 효율성이라고 하였다.

① 접근용이성(Accessibility)이란 보건의료서비스가 필요할 때 언제 어디서라도 받을 수 있도록 재정적, 지리적, 사회, 문화적인 측면에서 주민이 필요한 보건의료서비스를 쉽게 이용할 수 있어야 함을 의미한다. 즉 의료서비스를 제공하는데 있어서 장애를 받지 않는 것을 말한다.

② 질적 적절성(Quality) 또는 의료의 질은 보건의료의 적정성과 사회적 적정성을 동시에 달성할 수 있어야 한다는 것을 의미한다. 즉 최신의 지식과 기술을 적용하고 이러한 수행이 환자에게 가장 바람직한 효과를 성취하는데 있다.

③ 지속성(Continuity)은 개인에게 제공되는 보건의료는 시간적, 지리적으로 상관성을 갖고 적절히 연결되어야 하며, 지역사회 수준에서 제공되는 보건의료는 보건의료 기관들 간에 유기적인 관계를 맺고 협동적으로 보건의료서비스를 수행해야 하며 이는 평생 또는 오랫동안 지속되어야 한다.

④ 효율성(Efficiency)은 보건의료의 목적을 달성하는데 투입되는 자원의 양이 최소화되거나 일정한 자원의 투입으로 최대의 목적을 달성할 수 있어야 한다.

(나) 도나베디언(Donabedian)

의료의 질을 구성하는 요소는 매우 다양하며, 질 관리 활동에 적용되는 모형에는 Donabedian이 제시한 구조(Structure), 과정(Process), 결과(Outcomes)의 3요소로 구성된 모형(방법)이 있다.

① 구조(Structure)적인 측면

구조는 의료서비스를 위하여 사용되는 사회적 수단으로 의료제공자의 자원, 작업여건 또는 환경을 의미한다. 따라서 구조는 병원의 하드웨어(hardware)를 일반적으로 일컬으며, 예를 들어 시설, 장비, 인력 등 하드웨어측면에서 적절성을 평가하기 위한 자료를 수집하고 분석하는 활동을 수행하게 된다(예 :의료 1인당 환자수가 몇 명인지? 응급실 및 수술실 내 모니터링장비가 충분히 설치되어 있는지를 확인할 수 있음). 즉 물적자원(시설, 장비, 재정), 인적자원(인력의 질, 양), 조직구조(의료인 수, 동료심사방법, 진료비심사, 지불 및 보상방법)가 여기에 해당 된다.

② 과정(Process)적인 측면

과정은 의료인의 환자관리활동으로 환자와 치료자간의 상호작용이 치료과정을 평가하는 것으로서 의료제공자들의 의사결정 과정과 의료기관 차원의 환자관리 업무처리 과정을 검토하는 것이다. 즉 제공받은 의료비 대가가 제대로 잘 이루어졌는지? 의사결정, 권고, 치료, 기타 다른 환자와의 상호작용에 있어서 제공자의 일련의 활동, 조직구조(의료인 수, 동료심사, 지불방법)가 해당된다고 할 수 있다. 병원 내에서 이루어지는 과정에 대하여 질을 관리하기 위한 방법으로 동료 검토나 표준 진료지침(CP)을 만들어 과정을 표준화시키는 것이 해당된다고 볼 수 있으며, 과정평가의 접근방법으로는 의료자원 이용도 조사(UR)와 동료의사에 의한 심사(Peer review), 진료비 심사청구(Claims review), 의료감사(Medical audit) 등이 있다.

③ 결과(Outcome)적인 측면

진료결과는 환자진료의 최종결과를 일반적으로 관리대상으로 하며, 진료결과의 종류에는 사망, 재입원, 합병증, 건강수준 등이 있다. 즉 환자 개인 또는 집단에서 수집된 진료결과 자료가 바람직한지 또는 그렇지 못하였는지를 평가하게 된다. 결과의 분류에는 진단결과(Diagnostic Outcome)와 치료결과(Therapeutic Outcome) 등이 있으며, 결과의 검토에는 건강수준지표와 고객만족도조사 등이 있다. 결과평가의 접근방법에는 사망률, 합병증률, 감염률 등이 있다.

(6) 병원의 의료의 질(質) 관리부서

의료의 질 관리 업무 담당 부서는 주로 병원의 QI실이 그 업무를 담당하고 있으며, 조직은 병원장 직속 또는 진료부서 산하에 두고 있으나 병원의 조직 기능에 따라 QI실을 행정부(기획실) 또는 간호부 소속 등의 조직으로 운영되고 있다.

2) QA와 QI 및 목표

(1) QA(Quality Assurance)

적정진료보장은 의료의 질 평가로 의사나 의료기관이 하고 있는 의료서비스에 대하여 자평가를 하고 문제점과 개선방안을 찾아내서 교육 프로그램을 통해 의료서비스 수준을 향상시키는 것을 의미한다. QA는 진료과정뿐만 아니라 여러 가지 병원사무를 평가하고 그 결과로 조직적인 개선 보장 계획을 수립 실시하는 통합적인 평가활동이며 그 목적은 사회 또는 개인에게 허용된 자원으로 보다 나은 건강과 만족을 줄 수 있도록 효율적인 의료를 베푸는 것이다.

(2) QI(Quality Improvement)

의료의 질(質)을 체계적 평가를 기반으로 문제점을 개선하고 향상시키는 것이며, 또한 수행업무, 업무환경, 업무결과 등을 체계적으로 접근하여 과정(過程)을 개선보다 향상된 업무결과를 지속적으로 유지하도록 하는 관리기법이다(즉, QI는 QA보다 발전된 것으로 고객중심의 사고와 과학적인 방법으로 직원을 참여시켜 업무과정을 개선하여 의료의 질을 향상시키는 방법론에 근거한 활동을 의미한다).

(3) Q.I의 목표

의료제공의 과정을 개선하여 양질의 의료제공으로 고객의 만족을 증가시키고 환자의 건강을 증진시키며 의료제공에 투입되는 비용을 감소시키는 것이라 할 수 있다. 또한 고객만족도를 높이고 의료의 질 향상 비용을 절감시켜 경영 효율화를 달성하고자 하는데 있다.

QI 활동과 지표 세미나 사례
0000병원은 2022년 4월 6일(월) '제5회 QI 아카데미'를 실시했다. 이번 교육은 QI 활동을 시행하는 부서의 QI 코디네이터, 환자안전 담당자, 지표담당자 등을 대상으로 환자 중심의 안전한 의료서비스 제공과 새로운 의료문화를 조성하고, 이를 실무에 적용할 수 있는 방법을 제시하기 위해 마련됐다. 이날 교육은 ▲QI 활동과 지표 ▲환자안전 ▲교양강좌 ▲통계교육 등을 주제로 한 강의로 구성됐다.

3) 의료의 질 향상과 의료서비스

(1) 질(Quality)

질(Quality)은 제품이나 서비스가 설정된 표준이나 기준 또는 규격에 얼마나 잘 맞는지에 대한 측정이다. 즉 의료서비스에 의해 산출된 실제적인 결과를 의미하며, 양질의 의료란 모든 진료과정에서 효율적이면서 환자에게 최선의 결과를 제공한 의료를 말한다.

(2) 질 향상(Quality Improvement: QI)

의료의 영역에서 질 향상(Quality Improvement: QI)이란 의료의 질을 높이기 위해 목표를 설정하고 체계적이며, 과학적 기법을 적용하여 전 직원이 지속적으로 개선하는 일련의 활동을 의미한다.

(3) 의료서비스

의료서비스는 법령 등에서 명확히 규정하고 있지 않지만 보건의료종사자가 전 생애에 걸쳐 건강을 유지하고 질병을 예방 · 치료하며, 질병으로부터 회복하는 데 도움을 주기 위하여 행하는 모든 활동으로서 좁게는 처치 · 수술, 검사 등 의료행위를 의미하지만 넓게는 의료행위에 사용되는 약제 · 치료재료(재화)의 관리를 포괄하는 의미로 볼 수 있다.

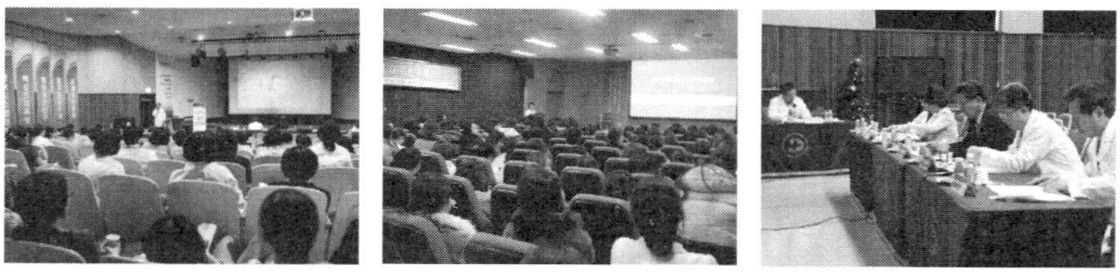

그림 6-1 의료의 질 관리사업 교육 및 회의

4) 의료의 질 향상 계획 수립 및 절차

(1) 질 향상 계획수립

병원에서 현실적으로 직면하고 다양한 문제들을 근본적으로 해결하기 위해서는 질적인 측면에서 의료제공시스템의 성과 향상이 필요하다. 또한 의료제공시스템에 대한 의료의 질 향상 정책이 국민의 건강수준 향상에 기여하도록 정책적 연계성을 강화하는 접근방법이 필요하다. 병원의 QI실에서는 의료의 질 관리 계획을 수립하여 병원장에게 보고한 후 각 부서로 시달하며, 질 관리 계획에는 병원이 시행할 사항과 부서가 시행할 사항을 구분하여야 한다.

(2) 질 관리 계획의 수립절차

표 6-1 질 관리 계획의 수립절차

질 관리 계획의 수립절차
① 기초자료수집 → ② 부서별 방문 활동계획 조사 → ③ 질 향상 계획 수립(안) 마련 → ④ 경영진 보고 및 내부품의→ ⑤ 질 관리 수립계획 설명회 개최 → ⑥ 각 부서 시달→ ⑥ 질 관리 활동(병원/부서) → ⑦ 질 관리활동 평가 및 개선활동→ ⑧ 우수부서 및 개인 시상

(3) 의료의 질 관리 우수병원 방문 사례 조사

의료의 질 관리 우수병원을 방문 시행(실천)사례를 조사하여 질 관리 계획 수립에 참고하도록 한다.

2. 의료의 질 관리

1) 임상평가지표 및 임상진료지침서

(1) 임상평가지표

임상평가지표(Clinical indicators)는 보건 의료기관이나 조직이 달성하고자 하는 목표에 비추어 현재 수행되고 있는 기능 및 과정의 수준을 정확하고, 신뢰성 있고, 정량적으로 나타낸 것을 말하며, 환자관리와 진료의 결과를 계량적 방법으로 측정하는 객관적 도구이다. 또한 임상평가지표는 제공된 임상진료 서비스를 진료양상, 결과와 관련지어 표준에 부응하는 평가를 관찰할 수 있는 측정가능한 객관적인 변수나 특성을 의미하며, 임상평가지표의 구성요소에는 다음과 같은 사항이 있다.

① 지표(Indicator)

질적 수준이나 또는 목표달성정도를 나타내는 측정 가능한 변수를 의미한다. 따라서 달성하고자하는 목표에서 현재 수행되고 있는 과정의 수준을 신뢰성 있게 정량적으로 나타낸 것을 의미한다.

② **표준(Standard)**

의료기관에서 QI활동을 통하여 도달하려는 목표를 명확하게 기술한 것으로서 해당주제에 대하여 병원이 목표로 하고 있는 진료서비스의 질적 수준을 기술 또는 수치로 표현한다. 즉 표준은 현재의 수준에서 달성이 가능한 가장 높은 정도의 질적 수준을 의미한다.

③ **역치(Threshold)**

지표는 진료의 영역 중에서 문제가 있거나 개선의 여지가 있는 부분을 찾아내는 도구로써 사용된다. 즉 지표를 통하여 모니터링 결과에 따라 일정수준 이상 또는 이하 시 정밀검토 여부를 판단하는 기준점을 의미한다.

④ **기준(Criteria)**

표준을 충족시키기 위하여 반드시 달성하여야 할 진료/서비스의 질적 수준을 측정 가능한형태로 기술한 것을 의미한다.

(2) 임상진료지침서

① **임상진료지침서**

임상진료지침서(Critical Practice Guideline)는 특정한 임상적 상황에서 제공되는 보건의료 서비스에 대한 의료진 및 환자의 적절한 의사결정에 도움을 주기 위해 체계적으로 개발한 지침서를 말한다. 장점으로는 ①의료서비스를 명료화 ②감사의 기준 제시 ③의료서비스 이용개선 ④의료분쟁예방 등이 있다.

② **임상 질 지표**

임상 질 지표는 특정 보건의료 과정이나 결과를 평가하는 방법으로서 환자의 건강결과에 영향을 줄 수 있는 경영, 관리, 임상 및 보조적 활동의 질을 모니터링하고 평가하는 계량적 측정방법 도구이다. 따라서 환자의 건강결과에 영향을 줄 수 있는 환자치료, 임상지원부서, 조직 등의 질을 모니터링, 평가, 개선하기 위한 지침으로 사용되는 측정 도구로 사용되고 있다.

③ **진료계획표**

진료계획표는 특정한 진단명, 수술명 또는 환자 상태별로 환자에게 제공되어야 할 진료과정을 시간적 순서에 따라 정리하여 실제 환자진료에 적용하는 것을 말한다.

④ **표준진료지침서**

표준진료지침(Critical Pathway : CP)은 특정 진단명의 진료순서와 치료의 시점 등을 사전에 정해 둔 표준화된 주 진료과정을 말하며, 환자에게 제공하는 진료내용을 표준화한 계획으로 진료경로는 시작과 종료가 있는 일련의 과정을 의미한다(표준 진료지침서, 핵심진료경로, 주 임상경로, 주 진료경로 등으로 개발사용). 즉, 표준진료지침은 특별한 진단이나 시술에 따른 지연과 자원이용을 최소화하고, 의사와 간호사 등 의료진의 중재(intervention)에 대한 최적의 시기와 절차를 지칭한다. 따라서 의료의 질 향상을 위해 병원의 특성과 여건에 적합한 표준지침서(질환별)를 단계별로 개발 활용함이 바람직하다.

2) 의료의 질 관리

(1) 의료감사(Medical Audit)

의료감사란 1972년에 미국의 의료기관 신임합동위원회(JCAHO)가 개발한 의료의 질 평가방법이다. 즉 의사들이 환자의 의무기록을 정기적으로 검토하여 환자치료의 질을 평가하고 문제점을 확인하여 해결하도록 조치함으로써 진료의 질적 향상을 가져오도록 하는 프로그램이다. 즉 진단명별로 일정기준을 설정하여 그 기준에 의하여 진료내역을 검토, 평가하는 것을 말한다.

(2) 의료이용도 관리(Utilization Management: UM)

의료이용도 관리는 의료서비스 이용과 의료시설 등이 적절히 적용되고 있는지, 환자에게 의학적으로 꼭 필요한 진료를 하고 있는지를 검토하여 부적절한 의료이용을 줄이고자하는데 목적을 두고 있다. 따라서 진료과정의 효율성, 진료장소, 재원기간의 적합성을 조사함으로써 병상자원의 이용을 효율적으로 향상시키지 위한 노력이 필요하다.

① **의료이용도 조사(Utilization Review)**

특정의료서비스가 환자의 치료에 필요한 것인지, 적정한 수준과 강도, 내용으로 제공되었는지를 조사하는 활동, 입원 전 검토, 입원 중 검토, 퇴원 후 검토 등을 하는 것을 말한다.

② **사례관리(Case Management)**

여러 사람의 원조자로부터 동시에 도움이 필요한 다양한 문제가 있기 때문에, 삶이 만족스럽지 못하거나 생산적이지 못한 사람들을 돕는 하나의 과정이다. 이점은 환자만족도 증가, 직무만족도 증가, 비용-효과적인 환자관리를 통해 병원의 수익을 증대할 수 있다.

③ **퇴원계획(Discharge Planning)**

의사가 환자의 퇴원시점을 미리 계획하여 알려주며, 퇴원예고제 실시로 환자에게 신뢰감을 조성하고 병상가동률 증가와 병상회전율을 향상할 수 있다.

④ **동료감사(Peer Review)**

동료감사란 동등한 자격을 갖춘 동료로부터 평가를 받게 하여 자신의 진료행위가 동료들에 비하여 어떤 수준인가를 알 수 있게 함으로써, 적정진료의 수준을 보장하는 방법이다.

(3) 위험도 관리(Risk Management : RM)

위험(危險)이란 진료과정에서 기피해야 할 기대하지 않은 일이 발생하는 것 또는 의료기관의 평판, 순이익, 재산, 환자, 주민, 의료인 또는 배상책임을 위태롭게 할 수 있는 모든 사건에 노출되는 것을 말한다. 즉 인간의 실수나 기계로 인한 사고 등으로 의료기관이 책임져야 하는 사고발생을 최소화하여 환자가 당하는 부상이나 병원이 겪는 손실을 경감시키기 위한 프로그램을 말하며 낙상, 자살, 상해, 약의 부작용, 의료기기 고장 등이 있다. 따라서 위험도 관리는 의료의 질 관리에 있어서 진단오류, 투약오류, 감염 발생, 수술 후 부작용이나 합병증 발생 등의 관리가 매우 중요하다.

① **의료과실(Medical negligence)**

의료진에게 기대하는 표준에 못 미치는 진료가 제공된 것, 또는 진료 시 수행의 의무나 수행하지 않는 이유에 근거한 타당한 진료를 제공하지 못한 것을 의미한다.

② **근접오류(Near miss)**

위해사건이 될 뻔한 경우 사고, 상해 또는 질병을 일으킬 수 있었던 어떤 사건 혹은 상황이 시의 적절한 중재에 의해 발생하지 않은 것, 또는 결과에 영향을 주지 않았던 어떠한 과정의 변화이지만 재발할 경우 심각한 사건이 발생할 수 있음을 의미한다(예: 투약오류 직접발견, 낙상 직전 발견 등).

③ **오류(Error)**

옳지 못한 일을 하는 것이나 옳은 일을 하지 않는 것과 같이 의도하지 않은 행동 또는 의도한 결과를 이루지 못한 행동을 의미한다.

④ **사고(Accident)**

불안전한 상태 또는 행동에 기인하여 인명의 사상을 초래하거나 재산상의 피해를 초래한 예견되지 않은 사건을 의미한다.

⑤ **사건(Incident)**

환자에게 끼친 유무와는 관계없이 병원에서 일어나는 모든 종류의 오류, 실수, 사고 등을 포함하여 정상적인 틀에서 벗어난 모든 상황을 말한다.

⑥ **위해사건(Adverse event)**

사망이나 심각한 신체적 혹은 심리적 손상과 관련된 예측하지 않은 사건의 발생과 이를 초래할 위험이 있는 사건으로 정의하고 있다(예; 투약오류, 낙상, 욕창 등).

⑦ **적신호사건(Sentinel event)**

사망, 심각한 물리적이거나 정신적인 상해 또는 그것이 일어날 수 있는 위험성이 있었던 예견치 못한 사건, 또는 환자의 질병과정이나 환자상태와 관련되지 않은 예측되지 않은 사망이나 영구적인 기능손실을 야기한 사건을 말한다(예: 도주(소재확인불가), 뇌손상, 사망 등).

3. 의료의 질 향상 및 서비스개선 활동

(1) 의료의 질 향상(QI) 활동

의료의 질 활동은 지속적인 질적 수준의 향상을 계획하고 수행하는데 전 조직 구성원의 참여를 유도하는 구조화되고 체계적인 과정이다. 따라서 의료의 질 관리를 효율적으로 수행하기 위해서는 질 관리에 대한 전문용어이해, 질 향상 접근방법, QI 및 감염관리 활동, 질 관리이용도구, 의무기록관리 효율성 제고, 임상지표, 임상진료지침, 위험관리, 업무개선, 환자만족도 향상, 의료기관평가(의료질, 인증, 응급실, 적정성, 환자안전평가) 활동 등이 있다.

표 6-2 QI위원회 규정 및 활동내용

QI위원회 규정(A병원 사례)
제 1 조 (명칭) 본 위원회는 "0000병원 QI위원회"라 칭한다. 제 2 조 (목적) 본 위원회는 0000병원에서 행해지는 의료의 질과 관련되는 진료, 진료지원 및 관리업무를 종합적으로 평가하여 개선안을 제시함으로써, 병원장을 보좌하여 의료의 질적 수준 향상을 도모함을 목적으로 한다. 제 3 조 (위원회의 구성) 1. 본 위원회의 위원과 위원장은 병원장이 임명한다. 2. 본 위원회의 원활한 업무 수행을 위하여 간사 1인을 두며, 간사는 위원장이 임명한다. 제 4 조 (위원의 임기) 1. 위원의 임기는 1년을 원칙으로 하며, 연임할 수 있다. 2. 결원으로 보선된 위원의 임기는 전임자의 잔여기간으로 한다. 제 5 조 (위원등의 임무) 1. 위원장은 본 위원회의 업무를 총괄하며, 회의를 소집 주재한다. 2. 간사는 위원장을 보좌하고, 위원회의 회무를 관장하며, 회의록을 작성한다. 제 6 조 (위원회의 기능) 위원회는 다음의 사항을 심의, 의결한다. 1. 의료의 질 향상 계획에 관한 사항 2. 의료의 질 평가에 관한 사항 3. 의료의 질 개선에 관한 사항 4. 기타 의료의 질과 관련된 사항 제 7 조 (회의) 1. 위원회의 정기회의는 매월 1회 개최함을 원칙으로 한다. 2. 위원장이 필요하다고 인정할 때에는 임시회의를 소집할 수 있다. 3. 위원회는 의료의 질 향상에 관련된 업무를 지원하기 위하여, 필요에 따라 실무 소위원회를 구성할 수 있다. 제 8 조 (의결) 위원회의 회의는 재적위원 과반수의 출석으로 성립되며, 출석위원 과반수의 찬성으로 의결한다. 다만, 가부 동수일 경우 위원장이 결정한다. 제 9 조 (비밀보장) 위원회의 보고서, 회의록 및 토의내용은 병원 외부에 공개하지 않음을 원칙으로 하며, 본 위원회의 위원은 이를 준수할 의무를 갖는다. 제 10 조 (보고) 위원장은 위원회의 의결사항을 병원장에게 보고한다. 제 11 조 (위원회 보좌) QI팀은 위원회에서 위촉된 사항에 대하여 위원장을 보좌하여 수행한다. 제 12 조 (시행세칙) 이 규정의 원활한 운영을 위하여 별도의 시행 세칙을 정할 수 있다. 부 칙 1. 이 규정은 202x년 0월 0일부터 시행한다.

(2) 의료서비스 개선 활동

의료의 질 향상 수립계획에 의한 질 관리 활동을 병원 및 부서단위로 실시한다. 환자의 만족을 위해 의료서비스를 포함하여 병원이 제공하는 상품 및 서비스에 대한 환자의 사전 기대보다 사용 실감이 크거나 높도록 질 향상(QI) 및 서비스개선 활동을 지속적으로 수행한다.

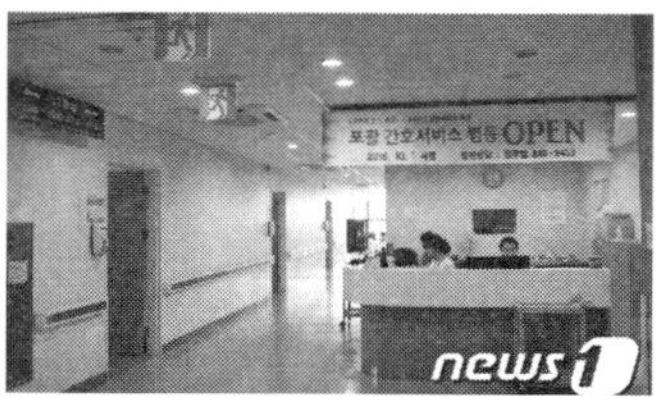

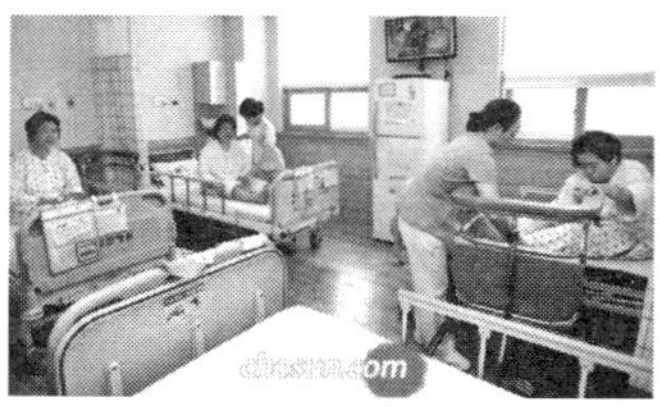

그림 6-2 병동간호서비스 활동

(3) QI위원회 설치·운영

의료의 질 향상 및 서비스개선 활동을 위해 QI위원회를 설치 운영하며, 위원장은QI 실장으로 하고 위원은 의사직, 간호직, 보건직, 사무직, 기술 기능직 등으로 다양하게 구성한다.또한 QI경진대회는 병원의 의료의 질 관리활동과 서비스개선활동의 일환으로 QI실이 주관하여 매년 정기적으로 경진대회를 실시하여 우수부서와 직원을 시상하고 있으며, 실제적으로 의료의 질 향상에 많은 기여를 하고 있다.

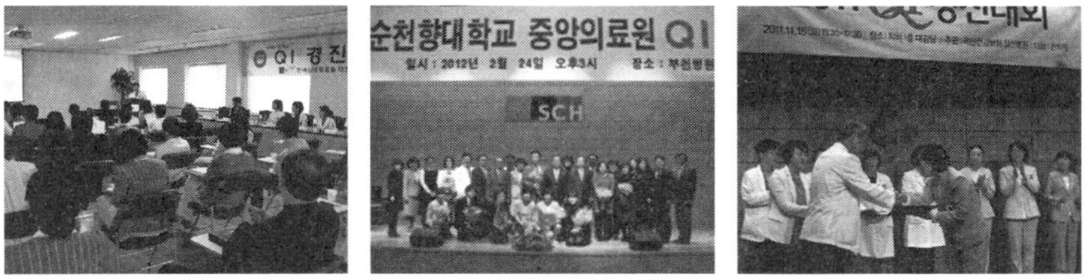

그림 6-3 QI 경진대회

QI경진대회 사례(A병원)

00병원은 202x년 QI경진대회가 x월 x일 컨벤션홀에서 열렸다. QI경진대회는 팀별로 6개월 이상 추진한 개선활동사례를 발표해 공유하는 의료 질 향상을 위한 개선활동으로 올해 14회째를 맞이했다. 이번 대회에는 모두 30개 팀이 참가했으며, 환자안전, 업무개선, 환자교육, 고객만족을 주제로 구연발표 17개 팀과 포스터부문 13개 팀으로 나눠 경합을 벌였다. 특히 포스터부문은 올해 처음으로 전자투표제도를 도입해, QI활동사례를 꼼꼼하게 비교 평가하여 객관성을 높이고, 직원참여와 공유 학습효과를 기대할 수 있었다. 구연발표는 4개 Session(환자안전, 업무개선, 환자교육, 고객만족)으로 나눠 열렸으며 병원장을 좌장으로 진료부, 간호부에서 심사위원이 사전심사와 현장심사 방식을 진행하였다.

(4) 임상평가지표 개발

임상평가지표(Clinical indicators)는 환자관리와 진료의 결과를 계량적 방법으로 측정하는 객관적 도구이다. 이 도구는 제공된 임상진료 서비스를 진료양상, 결과와 관련지어 표준에 부응하는지를 평가하고 관찰할 수 있는 측정 가능한 객관적인 변수나 특성을 의미한다. 이 지표는 과정이나 결과 어느 측면에도 적용이 가능하다. 현재 대표적인 지표로는 병원감염률, 합병증발생률, 사망원인 분석, 부검률, 재입원율 및 재수술률 등이 이용되고 있다.

(5) 병원의 제위원회 활동

병원의 제위원회 활동에는 (1)적정진료위원회, QI위원회 (2)감염관리위원회 (3)약사위원회 (4)의무정보위원회 등이 있다. 특히 QI(Quality Improvement)위원회는 병원 내 의료의 질 향상 역할을 수행하고 평가하는 위원회로서 구성원은 의사와 약사, 간호 및 행정부서 등의 대표로 이루어지며, 매월 정기적인 활동으로 의료의 질과 서비스를 개선하는 활동을 하고 있다.

(6) 감염관리위원회 및 감염관리실 설치 운영

의료법에 명시된 감염관리위원회 및 감염관리실 설치 대상병원은 감염관리실을 설치 운영하며, 운영목표와 계획에 의하여 감염관리 및 예방활동을 실시한다.

(7) 고객만족도조사 및 전화응대 모니터링

고객의 요구를 파악하고 도출된 문제점들에 대한 개선(안)을 마련하여 대고객서비스 향상을 도모하고자 입원 및 외래환자를 대상으로 만족도 조사를 실시한다. 또한 고객 소리함(VOC)을 운영하여 고객의 의견에 대한 피드백을 통하여 서비스향상과 업무프로세스 개선을 하도록 한다. 그리고 전화응대 서비스의 문제점을 파악하고 개선방안을 수립하고자 고객 접점부서를 대상으로 전화응대 모니터링을 실시한다.

(8) Six Sigma 활동

품질혁신과 고객만족을 달성하기 위한 과학적이고 합리적인 문제해결 방법으로 1980년대 말에 미국의 1987년 모토로라(Motorola)에서 품질혁신운동으로 시작되어 이후 GE(General Electric), TI (Texas Instruments), 소니(SONY) 등 세계적인 초우량기업들이 이를 채택함으로써 널리 알려지게된 경영혁신기법을 말한다. 즉 Six 시그마는 제품이나 서비스의 실수 또는 불량 발생을 억제하고 품질을 향상시키는 것을 의미하며, 높은 수준의 목표를 설정하고 추진하는 전사적인 활동을 일컫는 경영혁신기법이다. 병원에서 Six 시그마의 지표를 산출하기 위해선 먼저 진단, 투약, 수술 등 진료의 내용과 과정을 표준화하는 것이 효율적이다.

(9) 의료의 질 향상 모니터링 및 기대효과

① 의료의 질 향상 모니터링방법에는 부서별 QI활동 평가, 고객만족도조사, 고객소리함(VOC) 운영, 전화모니터링, 질 관리활동 평가(지표) 등이 있다.

② 의료의 질 관리 활동의 기대효과로는 ①의료의 질 향상에 따른 고객만족도 향상 ②병원의 인지도 및 신뢰도향상에 따른 대외경쟁력강화 ③병상회전률 향상 및 재원일수 단축에 따른 평균진료비 상승 ④의료분쟁의 예방에 기여 ⑤비용절감에 따른 병원경영의 효율성제고 등이 있다.

6-2 의료기관평가의 목적과 종류 및 평가결과의 중요성을 인식하라?

학습목표	6-2 의료기관 평가의 종류를 이해하고 평가계획과 준비를 수행할 수 있다.

1. 의료의 질 평가 및 의료기관 인증

의료기관의 평가제도는 병원자체(내부)서비스평가, 의료의 질 평가, 의료기관인증, 병원수련환경평가, 응급의료기관평가, 건강보험심사평가원의 요양급여적정성평가, 환자안전평가, 환자경험평가, 병원수련환경평가, 상급종합병원 및 전문병원평가 등이 있다. 평가유형별 평가제도와 평가내용은 다음과 같다.

1) 의료의 질평가

환자에게 제공하는 의료서비스 수준을 측정하여 양질의 의료서비스를 제공하는 우수한 의료기관에 대해 경제적으로 보상하는 제도로서 의료기관의 자발적 질 향상 유도 및 국민건강 증진 기여하기 위한 제도이다. 평가영역은 의료의 질 평가와 관련 6개 영역(환자안전, 의료질, 공공성, 의료전달체계 및 지원체계, 교육수련, 연구개발)에 대하여 평가를 통해 우수한 의료기관에게 '의료 질 평가지원금'을 지급하고 있으며 의료수가 항목이 개설되어 있다.

① 평가 목적

국민에게 수준 높은 의료서비스를 제공할 목적으로 의료의 질을 높이는데 기여한 의료기관을 지원하기 위함으로 하고 있다.

② 의료 질 평가에 활용되는 평가

의료기관 인증, 요양급여 적정성평가, 전국병원감염감시체계, 상급종합병원 지정 · 평가, 응급의료기관 평가, 환자안전평가, 병원수련환경평가 등이 있다. 따라서 의료의 질을 종합적으로 평가하여 기관별로 차등 보상한다.

(1) 평가(적용)대상

「의료법」 제3조제2항제3호 마목에 따른 의료기관 중 종합병원으로서 202X년 1월 1일부터 202X년 12월 31일(1년) 동안 12개월의 진료 실적이 있는 의료기관을 대상으로 한다.

(2) 평가영역 및 평가지표

① 평가영역 : 환자안전, 의료질, 공공성, 의료전달체계, 교육수련, 연구개발(6개영역)

② 평가지표 : 영역별 세부영역과 목표설정, 세부목표에 맞는 평가지표 선정(53개 지표)

☞ 적정성 평가, 인증평가, 응급의료기관 평가 등 기존 평가 자료를 최대한 활용함.

☞ 2022년부터는 시범지표 3개(의료질 영역에 "환자경험" 공공성 영역에 "중증외상환자 치료" 전달체계 및 지원활동 영역에 전자의무기록시스템(EMR) 인증여부)를 추가로 평가하며, 2023년부터는 환자안전영역에 의약품 중복처방 예방률(의약품 안전 사용을 위해 'DUR 점검률') 반영방안을 검토예정이다.

(3) 평가방법 및 가중치

① 영역별로 가중치는 환자안전 37%, 의료질 18%, 공공성 20%, 전달체계 및 지원체계 11%, 교육수련 8%, 연구개발 6%로 구성되었다.

② 지표별 가중치는 균등배분을 원칙으로 하되 "상" 및 "하"그룹을 제한적으로 설정되었다.

- 영역가중치를 영역의 지표수로 균등 배분한 지표별 가중치를 "중"그룹으로 설정
- "중"그룹 가중치를 제외한 영역가중치를 "상" 및 "하"그룹으로 가중치 배분

표 6-3 평가영역별 지표수 및 가중치 (단위: 개, %)

구분	영역	계	환자안전	의료질	공공성	전달체계 및 지원활동	교육수련	연구개발
'21년	지표수	50*	14	8	8	7	9	4
	가중치	100	37	18	20	11	8	6

③ 평가등급은 평가점수에 따른 등급화를 실시하며, 산출된 평가지표값 기관별 통보한다.

※ 전문병원의 의료질평가지원금 평가는 ①의료의 질과 환자안전(9개지표) ②공공성(4개지표) ③의료전달체계(2개지표)에 대하여 평가를 실시하고 있다.

2) 의료기관인증제

(1) 의료기관인증제란?

의료기관 인증제는 의료기관이 환자 안전과 의료 서비스의 질 향상을 위해 자발적이고 지속적인 노력을 하도록 하여, 국민에게 양질의 의료 서비스를 제공하도록 하는 제도이다. 따라서 의료기관에서 제공되는 의료서비스의 수준을 객관적으로 측정, 기록하고 지속적으로 개선해 안전한 환경에서 최상의 진료를 받을 수 있도록 평가하는 활동이다.

(2) 의료기관평가인증원

의료기관 인증평가 업무를 담당할 의료기관평가인증원이 2010년 10월에 설립되었으며, ISQua(Inter national Society for Quality in Health Care)국제인증 프로그램에 참여하여 국제인증을 획득하였다. 2013년부터 요양병원과 정신병원을 대상으로 의무인증제를 시행하고 치과병원과 한방병원 인증기준을 마련하였다.

(3) 평가내용

의료기관을 방문한 서비스이용자에 대한 안전보장활동, 지속적인 질 향상, 환자진료, 수술, 약물관리, 간호관리, 환자권리존중 및 보호, 경영 및 조직운영, 인적자원관리, 감염관리, 시설 및 환경관리, 의료정보관리, 임상지표 등에 대하여 의료기관의 각종 규정과 의무기록 등을 검토하고 환자가 입원에서 퇴원에 이르기까지 진료과정을 추적하여 평가하고 있다.

(4) 인증기준 및 절차

① 인증기준 및 내용

'환자안전'과 '지속적 질 향상'을 의료기관이 갖추어야 할 기본적인 가치로 설정함으로써 개별 의료기관들이 환자에게 안전하고 질적으로 수준 높은 의료서비스를 제공할 수 있도록 목표를 제시하고, 지속적인 개선활동을 유도하고 있다. 인증기준의 주요내용은 다음과 같다.

표 6-4 인증기준 주요내용

주요내용
인중기준은 의료법 제58조3(의료기관 인증기준 및 방법 등)의 1항에 명시된 사항으로서 다음과 같은 주요내용을 포함하고 있다. ① 환자의 권리와 안전 ② 의료기관의 의료서비스 질 향상 활동 ③ 의료사비스의 제공과정 및 성과 ④ 의료기관의 조직 인력관리 및 운영 ⑤ 환자만족도

② 인증기준 4가지 기본체계 및 틀

인증기준은 기본가치체계, 환자진료체계, 지원체계, 성과관리체계 등 4개 영역(Domain)으로 구성되며 세부내용은 아래와 같다.

▶ 급성기병원은 기본가치체계, 환자진료체계, 지원체계, 성과관리체계의 4개 영역 ▶ 요양병원은 기본가치체계, 환자진료체계, 지원체계의 3개 영역 ▶ 정신병원은 기본가치체계, 환자진료체계, 지원체계, 성과관리체계의 4개 영역 ▶ 치과 · 한방병원은 기본가치체계, 환자진료체계, 행정관리체계의 3개 영역으로 평가한다.

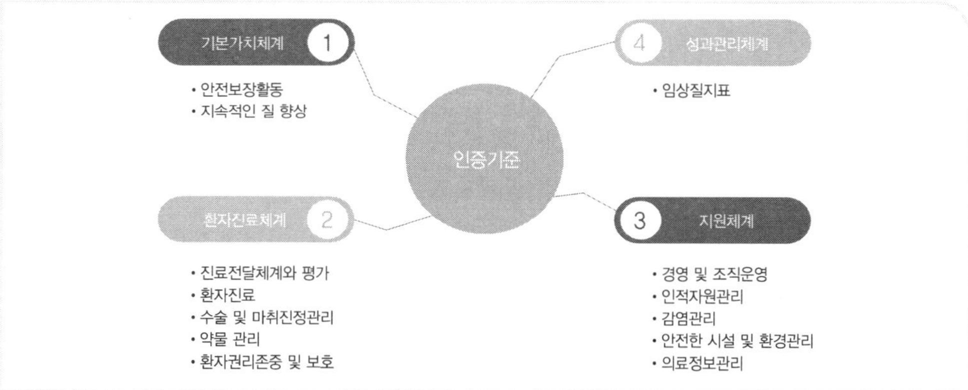

그림 6-4 인증기준 4가지 기본체계

③ 인증대상 및 인증기관

인증대상은 모든 의료기관을 대상으로 하고 있으며, 따라서 병원급 이상 의료기관은 자율적으로 인증을 신청할 수 있다. 다만, 요양병원과 정신병원은 의료서비스의 특성 및 권익보호 등을 고려하여 2013년부터 의무적으로 인증신청을 하도록 의료법에 명시되어 있다. 그리고 상급종합병원 및 전문병원을 지정 받으려면 신청 전 의료기관인증을 먼저 받고 지정신청을 하여야 한다.

④ 인정신청

인증조사를 신청하고자 하는 의료기관은 인증신청서(별지 제21호의4서식)를 작성하여 제출하면 되며, 신청요령은 의료기관인증원 홈페이지(www.koiha.or.kr)에서 온라인으로 신청서를 작성하여 신청한다.

⑤ 인증 대상병원 및 인증 소요비용

인증대상은 상급종합병원과 종합병원 및 병원이며 아래와 같다.

㉠ 병원급 의료기관은 인증을 받고자 하는 시기를 정하여 자율적으로 인증조사를 신청할 수 있다. 단, 인증조사 시작 최소 2개월 전에 신청을 하여야 한다.

㉡ 상급종합병원으로 지정받고자 하는 경우 의료기관 인증을 받아야 한다(의료법 제3조의4, 상급종합병원의 지정 및 평가에 관한 규칙 제2조).

㉢ 전문병원으로 지정받고자 하는 병원급 의료기관과 한방병원은 인증을 받아야 한다(의료법 제3조의5, 전문병원의 지정 및 평가 등에 관한 규칙 제2조).

㉣ 수련병원으로 지정받고자 하는 병원급 의료기관은 인증을 받아야 한다(전공의의 수련환경 개선 및 지위 향상을 위한 법률 제13조 및 동법 시행령 제4조).

㉤ 연구중심병원으로 지정받고자 하는 병원급 의료기관은 인증을 받아야 한다(보건의료기술진흥법 시행규칙 제12조 별표2).

㉥ 외국인환자 유치 의료기관으로 지정받고자 하는 병원급 의료기관은 인증을 먼저 받아야 한다.(의료 해외진출 및 외국인환자 유치 지원에 관한 법률 제14조, 보건복지부 고시 제2017-4호)

㉦ 인증원은 의료기관에서 신청한 인증 희망 조사일정과 신청 순서를 고려하여 조사일정을 의료기관과 조정한 후 인증신청서 접수일로부터 1개월 이내에 신청 의료기관에게 최종 통한다.

㉧ 요양병원과 정신병원은 의료서비스의 특성 및 권익 보호 등을 고려하여 2013년부터 의무적으로 인증신청을 하도록 의료법에 명시되어 있다(의료법 제3조제2항제3호).

㉨ 의료기관 인증에 소요되는 경비는 의료기관이 부담하도록 되어 있다. 단, 요양 및 정신병원의 경우 인증주기 내 1회 인증경비를 지원하고 있다.

⑥ **인증조사 및 종류**

역동적추적조사(Tracer Methodology)방법을 실시하여 조사를 하고 있으며 아래와 같다.

㉠ 추적조사는 환자의 입장(관점)에서 진료 및 치료 경로를 따라 의료진 및 환자와의 대화, 기록검토, 관찰을 통합하는 역동적인조사과정을 거치는 환자안전과 의료의 질 및 서비스를 평가하는 조사방법이다.

㉡ 시스템 추적조사는 의료기관 전체 시스템을 조사하는 방법으로 지속적 질향상, 의약품관리, 인적자원관리, 감염관리,안전한 안전한 시설 및 환경관리, 의료정보/의무기록관리의 6개 부분에 대해 조사가 이루어진다.

㉢ 인증조사종류는 정기조사와 비정기조사로 구분되며, 정기조사에는 본조사와 중간자체조사, 중간현장조사가 있으며, 비정기조사에는 추가조사와 수시조사가 포함되어 있다.

⑦ **의료기관인증 조사기준**

의료기관인증 조사기준은 국제 수준에 부합하는 의료의 질 향상 및 환자안전의 수준제고를 목표로 개발되었으며, 4개 영역, 13개 장, 48개 범주, 92개 기준, 512개(병원은 507개) 조사항목으로 구성되어 있다.

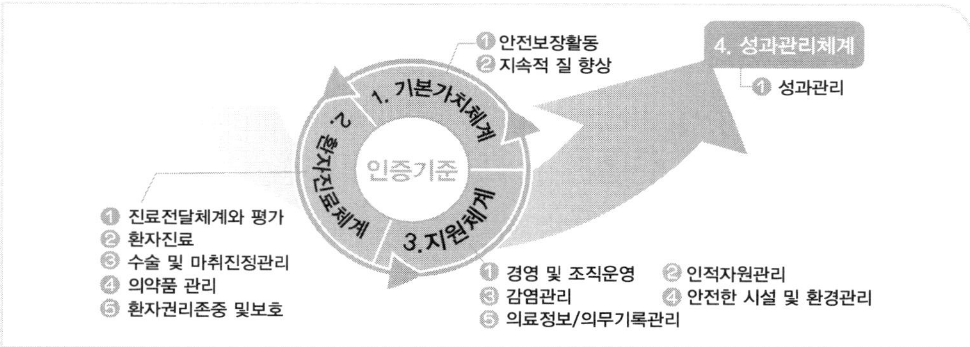

그림 6-5 의료기관인증 조사 기준

⑧ **인증조사 및 대상**

인증조사는 인증신청서 접수일로부터 1개월 이내에 신청 의료기관에게 조사일정을 통보한다.

표 6-5 인증조사 대상

구분	상급종합병원		종합병원		병원	
병상규모	1000병상 이상	1000병상 미만	300병상 이상	300병상 미만	100병상 이상	100병상 미만
조사일정	4일					
조사위원	7인	6인	5인	4인	4인	3인

⑨ 인증조사 진행과정

인증조사 진행과정은 다음과 같다.

인증조사 진행과정
1. 의료기관으로 신청서 제출→ 2. 의료기관에서 인증조사 접수결과 통보→ 3. 의료기관에서 서면 및 현지조사 실시 및 인증조사일정통보 (접수결과 통보일 후 1개월 이내) → 4. 의료기관에서 인증심의위원회 인증등급 판정 및 인증등급 통보 (30일이내) 5. 의료기관으로 인증등급 이의신청 및 인증등급 확정

⑩ 인증심의위원회 및 등급판정

(1) 인증등급은 평가결과를 토대로 인증심의위원회에서 심의를 실시하며, 인증심의위원회에서 판정된 인증등급은 해당 기관에 서면으로 통보한다. 인증등급은 ①인증 ②조건부인증 ③불인증 3가지로 구분되며, 인증을 받은 의료기관은 인증서와 인증마크를 교부받아 유효기간까지 사용할 수 있다.

표 6-6 인증등급 및 인증기준

구분	의미	인증기간
인증	각 영역별 기준 충족률이 모두 80% 이상이고, 환자 안전 및 직원 안전 범주에 포함된 조사항목에 '무' 또는 '하'가 없는 경우(모든 의료서비스 제공 과정에서 환자의 안전보장과 적정 수준의 의료 질 달성)	4년
조건부 인증	모든 영역별 기준 충족률이 60% 이상인 경우(질 향상을 위하여 노력하였으나, 일부 영역에서 인증 수준에는 다소 못 미치는 기관으로서, 향후 부분적 노력을 통해 인증을 받을 수 있는 가능성이 있는 경우)	1년
불인증	기준 충족률이 60% 미만인 영역이 1개 이상 있는 경우	–

(5) 인증주기 및 조사위원

① 인증주기

인증은 4년 동안 유효하며 4년 후 다시 인증을 받아야 한다(단, 조건부인증은 1년).

② 조사위원

조사위원은 병원급 의료기관에서 근무한 경험이 있는 자로 의사, 간호사 및 기타 보건의료분야 다양한 직종의 전문가로 구성되어 있다.

(6) 인증을 위한 준비단계

병원의 인증 전담부서(QI실/기획실 등)를 지정하여 병원의 적극적인 지원으로 인증을 받기 이전에 다음과 같은 병원의 준비가 필요하다. 따라서 인증제를 위한 전 직원교육과 인증기준에 부합된 규정, 지침, 업무매뉴얼 작성 및 전문기관으로부터 인증컨설팅이 필요하다. 준비가 완료되면 자체적으로 인증예비평가를 실시한다.

(7) 인증결과 통보 및 공표

① 인증원은 심의 결정된 인증등급을 의료기관에 통보하고, 보건복지부장관에게 보고하도록 되어있다.

② 인증(인증, 조건부인증)을 받은 의료기관은 인증서와 인증마크를 교부받으며, 이를 사용할 수 있다.

③ 인증원 홈페이지를 통해 해당 기관의 인증등급(인증, 조건부인증)를 공표하고 있다.

④ 인증유효기간이 만료된 이후에는 인증서와 인증마크를 계속 사용할 수 없도록 되어 있다.

⑤ 행정적 · 재정적 지원 : 상급종합병원과 전문병원, 연구중심병원, 수련병원 등의 지정이나 개별 법률이 정한 행정적 및 재정적 지원을 받을 수 있다.

* 인증을 사칭하는 경우 1년 이하 징역 또는 500만원 이하의 벌금에 처하도록 되어있다.

(8) 기대효과

의료기관 인증제를 통해 의료기관의 자발적 질 향상 노력을 유도하여 환자안전 수준 제고와 의료의 질 향상을 도모할 수 있게 되며, 인터넷을 통해 인증결과를 공표함으로써 소비자의 알 권리가 강화된다. 이를 통해 국민들(소비자)은 의료기관 이용 시 인증 받은 의료기관을 선택할 수 있게 되며, 환자의 안전이 보장되는 양질의 의료서비스를 제공받을 수 있게 되어 의료기관 이용에 따른 만족도가 향상될 것으로 기대된다.

2. 요양급여 적정성 및 응급의료기관 평가

1) 요양급여 적정성평가

(1) 개요

요양급여의 적정성평가는 병원에서 제공된 의료서비스의 의 · 약학적 타당성과 비용, 효과성을 분석하여 의료서비스의 수준 및 비용의 적정성을 평가하는 것을 목적으로 하고 있다. 건강보험심사평가원에서 제공되는 적정성평가 사업결과는 크게 진료정보와 질 Quality) 평가로 구분하고 있다. 진료정보에는 주요 수술 및 질병에 대한 진료 건당 입원일수, 진료건당 진료비, 그리고 입원일당 진료비를 제공하고 있으며, 질 평가결과에서는 의료기관 별 항생제 처방률, 주사제 처방률, 제왕절개분만율, 허혈성 심질환 등에 관련된 평가 정보를 제공하고 있다. 따라서 병원경영에 있어 환자에게 양질의 진료제공과 의료의 질 향상을 위해서는 요양급여 적정성평가의 관리가 무엇보다 중요하다고 할 수 있다.

표 6-7 건강보험 심사평가원의 요양급여의 적정성 평가 내용

구분	평가 내용
평가 영역	고혈압 · 당뇨병 · 천식 · 만성폐쇄성질환 · 대장암 · 유방암 · 간암 · 혈액투석 · 의료급여정신과 · 정신건강입원영역, 요양병원 · 중소병원 · 중환자실 · 약제급여(6종) · 제왕절개분만 · 급성심근경색증 · 관상동맥우회술 · 급성기뇌졸중 · 수술의 예방적 항생제 사용 · 진료량 지표 · 진료결과 · 유소아중이염 항생제, 결핵 · 환자경험, 마취 · 치과 근관치료 · 수혈, 우울증(외래) 등

(2) 요양급여 적정성평가란?

요양급여 적정성평가는 국민건강보험법 제43조 및 제56조에 의거하여 진찰, 수술, 의약품 사용 등 의료서비스에 대하여 의약학적 측면과 비용 효과적 측면에서 적정하게 행하였는지를 평가하는 것이다. 그 결과는 요양기관에 피드백하여 의료서비스 질을 향상시킬 수 있도록 하고, 국민들께서 요양기관을 선택하실 때 도움이 되도록 건강보험심사평가원 홈페이지(건강보험심사평가원www.hira.or.kr) 또는 건강보험심사평가원 모바일앱에 요양기관별 평가정보를 게시하고 있다.

(3) 관련법령 및 법적근거

국민건강보험법제43조(요양기관 현황에 대한 신고), 국민건강보험법제56조(요양비 등의 지급), 국민건강보험법 제63조(심평원 업무) 및 제47조제5항(가감지급)에 의한다.

(4) 평가대상 및 평가절차

① 평가대상

암, 심장질환 등 35개 항목(2022년 기준)이며, 2001년 약제 평가(항생제처방률, 주사제처방률 등)를 시작으로 급성기질환(급성심근경색증, 암 등)에서 만성질환(고혈압, 당뇨병 등)까지 평가영역을 확대하고 있다.

② 평가 절차

요양급여 적정성평가절차는 다음과 같다.

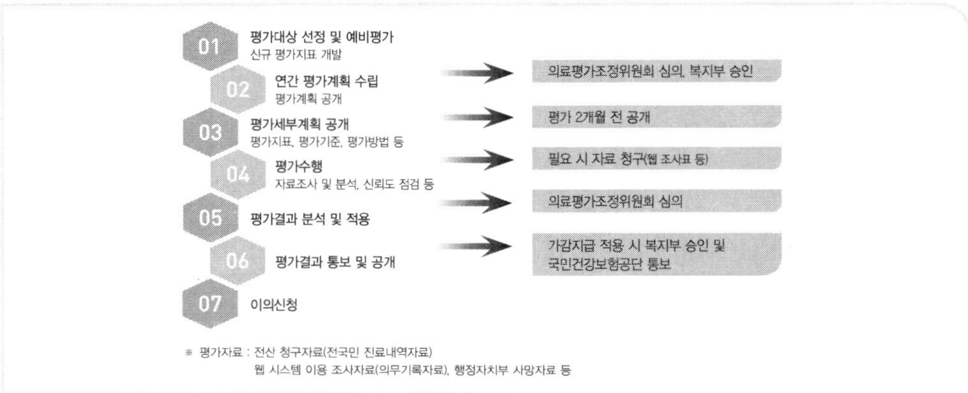

그림 6-6 요양급여 적정성 평가 절차

(5) 평가항목

표 6-8 요양급여 적정성평가 추진항목(2022년 기준)

구분(총 37항목)		평가항목(54개 세부항목)
신규 (2)	진료행위 및 약제(1)	① 영상검사
	기관단위(1)	② 입원일수
계속 (35)	환자중심(1)	① 환자경험
	급성질환(5)	②관상동맥우회술, ③급성기뇌졸증, ④폐렴, ⑤~⑥허혈성심질환(급성심근경색증, 경피적관상동맥중재술)주1
	만성질환(4)	⑦고혈압, ⑧당뇨병, ⑨천식, ⑩만성폐쇄성폐질환
	암질환(5)	⑪대장암, ⑫유방암, ⑬폐암, ⑭위암, ⑮간암 진료결과
	감염질환(1)	⑯결핵
	정신건강(4)	⑰의료급여 정신과,⑱정신건강 입원영역, ⑲우울증 외래, ⑳치매
	진료행위 및 약제(9)	㉑~㉔약제급여(급성상·하기도감염 항생체, 주사제, 약품목수, 투약일당 약품비), ㉕수술의예방적 항생제 사용(18개 수술)주2, ㉖혈액투석, ㉗마취, ㉘치과근간치료, ㉙수혈

	기관단위(6)	㉚요양병원, ㉛중환자실, ㉜신생아중환자실, ㉝병원표준화사망비, ㉞위험도표준화재입원비, ㉟중소병원
예비	예비평가[주3]	신경차단술, 류마티스관절염,

(6) 평가지표 분류체계(안)

다양한 의료질 평가지표를 포괄할 수 있도록 13개 분류영역 및 134개 세부 분류항목으로 구성하여 평가한다.

(7) 평가내용 및 방법·결과활용

① 평가내용 및 방법

평가내용 및 방법은 진료비청구명세서, 의료기관 현황자료 등을 활용하여 진료행위의 평가기준과 부합정도를 측정하며, 진료지침 등을 기반으로 외국지표 참고 및 각계 의견을 수렴하여 진료과정, 결과 등의 적절성을 평가하는 평가기준을 마련하여 실시하고 있다.

② 평가결과 활용

건강보험심사평가원 홈페이지(www.hira.or.kr)에 의료기관 평가결과를 공개하여 국민의 알권리를 보장하고 평가결과를 바탕으로 진료비를 가감지급하고 있다. 그리고 수행한 의료서비스를 요양기관별, 진료과별, 상병별로 구분하여 의약학적 타당성과 비용효과성 측면에서 평가하여 요양기관 의료서비스의 질 개선을 도모하고 있다.

③ 진료비 가감지급

가감지급은 급성기뇌졸중, 항생제처방률 등 5개 항목의 적정성평가 결과 상 · 하위 또는 개선기관에 따라 진료비의 1~5%를 가 · 감산하고 있다(급성기뇌졸중, , 약제급여 3개 항목(항생제처방률, 주사제처방률, 약품목수), 혈액투석, 당뇨병, 고혈압 등 5개 항목).

2) 응급의료기관 및 평가

(1) 개요

보건복지부는 응급의료에 관한 법률(제17조)과 관련 응급의료기관에 대한 평가를 매년 전국 응급의료기관(약 410개)을 대상으로 시설 · 장비 · 인력, 서비스 내용 및 결과 등에 대한 응급의료기관 평가를 실시하여 평가결과를 발표하고 있다. 평가내용은 응급의료기관이 갖추어야 할 시설, 인력, 장비를 포함한 구조, 과정, 공공영역에 대하여 이루어지고 있으며, 응급실 전담의사 인력, 응급환자 전용 진료상담실 운영, 응급실 환자 만족 등 모든 영역에서 실시하고 있다.

(2) 목적

응급의료기관 종별 기능의 적정을 기하고 응급의료의 질적 수준을 지속적으로 개선함으로써 응급환자의 사망과 장애를 줄이는 한편 국민의 편익과 알 권리를 충족하고자 함을 목적으로 하고 있다.

(3) 응급의료기관 평가 및 대상

응급의료기관 종별 기능의 적정을 기하고 응급의료의 질적 수준을 향상시키기 위해 응급의료기관을 대상으로 매년 평가를 실시하고 있으며, 그 결과에 따라 응급의료 인프라 개선비용 및 운영비를 지원하고 있다. 평가대상은 응급의료에 관한 법률(제2조)과 의료법 제3조에 따른 의료기관 중에서 지정된 ① 중앙응급의료센터 ② 권역응급의료센터 ③ 전문응급의료센터 ④ 지역응급의료센터 ⑤ 지역응급의료기관이다. 응급의료기관 평가항목을 도식화하면 다음과 같다.

(4) 평가항목

응급의료기관 평가 항목은 ①안전성(안전관리의 적절성, 전원의 안전성, 중증응급환자 진료의 적정성) ②효과성(전담의료인력의 적절, 응급시설 운용의 적절성) ③환자중심성(이용자 편의성, 환자 만족도 조사) ④적시성(응급실 운영의 효율성) ⑤기능성(중증응급환자 책임진료) ⑥공공성 등을 평가하고 있다.

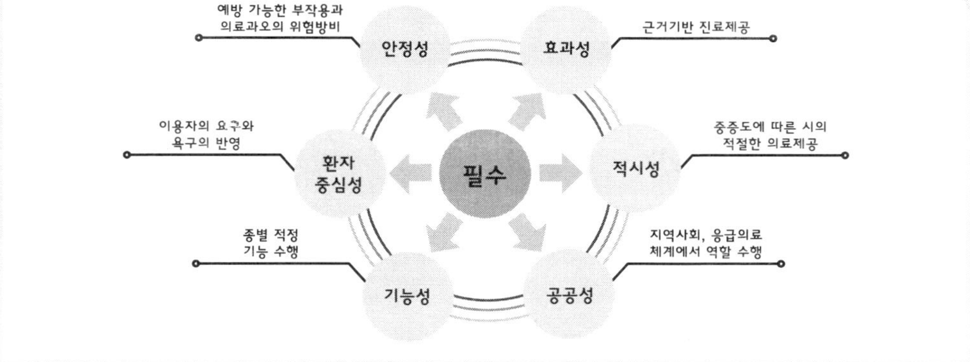

그림 6-7 응급의료기관 평가항목

(5) 평가방법 및 평가주기

① 보건복지부장관이 법 제17조제1항의 규정에 따라 실시하는 응급의료기관 등에 대한 평가는 서면평가와 현지평가로 구분한다.

② 서면평가는 매년 모든 응급의료기관 등을 대상으로 실시하고, 현지평가는 서면평가 결과의 확인이 필요하거나 응급의료기관 등의 요구 등이 있는 경우에 실시한다.

(6) 평가대상기관 및 평가과정

202X년 6월 30일 기준으로 지정된 응급의료기관(응급의료센터 및 응급의료기관) 전체를 대상기관으로 한다. 응급의료기관 평가는 평가대상기관 유형에 따라 평가기준 및 지표가 다르게 적용되며, 서면평가, 현지평가, 국가응급환자진료정보망(National Emergency Depart-ent Information System : NEDIS) 등록 자료에 대한 평가를 실시한다.

(7) 평가 준비 기간, 준비 내용

평가대상기관에 평가 안내서를 공개한 후 약 2주일 동안 평가에 필요한 자료를 준비토록 하며, 준비내용은 평가서에 기재된 평가지표별 증빙자료(제출자료) 준비하면 된다.

(8) 응급의료기관 평가 결과활용

① 지원에 대한 근거자료 활용은 응급의료기관 평가 후 필수영역 기준을 충족하고 질적인 측면에서 우수한 기관에 대하여 재정적 지원을 하고 있다.

② 응급의료기관 평가 등급 및 해당 지표에 대한 평가결과를 건강보험 심사평가원에 제공하여 응급의료기관 진료수가 연동에 활용하고 있다.

③ 평가결과를 국민들이 쉽게 인지할 수 있도록 분야별 등급 등을 공개하여 의료기관들이 자율적으로 개선할 수 있도록 동기제공을 부여하고 있다.

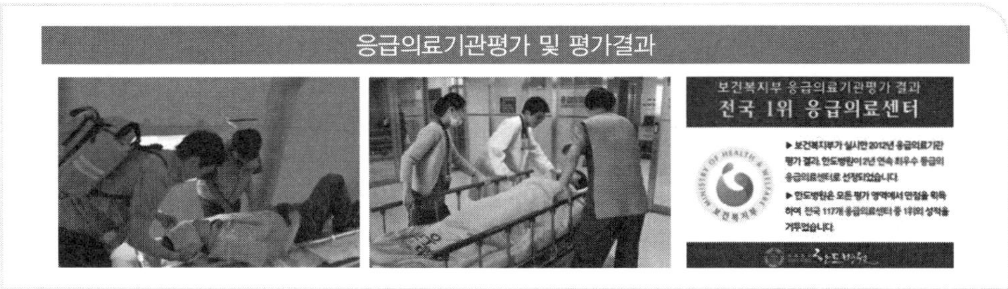

그림 6-8 응급의료기관평가 및 평가결과(사례)

(9) 응급의료기관평가 준비 및 평가

응급의료기관 평가는 의료서비스의 질 · 시설 · 장비 · 인력부문에 있어 법적기준 충족 여부를 평가하는 '필수영역(54개 지표)'과 응급의료서비스의 질(급성심근경색환자 대상 재관류 요법의 적절성, 급성뇌혈관질환자 대상 뇌영상 검사의 신속성, 급성기 3대 중증 응급실환자의 응급실 재실시간 등)을 평가하는 '구조과정 공공영역(26개 지표)'을 기준으로 평가하고 있다.

① 주관부서는 병원의 조직과 여건에 따라 기획실 또는 총무팀, 원무팀에서 주관을 하며 관련부서는 진료부, 응급실, 간호부, 진료지원실, 원무팀, 총무팀, 시설팀 등이다.

② 수검을 앞두고 평가준비가 완료되면 주관부서 주관 모의평가를 사전에 실시한다.

③ 응급의료기관 평가기준에 대한 자료를 수집 · 활용하며, 자료는 응급의료에 관한 법률과 시행령, 시행규칙 및 응급의료포털 E-Gen(http:/www.e-gen.or.kr)사이트를 활용한다.

4. 환자안전관리 및 환자경험평가, 수련환경평가

1) 환자안전관리평가

(1) 개념

환자안전에 대한 필요한 사항을 규정하고 체계적이고 총괄적인 관리를 위하여 환자안전법의 시행에 따라 병원 내 환자안전위원회를 설치 · 운영하고, 환자 안전전담인력을 두어 입원환자를 대상으로 병동 내 안전사고를 예방하고 환자에게 안전한 의료서비스를 제공하고 있다. 또한 환자안전관리를 위해 가장 핵심이 되는 감염관리 활동을 강화하고 있으며, 의료수가에 환자안전관리료 수가가 신설하여 적용되고 있다.

(2) 환자안전법

환자안전에 대한 체계적이고 총괄적인 관리를 위하여 환자안전에 필요한 사항을 규정함으로써 환자의 보호 및 의료 질 향상에 이바지함을 목적(제1조)으로 2015년 1월 28일 공포되어 2016년 7월 29일 시행되었다.

(3) 환자안전위원회 설치 및 운영

보건복지부령으로 정하는 일정 규모 이상의 병원급 의료기관은 환자안전 및 의료 질 향상을 위하여 환자안전위원회를 설치 · 운영하여야 하며, 설치(대상)기관은 병상 수가 200병상 이상인 병원급 의료기관으로 하며, 다만 종합병원인 경우에는 100병상 이상 의료기관을 대상으로 한다.

(4) 환자안전관리경진(QPS)대회

환자안전관리의 중요성을 인식하여 병원에 따라 QPS 경진대회를 실시 후 부서별로 시상하고 있다.

(5) 환자안전관리평가 사례(00시 소재 00대병원)

환자안전평가 결과
00대병원은 지난해 말(12월 9~12일) 실시된 보건복지부 의료기관평가 인증조사팀의 의료의 질 향상과 환자안전 관리활동에 대한 2주기 평가를 받은 결과 지난달 24일 최상급임을 인정받았다고 4일 밝혔다. 00대병원은 지난 인증조사에서 현장조사와 서류심사를 통해 ▲기본가치체계(안전보장활동, 지속적인 질 향상) ▲환자진료체계(환자진료 · 수술 · 마취진정관리, 의약품 관리, 환자권리존중 및 보호) ▲지원체계(경영 및 조직운영, 인적자원 관리, 감염관리, 안전시설 및 환경관리, 의료정보 · 의무기록 관리) ▲성과관리체계 등 총 4개 분야 537개 분야에 대해 인증기준의 충족여부를 평가받았다.

2) 환자경험평가

(1) 개념

환자경험평가는 의료서비스를 이용한 환자에게 의료진과의 의사소통, 투약 및 치료과정 중에 겪었던 경험들을 확인하여 환자중심 의료수준을 평가하고, 의료 질 향상을 유도하기 위해 건강보험심사평가원의 요양급여 적정성 평가 항목을 말한다.

(2) 환자경험 평가 계획

① 평가 배경

- 환자중심성은 의료의 질의 핵심 요소로 규정, 많은 국가에서 환자 관점을 의료 질 평가 및 보건의료체계 성과평가의 필수로 인식
- 환자중심성을 포괄하는 평가영역의 균형적 확대에 대한 사회적 요구* 증가 및 의료 질향상을 위한 다차원적 접근 필요성 대두

② 평가 대상

- 대상기관: 상급종합병원 및 300병상 이상 종합병원('.3월말 기준)
- 대상환자: 만 19세 이상 성인으로 1일 이상 입원환자 본인
- 조사내용: 입원 중 환자가 경험한 의사/간호사 서비스, 투약 및 치료과정, 병원환경, 환자권리보장 등 총24개 문항이다.

③ 평가 방법

- (전화번호 수집) 청구자료를 활용, 평가대상자 명단을 의료기관에 제공, 의료기관으로부터 전화번호 수집(전화 설문조사하는 방식)
  ※ 관련법령(의료법 제21조제2항 국민건강보험법 제63조제1항 및 동법시행령 제81조제2항)에 따라 심평원이 적정성평가를 위해 의료기관에 환자 전화번호 제공 요구 가능
- (전화조사 실시) 전문조사업체 위탁(성공전화 100기관, 2만 명 기준)
- (자료분석) 환자구성 분포보정(성별, 연령별, 진료과목별, 병상규모별 등)

④ 평가 내용

환자가 입원기간 중 겪은 경험으로, 세부내용은 ▶의료진이 환자의 이야기를 주의 깊

게 들어주었는지, ▶퇴원 후 치료계획 및 입원 중 회진시간 등에 대한 정보를 제공받았는지 ▶치료 결정과정에 참여기회가 있었는지 등이다.

⑤ **평가결과 수가 가감지급**

적정성 평가 결과 상 하위 또는 개선기관에 따라 진료비의 1 5%를 가 감산 그 외, 그간 평가대상에서 빠져있던 마취, 치과, 소아 영역의 예비평가를 수행하고, 중소병원, 정신건강 분야 확대를 위한 기초연구도 시행하는 등 평가의 균형성을 확보하고 있다.

3) 수련환경평가

대한병원협회를 중심으로 병원의 윤리성 제고와 함께 환자에게 적정진료 보장의 중요성에 대한 인식이 확산되면서 병원인 스스로 자정노력이 필요하다는 공감대가 형성되어 1980년 병원표준화사업을 실시하다가 2003년도에 "수련병원실태조사 및 병원신임평가" 제도를 하였다. 그 이후 2017년 신임평가를 "수련환경평가"로 명칭을 변경하여 전공의 수련병원을 대상으로 매년 평가를 실시하고 있다. 수련환경평가는 보건복지부의 위탁을 받아 수련병원을 대상으로 대한병원협회에서 실시하고 있다. 평가내용은 수련환경, 교육연구, 병원지원분야 등을 평가하고 있다.

4) 국제의료기관 평가(Joint Commission International : JCI)

JCI인증은 국제의료기관 평가위원회에서 전 세계 의료기관을 대상으로 엄격한 국제표준 의료기준 심사를 거친 의료기관에 발급하는 인증제도이다. 따라서 JCI 인증을 받기위해서는 환자의 안전과 양질의 의료서비스 제공을 목적으로 환자가 병원에 들어서는 순간부터 퇴원까지 치료의 전 과정에 대해 정해진 항목에 의한 평가를 받아야한다.

5. 상급종합병원 및 전문병원 지정·평가

1) 상급종합병원

(1) 상급종합병원 지정 요건

① 보건복지부장관은 다음 각 호의 요건을 갖춘 종합병원 중에서 중증질환에 대하여

난이도가 높은 의료행위를 전문적으로 하는 종합병원을 상급종합병원으로 지정할 수 있다.

1. 보건복지부령으로 정하는 20개 이상의 진료과목을 갖추고 각 진료과목마다 전속하는 전문의를 둘 것
2. 전문의가 되려는 자를 수련시키는 기관일 것
3. 보건복지부령으로 정하는 인력 · 시설 · 장비 등을 갖출 것
4. 질병군별(疾病群別) 환자구성 비율이 보건복지부령으로 정하는 기준에 해당할 것

② 보건복지부장관은 제1항에 따른 지정을 하는 경우 제1항 각 호의 사항 및 전문성 등에 대하여 평가를 실시하여야 한다.

③ 보건복지부장관은 제1항에 따라 상급종합병원으로 지정받은 종합병원에 대하여 3년마다 평가를 실시하여 재지정하거나 지정을 취소할 수 있다.

④ 보건복지부장관은 평가업무를 관계 전문기관 또는 단체에 위탁할 수 있다.

⑤ 상급종합병원 지정 · 재지정의 기준 · 절차 및 평가업무의 위탁 절차 등에 관하여 필요한 사항은 보건복지부령으로 정한다.

(3) 상급종합병원 평가

의료법 제3조의 4, 1항에 의해 보건복지부장관이 지정하는 병원으로서, 종합병원 중 중증질환에 대하여 난이도가 높은 의료행위를 전문적으로 행하는 종합병원으로 보건복지부 장관이 지정하는 의료기관을 말하며, 지정된 상급종합병원은 건강보험수가 가산율 30%를 적용받게 된다. 지정 기준은 진료기능, 교육기능, 인력 · 시설 · 장비, 질병 군 별 환자의 구성비율, 의료서비스 수준, 진료권역별 소요병상 충족도 등으로 구분하여 평가하며 지정주기는 3년이다.

2) 전문병원

(1) 전문병원 지정 요건

① 보건복지부장관은 병원급 의료기관 중에서 특정 진료과목이나 특정 질환 등에 대하여 난이도가 높은 의료행위를 하는 병원을 전문병원으로 지정할 수 있다.

② 제1항에 따른 전문병원은 다음 각 호의 요건을 갖추어야 한다.

1. 특정 질환별 · 진료과목별 환자의 구성비율이 보건복지부령으로 정하는 기준에 해당할 것
2. 보건복지부령으로 정하는 수 이상의 진료과목을 갖추고 각 진료과목마다 전속하는 전문의를 둘 것

③ 보건복지부장관은 제1항에 따라 전문병원으로 지정하는 경우 제2항 각 호의 사항 및 진료의 난이도 등에 대하여 평가를 실시하여야 한다.

④ 보건복지부장관은 전문병원으로 지정받은 의료기관에 대하여 3년마다 평가를 실시하여 전문병원으로 재지정할 수 있다.

⑤ 보건복지부장관은 제1항 또는 제4항에 따라 지정받거나 재지정 받은 전문병원이 다음 각 호의 어느 하나에 해당하는 경우에는 그 지정 또는 재지정을 취소할 수 있다. 다만, 제1호에 해당하는 경우에는 그 지정 또는 재지정을 취소하여야 한다.

1. 거짓이나 그 밖의 부정한 방법으로 지정 또는 재지정을 받은 경우
2. 지정 또는 재지정의 취소를 원하는 경우
3. 제4항에 따른 평가 결과 제2항 각 호의 요건을 갖추지 못한 것으로 확인된 경우

⑥ 보건복지부장관은 제3항 및 제4항에 따른 평가업무를 관계 전문기관 또는 단체에 위탁할 수 있다.

⑦ 전문병원 지정 · 재지정의 기준 · 절차 및 평가업무의 위탁 절차 등에 관하여 필요한 사항은 보건복지부령으로 정한다.

(2) 전문병원 평가

의료법 제3조의 5항 [전문병원의 지정 및 평가 등에 관한 규칙]에 의해 보건복지부장관이 지정하는 병원으로서 병원급 의료기관 중 특정 진료과목이나 특정 질환 등에 대하여 난이도가 높은 의료행위를 하는 병원을 말한다. 전문병원 지정관련 평가는 전문병원은 병원급 의료기관 중에서 특정 진료과목이나 특정 질환 등에 대하여 난이도가 높은 의료행위를 하는 병원을 보건복지부장관이 지정할 수 있도록 함에 따라, 3가지 영역으로 전문병원의 지정기준을 설정하여 특정 요건 및 난이도 등에 대한 평가를 실시하며 지정주기는 3년이다. 전문병원 지정은 12개 질환, 8개 진료과목을 대상으로 절대기준에 대한 평가 후 특정질환 또는 진료과목별 상대평가를 실시한다.

6-3 감염관리 및 환자안전관리 활동계획을 수립하여 실행하라?

학습목표

6-3 병 · 의원의 감염관리 및 환자안전계획을 수립하여 업무를 수행할 수 있다.

1. 감염예방 및 관리

1) 감염병의 개념

질병은 감염성 질환과 비감염성 질환으로 크게 구별되고 있으며, 병원체의 감염으로 발생한 질병을 감염성 질환이라고 하고 이 질환이 감염성을 가지고 새로운 숙주에게 감염을 시켜 질병이 발생하는 것을 감염병 이라고 한다. 즉 감염병은 환자를 통하여 여러 사람의 새로운 환자를 발생시킬 수 있는 질병을 의미한다.

(1) 감염병의 정의

"감염병"이란 세계보건기구가 국제공중보건의 비상사태에 대비하기 위하여 감시대상으로 정한 질환으로서 보건복지부장관이 고시하는 감염병을 말한다.

(2) 감염병 예방의 목적

감염병의 예방 및 관리에 관한 법률 제1조에 의하면 국민 건강에 위해(危害)가 되는 감염병의 발생과 유행을 방지하고, 그 예방 및 관리를 위하여 필요한 사항을 규정함으로써 국민 건강의 증진 및 유지에 이바지함을 목적으로 한다.

2) 감염관리 및 폐기물 관리규정

(1) 감염관리 규정

이 규정은 병원에 입원하거나 방문하는 환자와 보호자를 병원 감염으로부터 보호하는 것 뿐만 아니라 병원에서 근무하는 모든 직원을 병원감염으로부터 보호하는데 목적이 있다.

(2) 폐기물 관리규정

병원 내에서 발생하는 쓰레기는 감염의 저장소로서 작용할 수 있으며, 환경오염의 원인으로 작용하게 되므로 올바른 쓰레기 관리가 병원의 감염관리와 더불어 지역사회의 환경관리 측면에서 중요하다. 따라서 모든 직원은 병원 내에서 발생하는 쓰레기의 종류에 따른 처리방법을 숙지하여 깨끗한 환경을 유지하도록 하여야 한다. 폐기물은 ① 생활쓰레기 ② 감염성 폐기물로 구분하고 있다.

(3) 폐기물관리법

"의료폐기물"이란 보건 · 의료기관, 동물병원, 시험 · 검사기관 등에서 배출되는 폐기물 중 인체에 감염 등 위해를 줄 우려가 있는 폐기물과 인체 조직 등 적출물(摘出物), 실험 동물의 사체 등 보건 · 환경보호상 특별한 관리가 필요하다고 인정되는 폐기물로서 대통령령으로 정하는 폐기물을 말한다. 의료폐기물의 종류(제4조 관련)는 다음과 같다.

① 격리의료폐기물

「감염병의 예방 및 관리에 관한 법률」 제2조제1호의 감염병으로부터 타인을 보호하기 위하여 격리된 사람에 대한 의료행위에서 발생한 일체의 폐기물을 말한다.

② 위해의료폐기물

㉠ 조직물류폐기물 : 인체 또는 동물의 조직 · 장기 · 기관 · 신체의 일부, 동물의 사체, 혈액 · 고름 및 혈액생성물(혈청, 혈장, 혈액제제)

㉡ 병리계폐기물 : 시험 · 검사 등에 사용된 배양액, 배양용기, 보관균주, 폐시험관, 슬라이드, 커버글라스, 폐배지, 폐장갑

㉢ 손상성폐기물 : 주사바늘, 봉합바늘, 수술용 칼날, 한방침, 치과용침, 파손된 유리재질의 시험기구

㉣ 생물 · 화학폐기물 : 폐백신, 폐항암제, 폐화학치료제

㉤ 혈액오염폐기물 : 폐혈액백, 혈액투석 시 사용된 폐기물, 그 밖에 혈액이 유출될 정도로 포함되어 있어 특별한 관리가 필요한 폐기물을 말한다.

③ 일반의료폐기물

혈액 · 체액 · 분비물 · 배설물이 함유되어 있는 탈지면, 붕대, 거즈, 일회용 기저귀, 생리대, 일회용 주사기, 수액세트 등을 말한다.

3) 감염병 유행의 3대요인 및 생성과정

(1) 감염병 유행의 3대 요인

① 감염원(Source of Infection)

감수성 숙주에게 병원체를 전파시킬 수 있는 근원이 되는 모든 것을 의미한다. 감염원으로는 환자, 보균자, 감염동물, 오염식품이나 오염 식기구 및 생활용구 등이 있다.

② 감염경로(Route of Transmission)

감염원으로부터 감수성 보유자에게 병원체가 운반되는 과정을 말하며, 접촉감염, 공기전파, 동물매개 전파, 개달물 전파 등의 전파체에 의한 감염 등이 있다.

③ 감수성 숙주(Susceptible host)

숙주의 병원체에 대한 저항력이 낮은 상태, 즉 감수성이 높은 인구집단은 감염병 유행이 쉽게 만연되지만, 면역성이 높은 집단에서는 유행이 잘 안된다.

(2) 감염병의 6대 생성과정

감염병이 유행하기 위해서는 병원체, 환경, 숙주의 3요소가 상호 관련하여 있어야 한다. 일반적으로 감염병의 생성과정을 세분해 보면 ① 병원체 ② 병원소 ③ 병원소로부터 병원체의 탈출 ④ 전파 ⑤ 새로운 숙주의 침입 ⑥ 숙주의 감수성의 6개 요소가 연쇄적으로 작용하여 일어나게 된다.

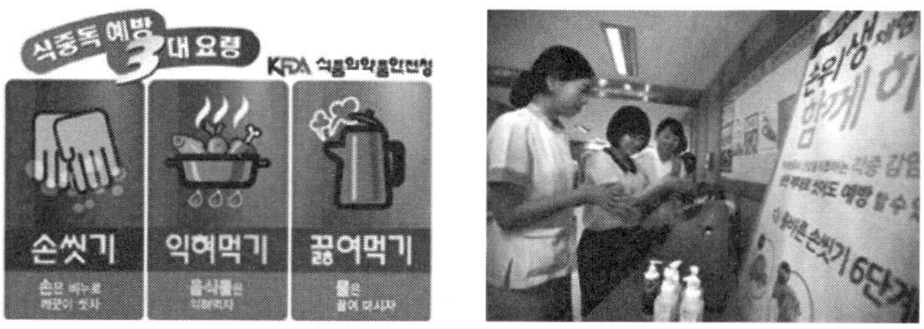

그림 6-9 감염관리 예방 및 활동

4) 감염병 유행

감염병은 숙주의 생물학적 요인과 사회적 요인이 관계되어 그 양상이 달라지며, 또한 병인과 숙주 저항에 따라 시간적으로 달라진다. 한정된 지역 또는 집단에 있어서 일정기간 동안 질병이 보통 때에 비하여 높은 빈도로 발생되는 것을 유행(epidemic)이라고 하며 전 세계적으로 유행하는 경우를 범세계적 (pandemic)유행이라 하며 한 지역에 국한하여 유행하는 양상을 지역적유행(endemic)이라 한다. 감염병의 이러한 발생양상은 인적요인, 지리적(지역적)요인, 시간적 요인(특성)이라는 3요소를 가지고 있다.

5) 감염병의 관리방법

(1) 감염성질환 관리

감염병의 관리는 감염병 생성과정 6개 요소 중의 어느 한 요소만을 제거하여도 관리가 된다. 그러나 어느 요소를 관리할 것인가 하는 문제는 감염병의 종류와 성격에 따라 다른데, 예를 들어 콜레라와 같은 외래감염병은 검역을 확실히 하면 우리나라에서는 발생이 되지 않을 것이다. 그러나 병원체를 완벽하게 제거하거나 전파를 막거나 숙주의 방어력을 완벽하게 할 수 있는 방법이 없기 때문에 일반적으로 감염병의 관리에 여러 가지 접근방법을 동시에 이용하는 경우가 대부분이다.

(2) 전파예방(Preventing spread)

전파예방은 병원소를 제거하고 병원소로부터 병원체의 탈출이 이루어지지 않도록 하여 감염병의 전파를 막는 것을 말하는데, 환경위생적 측면에서 관리하는 방법이 가장 효율적이다.

① 병원소 제거(격리)

외래감염병의 경우 근본적으로 병원체의 유입을 차단하는 것이 가장 우선적인 방법이다. 이 방법의 가장 중요한 것은 검역을 철저히 하는 것이다. 검역대상은 항공기, 선박, 승무원 및 승객, 화물 및 소지품, 동식물의 위생상태, 쥐나 해충의 유무가 검역대상이다. 또한 격리기간은 검역감염병 환자의 경우는 완치시까지 병원체 감염의심자는 병원체를 배출하지 않을 때까지 격리한다.

② 병원소 관리

병원소의 종류에 따라 관리방법이 달라진다. 인수공통감염병(우형결핵, 페스트, 탄저, 광견병, 브루셀라병)일 경우, 감염원이 되는 환축을 제거(도살)시키도록 하고 사람이 병원소일 경우는 보균자를 조기에 색출하고 환자일 경우 격리 시켜 외과적 수술이나 약물요법으로 환자를 빨리 치료하도록 한다. 그러나 야생동물일 경우는 관리하기가 상당히 어렵게 된다.

③ 감염력의 감소

적절한 치료를 하면 환자가 완전히 치유되기 전부터 감염력이 감소되어 환자로 하여금 감염을 전파시키지 않게 할 수 있다. 비소주사에 의해 매독환자를 비감염으로 하는 것이나 결핵의 개방성 환자에게 항결핵제를 투여함으로써 폐쇄성으로 만드는 방법 등이 좋은 예이다.

④ 환경위생관리

환경적인 요소를 개선함으로써 전파과정을 차단하는 것을 말한다. 식품의 관리, 상하수도관리, 구충、구서 등 매개 동물의 관리, 소독 등을 적절히 함으로써 효과를 볼 수 있다. 그러나 환경개선으로 효과를 볼 수 없는 것은 홍역, 인플루엔자 등 호흡기계 감염병이다. 환경위생관리에는 소독(disinfection)과 멸균(sterilization) 등이 있다.

⑤ 면역증강(Increasing immunity)

면역이란 어떤 특정한 감염균에 대하여 자기 몸을 방어하며, 임상적인 증상을 없애거나 가볍게 하는 능력을 말한다. 신체의 제 3차 방어기전으로 병원체의 세포 내 정착을 저지하는 특수 단백물질(항체)을 말하며 항원과 특이하게 반응하는 물질이라고 한다. 면역은 크게 선천면역과 후천면역으로 구분한다.

6) 우리나라의 법정감염병

우리나라의 법정감염병은 "감염병의 예방 및 관리에 관한 법률"에 의거 제1급감염병, 제2급감염병, 제3급감염병, 제4급감염병, 기생충감염병, 세계보건기구감시대상 감염병, 생물테러감염병, 성매개감염병, 인수(人獸)공통감염병 및 의료관련감염병 등으로 분류하여 규정하고 있다. 이들 감염병에 대해서는 국가나 지방자치단체가 환자의 발생신고의무, 예방접종실시, 방역사업 등의 규정을 두어 발생과 유행을 방지하기 위한 행정적 관리를 하고 있다.

(1) 감염병의 분류

감염병의 분류에는 제1급감염병, 제2급감염병, 제3급감염병, 제4급감염병, 기생충감염병, 세계보건기구 감시대상 감염병, 생물테러감염병, 성매개감염병, 인수(人獸)공통감염병 및 의료관련감염병 등이 있다(감염병의 예방 및 관리에 관한 법률 제2조).

① "제1급감염병"이란 생물테러감염병 또는 치명률이 높거나 집단 발생의 우려가 커서 발생 또는 유행 즉시 신고하여야 하고, 음압격리와 같은 높은 수준의 격리가 필요한 감염병으로서 다음 각 목의 감염병을 말한다. 다만, 갑작스러운 국내 유입 또는 유행이 예견되어 긴급한 예방 · 관리가 필요하여 질병관리청장이 보건복지부장관과 협의하여 지정하는 감염병을 포함하며 다음과 같다.

가. 에볼라바이러스병 나. 마버그열 다. 라싸열 라. 크리미안콩고출혈열 마. 남아메리카출혈열 바. 리프트밸리열 사. 두창 아. 페스트 자. 탄저 차. 보툴리눔독소증 카. 야토병 타. 신종감염병증후군 파. 중증급성호흡기증후군(SARS) 하. 중동호흡기증후군(MERS) 거. 동물인플루엔자 인체감염증 너. 신종인플루엔자 더. 디프테리아

② "제2급감염병"이란 전파가능성을 고려하여 발생 또는 유행 시 24시간 이내에 신고하여야 하고, 격리가 필요한 다음 각 목의 감염병을 말한다. 다만, 갑작스러운 국내 유입 또는 유행이 예견되어 긴급한 예방 · 관리가 필요하여 질병관리청장이 보건복지부장관과 협의하여 지정하는 감염병을 포함하며 다음과 같다.

가. 결핵(結核) 나. 수두(水痘) 다. 홍역(紅疫) 라. 콜레라 마. 장티푸스 바. 파라티푸스 사. 세균성이질 아. 장출혈성대장균감염증 자. A형간염 차. 백일해(百日咳) 카. 유행성이하선염(流行性耳下腺炎) 타. 풍진(風疹) 파. 폴리오 하. 수막구균 감염증 거. b형헤모필루스인플루엔자 너. 폐렴구균 감염증 더. 한센병 러. 성홍열 머. 반코마이신내성황색포도알균(VRSA) 감염증 버. 카바페넴내성장내세균속균종(CRE) 감염증 서. E형간염

③ "제3급감염병"이란 그 발생을 계속 감시할 필요가 있어 발생 또는 유행 시 24시간 이내에 신고하여야 하는 다음 각 목의 감염병을 말한다. 다만, 갑작스러운 국내 유입 또는 유행이 예견되어 긴급한 예방 · 관리가 필요하여 질병관리청장이 보건복지부장관과 협의하여 지정하는 감염병을 포함한다.

가. 파상풍(破傷風) 나. B형간염 다. 일본뇌염 라. C형간염 마. 말라리아 바. 레지오넬라증 사. 비브리오패혈증 아. 발진티푸스 자. 발진열(發疹熱) 차. 쯔쯔가무시증 카. 렙토스피라증 타. 브루셀라증 파. 공수병(恐水病) 하. 신증후군출혈열(腎症候群

出血熱) 거. 후천성면역결핍증(AIDS) 너. 크로이츠펠트-야콥병(CJD) 및 변종크로이츠펠트-야콥병(vCJD) 더. 황열 러. 뎅기열 머. 큐열(Q熱) 버. 웨스트나일열 서. 라임병 어. 진드기매개뇌염 저. 유비저(類鼻疽) 처. 치쿤구니야열 커. 중증열성혈소판감소증후군(SFTS) 터. 지카바이러스 감염증

④ "제4급감염병"이란 제1급감염병부터 제3급감염병까지의 감염병 외에 유행 여부를 조사하기 위하여 표본감시 활동이 필요한 다음 각 목의 감염병을 말한다.

가. 인플루엔자 나. 매독(梅毒) 다. 회충증 라. 편충증 마. 요충증 바. 간흡충증 사. 폐흡충증 아. 장흡충증 자. 수족구병 차. 임질 카. 클라미디아감염증 타. 연성하감 파. 성기단순포진 하. 첨규콘딜롬 거. 반코마이신내성장알균(VRE) 감염증 너. 메티실린내성황색포도알균(MRSA) 감염증 더. 다제내성녹농균(MRPA) 감염증 러. 다제내성아시네토박터바우마니균(MRAB) 감염증 머. 장관감염증 버. 급성호흡기감염증 서. 해외유입기생충감염증 어. 엔테로바이러스감염증 저. 사람유두종바이러스 감염증

⑤ "기생충감염병"이란 기생충에 감염되어 발생하는 감염병 중 질병관리청장이 고시하는 감염병을 말한다.

⑥ "세계보건기구 감시대상 감염병"이란 세계보건기구가 국제공중보건의 비상사태에 대비하기 위하여 감시대상으로 정한 질환으로서 질병관리청장이 고시하는 감염병을 말한다.

⑦ "생물테러감염병"이란 고의 또는 테러 등을 목적으로 이용된 병원체에 의하여 발생된 감염병 중 질병관리청장이 고시하는 감염병을 말한다.

⑧ "성매개감염병"이란 성 접촉을 통하여 전파되는 감염병 중 질병관리청장이 고시하는 감염병을 말한다.

⑨ "인수공통감염병"이란 동물과 사람 간에 서로 전파되는 병원체에 의하여 발생되는 감염병 중 질병관리청장이 고시하는 감염병을 말한다.

⑩ "의료관련감염병"이란 환자나 임산부 등이 의료행위를 적용받는 과정에서 발생한 감염병으로서 감시활동이 필요하여 질병관리청장이 고시하는 감염병을 말한다. 우리나라에서 발생되는 의료관련감염병에는 VRSA/VISA, VRE, MRSA, MRPA, MRAB, CRE 등이 있다.

7) 감염병의 예방 및 감염관리실 설치

(1) 병원의 감염 예방(의료법 제47조)

① 보건복지부령으로 정하는 일정 규모 이상의 병원급 의료기관의 장은 의료관련감염 예방을 위하여 감염관리위원회와 감염관리실을 설치 · 운영하고 보건복지부령으로 정하는 바에 따라 감염관리 업무를 수행하는 전담 인력을 두는 등 필요한 조치를 하여야 한다.

② 의료기관의 장은 감염병의 예방을 위하여 해당 의료기관에 소속된 의료인 및 의료기관 종사자에게 정기적으로 교육을 실시하여야 한다.

③ 의료관련감염이 발생한 사실을 알게 된 의료기관의 장, 의료인, 의료기관 종사자 또는 환자 등은 보건복지부령으로 정하는 바에 따라 질병관리청장에게 그 사실을 보고(자율보고)할 수 있다. 이 경우 질병관리청장은 자율보고한 사람의 의사에 반하여 그 신분을 공개하여서는 아니 된다.

2) 감염병관리시설 등의 설치 기준(감염병의 예방 및 관리 법률 시행규칙 31조)

감염병관리시설, 격리소 · 요양소 또는 진료소의 설치 기준은 아래와 같다.

1. 감염병관리시설
   가. 300개 이상의 병상을 갖춘 감염병관리기관 : 별도 고시한 기준에 적합한 음압병실을 1개 이상 설치할 것
   나. 300개 미만의 병상을 갖춘 감염병관리기관 : 외부와 격리된 진료실 또는 격리된 병실을 1개 이상 설치할 것
2. 격리소 · 요양소 : 「의료법 시행규칙」 제34조에 따른 의료기관의 시설 기준 중 의원에 해당하는 시설을 갖추거나 임시숙박시설 및 간이진료시설을 갖출 것
3. 진료소 : 「의료법 시행규칙」 제34조에 따른 의료기관의 시설 기준 중 의원에 해당하는 시설을 갖추거나 「지역보건법」 제13조에 따른 보건지소일 것

(3) 감염병전문병원 및 권역별 감염병전문병원의 지정(감염병 예방 및 관리 법률 시행령 제1조의 3, 4)

감염병전문병원(중앙감염병병원)으로 지정받을 수 있는 의료기관은 「의료법」 제3조

의3 또는 제3조의4에 따른 종합병원 또는 상급종합병원으로서 보건복지부장관이 정하여 고시하는 의료기관으로 한다.

(4) 권역별 감염병전문병원의 지정

권역별 감염병전문병원(권역별 감염병병원)으로 지정받을 수 있는 의료기관은 「의료법」 제3조의3 또는 제3조의4에 따른 종합병원 또는 상급종합병원으로서 질병관리청장이 정하여 고시하는 의료기관으로 한다.

(5) 감염관리위원회 및 감염관리실의 설치(의료법 시행규칙 제43조)

법 제47조제1항에서 "보건복지부령으로 정하는 일정 규모 이상의 병원급 의료기관"(100개 이상의 병상을 갖춘 병원급 의료기관)을 말하며, 해당병원은 감염관리위원회 및 감염관리실을 설치운영 해야 한다(시행일 2021.12.30일부터).

(6) 감염관리실 전담 인력의 교육기준(의료법 시행규칙 제46조제3항 관련)

교육내용은 감염관리업무 개요 및 담당 인력의 역할, 감염관리 지침, 감시, 자료 수집 및 분석, 의료관련감염진단, 미생물학, 소독 및 멸균, 환경관리, 병원체별 감염관리, 분야별 감염관리, 역학통계, 임상미생물학, 유행조사, 감염감소 중재전략, 격리, 감염관리사업 기획 · 평가 등 감염관리와 관련된 내용을 하도록 되어 있으며, 교육 이수 시간은 매년 16시간 이상이다.

8) 감염병 발생의 신고 및 보고

(1) 의사 등의 신고(11조)

① 의사, 치과의사 또는 한의사는 다음 각 호의 어느 하나에 해당하는 사실이 있으면 소속 의료기관의 장에게 보고하여야 하고, 해당 환자와 그 동거인에게 보건복지부장관이 정하는 감염 방지 방법 등을 지도하여야 한다. 다만, 의료기관에 소속되지 아니한 의사, 치과의사 또는 한의사는 그 사실을 관할 보건소장에게 신고(별지 제1호의3서식 감염병 발생 신고서)하여야 한다.

1. 감염병환자등을 진단하거나 그 사체를 검안(檢案)한 경우
2. 예방접종 후 이상반응자를 진단하거나 그 사체를 검안한 경우

3. 감염병환자등이 제1급감염병부터 제3급감염병까지에 해당하는 감염병으로 사망한 경우
4. 감염병환자로 의심되는 사람이 감염병병원체 검사를 거부하는 경우

② 감염병병원체 확인기관의 소속 직원은 실험실 검사 등을 통하여 보건복지부령으로 정하는 감염병환자등을 발견한 경우 그 사실을 감염병병원체 확인기관의 장에게 보고하여야 한다.

③ 제1항 및 제2항에 따라 보고를 받은 의료기관의 장 및 감염병병원체 확인기관의 장은 제1급감염병의 경우에는 즉시, 제2급감염병 및 제3급감염병의 경우에는 24시간 이내에, 제4급감염병의 경우에는 7일 이내에 보건복지부장관 또는 관할 보건소장에게 신고하여야 한다.

표 6-9 감염병신고 및 대상

구분	신고기간	신고대상
제1급 감염병	즉시	발생, 사망, 병원체검사결과
제2 · 3급 감염병	24시간 이내	
제4급 감염병	7일 이내	발생, 사망
예방접종 후 이상반응	즉시	이상반응발생

(2) 그 밖의 신고의무자(제12조)

다음 각 호의 어느 하나에 해당하는 사람은 제1급감염병부터 제3급감염병까지에 해당하는 감염병 중 보건복지부령으로 정하는 감염병이 발생한 경우에는 의사, 치과의사 또는 한의사의 진단이나 검안을 요구하거나 해당 주소지를 관할하는 보건소장에게 신고하여야 한다.

1. 일반가정에서는 세대를 같이하는 세대주. 다만, 세대주가 부재중인 경우에는 그 세대원
2. 학교, 병원, 관공서, 회사, 공연장, 예배장소, 선박 · 항공기 · 열차 등 운송수단, 각종 사무소 · 사업소, 음식점, 숙박업소 또는 그 밖에 여러 사람이 모이는 장소의 관리인, 경영자 또는 대표자
3. 「약사법」에 따른 약사 · 한약사 및 약국개설자

제1항에 따른 신고의무자가 아니더라도 감염병환자등 또는 감염병으로 인한 사망

자로 의심되는 사람을 발견하면 보건소장에게 알려야 한다.

(3) 신고방법 및 신고의무

법정감염병이 발생이 확인되면 환자나 시체 소재지 또는 의료기관 소재지의 관할 보건소장에게 서면, 구두(口頭), 전보, 전화 또는 컴퓨터통신의 방법으로 지체없이 신고하거나 알려야 한다.

① 신고인의 성명, 주소와 감염병환자 등 또는 사망자와의 관계

② 감염병환자등 또는 사망자의 성명, 주소 및 직업

③ 감염병환자등 또는 사망자의 주요 증상 및 발병일

▣ 신고절차 및 방법

보건복지부장관이나 관할 시 · 군 · 구 보건소장에게 정보시스템 또는 팩스를 이용해 신고하면 된다. 다만, 심각한 정도와 전파력이 높은 제1급 감염병은 질병관리본부나 관할 시 · 군 · 구 보건소장에게 신고서를 제출하기 전 구두 · 전화 등으로 즉시 신고할 수 있다.

(4) 보건소장 등의 보고

보건소장은 감염병환자등 사망(검안) 신고서, 별지 제1호의5서식의 병원체 검사결과 신고서(전자문서 포함) 또는 별지 제2호서식의 예방접종 후 이상반응 발생보고서를 특별자치도지사 또는 시장 · 군수 · 구청장에게 정보시스템을 이용하여 제출해야 하고, 보고를 받은 특별자치도지사 또는 시장 · 군수 · 구청장은 해당 신고서 또는 발생보고서를 질병관리청장 및 특별시장 · 광역시장 · 도지사에게 정보시스템을 이용하여 각각 제출해야 한다.

10) 급성감염병 및 만성감염병

(1) 급성감염병

급성감염병이란 발생률이 높고 유병률이 낮은 것을 의미하며, 만성감염병이라 발생률이 낮고 유병률이 높은 것이 역학적 특징이다. 그리고 2003년 이후 중증급성호흡기증후군(SARS) 및 조류인플루엔자(AI), 2015년 메르스, 2020년 코로나 바이러스 등 신종감

염병의 출현으로 감염병 대응체계의 강화 필요성이 보다 절실해지고 있다. 급성감염병에는 소화기계 감염병(장티푸스, 세균성이질, 콜레라, 파라티푸스, 폴리오, 유행성간염, 세균성 및 아메바성 이질 등)과 호흡기계 감염병(디프테리아, 백일해, 인플루엔자, 홍역, 천연두(두창), 결핵 등) 등이 있다.

▣ **코로나바이러스감염증-19(COVID-19)**

코로나바이러스(Coronavirus)는 일반적으로 조류뿐만 아니라 사람을 포함한 다양한 포유류에서도 발견되며 그 종이 다양하고, 바이러스(병원체)의 특성과 숙주에 따라서 호흡기와 소화기 감염병을 모두 유발하는 것으로 알려져 있다. 2019년 12월 중국 우한시에서 발생한 바이러스성 급성호흡기 질환. '우한 폐렴', '신종코로나바이러스감염증', '코로나19'라고도 한다. 신종 코로나바이러스에 의한 유행성 질환으로 호흡기를 통해 감염된다. 감염 후에는 인후통, 고열, 기침, 호흡곤란 등의 증상을 거쳐 폐렴으로 발전하는데 변이형에 따라 증상은 차이가 있다. 아직 정확한 감염원 및 전파 경로가 파악 되고 있지는 않지만 기존 코로나바이러스가 공기 전파가 아닌 비말(침 방울)전파인 것으로 볼 때 이 바이러스 또한 침이나 손을 통해 감염되는 것으로 추정되고 있다. 또한 변이 바이러스가 영국에서 처음 발견된 이후 알파바이러스, 베타바이러스, 감마바이러스, 델타바이러스, 오미크론바이러스 등이 발견되고 있다. 오미크론바이러스는 2021년 남아프리카공화국에서 처음발견된 이후 여러 나라로 확산되고 있는 추세이다.

① 감염 : 코로나바이러스감염증-19는 감염자의 비말(침방울)이 호흡기나 눈 · 코 · 입의 점막으로 침투될 때 감염되며, 비말감염은 감염자가 기침 · 재채기를 할 때 침 등의 작은 물방울에 바이러스 · 세균이 섞여 나와 타인에게 감염되는 것으로 통상 이동거리는 2m로 알려져 있다.

② 증상 및 진단 : 바이러스에 감염되면 약 1~14일(평균 5~7일)의 잠복기를 거친 뒤 발열(37.5도) 및 기침이나 인후통, 호흡곤란 등 호흡기 증상, 폐렴이 주 증상으로 나타나며, 또한 일부 환자에게서는 근육통과 피로감, 설사, 탈수, 기력감퇴, 구토, 식욕부진 증상이 나타나기도 한다.

진단은 의료기관이나 보건소에서 진단시약키트 또는 유전자(PCR)검사로 진단 결과를 알 수 있다.

③ 치료 : 신종 코로나바이러스감염증의 백신은 여러 다국적 제약사에서 개발되어 국가별로 선택 접종되고 있으며, 환자로 확진되면 기침 · 인후통 · 폐렴 등 주요 증상에 따라 항바이러스제나 2차 예방을 위한 항생제 투여 등의 대증치료(대증요법)가 이루어지고 있다.또한 다국적 제약사에서 치료제가 개발(Pfizer의 팍스로비드 외) 되어 환자에게 투여되고 있다.

④ 예방 : 확진환자와 접촉을 피하고 감염을 예방하기 위해서는 흐르는 물에 30초 이상 손 씻기를 꼼꼼히 하고, 외출하거나 의료기관에 방문할 때는 마스크 착용 같은 예방 수칙을 지켜야 한다. 세면대가 없는 곳에서 활동할 때는 알코올 손 세정제로 수시로 씻는 것이 좋다고 권고하고 있다. 마스크의 경우 식품의약품안전처가 정하는 보건용 마스크 [KF80(황사용) · KF94 · KF99(이상 방역용)]를 사용하면 되는데, 숫자가 높으면 미세입자가 차단되는 효과가 크지만, 산소투과율이 낮아 숨쉬기가 어려운 단점이 있다. 또한 관련증상이 나타날 경우 질병관리청 콜센터(1339)나 보건소에 상담이 필요하다.

(2) 만성감염병

세균학 및 면역학의 발달 등으로 감염병의 관리가 효과적으로 이루어져 급격한 감소를 가져왔다. 감염병 중 급성감염병은 일부 저개발국가를 제외하고는 점점 감소하고 있으나 만성감염병은 이전보다 감소하고는 있지만 새로운 질환의 발견과 더불어 어느 면에서는 증가하는 경향을 보이고 있다. 만성감염병의 특징은 발생률은 낮고 유병율이 높은 역학적 특성을 가지고 있다. 만성감염병의 종류에는 결핵, 한센병, 성병, 후천성면역결핍증, 간염 등이 있다.

2. 환자안전관리

(1) 환자안전의 개념

환자안전에 대한 체계적이고 총괄적인 관리를 위하여 환자안전에 필요한 사항을 규정함으로써 환자의 보호 및 의료 질 향상에 이바지함을 목적(제1조)으로 하고 있다.

(2) 환자안전사고 원인

한국소비자원의 자료에 의하면 병원 내 환자안전사고의 원인은 보건의료인의 부주의, '환자관리 미흡', '처치실수' 기타 관리 미흡 '시설관리 소홀' 장비오류, 치료재료 결함 등이 었다고 밝혔으며, 환자안전관리 강화가 요구된다고 하였다. 아울러 병원 내 안전사고로 인한 피해를 예방하기 위해 의료소비자들에게 Δ 거동이 불편한 경우 이동 시 보건의료인과 동행하거나 도움을 요청할 것 Δ 보건의료인이 안내하는 주의사항을 잘 지킬 것 Δ 안전사고가 발생한 경우 지체 없이 사고 사실을 보건의료인에게 알리고 필요한 경우 적절한 치료를 받을 것 등 당부하였다.

(3) 보건의료인의 책무 및 환자의 권리와 책무

- 보건의료기관의 장과 보건의료인의 책무(제4조)
  ① 보건의료기관의 장과 보건의료인은 환자안전 및 의료 질 향상을 위하여 국가와 지방자치단체의 시책을 따라야 한다.
  ② 보건의료기관의 장과 보건의료인은 환자안전사고가 발생하지 아니하도록 시설 · 장비 및 인력을 갖추고, 필요한 의무를 다하여야 한다.
  ③ 보건의료기관의 장과 보건의료인은 환자안전활동에 환자와 환자의 보호자가 참여할 수 있도록 노력하여야 한다.

"환자안전활동"이란 1. 환자안전활동의 보고 2. 환자안전기준의 준수 점검 3. 환자안전지표의 측정 · 점검 4. 그 밖에 환자안전 및 의료 질 향상을 위하여 보건복지부장관이 특히 필요하다고 인정하는 사항을 말한다.

- 환자의 권리와 책무(제5조)
  모든 환자는 안전한 보건의료를 제공받을 권리를 가지며, 환자와 환자의 보호자는 환자안전활동에 참여하여야 한다.
- 환자안전종합계획 수립(제7조)
  보건복지부장관은 환자안전 및 의료 질 향상을 위하여 관계 중앙행정기관의 장과 협의하여 환자안전종합계획을 5년마다 수립하고 이를 시행하여야 한다.

(4) 환자안전위원회 및 설치운영

보건복지부령으로 정하는 일정 규모 이상의 병원급 의료기관은 환자안전 및 의료 질 향상을 위하여 환자안전위원회를 설치 · 운영하여야 한다.

① 설치(대상)기관

병상 수가 200병상 이상인 병원급 의료기관으로 하며, 다만 종합병원인 경우에는 100병상 이상 의료기관을 대상으로 한다.

② 업무

- 환자안전사고의 예방 및 재발 방지를 위한 계획 수립 및 시행
- 환자안전 전담인력의 선임 및 배치
- 보건의료기관의 의료 질 향상 활동 및 환자안전체계 구축 · 운영
- 보고를 한 보고자 및 보고내용의 보호
- 환자와 환자 보호자의 환자안전활동 참여를 위한 계획 수립 및 시행
- 환자안전기준의 준수에 관한 사항
- 환자안전지표의 운영에 관한 사항
- 환자안전사고의 보고 활성화에 관한 사항
- 환자안전활동의 교육에 관한 사항
- 그 밖에 환자안전활동의 향상을 위하여 특히 필요한 사항으로서 보건복지부장관이 정하는 사항

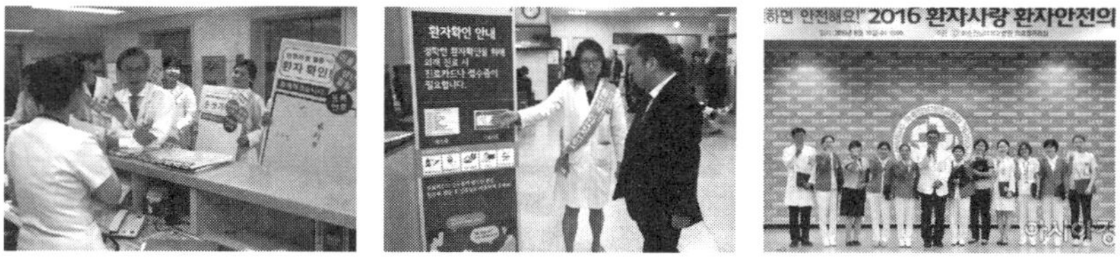

그림 6-10 환자안전관리 캠페인

(5) 환자안전 전담인력 및 배치

보건복지부령으로 정하는 일정 규모 이상의 병원급 의료기관은 환자안전 및 의료 질 향상에 관한 업무를 전담하여 수행하는 환자안전 전담인력을 두어야 한다.

① **수행업무**

환자안전 전담인력의 수행업무는 다음과 같다.

1. 환자안전사고 정보의 수집 · 분석 및 관리 · 공유 2. 환자안전사고 예방 및 재발 방지를 위한 보건의료인 교육 3. 환자와 환자 보호자의 환자안전활동을 위한 교육, 환자안전활동 보고, 환자안전기준의 준수 점검 4. 그 밖에 보건복지부령으로 정하는 환자안전활동 등이다.

② **배치**

일정 규모 이상의 병원급 의료기관에서는 환자안전 및 의료 질 향상에 관한 업무를 전담하여 수행하는 환자안전 전담인력을 두어야 의료기관의 장은 전담인력을 배치한 경우에는 지체 없이 전담인력 배치현황서(별지 제 1호 서식. 전자문서식 포함)를 보건복지부 장관에게 제출하여야 한다.

표 6-10 환자안전 전담인력

구분	전담인력 수
200병상 이상인 병원급 의료기관(종합병원은 제외)	1명 이상
100병상 이상 500병상 미만의 종합병원	1명 이상
500병상 이상의 종합병원	2명 이상

③ **자격기준**

의사 · 치과의사 · 한의사 면허 취득 후 5년 이상 보건의료기관에 근무한 사람, 전문의 자격이 있는 사람, 간호사 면허 취득 후 5년 이상 보건의료기관에서 근무한 사람이어야 한다.

④ **환자안전전담인력 신고 및 방법**

보건의료기관의 장은 전담인력을 선임 및 해임, 그리고 변경할 때마다 전담인력 현황을 신고해야 하며, 환자안전 보고학습시스템 포털(www.kops.or.kr)에 접속하여 온라인으로 신고하시면 된다. 제출서류는 1. 환자안전전담인력 배치현황서 2. 개인정보 제공 및 자격요건검증 동의서 3. 보건의료인 면허증명서 4. 건강보험득실확인서 또는 국민연금가입증명서 4. 교육이수증(전담인력으로 배치되기 전 신규교육이나 보수교육을 받은 경우에만 제출)

* 제출서류 중 보건의료인면허증명서는 보건복지부 홈페이지 면허(자격) 민원 메뉴에서 발급받으실 수 있다.

(6) 환자안전관리료

환자안전법에 따라 병원 내 환자안전위원회를 설치 · 운영하고, 환자안전전담인력을 두어 입원환자를 대상으로 병동 내 안전사고를 예방하도록 하는 등 전반적인 환자안전 활동을 강화할 경우 '환자안전관리료' 수가(입원환자 1일당)가 적용된다. 또한 요양병원 안전관리 강화를 위해 200병상 이상 6인 이하 병실 환자에게 1일당 1회로 안전관리료를 산정할 수 있다.

(7) 환자안전사고의 자율보고 및 비밀보장

① 자율보고

환자안전사고를 발생시켰거나 발생한 사실을 알게 된 보건의료인이나 환자 등 보건복지부령으로 정하는 사람은 보건복지부장관에게 그 사실을 보고할 수 있는데(제14조 제1항), 이러한 자율보고를 할 수 있는 사람은 ①보건의료인 ②보건의료기관의 장 ③전담인력 ④환자 ⑤보건의료인 중 어느 하나에 해당하는 사람을 말한다.

② 자율보고의 비밀 보장

보건복지부장관은 자율보고를 한 보고자의 의사에 반하여 그 보고자의 정보를 공개할 수 없으며, 자율보고를 한 환자안전사고가 발생한 보건의료기관의 경우에는 그 보건의료기관의 장의 의사에 반하여 해당 보건의료기관의 정보를 공개할 수 없도록 되어있다. 또한 보건의료기관의 장은 해당 보건의료기관에 속한 자율보고를 한 보고자에게 그 보고를 이유로 해고, 전보나 그 밖에 신분이나 처우와 관련하여 불리한 조치를 할 수 없도록 되어 있으며. 이를 위반하여 자율보고를 한 보고자에게 불리한 조치를 한 사람은 처벌을 받는다(제18조 제2항).

(8) 병원의 환자안전관리 실무

① 조직 및 수행업무

환자안전센터 또는 환자안전팀(QPS)을 조직하여 환자안전관리 업무를 담당하고 있으며 환자안전관리의 수행업무는 1. 환자안전사고 정보의 수집 · 분석 및 관리 · 공유 2. 환자안전사고 예방 및 재발 방지를 위한 보건의료인 교육 3. 환자와 환자 보호자의 환자안전활동을 위한 교육, 환자안전활동 보고, 환자안전기준의 준수 점검 4. 그 밖에 보건복지부령으로 정하는 환자안전활동 등이다. 조직은 주로 병원장 직속으로 조직되고 QPS

전담간호사로 구성되어 운영되고 있다. 또한 환자 및 직원의 안전관리를 위하여 환자안전관리위원회를 조직(설치)하여 운영하고 있다.

② QPS센터 및 QPS팀(실)

QPS(Quality Improvement & Patient Safety)는 양질의 의료서비스 제공을 위해 병원 전체 구성원들이 계획적이고 체계적인 방법으로 측정 · 평가 · 활동 수행으로 얻은 의료서비스의 질 관리 성과에 대한 개선활동의 유지 및 관리 지원을 통해 병원에서 지속적이고 효율적인 질 향상 활동을 유지할 수 있도록 조직된 환자안전관리센터(팀)이다. 이를 통해 환자안전에 부정적인 영향을 미치는 사건 및 사고에 대한 관리체계를 구축하여 환자안전 위험요인을 감소시키고 개선 및 예방 전략의 수립 · 실행을 통해 환자가 안전하게 진료 및 치료를 받을 수 있도록 관리하고 있다.

③ 운영 및 활동사항

환자안전에 대한 필요한 사항을 규정하고 체계적이고 총괄적인 관리를 위하여 환자안전법의 시행에 따라 병원 내 환자안전위원회를 설치 · 운영하고, 환자 안전전담인력을 두어 입원환자를 대상으로 병동 내 안전사고를 예방하고 환자에게 안전한 의료서비스를 제공하고 있다. 또한 연 1회 이상 부서별 환자안전관리활동을 중심으로 QPS경진대회를 실시하고 있다. 환자안전관리의 주요활동사항은 아래와 같다.

표 6-11 환자안전관리 주요활동내용

환자안전관리 주요활동사항
• 환자안전사고 정보의 수집 · 분석 및 관리 · 공유 • 환자안전사고 예방 및 재발 방지를 위한 보건의료인 교육 • 환자와 환자 보호자의 환자안전활동을 위한 교육, 환자안전활동 보고, 환자안전기준의 준수 점검 • 그 밖에 보건복지부령으로 정하는 환자안전활동 • 위험관리활동 및 임상질지표관리, QPS 홍보활동 • 낙상 발생 및 예방활동 모니터링 및 안전사고 보고(관리) • 의료기관인증 심사용 지표(감염관리) 관리 • 직원 대상 환자안전관리 내, 외부교육 • 부서별 안전점검 및 문제점 개선과 보완 • 사업계획에 의한 계획대비 실적 분석과 개선 활동 등

출처: 김회창(K의료원 및 S의료원 경영진단보고서 2020)

제 7 장

병원홍보 및 마케팅관리

7-1 | 병원홍보의 유형과 필요성 및 중요성을 인식하라?

7-2 | 병원홍보 마케팅 전략을 수립하여 실행하라?

7-3 | 내/외부 시장을 분석하여 포지셔링 전략을 수립하라?

7-1 병원홍보의 유형과 필요성 및 중요성을 인식하라?

학습목표	7-1 병원의 홍보와 광고의 유형과 방법 및 효과에 대하여 알 수 있다.

1. 홍보 및 광고

1) 홍보의 개념

(1) 의의

일반적인 홍보(Public Relation)의 정의는 "국가나 기업 또는 단체와 같은 조직체가 고객이나 종업원, 일반대중으로부터 신용과 이해를 얻고 그들로부터 관심을 끌어들이기 위해 하는 펼치는 모든 활동"을 지칭한다. 최근 홍보 대상이 일반 대중, 즉 공중(公衆)을 대상으로 하는 활동으로 이루어지고 있어 "조직과 공중 사이의 커뮤니케이션 관리"로 정의 되고 있기도 하다. 특히 병원의 홍보는 지역주민에 대한 병원의 이미지 향상과 서비스내용을 적극적으로 알림으로써 다른 병원과의 차별성 강조에 그 목적을 두어야 한다. 병원의 홍보에는 병원홍보관리, 병원마케팅관리, 대외 협력관리 등이 있다.

(2) 홍보의 필요성

의료서비스를 제공하는 병원에서 홍보가 필요한 중요한 이유로는 의료서비스가 가진 특성과 급변하는 의료환경의 변화로 병원의 경쟁력 강화를 위해 병원의 홍보가 필요하며 다음과 같다.

(3) 병원의 홍보 부서

병원의 규모와 조직의 운영 방침에 따라 홍보팀(실), 또는 대외협력실, 기획실 등에서 홍보 및 마케팅 업무를 수행하고 있으며, 역할은 매우 다양하다.

홍보부서의 업무 및 역할
• 홍보기획 • 뉴스레터 제작 • 병원소식지 제작 • 병원의 홈페이지 관리 • 병원CI(Corporate Identity) 관리 • 광고업무 • 언론홍보(방송, 신문, TV 등) • 병원의 각종 문화활동 • 병원안내 및 검진, 특수클리닉 브로슈어 제작 • 홍보용 동영상 제작 • 병원 방문업체(기관, 학교) 안내 • 주요행사 기획 등

2) 브랜드 및 슬로건

(1) 브랜드의 정의

브랜드(brand)란 어떠한 제품이나 용역(서비스)를 경쟁자의 것과 차별화하기 위해 사용하는 이름과 상징물(로고, 심볼, 색채, 트레이드마크 등)의 결합체를 지칭한다. 생명과 건강을 지키고 유지하기 위한 진료서비스를 제공하는 병원에서 브랜드는 기본적으로 신뢰성과 좋은 인상을 주게 된다.

(2) 브랜드 이미지

고객이 병원의 전반적인 의료서비스 수준을 다양한 정보를 통하여 자율적으로 판단하여 마음속에 형성된 상으로서 지속적으로 진화하고 변화하며, 초기에는 브랜드 노출을 통해서 기능적 브랜드로 출발하지만, 점차 브랜드에 대한 이미지를 거쳐 경험적 브랜드로 발전한다.

(3) 브랜드의 목적

의료기관에서 제공하는 의료서비스를 다른 의료기관과 구별하기 위한 것으로서 브랜드는 의료기관의 명칭, 슬로건, 심벌 등의 요소로 구성되며, 고객들은 이를 통하여 특정한 의료기관이나 서비스제품을 식별하는 메카니즘(Mechanism)으로 활용한다. 이처럼 고객들로 하여금 마음속에 독특하고 강하게 지각된 성공적인 브랜드는 영원히 살아남게 되므로 서비스 마케팅에서 매우 중요하다.

(4) 서비스 브랜드의 핵심(브랜드명)

브랜드는 시대의 흐름에 따라 지속적으로 변화하고 있으며 과거에는 권위적인 이름이나 지명을 사용하는 경우가 많았으나 최근에는 부르기 편리하고 쉬운 브랜드를 많이 사용하고 있다. (예 : 아름다운, 고운세상, 밝은 세상, 속편한, 튼튼, 힘찬, 사랑, 세바른 등) 일반적으로 브랜드 파워를 평가하는 방법으로는 독특성(Distinctiveness), 연관성(Relevance), 기억용이성(Memorability), 유연성(Flexibility)이 있다.

(5) 병원의 로고와 심벌마크

브랜드 네임이 전형적인 브랜드의 중요한 요소지만 시각적인 브랜드 요소들도 브랜드 자산을 구축하는데 중요하다. 시각적인 요소는 특히 브랜드 인지도의 관점에서 중요한 역할을 한다. 로고는 연상을 나타내는 수단으로 오랜 역사를 지니고 있으며, 독특한 형태로 쓰인 병원 이름이나 트레이드 마크 등에서 부터 워드마크나 추상적인 로고에 이르기 까지 많은 유형의 로고가 있다. 또한 로고는 매우 회화적이며 구체적이고 병원의 특정한 요소들이 심벌이 될 수 있다.

병원의 심벌마크				
서울아산병원 Asan Medical Center	SAMSUNG 삼성서울병원	서울대학교병원 SEOUL NATIONAL UNIVERSITY HOSPITAL	세브란스병원 SEVERANCE HOSPITAL	가톨릭대학교 서울성모병원
건국대학교병원 KONKUK UNIVERSITY MEDICAL CENTER	VIEVIS NAMUH 비에비스 나무병원	한림대학교강동성심병원	인봉의료재단 뉴고려병원	자생 한방병원

그림 7-1 병원의 심벌마크

(6) 브랜드의 효과

일반적인 소비자들은 자신들이 제품을 구매한다고 하지만 실상은 특정 브랜드를 구매하고 있다. 동일한 진료비로 어느 병 · 의원을 찾아도 진료를 받을 수 있다면 의료소비자 또한 보다 신뢰성 있고 우수한 시설과 인력을 보유한 병원을 선택하기 마련이다. 그러므로 강력한 브랜드를 가진 병원은 지속적인 방문을 기대할 수 있는 충성고객과 신규고객을 창출할 수 있는 기회를 가질 수 있어 장기적인 의료수익 창출에 큰 도움이 될 수 있다.

(7) 캐릭터(character)

캐릭터는 특별한 유형의 브랜드의 심벌로서 전형적으로 광고를 통해 소개되고 광고캠페인에 중요하다. 어떤 브랜드 캐릭터는 만화로 표현되거나 생생한 인물로 되어 있기도 하며, 브랜드 캐릭터는 종종 화려하고 풍부한 이미지 때문에 시선을 집중시키는 경우도 있어 인지도 창출에 매우 유용하게 사용되고 있다.

(8) 병원의 슬로건(slogan)

슬로건은 브랜드에 관한 설명적이고 설득력이 있는 정보를 전달해 주는 짧은 문구로 인지도 향상에 도움을 주는 것을 의미한다. 또한 슬로건은 일반적으로 광고를 할 때 나타나며, 강력한 브랜딩 도구이다. 따라서 슬로건은 브랜드가 무엇이며 브랜드를 특별하게 하는 것이 무엇인가라는 관점에서 소비자들에게 브랜드의 의미를 파악하는데 도움을 주며, 짧은 몇 마디 단어나 문구로 병원의 기본철학과 이념을 알리는 중요한 역할을 한다.

표 7-1 각 병원의 슬로건 사례

병원명	슬로건	비고
서울아산병원	앞선 의술, 더 큰 사랑	
서울성모병원	"You Believe, We Care"	신뢰 표현
건국대학교병원	'A partner for your life'	동반자 인식
인하대병원	'시작은 친절로, 마무리는 감동으로'	CS 슬로건
날개병원	당신의 어깨에 날개를 달아드립니다	
하나이비인후과병원	The one & only	

3) 광고

광고(advertising)란 판매를 목적으로, 상품에 대한 정보를 여러 가지 매체를 통하여 소비자에게 널리 알리는 의도적인 활동을 의미한다. 의료법에 명시된 광고에 관한 규정은 아래와 같다.

(1) 의료광고의 금지(의료법 제56조)

① 의료기관 개설자, 의료기관의 장 또는 의료인이 아닌 자는 의료에 관한 광고(의료인등이 신문 · 잡지 · 음성 · 음향 · 영상 · 인터넷 · 인쇄물 · 간판, 그 밖의 방법에 의하여 의료행위, 의료기관 및 의료인등에 대한 정보를 소비자에게 나타내거나 알리는 행위)를 하지 못한다.

② 의료인등은 다음 각 호의 어느 하나에 해당하는 의료광고를 하지 못한다.

1. 제53조에 따른 평가를 받지 아니한 신의료기술에 관한 광고
2. 환자에 관한 치료경험담 등 소비자로 하여금 치료 효과를 오인하게 할 우려가 있는 내용의 광고
3. 거짓된 내용을 표시하는 광고
4. 다른 의료인등의 기능 또는 진료 방법과 비교하는 내용의 광고
5. 다른 의료인등을 비방하는 내용의 광고
6. 수술 장면 등 직접적인 시술행위를 노출하는 내용의 광고
7. 의료인등의 기능, 진료 방법과 관련하여 심각한 부작용 등 중요한 정보를 누락하는 광고

8. 객관적인 사실을 과장하는 내용의 광고
9. 법적 근거가 없는 자격이나 명칭을 표방하는 내용의 광고
10. 신문, 방송, 잡지 등을 이용하여 기사(記事) 또는 전문가의 의견 형태로 표현되는 광고
11. 제57조에 따른 심의를 받지 아니하거나 심의받은 내용과 다른 내용의 광고
12. 제27조제3항에 따라 외국인환자를 유치하기 위한 국내광고
13. 소비자를 속이거나 소비자로 하여금 잘못 알게 할 우려가 있는 방법으로 제45조에 따른 비급여 진료비용을 할인하거나 면제하는 내용의 광고
14. 각종 상장 · 감사장 등을 이용하는 광고 또는 인증 · 보증 · 추천을 받았다는 내용을 사용하거나 이와 유사한 내용을 표현하는 광고.

(2) 의료광고의 심의(의료법 제57조)

① 의료인등이 다음 각 호의 어느 하나에 해당하는 매체를 이용하여 의료광고를 하려는 경우 미리 의료광고가 규정에 위반되는지 여부에 관하여 기관 또는 단체의 심의를 받아야 한다.

1.「신문 등의 진흥에 관한 법률」 제2조에 따른 신문 · 인터넷신문 또는「잡지 등 정기간행물의 진흥에 관한 법률」 제2조에 따른 정기간행물
2.「옥외광고물 등의 관리와 옥외광고산업 진흥에 관한 법률」 제2조제1호에 따른 옥외광고물 중 현수막(懸垂幕), 벽보, 전단(傳單) 및 교통시설 · 교통수단에 표시(교통수단 내부에 표시되거나 영상 · 음성 · 음향 및 이들의 조합으로 이루어지는 광고를 포함한다)되는 것
3. 전광판
4. 대통령령으로 정하는 인터넷 매체[이동통신단말장치에서 사용되는 애플리케이션(Application) 포함]

② 다음 각 호의 기관 또는 단체는 대통령령으로 정하는 바에 따라 자율심의를 위한 조직 등을 갖추어 보건복지부장관에게 신고한 후 의료광고 심의 업무를 수행할 수 있다.

1. 제28조제1항에 따른 의사회 · 치과의사회 · 한의사회

2. 등록한 소비자단체로서 대통령령으로 정하는 기준을 충족하는 단체

③ 의료인등은 제1항에도 불구하고 다음 각 호의 사항으로만 구성된 의료광고에 대해서는 제2항에 따라 보건복지부장관에게 신고한 기관 또는 단체(자율심의기구)의 심의를 받지 아니할 수 있다.

1. 의료기관의 명칭 · 소재지 · 전화번호
2. 의료기관이 설치 · 운영하는 진료과목
3. 의료기관에 소속된 의료인의 성명 · 성별 및 면허의 종류
4. 그 밖에 대통령령으로 정하는 사항

(3) 의료광고에 관한 심의위원회(의료법 제57의 2)

① 자율심의기구는 의료광고를 심의하기 위하여 제2항 각 호의 구분에 따른 심의위원회를 설치 · 운영하여야 한다.

② 심의위원회의 종류와 심의 대상은 다음 각 호와 같다.

1. 의료광고심의위원회 : 의사, 의원, 의원의 개설자, 병원, 병원의 개설자, 요양병원(한의사가 개설한 경우 제외), 요양병원의 개설자, 정신병원, 정신병원의 개설자, 종합병원(치과 제외), 종합병원의 개설자, 조산사, 조산원, 조산원의 개설자가 하는 의료광고의 심의
2. 치과의료광고심의위원회 : 치과의사, 치과의원, 치과의원의 개설자, 치과병원, 치과병원의 개설자, 종합병원(치과만 해당), 종합병원의 개설자가 하는 의료광고의 심의
3. 한방의료광고심의위원회 : 한의사, 한의원, 한의원의 개설자, 한방병원, 한방병원의 개설자, 요양병원(한의사 개설 경우만 해당), 요양병원의 개설자가 하는 의료광고의 심의

(4) 의료광고 심의 절차(의료법시행령 제25조)

① 의료광고의 심의를 받으려는 의료법인 · 의료기관 · 의료인은 보건복지부령으로 정하는 신청서에 해당 의료광고 내용을 첨부하여 의료광고 심의업무를 위탁받은 기관에 제출하여야 한다.

② 신청을 받은 심의기관은 30일 이내에 의료광고심의위원회의 심의를 거쳐 심의 결

과를 신청인에게 문서로 통지하여야 한다.

③ 신청인은 통지받은 심의 결과에 이의가 있으면 심의 결과를 통지받은 날부터 15일 이내에 재심의를 요청할 수 있다.

(5) 의료 광고 심의기간

의료법시행령 24조(의료광고 심의 대상 및 심의 업무의 위탁)에 의거, 광고 심의는 대한의사협회와 대한치과의사협회 및 대한한의사협회 산하'의료광고심의위원회'에서 수행하고 있다. 관련 시행령에 적용되는 매체에 광고를 게재하고자 하는 의료기관은 해당 소속 협회 의료광고심의위원회에서 규정한 절차에 따라 광고를 신청한 후, 심의를 통과해야 한다. 통과된 광고물은 신청한 게재기간에 해당 매체에 광고를 집행할 수 있으며 그 광고물에는 필수적으로 심의번호를 적시해야 한다. 또한 기타 유형의 매체 광고 집행 시에는 소속 의료광고심의위원회 질의를 통해 진행한다.

(6) 서비스 광고

① 의료서비스광고의 범위

의료서비스광고는 재화나 용역의 서비스와는 달리 광고의 주체나 내용, 범위, 목적을 비롯하여 광고매체 등에서 많은 제한을 해왔으나, 의료법 개정을 통하여 의료제공자의 자율성을 일부 보장하는 방식으로 바뀌었다. 따라서 의료광고는 기존의 포지티브방식을 탈피하여 몇가지 금지항목을 제외하고 모든 광고를 허용하는 네거티브방식으로 바뀌었으며, 이는 의료제공자에게 의료광고의 자율성을 일부 보장하면서도 근본적으로 환자의 알권리를 보장하는 내용이며, 시대적 요구를 반영하여 환자나 보호자의 욕구를 충족시키기 위한 것이라고 볼 수 있다.

② 서비스 광고의 역할

광고는 일반적으로 정보제공, 고객설득, 회상, 제품기억, 구매행동 유도 등의 역할을 가지게 되며, 부가적으로 구매 위험요소의 감소, 서비스 포지셔닝 확립, 브랜드 로열티 증가와 재구매 행동 유도 등의 역할도 수행한다. 특정한 관심이나 활동을 공유하는 사람들 사이의 관계망을 구축해 주는 온라인 서비스인 SNS는 최근 페이스북(Facebook)과 트위터(Twitter) 등의 폭발적 성장에 따라 사회적 · 학문적인 관심의 대상으로 부상했다.

▣ 의료서비스 광고 유형

표 7-2 의료서비스 광고 유형 및 심의 대상

구분	광고매체 유형	비고
심의 대상	신문/인터넷신문/정기간행물	배너 광고 포함
	옥외광고물/현수막/벽보/전단/교통수단(지하철, 버스, 택시 등)/교통시설(지하철 역사, 공항, 항만, 터미널 등)	
	대형 전광판	
	인터넷매체	방송법 2조 제3호와 제5호에 해당하는 매체
	포털사이트 키워드 광고	검색어 입력 후 노출되는 광고문구 심의 대상
비심의 대상	병원 홈페이지	과대 및 허위, 환자유인 등의 콘텐츠 노출 시 의료법 23조에 저촉
	병원 공식 블로그, 카페, 페이스 북	
	병원 소식지	

(7) 인터넷광고의 유형

광고의 형태는 푸쉬(Push)형과 풀(Pull)형으로 나눌 수 있으며, 푸쉬형에는 배너광고, 컨텐츠광고, 막간광고, 전자우편 광고가 있으며, 풀형광고에는 주로 홈페이지를 개설해 놓고 그곳을 방문(검색)하는 사용자에게 광고를 하는 것이다.

① 배너광고(Banner ads) : 인터넷 사이트에 광고비를 지불하고 게재되는 띠모양의 광고로서 배너광고는 주로 정보를 찾아주는 검색서비스, 뉴스를 제공해주는 매스미디어, 영화나 음악 등의 오락정보에 제공하는 엔터테인먼트(entertainment) 등에 광고를 싣는다.

② 콘텐츠(content)광고 : 사용자들이 주로 방문해 많은 시간을 보내는 정보나 콘텐츠를 이용하여 광고를 하는 것을 의미하는 것으로서, 이는 특정사이트에 스폰서를 제공하는 협찬광고와 동일한 개념이다.

③ 막간광고 : 인터넷에서 정보를 얻는 것은 정보요청, 결과확인, 다른 정보의 요청 등 순차적인 과정으로 이루어지는데 이때 순차적인 정보의 틈새를 이용하여 광고를 내 보내는 것이 막간광고(Interstitial ads) 또는 팝업광고라고 한다.

④ 홈페이지(homepage)광고 : 기업이 자신의 홈페이지를 통해 제품이나 서비스에 대한 정보를 상세히 전달하는 광고를 의미한다.

⑤ 전자우편광고 : 광고주가 전자우편을 통해 광고메시지를 전달하는 것을 의미하며, 이것은 먼저 디렉트 메일과 같은 방법으로 고객들의 성향과 특징을 파악하고 선정

된 목표고객에게 서비스에 대한 설명이나 이용정보를 제공하는 것이다.

⑥ 검색광고 : 광고주가 원하는 키워드로 사용자가 검색했을 경우에만 광고를 보여줌으로써 광고주가 서비스를 이용할 가능성이 매우 높은 잠재고객에게만 광고를 내보이는 타깃화된 광고 기법이다. 기존의 온라인 광고보다 브랜딩 효과가 뛰어나며, 최근 인터넷 광고 중에 효과가 가장 높은 마케팅수단으로 각광을 받고 있다.

2. 홍보의 유형 및 효과

1) 홍보의 유형

(1) PR(홍보)

PR은 Public Relation의 약자로서'조직과 공중사이의 communication 관리'로 정의할 수 있다. 소비자에게 직접적인 상품을 판매하는 것 말고, 여러 가지로 관계를 가져서 결국에는 소속기관의 신뢰도와 충성도를 높이는 행위를 말한다.

① 직접홍보매체(Controlled Media)

- 전개하고자 하는 목표를 일방적으로 전달이 가능한 매체를 의미한다.
- 사보 : 사내보, 사외보, 혼합보 등
- 팜프렛, 카달로그, DM(Direct Mail), PR 영화, Video, 광고, 모니터
- 산업시찰, 이벤트, 전시회, 행사, 설명회 등

② 간접홍보매체(Uncontrolled Media)

- 원하는 홍보메시지가 일정 가공과 검증절차를 거쳐 알려지는 언론매체를 의미한다.
- TV, Radio, 신문, 잡지, Cable-TV 등

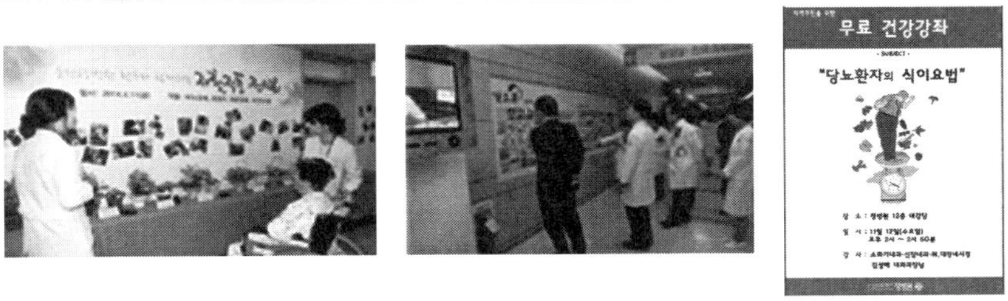

그림 7-2 병원로비 전시회 및 건강강좌

2) 병원의 대내홍보와 대외홍보

(1) 대내 홍보

대내홍보에는 ① 원내 뉴스레터 제작 ② 친절 캠페인 ③ 제안제도(고객 불편사항 개선) ④ 센터 및 특수클리닉 홍보 ⑤ 홈페이지 ⑥ 문화행사 등이 있다.

1. 병원의 홍보사례(0000병원 홈페이지)

■ 0000병원, 0년 연속 '존경받는 병원'1위(0000협회 컨설팅 조사 결과)

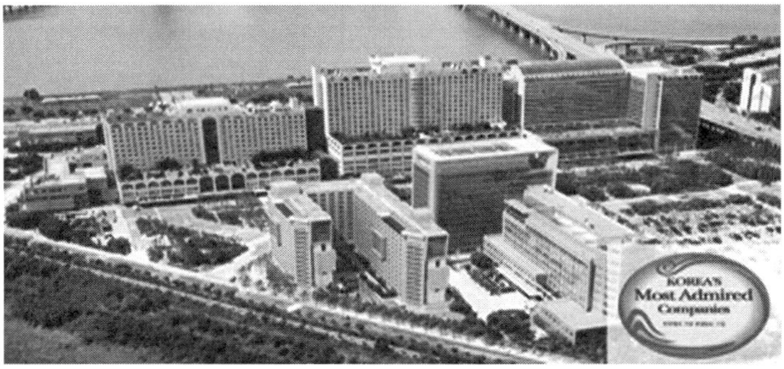
KOREA'S
Most Admired
Companies

그림 7-3 병원 홍보사례

(2) 대외 홍보

대외홍보에는 ① 원외 뉴스레터 발간 ② 병원홍보 브로슈어 제작 ③ 병원소개 동영상 ④ 지역주민대상 건강강좌 및 의료봉사 ⑤ 보도자료 생산 및 기사화 ⑥ 언론홍보 등이 있다.

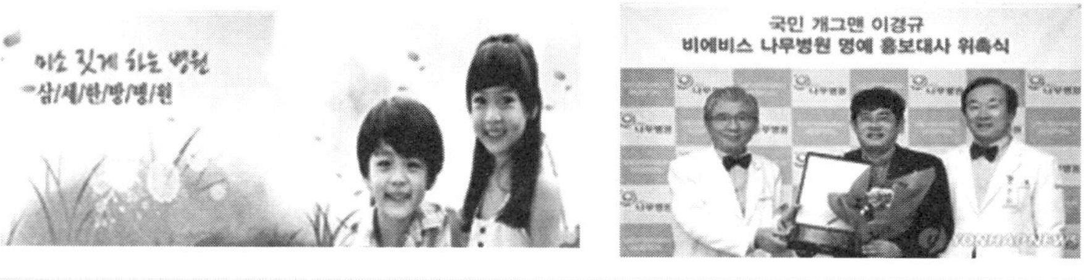
미소 짓게 하는 병원
삼/세/한/방/병/원
국민 개그맨 이경규
비에비스 나무병원 명예 홍보대사 위촉식

그림 7-4 병원의 홍보 및 홍보대사 위촉 사례

■ 병원에서 주로 활용하는 홍보의 주요 사례

병원에서 활용하는 홍보 주요 사례

• 의료진 방송출연 질병과 질환 정보 제공 • 신문잡지 등에 질병과 질환정보제공 • 원내 소식지를 통한 병원소식 정보 • 지역사회 무료진료 및 건강강좌 • 원내 사진, 그림, 포스터 등 전시회 • 원내 문화활동(영화상영, 공연, 연주회 등) • 환자 위안행사 • 지역사회 각종 행사 참여 및 함께하는 운동 • 특성화 및 전문화 진료 홍보 • 고객위주 업무프로세스(이용절차) • 신속한 진료결과시스템
• 건강검진센터 홍보 • 직장인을 위한 토요 및 야간진료 • 환자편의제공(도서, 음료수, 볼거리 등)
• 외래 및 입원편의시설(인터넷, 휴게공간, 종교시설)등

(3) CI(corporate Identity)

기업이미지를 통합하는 작업을 가르치며 CIP(Corporate Identity Program)라고도 한다. 직원들로 하여금 기업(병원)이 추구하는 가치를 공유하게 하고 외부로 표현하는 동시에 미래 경영환경에 대응하기 위한 경영전략 가운데 하나로 1950년대 미국에서 처음 시작되었다. 정보화시대로 바뀌면서 기업의 정체성 표현뿐만 아니라 적극적인 마케팅활동수행과 경영환경 개선에 꼭 필요한 작업으로 인식되고 있다. 주로 시각적 이미지로 표현할 수 있는 기업의 로고나 상징(Symbol)마크를 통해 나타난다.

(4) 언론홍보

언론홍보란 신문이나 방송에 병원에 대한 긍정적인 기사가 실리도록 하는 모든 활동을 통틀어 칭하는 것으로서 퍼블리시티(Publicity)라고 정의하고 있다. 언론홍보의 전개과정은 아래와 같다.

① 뉴스보도의 전개과정

① 사실(fact) → ② 기사화과정 → ③ 기사 문장 → ④ 정리편집 → ⑤ 뉴스로 독자나 시청자에게 전달

사실 여부에 대한 판단은 기자와 홍보담당자가 하며, 기사 문장 1차는 홍보실에서, 2차는 기자가 작성하며, 기사화 과정은 홍보실과 기자가 공동으로 작업한다. 정리편집은 편집국 내에서 진행 후 최종적으로 보도 된다.

② 신문기사의 전개과정

① 담당기자의 기사 작성→ ②담당부서장의 검토→ ③편집부 검토, 제목 뽑기, 지면배치→ ④제작국 마무리작업 → ⑤ 인쇄

③ 언론홍보의 전개과정

① 사실(fact) 여부의 확인 작업→ ② 보도자료의 작성→ ③ 기사화 과정→ ④ 사후관리

④ **언론홍보의 역할과 효과**

병원의 이미지와 위상 제고와 진료활동에 대한 공중의 이해 및 마케팅 활동지원 효과 등이 있다.

⑤ **뉴스(news)**

영어의 뉴스(news)는 New Things로 '새로운 것'이라는 의미로서 보도된 신선한 사건을 의미한다.

⑥ **언론매체의 특징 및 장 · 단점**

표 7-3 언론매체 특징 및 장 · 단점

구분	신문	방송(TV)	인터넷
특징	정론성, 심층성, 계도성	현장성, 속보성, 동시성	초속보성, 전파성, 쌍방향성
장점	– 신뢰도와 설득력 – 방대한 정보량 – 교육적 효과	– 현장감과 친근감 – 신청자에게 호소력 강함 – 생활과 밀접 기업에 적합	– 타깃층과 1:1 대화가능 – 인터넷 사용자의 직접참여 – 뛰어난 전파성
단점	– 여론을 주도하려는 태도와 경향 – 다양한 기사로 인해 주목성 떨어짐	– 공익성과 시간 제한 – 상세한 정보전달 어려움	– 익명성으로 인해 루머와 비방 급속 확산 – 안티기업 사이트 활용

(5) 보도자료

보도자료란 언론에 알리고자 하는 내용을 가급적 쉽고 간결하게 기자들에게 전달함으로써 신문, 방송 등의 언론매체에 보도될 수 있도록 하는 문서이다. 보도자료의 발굴대상으로는 학회(봄, 가을), 학술대회, 주요 연구 성과, 신의료기술 아이템 제공, 의료장비 설치, 사회 및 의료계동향, 교수 방문, 계절적 및 시기적 건강정보, 주요정책, 동정(인물), 인사 등이 있다.

(6) 기자간담회

병원의 주요사항을 효과적으로 홍보하기 위해서는 의학 담당 기자를 초청하여 자료를 제공하고 관련 담당자가 직접 설명하여 기자들이 질문에 답할 수 있도록 기자간담회 형식으로 홍보를 하는 것이 효과적이다.

3) 홍보기획 및 홍보효과

(1) 병원의 홍보기획

병원홍보는 지역사회에서 우수한 병원이라는 인식을 확보하고, 지역주민을 대상으로 병원의 이미지를 향상하며 서비스 내용을 적극적으로 알려줌으로써 다른 병원과의 차별성을 강조하는데 목적을 두어야 한다. 이러한 목적을 달성하기 위해서는 일시적인 홍보가 아니라 예산의 확보가 뒷받침된 중장기적인 목적을 가지고 의료사업과 연계하여 홍보를 시도하여야 한다. 병원의 홍보기획에는 일반홍보와 광고, 뉴스레터 제작, 언론홍보 등이 있다.

(2) 홍보위원회 운영

병원 홍보의 효율적인 운영과 의료진의 적극적인 참여 유도를 위해 병원 사정에 맞게 홍보위원회를 조직, 운영할 수 있다. 위원장은 의사직이 홍보부서장을 맡는 것이 관례이며 위원들은 각 진료과의 의사직 약간명과 간호 및 기획부서장을 옵저버(observer)로 참여시킬 수 있다.

(3) 병원의 홍보전략

① 홍보수립계획에 의한 다양한 홍보매체를 활용하여 홍보를 실시한다.

② 병원의 최대장점을 활용하여 홍보를 실시한다(예 : 특성화진료, 차별화, 전문화, 쾌적한 시설과 환경, 이용절차, 대기시간, 최신의 의료정보시스템, 우수의료진, 교통 및 주차 편리성, 진료성과, 최신의료장비설치, 문화활동 등)

③ 지역사회주민과 함께하는 활동에 대해 홍보를 강화하도록 한다.

④ 경쟁병원과 차별화된 홍보를 실시하도록 노력한다.

⑤ 병원의 홈페이지 및 블로그를 효율적으로 관리 운영한다.

⑥ 전 직원의 홍보요원화가 되도록 마인드 고취가 필요하다.

⑦ 이벤트를 최대한 활용하도록 한다(예 : 소규모 음악회 개체(강당, 로비), 택시기사 무료진료, 지역사랑 사진전, 지역 각종 행사시 의료지원, 어린이날 사랑의 그림 그리기 대회, 건강강좌 등)

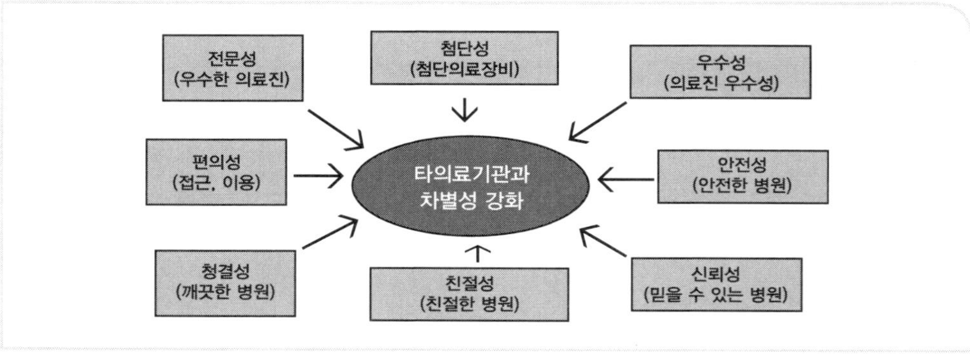

그림 7-5 병원의 홍보전략

(4) 홍보의 경쟁우위 전략

경쟁병원에 비해 자병원이 활용할 수 있는 역량과 자산이 우월한 경쟁적 위치에 있는 것을 말한다. 마케팅활동을 수행함에 있어 경쟁자들과는 다른 독특하고 우수한 서비스를 제공할 수 있는 경쟁우위를 확보하지 못하였다면, 병원의 모든 역량을 활용하여 가장 결정적인 시점에 경쟁기업보다 상대적인 우월한 위치를 차지할 수 있어야 한다. 따라서 경쟁병원보다 차별화된 진료서비스 및 고객편의 서비스를 제공할 수 있어야 한다. 경쟁전략의 기본유형은 서비스품질(Service Quality), 원가 효율성(Cost Efficiency), 개별화(Customization)의 3가지가 있다.

① 서비스품질 전략

서비스의 품질을 최고로 중요하게 생각하는 접근방법이다. 품질을 강조하는 병원들은 경쟁병원보다 더욱 높은 품질의 서비스를 제공하기 위해 노력한다.

② 개별화 전략

고객들이 특정한 욕구를 충족시키기 위해 서비스를 설계하는 접근방법으로 병원서비스분야에서는 특정질환에 대한 클리닉의 설치 등이 이에 해당된다.

(5) 건강강좌

건강강좌는 질병의 조기예방과 적절한 치료, 건강정보, 식생활관리, 건강생활실천, 건강증진, 건강관리 등을 위해 병원이 내원환자나 지역주민을 대상으로 강의하는 것을 의미한다. 따라서 건강강좌는 병원의 이미지 제고와 홍보에 도움이 되며, 병원의 경쟁력 확보전략에 매우 유용하다. 건강강좌 준비사항으로는 일정 및 장소, 대상, 강사 , 안내문, 현수막설치, 강의자료 등이 있다.

(6) 의료봉사

의료인들이 환자들의 진료를 위하여 여러 가지로 편의를 도모하는 일로서 병원 및 각종 단체주관으로 의료봉사를 실시하는 것을 의미하며, 의료봉사는 장애인, 저소득층, 농어촌 주민, 노인, 지역주민, 외국인 노동자, 다문화가족 등을 대상으로 실시하고 있다. 또한 의료봉사는 국내환자는 물론 국외환자를 대상으로 많은 병원들이 실시를 하고 있으며 홍보효과가 매우 크다.

(7) 홍보효과

병원홍보는 기업체의 제품 광고와 달리 제한된 메시지를 효율적으로 전달하기 때문에 홍보의 역할이 매우 크며, 아래와 같이 내부고객과 외부고객에 대한 홍보효과가 있다.

① 내부고객 : 의료기관내 모든 내부 직원에게 조직에 대한 신뢰성을 확보하고, 자신이 소속된 의료기관의 이미지와 브랜드향상을 통하여 소속감의 증대와 외부고객에 대한 의료서비스제공에 동질성을 가질 수 있게 하며, 병원소식지(뉴스레터), 원내방송, 홈페이지, 홍보교육프로그램 등이 있다.

② 외부고객 : 외부고객이 자신의 병원을 선택할 수 있도록 도움을 주는 역할을 수행하는 것으로서 의사의 실력, 의술에 대한 신뢰감, 친절하고 자세한 설명, 교통, 대기시간, 시설환경, 응급의료 서비스 제공능력, 안전한 의료시스템과 수준 높은 의료품질이 계속 이용할 수 있도록 도움을 주는 것이다. 외부고객에 대한 홍보에는 병원소식지, 뉴스레터, 병원브로슈어, 병원소개책자, 홈페이지, 건강교육 프로그램, 보도자료 생산 및 배포, 지역사회관련 이벤트, 언론인에게 의학지식제공, 지역주민을 위한 커뮤니케이션활동, 병원견학 기회제공 등이 있다.

7-2 병원홍보 마케팅 전략을 수립하여 실행하라?

학습목표

7-2 | 병원의 홍보마케팅 전략을 수립하여 실행할 수 있다.

1. 홍보마케팅

1) 마케팅의 개념

(1) 마케팅이란?

마케팅(Marketing)이란 조직화된 기능이며 여러 가지 방법으로 기업과 이해관계자의 이익창출을 위해 고객의 가치를 창출하고, 가치를 알리며, 가치를 전달하기 위한 고객과의 관계관리를 위한 일련의 과정이다(미국마케팅학회)라고 하였으며, 또한 마케팅은 조직이나 개인이 자신의 목적을 달성시키는 교환을 창출하고 유지할 수 있도록 시장을 정의하고 관리하는 과정이다(한국마케팅학회)라고 하였다. 결국 마케팅은 고객이 지불하는 대가(Cost)보다 고객이 얻는 가치(Benefits : 혜택)가 더 크도록 소비자들에게 브랜드의 긍정적 이미지를 심어주도록 하여야 한다.

(2) 마케팅 STP 전략

마케팅이란, 어떻게 효과적으로 고객을 이해하고 그들의 판단으로 의사결정 상황을 만들어가는 가에 대한 전략이며, 고객이 지불하는 대가에 비해 고객이 얻는 혜택(benefits)이 크도록 하는 모든 활동을 의미한다. 의료서비스 마케팅에서 성공의 기본 전략으로 STP 전략수립이 중요하다.

① 1단계로는 Segmentation(세분화)에 의해 고객의 니즈를 파악, 분류하여 시장을 세분화하고 시장정보를 수집한다.

② 2단계는 Targeting(표적시장 선정)으로 예를 들면, 20~30대 연령층의 뷰티성형 대상과 같이 세분시장의 매력도를 분석하여 가장 효과적으로 공략할 수 있는 연령층과 유동인구가 많은 지역을 표적으로 선정한다.

③ 3단계는 Positioning(위상정립)으로 적절한 Marketing Mix를 활용하여 예를

들면, 줄기세포를 이용한 수술 전문병원, 뷰티성형, 암, 노인성 질환, 불임, 화상, 신장, 척추, 건강검진 전문병원 등과 같이 고객의 마음 속에 이미지를 깊이 효과적으로 각인시키고 관리하는 것이다.

(3) 의료마케팅과 병원마케팅

(가) 의료마케팅

서비스산업의 발달에 따라 보건 및 사회복지 등의 서비스 분야에서도 마케팅의 중요성이 강조되기 시작하였으며, 또한 급변하는 서비스산업의 발달과 더불어 의료서비스에 있어서도 고객들은 다양한 변화를 요구하게 되었다. 따라서 의료서비스업에서도 서비스 마케팅과 같이 일반제품 마케팅과는 차별화된 전략이 필요하다. 과거와 달리 현대사회의 소비자는 단순한 생존을 위한 욕구가 아닌 생활을 즐기는 다양한 욕구로 변화되어 의료서비스 이용에 있어서 치료만을 요구하는 것이 아니고 쾌적하고 편안한 진료환경에서 진료받기를 희망하고 있다. 의료마케팅의 필요성은 다음과 같다.

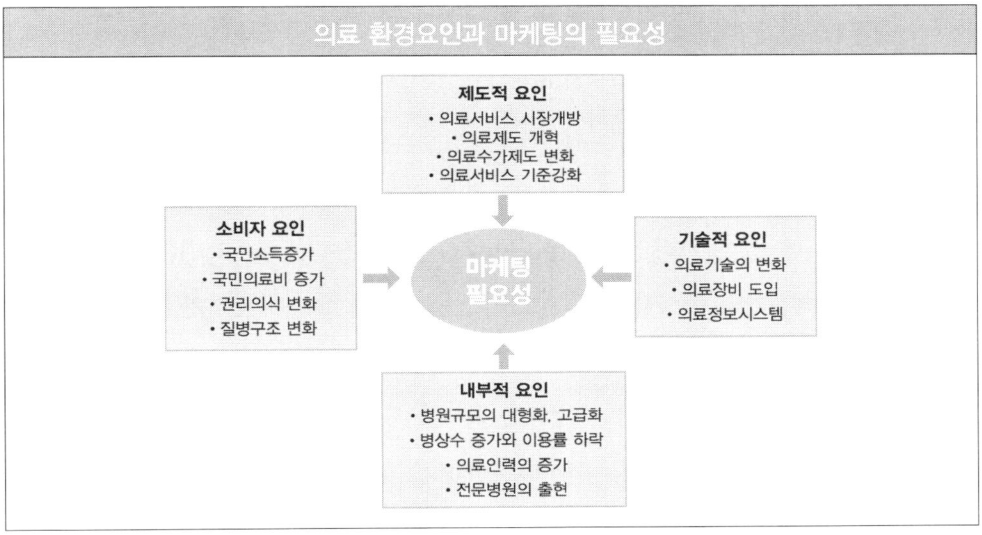

그림 7-6 의료 환경요인과 마케팅의 필요성

(나) 병원마케팅

병원마케팅이란 고객의 욕구충족을 통해 원하는 경영성과를 달성하고자 하는 모든 전략적인 활동의 총합이라고 할 수 있다. 즉, 조직이나 개인이 자신의 목적을 달성시키는 교환을 창출하고 유지할 수 있도록 시장을 정의하고 관리하는 과정이다. 따라서 마케팅은 이윤을 창출하면서 욕구를 충족시키는 것으로서, 고객이나 조직에게 만족을 제공하는 동시에 병원의 목표를 달성하기 위한 경영활동이라고 할 수 있다.

▣ 병원 마케팅 믹스의 4P, S

① Product(상품) : 환자(Customer), 진료의 전문화 및 특화

② Price(가격 및 비용지출) : 진료비(Cost to consumer)

③ Place(장소 및 시간) : 진료시설의 편의성(Convenience), 진료절차, 서비스의 전달방법, 경로

④ Promotion(촉진 및 교육) : 관계증진(Communication), 홍보, 광고, 커뮤니케이션

상기 4P,S에 ⑤ 과정(Process) : 서비스제공의 운영시스템, 진료프로세스 ⑥ 물리적 환경(Physical Evidence) : 건물의 외양, 내부인테리어, 직원의 유니폼, 장비, 안내책자 ⑦ 인력(People) : 의료인력의 실력, 복장, 태도, 친절이 추가되면 7P, S라고 한다.

(다) 서비스 마케팅(service marketing)

서비스를 통해 고객의 필요와 욕구를 충족시킴으로써 마케팅 목표를 달성하려는 기업활동을 말한다.마케팅 믹스는 고객과 의사소통을 하거나 고객만족을 위해 기업이 관리하는 주요 요소(4P)를 말하며 ①상품(Product) ②가격(Price) ③촉진(Promotion) ④채널(Place)의 4개로 구성되어 있다. 하지만 서비스는 생산과 소비가 동시에 발생하기 때문에 고객은 직원이나 다른 고객들과 상호작용하며 서비스 생산과정에서 특정 역할을 담당한다. 그러므로 서비스 마케터들은 고객과 의사소통하고 고객을 만족시키기 위해 프로세스(Process), 사람(People employee & Customer), 물리적증거 (Physical evidence) 변수를 추가하여 7P믹스로 사용한다.

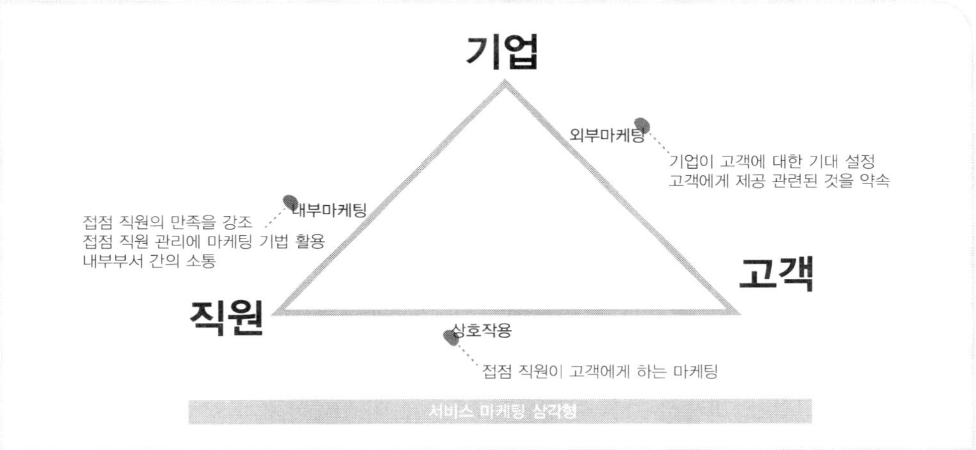

그림 7-7 서비스마케팅

(4) 대인마케팅과 관계마케팅

(가) 대인마케팅

대인마케팅 유형에는 텔레마케팅, 구전마케팅, 인적판매, 관계마케팅 등이 있으며 아래와 같다.

① 텔레마케팅(Telemarketing)

신규고객 확보, 기존고객들의 만족수준 확인, 주문접수 등을 위해 전화를 활용하여 마케팅을 펼치는 활동을 말한다.

② 구전마케팅

고객 혹은 그와 관련된 사람의 입에서 입으로 전달되는 제품이나 서비스, 기업이미지 등에 대한 입소문에 대한 마케팅을 말한다.

③ 인적판매(Personal Selling)

판매원이 목표 고객과 직접 대면하여 자상의 서비스를 구매하도록 설득하는 커뮤니케이션 활동을 의미한다. 인적판매는 촉진의 매우 느리고 고객 1인당 촉진비용이 많이 소요되기 때문에 일반 대중을 대상으로 하는 서비스에는 적합하지 않다.

④ 관계마케팅

의료기관의 경쟁우위를 확보하기 위한 수단으로 기존고객이나 충성도가 높은 고객을 유지하고 더욱 강화하는 활동이다. 즉, 관계마케팅은 의료기관과 이용자 사이의 지속적인 관계형성과 강화를 핵심으로 하는 마케팅 접근방식으로 고객과 끊임없이 대화하면서 관계를 강화하고 원하는 의료서비스를 정확히 파악해 고객만족도를 높이는 대응전략이 관계마케팅의 핵심이다. 관계마케팅의 개념모델은 아래와 같다.

① 고객편의 → ② 고객만족 → ③ 신뢰와 애착 → ④ 고객결속 → ⑤ 고객충성도

(5) 에이전트(Agent)

에이전트는 거래의 대상이 되는 서비스에 대해 소유권을 가지지 않고 단순히 거래를 촉진시키는 역할을 수행하는 중간상을 의미하며, 판매 에이전트와 구매 에이전트로 구분할 수 있다. 최근에는 의료관광 및 외국인 환자의 유치를 위해 각 병원에서 에이전트를 많이 활용하는 추세이다.

2) 내부 및 외부 마케팅

(1) 내부마케팅(Internal Marketing)

내부마케팅은 내부고객인 직원을 타깃으로 고객이라는 관점에서 관리하고 의사소통을 하는 것으로 직원을 통하여 마케팅활동을 한다.

① 직원들이 의료기관이 제공하는 직접서비스나 간접서비스에 대한 이해를 높임으로써 고객의 만족도를 높여 고객과 더 좋은 관계를 형성할 수 있다.

② 고객 접점 부서의 의료진이나 직원만이 아닌 다른 부서의 직원들도 의료서비스 제공에 참여할 수 있는 기회를 공유함으로써 조직 전체가 마케팅 마인드를 더욱 강화할 수 있다.

③ 모든 부서의 직원들이 고객을 더 많이 이해하고 의료기관의 가치를 공유함으로써 고객의 경험을 더욱 통일성 있고 효과적으로 만들어 준다.

(2) 외부마케팅

내부마케팅의 반대개념으로 의료기관을 이용하는 외부고객(의료소비자)에 대하여 의료서비스를 제공하고 이용자의 만족을 통하여 병원의 가치를 창출시키는 역할을 하도록 한다. 의료기관이 제공하는 대부분의 마케팅활동이 해당하며, 고객의 기대를 설정하고 고객에게 제공하는 핵심 의료서비스를 포함하여 의료서비스수가, 제공방법, 촉진활동, 직원의 활동, 물리적 설비, 의료서비스체계 등이 해당된다.

(3) 마케팅 전략

특정의 시장에서 마케팅 목표를 달성하기 위해 마케팅자원과 활동을 효과적으로 할당하고 조정하는 것이다. 마케팅전략의 개발은 제품시장 세분화와 표적시장화의 결정, 제품 포지셔닝과 차별적 제품포지션의 실행을 위한 구체적인 마케팅믹스 구성에 대한 결정이 포함된다. 따라서 마케팅 관리자는 표적세분시장의 고객 욕구에 맞춘 차별적인 마케팅믹스 프로그램의 개발을 통해 경쟁우위를 추구하는 것이다.

① 병원전략

병원은 끊임없이 변화하는 환경변화에서 미션과 비전 및 목표를 달성하고 지속적으로 성장하기 위해서는 기존사업 및 신규사업을 결정하고 효율적인 자원배분을 통한 활동을 관리하는 것이 중요하다. 따라서 병원수준에서 다루어야 할 전략으로는 병원의 진료영역, 신사업 진출, 사업의 다각화, 성장전략 등이 있다. 또한 최고 경영층은 핵심역량을 개발하고 유지하기 위해 우수한 인적자원과 효율적인 조직 및 업무프로세스의 설계, 진료부서 간의 시너지효과에 대한 핵심역량의 투입이 필요하다.

② 사업부문 전략

병원 내에서 자사 사업단위의 경쟁방법을 강구하는 부서 단위 수준의 전략을 의미하며, 환자진료, 간호, 행정, 진료지원 등으로 경쟁시장 내에서 경쟁우위를 확보하고 유지하는 방법을 찾는 것이 핵심이다. 즉, 병원에서 어떠한 진료를 제공하는 것이 표적세분시장의 고객욕구에 가장 적합할 것인가를 주로 다루게 된다.

③ 경쟁우위 확보방안 및 집중전략

시장세분화(Market Segmentation)는 가장 유리한 집단을 선택해서 의료서비스를 제공(표적시장의 선정, 표지셔닝, 의료서비스상품 믹스-기획, 서비스 전달 및 접근, 의료서비스 가격관리, 의료서비스 커뮤니케이션과 촉진, 신 의료제품을 개발)하여 차별화하고 대외 경쟁력을 강화하는 것을 의미한다.

❶ 대규모 혁신(Major innovation) : 지금까지 존재하지 않던 시장을 창출하는 혁

신적인 서비스개발을 의미한다.

❷ 신규사업(Start -up Business) : 대규모 혁신과는 달리 이용자의 근본적인 욕구를 충족시킬 수 있는 제품이 이미 시장에 존재하지만 새로운 유형으로 대체하려는 경우이다.

❸ 기존시장을 위한 신제품 : 현재 이용하고 있는 고객에게 제공하지 않고 새로운 서비스를 제공하는 것이다.(진료과 개설 및 특성화 진료)

❹ 서비스제품의 계열확장 : 현재 제공되고 있는 상품계열에 새로운 것을 추가하거나 기존의 방법이지만 새로워진 것을 의미한다.

❺ 서비스 제품의 개선(Service improvement) : 가장 일반적인 방식으로 기존 서비스의 형태를 변경하는 것이다.

④ 고객관계관리(CRM) 전략

고객정보를 효과적으로 이용해 고객과의 관계를 유지, 확대, 개선하여 고객의 만족과 충성도를 높이고, 병원 조직의 지속적인 운영, 확장, 발전을 추구하는 고객 관련 프로세스와 활동을 의미한다. CRM의 영역은 CS, 고객정보통합시스템이나 DW(사용자 의사결정에 도움이 되는 요약된 DB)구축, DB를 이용한 마케팅, 고객만족도 조사, 병원사보, 메일링서비스, 통합콜센터 구축, 홈페이지를 통한 회원관리 등이다.

외부고객 마케팅 사례
• 예약환자 진료 2~3일 전 문자 메일 발송 • 대기기간 음료서비스 제공 • 안내요원 증가배치(자원봉사자, 주차안내, 간부안내 등) • 외래진료 수납시간 연장운영(시차제) • 내원고객을 위한 문화활동(음악회, 전시회, 영화상영 등) • 어린이날 행사 • 휠체어 비치운영 • 소아용 편의시설 설치 • 환자중심의 간호 실천 • 퇴원환자 추적관리 • 교실 및 환자교육 운영(임신육아, 당뇨, 암환자, 고혈압, 치매, 투석환자 등) • 고객 소리함 설치 운영 • 외래진료 시작시간 및 대기시간 관리 • 고객 불편, 불만상담실 운영 • 직장인을 위한 편의제공(야간 및 공휴일 진료) 등

⑤ 마케팅 서비스 전략 방향

병원 마케팅 측면에서 SWOT(강점, 약점, 기회, 위협요인)을 분석하여 마케팅의 필요성이 발견되면, 이 문제를 해결하기 위한 시장조사를 통해 결과가 도출되게 된다. 즉 강점요인으로 높은 의료서비스의 질, 좋은 지리적 위치, 약점요인으로 낮은 평판, 시설장비의 노후 등으로 분석하며, 고객의 기대수준에 비해 인식된 수준이 클 때 만족도가 높아지고 재이용율이 높아지게 된다.

⑥ 고객분석

고객분석은 병원의 외부요인으로 고객이 병원을 이용할 때 문화, 가족, 종교 등의 영향을 받게 되며, 병원은 소비자들의 마음에 맞는 서비스를 제공해야 하므로 병원은 소비자의 행동과 욕구를 분석하여 그에 맞는 마케팅활동을 수행하여야 한다.

(4) 서비스 품질개선

① 내. 외부 고객만족도(CSI)조사

• 각 부문별 주기적 CSI조사 • 외부 전문기관에 의뢰한 고객만족도 조사 • 외부전문기관 고객만족 조사 공개 발표자료 수집(활용) • 연간 취약부문 중심의 조사 실시 등이 있다.

② 고객상담실 운영

• 정기적인 고객 주간행사 개최 • 해피리콜 프로그램운영 • 충성고객에게 감사편지 및 답례품 지급 • 고객상담 사례집 발간(활용Complain 예보 시행) 등이 있다.

③ 홈페이지 설치운영

병원의 홈페이지는 환자의 이용절차와 병원홍보에 지대한 파급효과가 크므로 잘 만들어서 이용이 편리하도록 하여야 한다. 또한 관리자를 지정하여 운영하고 최신의 정보로 업그레이드하여 하여야 한다.

④ 고객서비스 지원 및 관리

• 고객 VOC운영 • 실시간 인터넷 예약 및 조회서비스 시스템 • 병실배정 실시간 조회서비스 • 실시간 인터넷 진료예약 서비스 • 협력병원의 Refer환자 실시간 상태파악 기능 • 원내 민원자동 발급기 설치 • 제증명 발급(연말 정산용 단순내용) 직원 자유게시판 운영(직원전용 홈페이지, 의사소통, 다양한 의견 제시) 등이 있다.

3) 병원 마케팅활동 사례 조사(G 병원 경영진단 사례)

병원 마케팅활동 사례 조사는 아래와 같다

① 원외/원내 홍보

표 7-7 원외/원내 홍보

구분	내용	홍보대상 및 매체
원외 홍보	• 본원의 특화, 차별화 진료, 진료실적, 미담사례, 학회활동, 병원행사, 환우회 활동, 지역사회 공헌 프로그램 • 질환별, 계절별 건강, 보건예방의 컨텐츠 개발 • 기타 사회적 이슈에 대한 대응 개발	• 언론(일간지, 전문지,TV) • SNS, 홈페이지
원내 홍보	• 본원의 치료방법, 치료성적, 실적, 미담사례, 병원행사, 교육프로그램, 환우회 지원, 음악회, 전시회, 영화시사회, 환자 위안 행사	• 환자 및 보호자, 내원객, 직원, 협력업체 직원 • 게시판, 홈페이지 • 브로셔

② 지역주민과 함께하는 활동

표 7-8 지역주민과 함께하는 활동

구분	내용
병원 발전 자문위원제 도입	• 사업장 대표 및 지역유지를 중심으로 자문위원회 개최 – 1년에 2회 정도 회의 – 병원의 발전방향 및 병원운영에 관한 의견 청취
병원 임상자문위원제 도입	• 지역에 협력 병 · 의원을 대상으로 전문분야별 개업의를 중심으로 구성
홍보대사제도 운영	• 지역유지 등을 대상으로 홍보대사 임명
병원 자원봉사대 결성	• 사업장 및 지역에서 자원봉사 희망자를 추천받아 결성, 활동

③ 사업장 근로자 및 지역주민과 함께하는 활동

표 7-9 사업장 근로자 및 지역주민과 함께하는 활동

구분	내용
사업장 및 지역 단체 유대강화, 행사 참여	• 보건소의 건강캠페인, 건강강좌, 예방사업, 보건교육 참여 • 지역단체의 보건환경 개선사업 참여
사업장 근로자 및 지역주민과 함께하는 행사	• 그림그리기, 체육대회, 사진대회, 음악회, 갤러리, 소극장, 걷기대회, 문화제, 합창제, 마라톤대회 등 • 방문간호, 노인초청, 건강바자회 등

④ 직원참여활동

표 7-10 직원참여활동

구분	내용 및 방법
지역행사 참여	각종 지역행사, 캠페인 참여, 지역반상회 등
지역주민의 건강강좌	개업의 연수교육, 주민대상 건강강좌
지역 보건소와 함께하는 질병예방	각종 질병예방 및 치료 캠페인 참여
지역 주민의 동아리활동 참여	지역주민과 함께 하는 취미, 특기 모임
지역봉사활동	독거노인자매결연, 푸드뱅크, 집 고쳐주기, 부서별 봉사활동

⑤ 지역사회활동

표 7-11 지역사회활동

구분	내용
사업장 및 유관 의료기관, 단체와 직원 담당제	• 직원의 유관단체 담당제 시행
지역단체 회원서클 가입 활동	• 지역의 봉사 서클 및 취미, 특기 동아리 모임에 참여
봉사활동	• 독거노인 결연, 푸드뱅크, 집 고쳐주기, 예약환자 가정방문(복지관, 요양원) 방문 예약
퇴원 후 가정방문	• 퇴원한 환자의 가정을 방문하여 퇴원 후 화자상태 파악 및 의견 청취

2. 웹사이트 및 블로그 관리

(1) 웹사이트(web site)

인터넷에서 사용자들이 정보가 필요할 때 언제든지 그것을 제공할 수 있도록 웹서버에 정보를 저장해 놓은 집합체를 말한다. 인터넷에 들어가는 관문으로 간략히 사이트(site)라고도 하며, 흔히 홈페이지 주소로 되어 있다. 주제별로 원하는 사이트 목록들을 나열한 사이트들이 많은데, 이를 인터넷 포털사이트(portal site)라고 한다. 웹사이트의 종류에는 ①포털사이트 ②검색사이트 ③전자상거래사이트 ④다운로드 사이트 ⑤정보사이트 ⑥개인 홈페이지 등이 있다.

(2) 블로그(blog)

Web(웹)과 Log(일지)의 합성어로 웹에 쓰는 일지 정도로 해석할 수 있으며, 일반적으로 일기 혹은 노트는 제일 최근의 글이 제일 뒤에 써지기 마련인데 블로그(blog)는 가장 최근의 글이 앞에 나오는 구조로 되어 있다. 단순하게 순서만 바꾼 것인데도 인기가 매우 높다. 이렇게 최신의 글이 제일 앞으로 나오는 구조가 빅히트 된 사례를 꼽는다면 요즘 인기 있는 소셜 네트워크서비스(SNS)의 트위터(twitter)를 들 수 있다.

■ **SNS (Social Network Service)광고의 특징**

특정한 관심이나 활동을 공유하는 사람들 사이의 관계망을 구축해 주는 온라인 서비스인 SNS는 최근 페이스북(Facebook)과 트위터(Twitter) 등의 폭발적 성장에 따라 사회적 · 학문적인 관심의 대상으로 부상하였으며 특징은 다음과 같다.

① 쌍방향 커뮤니케이션이 가능하다.

② 데이터베이스 마케팅의 기초가 된다.

③ 1:1 마케팅 수행이 가능하다.

④ 시간과 공간의 제약이 없다.

7-3 내/외부 시장을 분석하여 포지셔링 전략을 수립하라!?

학습 목표	7-1 내/외부 시장 상황 분석하여 마케팅전략을 수립, 경쟁력을 강화할 수 있다.

1. 의료시장분석

(1) 시장분석

의료시장의 마케팅 전략을 수립하는데 있어서 시장의 세분화(Segmentation), 목표시장 선정(Targeting), 포지셔닝(Positioning)을 통한 과정이 필요하다. 따라서 의료시장의 세분화를 통한 목표시장의 선정과 포지셔닝(S-T-P 분석)은 의료기관이 제공하는 의료서비스에 가장 높은 관심을 가진 동질적인 이용자들을 집단화하여 이들 표적시장의 요구에 맞는 마케팅 노력을 집중하여 효과를 최대화하는데 있다.

① 시장 세분화는 일정한 기준에 따라 의료서비스 시장을 동질적인 몇 개의 집단으로 나누는 것을 말한다.

② 목표시장 선정은 시장 세분화에 따라 나누어진 세분시장을 선택하여 집중적인 마케팅활동을 시행하는 단계이다.

③ 포지셔닝이란 의료시장 내 고객들의 마음에 독특한 위치를 점유할 수 있도록 자리매김하는 것을 의미한다.

(2) 시장세분화(Segmentation)

시장을 소비자의 니즈와 그들이 상품을 구입함으로써 얻고자 하는 편익 그리고 인구통계적요인 등을 기초로 시장을 분류하는 것을 의미한다.

표 7-12 시장세분화

정확한 시장상황 파악	기업의 경쟁좌표 설정
• 소비자의 욕구, 구매 등으로 정확한 시장상황파악 • 변화하는 시장수요에 적극적 대응	• 기업의 강점과 약점확인 • 기업의 경쟁 좌표 설정

마케팅 자원의 효과적 배분	정확한 표적시장 설정
• 기업의 마케팅활동에 대한 소비자의 반응분석 • 소비자의 반응분석에 따른 효과적인 마케팅 자원배분	• 세분시장의 매력도 분석에 따른 정확한 목표시장 설정 • 마케팅활동의 방향설정 및 집중

(3) 표적시장 선정(Targeting)

각각의 세분시장의 매력정도를 분석하여 기업의 한정된 자원을 가장 효과적으로 활용할 수 있는 세분시장을 선택하는 것을 의미하며 운영사례는 아래와 같다.

① 단일 세분시장은 하나의 의료서비스를 단일시장에 집중적으로 투입하는 것을 말하며, 여성 미용수술, 피부미용, 라식수술 등이 해당된다.

② 하나의 전문화된 서비스를 여러 개의 세분시장에 제공하는 것으로 대장항문, 갑상선, 소화기, 화상, 안, 관절, 척추, 수지접합, 여성 등 대부분 전문병원에 해당된다.

③ 하나의 시장에 다양한 의료서비스를 제공하는 시장전문화로 고객을 중심으로 전문적인 서비스를 제공하는 것으로써 종합검진이나 보건소, 가정의학진료 등이 해당된다.

④ 선택적 전문화는 특정시장에 특정한 의료서비스를 제공하는 것으로, 여성전문병원에 산부인과와 소아청소년과 진료를 특화하여 동시에 제공하는 것과 같다.

2. 포지셔닝(positioning)전략

(1) 포지셔닝 의의

의료 환경변화에 따른 경쟁우위 전략을 위한 위치 선정이며, 가장 효과적인 포지셔닝을 선정하여 개발 및 확립을 위한 마케팅전략을 구현한다면 차별화가 될 수 있다. 즉, 의료기관이 원하는 의료서비스를 의료이용자들에게 인식시켜 의료이용 시 해당 의료서비스와 의료기관이 이용자의 기억에 지속적으로 각인될 수 있도록 하는 것으로 고객은 누구이며(표적고객), 그들에게 어떤 이미지(service concept)를, 어떻게 전달하는(marketing mix 전략)가를 파악하는 커뮤니케이션 전략이다. 의료기관 포지셔닝은 ①현재위치 강화전략 ②새로운 포지셔닝 이동전략 ③틈새(niche)시장 개척 전략이 있다.

(2) 의료환경변화에 따른 포지셔닝의 필요성

포지셔닝의 필요성은 ①의료기관 간 서비스 경쟁심화 ②대형병원 신. 증축 증가 ③중소병원 경영악화 ④병원의 특성화, 전문화, 센터화 ⑤의료기관의 시설환경 고급화 ⑥국민의 건강에 대한 관심제고 및 의식강화 ⑦정부의 의료정책 변화 및 보장성 보험급여 확대 등으로 포지셔링 전략이 필요하다.

(3) 대표적인 포지셔닝 전략(방법)

(가) 고객의 기억속에 최초가 되라

①최초로 인식되는 것이 가장 좋음 ②고객의 기억 속에 최초 ③더 좋은 것보다는 맨 처음 ④더 좋은 것이 되기보다는 다른 것이 되도록 노력

(나) 최초가 아니면 현재의 위상을 강조하거나, 1등 그룹을 형성하거나, 틈새시장을 공략하라.(예 : 강남의 성형외과)

(다) 경쟁상대를 재포지셔닝(repositioning)하라 (예 : 아스피린 VS 타이레놀)

(라) 지속적으로 집중하라

자신의 제한된 역량을 지속적으로 집중하고 모든 분야의 약자보다 강자가 되어야 하는 전략이다.(예 : 특화된 전문병원)

(4) 포지셔닝 관련 흐름도

① 시장세분화 → ② 목표시장의 선정 → ③ 포지셔닝 전략수립 → ④ 마케팅믹스결정→ ⑤ 세부전략개발

(5) 포지셔닝 개발

포지셔닝을 개발하기 위해서는 시장분석과 의료기관 및 경쟁분석 등이 있으며 이상의 3가지 분석을 통하여 병원은 선정된 표적시장에 대하여 마케팅전략을 수립하고 경쟁우위분야 홍보를 적극적으로 실시하여야 한다.

표 7-13 포지셔닝의 개발

구분	의미
시장분석	수요와 관련된 표적시장을 선정하는 데 필요한 정보, 수요의 전반적인 수준과 추세 그리고 지리적 위치를 얻는데 필요하다. 이를 통하여 표적시장의 규모와 잠재력을 정하게 된다. 또한 세부시장을 구성하는 고객들의 욕구와 선호도에 대한 통찰력을 가져야 한다.
의료기관 내부분석	조직이 자원 즉, 재무, 인력, 물적 자산 등 그것에 대한 한계와 제약조건 그리고 분석을 통하여 조직은 기존의 서비스 내지 새로운 서비스를 기꺼이 제공하고 봉사할 수 있는 표적 세분시장을 선정하게 된다.
경쟁분석	경쟁사들에 대한 분석으로서 이 분석을 통하여 경쟁사의 강점과 약점을 파악하는 한편, 그들과 차별화할 수 있는 기회를 포착할 수 있으며, 그 결과 표적시장의 고객들에게 제공될 편익이 제공된다.

(6) 기대효과

병원의 포지셔닝의 전략이 성공 또는 활성화될 경우 기대효과는 ①전문화(특성화)에 따른 대외 경쟁력 강화 ②환자증가 및 수익증대로 지속적인 성장 ③병원인지도 및 직원 자긍심 향상 등이다.

제8장

의료수가 및 진료비관리

8-1 | 의료수가제도 및 종류에 대하여 이해하고 관리를 효율적으로 수행하라?

8-2 | 진료비 본인부담 형태 및 산정특례제도를 이해하라?

8-3 | 비급여 대상과 종류를 이해하고 관리방안을 수립하여 효율적으로 운영하라?

8-1 의료수가제도 및 종류에 대하여 이해하고 관리를 효율적으로 수행하라?

학습 목표

8-1 | 우라나라의 의료수가 제도 및 종류에 대하여 알 수 있다.

1. 의료수가제도

1) 의료수가의 개념

(1) 의료수가

의료수가(醫療酬價)는 환자가 의료기관에 내는 본인부담금과 건강보험공단에서 의료기관에 지급하는 급여비의 합계를 의미한다. 즉 의료수가란 요양급여비용으로 의료행위에 대한 대가로 지불하는 비용으로서 건강보험공단과 환자가 의사나 약사 등의 의료서비스 제공자에게 의료행위에 대해 제공하는 비용을 말한다. 일반적으로 치료원가와 의사 · 간호사 등 보건의료인의 인건비와 전기료 등 의료기관 운영에 따른 부대비용을 합친 금액을 기준으로 결정된다. 의료수가는 = 상대가치점수 × 환산지수로 산출된다.

(2) 의료수가의 종류 및 고시기관

우리나라의 의료수가를 적용하는 방법은 크게 건강보험수가와 산업재해보상보험수가, 자동차보험수가 및 일반수로 분류할 수 있다. 이들 수가는 기본적으로 보건복지부장관이 고시하는 건강보험수가에 근간을 두고 행위료 가산율 및 대상을 조정하여 적용하는 형태를 취하고 있다.

의료수가의 종류 및 고시기관은 다음과 같다.

표 8-1 의료수가의 종류 및 고시기관

수가종류	고시기관	비고
건강보험수가	보건복지부	행위별수가, 포괄수가제
의료급여수가	보건복지부	
산재보험수가	고용노동부	
자동차보험수가	국토교통부	

일반수가	병원(홈페이지 게시)	상급병실료 등 비급여수가
외국인 진료수가	병원	외국인 별도 적용(병원별 상이)

2) 우리나라의 의료수가 제도

(1) 행위별 수가제(Fee-For-Service : FFS)

행위별수가제(fee-for-service)는 의료기관에서 의료인이 제공한 의료서비스(행위, 약제, 치료재료 등)에 대해 서비스별로 가격(수가)을 정하여 사용량과 가격에 대해 진료비를 지불하는 제도로 우리나라는 1977년 의료보험 도입 당시부터 채택하고 있다. 따라서 진료에 소요되는 약제 또는 재료비를 별도로 산정하고 의료인이 제공한 진료의 개별행위마다 일정한 값을 정하여 의료비를 지급하는 성과불제도이다. 즉, 의사들이 환자에게 제공한 각각의 진료서비스나 진료재료, 약제에 대하여 진료비를 지불하는 방식이다. 이 수가제도는 의학기술의 발달, 첨단 과학을 응용한 고급의료서비스 개발에 기여한바가 크지만 총 의료비 증가 현상을 초래하고 장 · 단점은 아래와 같다.

(가) 장점

의료공급자가 진료행위 및 서비스항목, 소요재료, 의약품별로 가격을 정하는 제도이기 때문에 의료를 이용하는 환자 측이나 의료서비스를 공급하는 의사 측에서 절대적으로 요구하는 다음사항들을 실현할 수 있다. ① 환자에게 양질의 의료서비스 제공이 가능하며, ② 신의료기술 및 신약개발에 기여하고 ③ 의료의 연구개발에 동기가 부여되고 ④ 환자와 의료인 간에 신뢰가 조성된다.

(나) 단점

진료비가 진료의 양에 비례하기 때문에 환자에게 많은 진료를 제공할수록 의사 또는 의료기관의 수입이 증가하게 되어 ① 과잉진료와 과잉검사를 초래할 수 있으며 ② 의료서비스의 양을 필요 이상으로 증가시켜 진료비용을 상승시킬 수 있으며 ③ 지나친 신 의료기술 등의 개발로 국민의료비 증가가 우려되고 ④ 환자에게는 의료기관을 상대로 의료서비스 가격의 적정성을 확인하기가 어렵기 때문에 진료비 부당 청구의 가능성이 내재하고 있으며 ⑤ 의료기관의 시설과 장비에 과잉투자를 야기 시킬 수 있으며 ⑥ 진료수가 및 약가 등의 세분화에 따른 진료비 청구업무가 매우 복잡하다.

(2) 진단명기준포괄수가제(DRG: Diagnosis Related Groups : K-DRG)

DRG는 진단명기준포괄수가제로서 입원환자의 특성 및 진료의 특성에 의해 임상적인 진료내용과 자원의 소모량이 유사하도록 분류한 질병군을 말한다, 즉 DRG는 입원환자에게 미리 정해진 일정액을 지불하는 제도(진단명 기준 포괄수가제)로서 제공된 의료서비스의 단위당 가격과 서비스의 양에 따라 진료비를 보상해주는 제도이다. 행위별수가제가 개별 진료행위의 수가를 모두 합해 총진료비를 산출하는 반면, 포괄수가제는 진료비총액이 미리 책정되어 있는 점이 다르다. 우리나라는 1997년 시범사업을 거처 2003년 9월부터 4개 진료과(외과, 이비인후과, 안과, 산부인과) 7개 질병군의 입원환자에 대해 요양기관이 행위별수가제 또는 포괄수가제 중에서 선택하는 방식으로 시행되어오다가 2012년 7월 1일부터 의원 및 병원, 2013년 7월 1일부터는 종합병원 및 상급종합병원으로 확대 시행되고 있다. DRG제도의, 대상 질병군과 장, 단점은 아래와 같다.

① DRG 대상 질병군

표 8-2 DRG 진료과 및 대상 질병군

진료과(목)	대상질병군	비고
안과	수정체 수술(소절개, 대절개, 양안, 단안)	
이비인후과	편도 및 아데노이드 절제술(연령)	
외과	충수절제술(복잡한 주진단, 복강경)	
	서혜 및 대퇴부 탈장수술(연령, 복강경, 편측, 양측)	
	항문수술(원형자동문합기, 복수, 주요, 기타)	
산부인과	자궁적출 및 기타 자궁 및 자궁부속기 수술(복강경)	악성종양제외
	제왕절개분만(단태아, 다태아)	질식분만 제외

(가) 장점

㉠ 행위별수가제에서 발생할 수 있는 과잉진료와 의료서비스의 오 · 남용 등에 따른 진료량 증대 유인 억제 및 이에 따른 의료비절감효과가 있다(과잉진료방지와 의료서비스 오. 남용 억제).

- 행위별수가제의 문제로 지적되어 왔던 의료기관의 진료비 청구방법이 매우 간편해지고 진료비 청구심사가 불필요하거나 간소화되므로 의료기관 및 보험자의 행정비용이 절감되는 효과가 있다(진료비 청구 및 심사의 간소화)
- 진료비 계산방식이 간단명료하여 환자들의 퇴원시 진료비를 둘러싼 마찰을 감소시

킬수 있으며, 투명성을 제고할 수 있다(진료비 계산서의 투명)

- 미리 정해진 수가에 의해서 진료비가 책정되기 때문에 의료인과 보험자 간에 마찰을 해소할 수 있다(의료인과 보험자간 마찰 해소)
- 진료 및 관리의 생산성 향상만이 이익증대를 보장하므로 의료공급자 수준에서 경영과 진료 제공의 효율화를 위한 의식전환(예 : Critical Pathway)과 재원일수단축과 생산성의 증가를 가져올 수 있다(경영과 진료의 효율화)

(나) 단점

㉠ 의료서비스 제공을 최소화하려는 경향이 있어 환자와의 마찰이 예상되고 의료의 질적인 저하가 우려될 수 있다.

㉡ DRG코드는 질병의 중증도 조작에 따라 의료기관이 허위 및 부당청구 할 우려가 있다.

㉢ 진료효과 면에서는 우수하나 비용이 많이 드는 신기술이나 진료방식의 채택이 억제되어 새로운 의료기술의 개발이나 임상연구 분야의 발전에 장애(저해)가 될 수 있다.

(3) 신포괄지불제도

신포괄수가제는 기존의 포괄수가제에 행위별수가제적인 성격을 반영한 혼합모형 지불제도로 입원기간 동안 발생한 입원료, 처치 등 진료에 필요한 기본적인 서비스는 포괄수가로 묶고, 의사의 수술, 시술 등은 행위별 수가로 별도 보상하는 제도를 말한다, 따라서 신포괄제는 행위별수가제와 기존 7개 질병군 포괄수가제 방식(DRG)을 개선하기 위해 개발된 모델이다. DRG(7개 질병군 포괄수가제)와 신포괄수가제와 차이점은 DRG는 비교적 단순한 일부 외과수술에만 적용하고 있지만 신포괄제는 4대 중증질환(암 · 뇌 · 심장 · 희귀난치성질환)과 같이 복잡한 질환까지 포함시켜 더 많은 입원환자가 혜택을 받을 수 있게 하고 있다.

① 장점

본인부담금이 감소하고 건강보험의 보장성혜택이 확대되며, 또한 병원비의 예측이 가능하고 환자가 적절한 치료를 받게 되어 건전한 의료행위가 이루어진다(의료자원의 효율적 활용 및 적극적 의료서비스 제공)

② **대상기관 및 질병군**

- 시범사업에 적용되는 질병군은 567개이며, 연령에 따라 세분하면 665개(세분질병군을 합병증 및 동반상병에 따라 다시 세분하면 1,752개) 질병군이다.
- 시범사업은 2009년 4월 국민건강보험공단 일산병원에서 처음 시작된 이후 2012년 7월 1일부터 서울특별시 서울의료원 등 지역거점 공공병원 44개 기관(시범요양기관)을 대상으로 실시하다가 건강보험심사평가원은 2018년 8월부터 민간병원으로 확대하여 급성기병원 및 종합병원 중 일정요건을 갖춘 요양기관에 대하여 공모를 거쳐 확대 실시하고 있다.

표 8-3 행위별수가제와 DRG, 신포괄수가제 비교

구분	행위별수가제(FFS)	포괄수가제(DRG)	
		포괄수가제	신포괄수가제
정의	제공된 의료서비스의 단위당 가격과 서비스의 양에 따라 진료비를 보상해주는 제도	입원환자에게 미리 정해진 일정액을 지불하는 제도(진단명 기준 포괄수가제)	
내용	실제로 제공된 의료서비스 항목 단가 및 제공횟수만큼 진료비 계산 • 총진료비 = 점수당 단가 × Σ 행위별 상대가치점수	질병군별로 사전에 정해진 진료건당 진료비 지불	질병군별 사전에 정해진 건당 기준수가 + 사전에 정해진 진료일당수가 +행위별 수가(의사행위료,고가의 약제, 치료재료)의 합
지불단위	개개 서비스	진료건당	진료건당 + 개개 서비스 합
지불액결정	치료 후	진단 후	치료 후
시행년도	1979년부터	2002년 현재	2009년 시범사업

3) 의료수가 구성 및 보험수가적용 용어

(1) 진료수가 구성

진료수가란 크게 진료행위료와 재료대로 구분되어 있으며, 진료행위료는 검사료, 영상의학진단 및 방사선치료료, 처치 및 수술료, 마취료, 이학요법료 등과 같이 일정한 자격과 기술을 갖춘 의료진이 진료한 대가로 요양기관 종별 가산율을 산정할 수 있는 항목이다. 재료대는 진료행위에 대한 가산율을 적용할 수 없는 항목으로 약제 및 치료재료가 포함되며, 의료기관의 실구입 또는 상한가에 따라 산정하고 청구하도록 되어 있다. 다만 진찰료, 입원료, 수혈료는 병원에 따라 수익을 인식하는 기준에 다소 차이가 있다.

(2) 보험수가적용에 대한 용어

보험수가적용에 대한 용어는 보험급여와 비급여 및 전액본인부담(100:100)이 있다.

표 8-4 보험수가적용에 대한 용어

구분	보험급여(보험수가)	비급여	전액본인부담
기준	보험인정 항목	보험급여가 되지 않아 전액 본인부담항목	
수가적용	건강보험	일반	건강보험수가 또는 실구입가
본인부담	요양기관종별 부담률	일반수가로 전액부담	건강보험수가 100% 또는 실구입가 전액부담

(3) 요양병원형 일당정액수가제

고령화 및 생활수준 향상에 따라 노인성 및 만성질환 위주의 장기요양 의료서비스 수요가 증대됨에 따라, 장기요양 입원환자의 특성을 고려한 요양병원형 일당정액수가제를 2008년 1월부터 도입하여 시행하고 있다.

4) 상대가치점수 및 환산지수

(1) 상대가치점수

요양급여에 소요되는 시간 노력 등 업무량, 인력 시설 · 장비 등 자원의 양과 요양급여의 위험도를 고려하여 산정한 요양급여의 가치를 각 항목 간에 상대적 점수로 나타낸 것이다(국민건강보험법시행령 제24조) 상대가치점수는 의료행위 간 가치를 상대적으로 비교하여 화폐단위가 아닌 점수로 표현한 것으로 약 5,600개의 표준의료행위가 있다. 그리고 건강보험수가는 매년 보건복지부 장관이 정하여 고시하는 건강보험 요양급여비용인 점수당 단가(환산지수)를 곱한 비용이다.

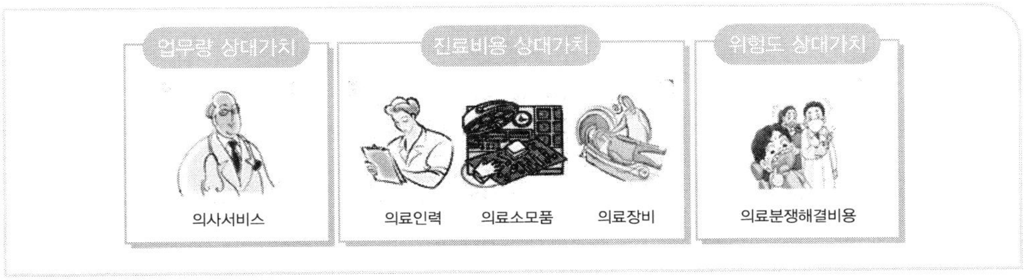

그림 8-1 상대가치의 구성요소

(2) 환산지수

환산지수(換算指數)란 어떤 단위나 척도로 된 것을 다른 단위나 척도로 고쳐서 헤아릴 때에 변환의 기준이 되는 수치로서 요양기관이 가입자인 환자에게 제공하는 의료행위에 대한 보상 방법으로 상대가치 단위 점수 당 비용(원가)을 나타내는 개념을 의미한다. 따라서 환산지수는 상대가치점수 1점당 단가로서 국민건강보험공단의 이사장과 대통령령이 정하는 의약계를 대표하는 자와의 계약으로 정하고 있으며, 계약 미체결시는 건강보험정책심의위원회(건정심)에서 결정하고 있다.

(3) 건강보험 요양급여비용의 내역(환산지수) 및 건강보험 수가산정요령

요양급여비용의 내역은 국민건강보험법 제45조 제4항과 동법 시행령 제21조 제2항에 의거 보건복지부장관이 정하여 고시하는 "요양급여의 상대가치점수"의 유형별 분류에 따른 점수당 단가로 산정한다.

5) 의료수가계약 및 산정기준

(1) 의료수가계약

국민건강보험법 제42조에 의거 요양급여비용의 산정은 계약으로 정하도록 하고 있으며, 요양급여의 범위 · 방법 · 절차 · 상한 등 요양급여의 기준은 보건복지부령으로 정하도록 하고 있다. 국민건강보험법시행령 제24조에 따라 계약체결에 의한 상대가치점수, 약제 · 치료재료(협상대상 의약품 및 상대가치점수가 적용되는 약제 · 치료재료는 제외)에 대한 비용은 보건복지부장관이 고시하도록 규정하고 있다. 따라서 요양급여기준(보건복지부령)에 고시된 진찰, 처치 · 수술 등의 '진료행위별 분류 항목 및 상대가치점수'는 전문적이고 객관적인 분석이 요구되는 사항이며, 약제비나 치료재료 비용은 생산자(또는 판매자)와 수요자 사이에 시장에서 결정된 가격인 실거래가로 보상하고 있어 현행 법령상 건강보험정책심의위원회의(건정심) 심의 · 의결을 거쳐 보건복지부 장관이 고시하는 것으로 운영하고 있으며, 계약기간은 1년이다.

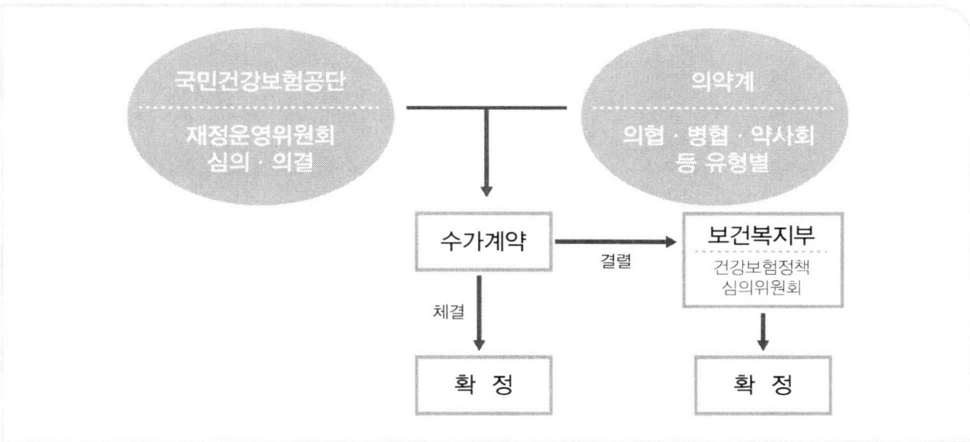

그림 8-2 수가계약의 절차와 이해당사자

(2) 의료수가 산정방식 및 산정기준

① 의료수가 산정방식

의료수가산정기준은 각 진료행위의 난이도, 시술소요시간 및 사용빈도 등이며, 각 진료행위에 진료금액이 정해져 있고 총진료비는 제공된 진료행위의 각 금액을 합산하여 산정한다. 우리나라에서는 건강보험수가에 적정이윤을 인정해 주고 있으나 약가와 재료대에 대해서는 이윤을 최대한 억제하고 있다. 특히 재료대는 특정재료대의 실구입가로 산정되는 것을 제외하고 기본진료비에 포함되고 있으며 수가산정방식은 다음과 같다.

표 8-5 의료수가 산정방식

구분	수가	약가/재료	비고
산정대상	진료기술행위	약품 및 진료재료	
산정기준	난이도, 소요시간, 사용빈도	소요량	
산정가격	원가 + 적정이윤	원가	

② 건강보험수가 산정기준

건강보험의 수가산정 기준(내역)에는, 국민건강보험법, 요양급여 규칙, 진료수가기준 및 행위(상대가치점수), 약가기준액표, 진료재료대, 수입약품, 유권해석, 진료 분과위원회지침, 진료비심사지침, 운영위원회 지침, 심사사례 등이 있다.

2. 의료수가의 종류 및 종별가산율

1) 의료수가 종류

(1) 건강보험수가

국민건강보험법 및 보건복지부고시(요양급여비용)에 의해 의료기관에서 의료인이 제공한 의료 서비스 (행위, 약제, 치료재료 등)에 대해 서비스 별로 가격(수가)을 정하여 사용량과 가격에 의해 진료비를 지불하는 제도로 우리나라는 건강보험 도입 당시부터 적용하고 있다. 따라서 상대가치점수 × 환산지수와 의료기관 종별가산율로 산출된다.

(2) 의료급여수가

의료급여법 및 보건복지부고시(요양급여비용)에 의해 의료기관에서 의료인이 제공한 의료 서비스 (행위, 약제, 치료재료 등)에 대해 서비스 별로 가격(수가)을 정하여 사용량과 가격에 의해 적용되는 수가를 말한다.

(3) 산재보험수가

고용노동부장관이 고시하는 수가로서 일반사업장 근로자의 업무와 관련된 질병이나 부상으로 인하여 진료 받는 경우에 산정하는 수가이다. 산재수가는 건강보험수가를 기반으로 하되 행위료가산율을 별도로 산정하며, 건강보험에서 비급여 인정되는 보조기, 치과보철료, 제증명발급료 등에 대하여는 별도의 급여수가를 고시하고 있으며 또한 초음파, MRI 등 특수촬영은 급여범위가 건강보험보다 확대되어 있다.

(4) 자동차보험수가

국토교통부장관의 고시에 의하여 자동차사고 피해자에게 적용하는 수가이며, 의료기관에서는 가해자가 가입한 손해보험회사나 자동차공제조합으로부터 진료비를 수령한다. 자보수가는 산재수가와 마찬가지로 건강보험수가를 기반으로 하되 행위료가산율을 별도로 산정하며, 건강보험에서 비급여 인정되는 보조기, 치과보철료, 제증명발급료 등에 대하여는 별도의 급여수가를 고시하고 있으며 또한 초음파, MRI 등 특수촬영은 급여범위가 건강보험보다 확대되어 있다.

(5) 일반수가

병원이 자체적으로 임의로 결정한 수가로서 보험급여가 적용되지 아니하는 비급여 등의 수가를 의미하며, 상급종합병원 1인실료, 종합병원의 상급병실차액, 종합건강진단료, 미용목적 성형수술료, 제증명료 등이 있다.

(6) 외국인 진료수가

국내 보험이 없는 외국인에 대하여 진찰료, 입원료, 행위, 약제, 치료재료 등에 대하여 의료수가를 책정하여 적용하고 있는 수가를 말하며, 의료기관 종별로 수가는 상이하다.

2) 신규 행위·치료재료의 요양급여 결정신청 및 결정

(1) 신청

보험급여가 되지 않는 새로운 치료행위 시술 및 치료재료(약품 및 치료재료)가 있을 경우에는 국민건강보험요양급여 기준에 관한 규칙 제10조에 의한 신청은 요양기관, 의약관련 단체 또는 치료재료의 제조업자 · 수입업자는 국민건강보험법 제41조의3 제1항에 따른 행위 · 치료재료에 대한 요양급여대상 여부의 결정신청을 하려는 경우에는 별도 고시한 구분에 따른 날부터 30일 이내에 보건복지부장관에게 신청(별지 제14호서식의 요양급여행위평가신청서,별지 제16호서식의 치료재료평가신청서)하여 요양급여여부를 확인받도록 한다. 또한 약제 요양급여의 결정신청은 「약사법」에 따른 제조업자 · 수입업자 등 보건복지부령으로 정하는 자는 법 제41조의3 제2항에 따라 요양급여대상 여부의 결정신청을 하려면 약제평가신청서(별지 제17호서식)에 해당 서류를 첨부하여 건강보험심사평가원장에게 해당 약제의 경제성, 요양급여의 적정성 및 기준 등에 관한 평가신청을 한다.

(2) 신청에 대한 결정

① 행위 · 치료재료에 대한 요양급여의 결정은 제10조에 따라 요양급여대상 여부의 결정신청을 받은 보건복지부장관은 정당한 사유가 없는 한 결정신청일부터 100일 이내에 법 제4조에 따른 건강보험정책심의위원회의 심의를 거쳐 요양급여대상 또는 비급여대상의 해당여부를 결정하여 고시해야 한다. 이 경우 요양급여대상으로 결

정한 행위 · 치료재료에 대해서는 영 제21조 제1항부터 제3항까지의 규정에 따른 요양급여의 상대가치 점수 또는 영 제22조 제1항에 따른 치료재료의 상한금액을 함께 정하여 고시하도록 되어 있다.

② 약제에 대한 요양급여의 결정) 제10조의2 제3항에 따라 약제에 대한 평가를 신청받은 건강보험심사평가원장은 150일 이내에 제14항에 따른 약제급여평가위원회의 심의를 거쳐 평가하고 평가가 끝난 날부터 15일 이내에 신청인에게 서면 또는 전자문서로 통보하여야 한다.(세부적인 사항은 신의료기술 평가에 관한 규칙 참조)

3) 의료보장 유형별 종별가산율

(1) 종별가산율이란?

종별가산율이란 요양기관 종별에 따라 투자비용 및 인력 운용에 대한 보상 차원에서 행위료에 대해 차별적으로 계산할 수 있도록 운영하는 제도이다. 종별 가산율은 행위요양급여비용에만 적용되는 것으로 약가 및 재료대에는 적용되지 않는다. 종별 가산율을 이용한 진료비 계산은 모든 행위 분류항목에 대한 소정점수에 점수당 단가를 곱한 금액을 모두 합산한 금액에 요양기관의 종별에 따라 다음 비율을 가산한다.

(2) 건강보험 요양기관 종별 가산율

요양기관 종별가산율 적용 및 미적용 기준 이해
(1) 건강보험의 경우에는 진료행위에 대한 종별가산율은 상급종합병원 30%, 종합병원 25%, 병원 20%, 의원 15%를 적용한다.
(2) 진찰료, 입원료, 가정간호방문료, 응급의료관리료 등은 요양기관 종별가산율을 적용하지 아니하고 보건복지부에서 의료기관 종별 고시한 수가를 적용한다.
(3) 약품 및 주사료, 치료재료비용은 종별 가산율을 적용하지 아니하고 실구입가 또는 상한가이내, 급여기준고시 정액수가 등으로 산정기준에 의거 적용한다.

건강보험행위의 분류된 분류항목에 대하여는 소정점수에 점수당 단가를 곱한 금액을 모두 합산한 금액에 요양기관의 종별에 따라 종별가산율을 적용하는데 보건복지부 고시에 의거 ①상급종합병원은 30% ②종합병원은 25% ③병원(치과병원, 한방병원, 요양병원 포함) 20%, ④의원 15%를 가산한다. 그러나 ①약국 및 한국희귀 · 필수의약품센터 ②조산원, 보건소, 보건지소, 보건진료소 ③ 의료법 제 35조에 의한 부속 의료기관은 가산하지 않는다.

(3) 의료급여 요양기관 종별 가산율

건강보험행위의 분류된 분류항목에 대하여는 소정점수에 점수당 단가를 곱한 금액을 모두 합산한 금액에 요양기관의 종별에 따라 종별가산율을 적용하는데 보건복지부 고시에 의거 ① 3차의료급여기관은 22% ② 종합병원은 18% ③병원(치과병원, 한방병원, 요양병원 포함) 15% ③ 의원 11%를 가산한다. 그러나 ① 약국 및 한국희귀 · 필수의약품센터 ② 조산원, 보건소, 보건지소, 보건진료소 ③ 의료법 제 35조에 의한 부속 의료기관은 가산하지 않는다.

(4) 산재보험 및 자동차보험 요양기관 종별 가산율

건강보험행위의 분류된 분류항목에 대하여는 소정점수에 점수당 단가를 곱한 금액을 모두 합산한 금액에 요양기관의 종별에 따라 종별가산율을 적용하는데 산재보험은 고용노동부 고시 및 자동차보험은 국토교통부고시에 의거 ① 상급종합병원은 45% ② 종합병원은 37% ③병원(치과병원, 한방병원, 요양병원 포함) 21%, ③ 의원 15%를 가산한다.

그러나 약품 및 재료대는 보험적용이 되는 경우에는 실구입가 또는 상한가 이내로 수가를 산정한다. 의료보장별 진료비 산정근거와 종별가산율 적용은 다음과 같다.

표 8-6 의료보장별 진료비 산정근거

구분	건강보험	의료급여	산재보험	자동차보험
산정 근거	보건복지부고시	보건복지부고시	고용노동부고시	국토교통부고시
행위료 종별 가산율 (기술료)	상급종합병원: 30%, 종합병원: 25%, 병원: 20%, 의원: 15%	3차의료급여기관: 22%, 종합병원: 18%, 병원: 15%, 의원: 11%	상급종합병원: 45%, 종합병원: 37%, 병원: 21%, 의원: 15%	산재와 동일
약가	실구입가 또는 상한가	좌동	좌동	좌동
특정 재료대	실구입가	좌동	좌동	좌동

(5) 진료수가의 의료기관 종별 가산율 적용 및 미적용 함목

진료수가의 의료기관 종별 가산율이 적용되는 항목과 미 적용되는 항목은 다음과 같다.

표 8-7 의료기관 종별 가산율 적용과 미적용 항목

구분	종별가산율	항목명
행위수가	종별 가산율 적용	• 검사료, 방사선료, 마취료, 처치 및 수술료 • 캐스트료, 이학요법료, 정신요법료 • 조제료, 주사행위료, 치과처치 및 수술료
행위수가	종별가산율 미적용	• 진찰료, 입원료, 응급의료관리료, 가정간호방문료 • 혈액료 • 약제비, 치료재료비 • 바이러스 혈청검사, Infusion Pump 사용료 • C-Arm형 영상증폭장치 이용료
약품 및 재료수가	종별가산율 미적용	약제비(실구입가 및 상한가), 치료재료비는 실구입가로 인정

4) 보험급여와 비급여 진료비

① 보험급여 진료비는 전문평가위원회에서 해당 의료서비스 또는 약제, 치료재료 등이 얼마나 효과적인지, 비용 대비 경제적인지, 소요되는 비용은 어느 정도인지 등을 평가하고, 보건복지부장관이 최종 결정하여 고시하고 있다.

② 비급여 진료비는 요양급여에서 제외되는 범위는 질병, 부상의 치료목적이 아니거나, 업무 또는 일상생활에 지장이 없는 질환, 기타 보험급여의 원리에 부합하지 않는 것으로서 보험급여가 되지 않고 전액 환자가 부담하는 것을 의미한다. 비급여 대상의 항목에는 행위 · 약제 및 치료재료 등이 있다. 따라서 비급여는 각 병원에서 자율적으로 결정하고 있기 때문에 동일한 의료서비스라도 병원별 가격 차이가 상이하다.

표 8-8 보험급여와 비급여 진료비의 차이점

구 분	보험급여 진료비	비급여 진료비
보험적용	건강보험 적용	건강보험 미적용
가격결정	보건복지부장관이 가격을 결정하여 고시(告示)	병원에서 자체적으로 결정하여 홈페이지 등을 통해 고지(告知)
비용지불	건강보험공단 + 본인부담	본인부담 100%

3. 의료(진료)수가 관리

(1) 신규수가 개설 및 수가변경

① 신규수가를 개설할 경우는 내부결재(품의)를 득한 후 해당부서에 수가코드 및 수

가, 보험사항(인정기준) 등을 통보해야한다.

② 특정재료 및 약품의 경우에도 해당위원회(구매 및 약사)를 심의를 거쳐 내부결재(품의)를 득한 후 해당부서로 수가코드 및 수가, 보험사항(인정기준) 등을 통보해야 한다.

(2) 수가 신설과 병원의 운영실태 조사

① 병원의 의료수가관리는 병원의 경영에 매우 중요하다. 수가관리는 주로 병원의 보험심사과 또는 원무과에서 담당을 하지만, 새로운 신규사업, 진료과 개설, 전문센터 및 클리닉개설, 고가 특수 장비구입 등이 있을 경우에는 기획실에서 사전 투자에 대한 분석을 하여야 한다.

② 신규 보험수가를 신설할 경우에는 수가코드와 해당 수가명을 관련부서로 통보한다.

③ 비급여수가를 신설할 경우에는 소요내역(인력, 장비, 난이도, 시간, 재료 등) 및 타 병원운영수가, 환자부담 등을 면밀하게 분석하여 수가를 산정 결재를 득한 후 신설 운영한다.

④ 수가담당부서에서는 매년 최소 1회 이상 일반수가(병원의 관행수가)에 대해서는 검토분석 후 조정하는 것이 효율적이다(가급적 보험수가가 조정되는 1월 또는 2월부터 적용하는 것이 병원관리에 효율적임)

매년 정기적 일반수가(비급여) 조정검토가 필요한 수가
상급병실료, 각종 진단서발급료, 예방접종비, 종합건강진단수가(프로그램 운영별), 미용목적 성형수술료, 보조기, 초음파 검사비(보험인정기준 외), 진정내시경료(보험인정기준 외), 산재 및 자동차보험 비급여 운영수가 항목, 치과 비급여, 기타 비급여 항목 등

⑤ 병원에서 시행중인 포괄수가제(신포괄제 포함)에 대한 질병군별 관련부서에서 원가분석을 실시하고 문제점을 개선해 나가도록 한다.

⑥ 건강진단의 수가관리는 관리운영상 매우 중요하므로 정부에서 고시하여 시행중인 건강진단수가(종류 및 검사항목)를 제외하고 기초의학지식을 갖춘 담당직원이 관리하고 지역 및 병원여건, 특수성을 고려하여 가능한 건강보험수가 조정 시기(연초 1~3월)에 수가를 조정하는 것이 효율적이다. 또한 정부에서 고시한 건강검진 및 특정암검진 등의 건강진단수가 외 종합검진 및 정밀검진 등의 운영수가를 산정 할 때는 산출 근거에 의거하여 수가를 산정하는 것이 바람직하다.

(3) 의료수가관리

① 병원의 의료수가관리는 병원의 경영과 진료수익관리에 매우 중요한 역할을 하고 있다. 따라서 의료수가위원회, 수가관리 전담 부서 및 전담자. 수가 신설 및 변경, 비급여수가 운영 등 수가관리에 신중을 기하여야 한다.

② 매년 정기적으로 1~2회 수가 발생 해당부서를 방문하여 수가를 점검, 확인하고, 신설 및 변경 사항이 있는지 협의하며, 수가코드집을 정리(관리)하여야 한다.

8-2 진료비 본인부담 형태 및 산정특례제도를 이해하라?

학습목표

8-1 진료비 본인부담률 및 본인일부담, 산정특례제도에 대하여 이해하고 설명할 수 있다.

1. 진료비 본인부담

(1) 진료비 본인부담 형태

건강보험 환자가 의료이용 시 부담하는 비용은 본인일부부담, 전액본인부담, 비급여 항목들의 금액으로 구성하고 있다. 본인일부부담제도 종류는 환자가 비용을 분담하는 방식에 따라 정률제, 정액제, 급여상한제, 급여제한제 등으로 구분하고 있다.

① 정률제(coinsurance) : 보험자가 의료비용의 일정비율만 지불하고 나머지 부분은 보험수급자가 부담하는 방식이다. 진료비의 일부를 피보험자에게 부담시킴으로써 불필요한 의료이용을 억제하기 위한 방식으로서 우리나라는 1963년 의료보험법 제정시점부터 본인부담 정률제 방식으로 시작하였다.

② 정액제(co-payment) : 의료서비스 이용 내용과 관계없이 서비스 이용 건당 미리 정해진 일정액만 소비자가 부담하고 나머지는 보험자가 지불하는 방식으로 불필요한 값싼 의료서비스의 이용을 억제한다.

③ 정액 및 정률제 : 상급종합병원의 경우 외래진료비 계산시 진찰료는 정액제로 부담하며, 진찰료를 제외한 외래진료비는 정률제로 부담하는 경우이다.

④ 급여상한제(limit) : 의료보험에서 지불하는 보험급여의 최고액을 정하여 그 이하의 진료에 대해서는 의료보험의 혜택을 받게 하고, 최고액을 초과하는 비용에 대해서는 보험이 적용되지 않게 하여 서비스 이용을 부담스럽게 만드는 방법이다. 즉, 본인부담상한제는 환자가 1년 동안 부담하는 금액에 대한 상한선을 설정하고 상한선을 초과하는 진료비는 보험자가 부담하는 방식이다.

⑤ 급여제한제(exclusion clause) : 사회보험에서는 생활에 지장이 없는 신체상의 조건 등에 대하여 고가장비를 이용하는 고급의료의 경우에 보험급여를 제한하는 방법으로 우리나라에서는 보험급여의 제한으로 국민건강보험에서 시행하고 있다.

민간보험에서는 가입 이전의 질환은 보험급여에서 제외시키는 것도 이러한 방법에 속한다.

(2) 요양급여비용 본인부담률 부담액

① 외래진료

외래진료의 경우 및 보건복지부장관이 정하는 의료장비 · 치료재료를 이용한 진료의 경우에는 다음의 구분에 따라 계산한 금액이 적용된다.

표 8-9 외래진료 본인부담액

본인일부부담금의 부담률 및 부담액(외래)(제19조제1항 관련)			
기관 종류	소재지	환자구분	본인일부부담금
상급종합병원	모든 지역	일반환자	진찰료 총액 + (요양급여비용 총액 – 진찰료총액) × 60/100. 다만, 임신부 외래진료의 경우에는 요양급여비용 총액의 40/100, 1세 미만 영유아 외래진료의 경우에는 요양급여비용 총액의 20/100으로 한다.
		의약분업 예외환자	진찰료 총액 + (요양급여비용 총액 – 약값 총액 – 진찰료 총액) × 60/100 + 약값 총액 × 30/100. 다만, 임신부 외래진료의 경우에는 (요양급여비용 총액 – 약값 총액) × 40/100 + 약값 총액 × 30/100, 1세 미만 영유아 외래진료의 경우에는 (요양급여비용 총액 – 약값 총액) × 20/100 + 약값 총액 × 21/100로 한다.
종합병원	동 지역	일반환자	요양급여비용 총액 × 50/100(임신부 외래진료의 경우에는 30/100, 1세 미만 영유아 외래진료의 경우에는 15/100)
		의약분업 예외환자	(요양급여비용 총액 – 약값 총액) × 50/100(임신부 외래진료의 경우에는 30/100, 1세 미만 영유아 외래진료의 경우에는 15/100) + 약값 총액 × 30/100(1세 미만 영유아의 경우에는 21/100)
	읍 · 면 지역	일반환자	요양급여비용 총액 × 45/100(임신부 외래진료의 경우에는 30/100, 1세 미만 영유아 외래진료의 경우에는 15/100)
		의약분업 예외환자	(요양급여비용 총액 – 약값 총액) × 45/100(임신부 외래진료의 경우에는 30/100, 1세 미만 영유아 외래진료의 경우에는 15/100) + 약값 총액 × 30/100(1세 미만 영유아의 경우에는 21/100)
병원, 치과병원, 한방병원, 요양병원	동 지역	일반환자	요양급여비용 총액 × 40/100(임신부 외래진료의 경우에는 20/100, 1세 미만 영유아 외래진료의 경우에는 10/100)
		의약분업 예외환자	(요양급여비용 총액 – 약값 총액) × 40/100(임신부 외래진료의 경우에는 20/100, 1세 미만 영유아 외래진료의 경우에는 10/100) + 약값 총액 × 30/100(1세 미만 영유아의 경우에는 21/100)
	읍 · 면 지역	일반환자	요양급여비용 총액 × 35/100(임신부 외래진료의 경우에는 20/100, 1세 미만 영유아 외래진료의 경우에는 10/100)
		의약분업 예외환자	(요양급여비용 총액 – 약값 총액) × 35/100(임신부 외래진료의 경우에는 20/100, 1세 미만 영유아 외래진료의 경우에는 10/100) + 약값 총액 × 30/100(1세 미만 영유아의 경우에는 21/100)

의원, 치과의원, 한의원, 보건의료원	모든 지역	일반환자	요양급여비용 총액 × 30/100(임신부 외래진료의 경우에는 10/100, 1세 미만 영유아 외래진료의 경우에는 5/100). 다만, 요양급여를 받는 사람이 65세 이상이면서 해당 요양급여비용 총액이 보건복지부령으로 정하는 금액을 넘지 않으면 보건복지부령으로 정하는 금액을 본인일부부담금으로 한다.
		의약분업 예외환자	(요양급여비용 총액 – 약값 총액) × 30/100(임신부 외래진료의 경우에는 10/100, 1세 미만 영유아 외래진료의 경우에는 5/100) + 약값 총액 × 30/100(1세 미만 영유아의 경우에는 21/100). 다만, 요양급여를 받는 사람이 65세 이상이면서 해당 요양급여비용 총액이 보건복지부령으로 정하는 금액을 넘지 않으면 보건복지부령으로 정하는 금액을 본인일부부담금으로 한다.
보건소, 보건지소, 보건진료소	모든 지역		요양급여비용 총액 × 30/100. 다만, 요양급여비용 총액이 보건복지부령으로 정하는 금액을 넘지 않으면 보건복지부령으로 정하는 금액을 본인일부부담금으로 한다.

② 입원진료

㉮ 요양급여비용총액(식대제외)의 100분의 20과 입원기간 중 식대의 100분의 50을 더한 금액

㉯ 「의료법」제3조 제2항 제3호 라목에 따른 요양병원에서 입원진료를 받는 사람 중 입원치료보다는 요양시설이나 외래진료를 받는 것이 적합한 환자로서 보건복지부장관이 정하여 고시하는 환자군에 해당하는 경우에는 요양급여비용 총액의 100분의 40에 입원기간 중 식대의 100분의 50을 더한 금액

㉰ 상급종합병원에 2인실에 입원한 경우 병실료는 50%, 3인실은 40%, 4인실 30%, 4인실이상은 20%를 본인이 부담한다. 그러나 상급종합병원을 제외한 종합병원 및 병원의 2인실은 40%, 3인실은 30%, 4인실 이상에 입원한 경우는 고시수가의 20%만 본인부담 한다.

표 8-10 상급병실입원시 병실차액의 본인부담 적용

상급병실입원시 병실차액의 본인부담 적용
(1) 상급종합병원의 1인실(특실포함)에 입원하는 경우는 입원료 전액을 본인이 부담한다(비급여대상) (2) 2~3인실의 보험급여에 따라 입원료의 본인부담은 상급종합병원의 경우 2인실은 50%, 3인실은 40%, 4인실은 30%, 5인실은 20%를 본인이 부담하며, 종합병원 및 병원의 2인실은 40%, 3인실은 30%, 4인실 이상은 20%를 본인이 부담한다.

㉱ 건강보험 입원료체감제에 따른 본인부담은 입원 1일~15일까지 본인부담률은 20%, 16일째부터 30일까지는 30%, 31일째부터의 입원료에 대한 본인부담률을 40%로 한다(다만, 요양병원 입원 환자 및 보건복지부장관이 정하여 고시하는 질병

으로 입원 진료를 받는 환자의 경우는 환자 특성을 고려하여 적용하지 않음)

③ 약국의 경우

㉮ 진료를 담당한 의사 또는 치과의사가 발행한 처방전에 따라 의약품을 조제받은 경우에는 요양급여비용 총액의 100분의 30(요양급여를 받는 사람이 65세 이상인 경우 요양급여비용 총액이 보건복지부령으로 정하는 금액을 넘지 않으면 보건복지부령으로 정하는 금액). 다만, 제1호가목 중 보건복지부장관이 정하는 요양급여를 받은 경우는 제외한다.

㉯ 「약사법」 제23조제3항 제1호에 따라 의료기관이 없는 지역에서 조제하는 경우로서 진료를 담당한 의사 또는 치과의사가 발행한 처방전에 따르지 않고 의약품을 조제받은 경우에는 다음의 구분에 따라 산정한 금액

ⅰ. 요양급여비용 총액이 보건복지부령으로 정하는 금액을 넘는 경우에는 요양급여비용 총액의 100분의 40

ⅱ. 요양급여비용 총액이 보건복지부령으로 정하는 금액을 넘지 않는 경우에는 보건복지부령으로 정하는 금액

㉰ 상급종합병원 또는 종합병원의 의사가 발행한 처방전에 따라 질병의 중증도를 고려하여 보건복지부장관이 정하여 고시하는 질병에 대한 의약품을 조제 받은 경우

ⅰ. 상급종합병원의 의사가 발행한 처방전에 따라 의약품을 조제 받은 경우: 요양급여비용 총액의 100분의 50

ⅱ. 종합병원의 의사가 발행한 처방전에 따라 의약품을 조제 받은 경우: 요양급여비용 총액의 100분의 40

④ 다음 각 목의 어느 하나에 해당하는 경우

다음 각 목의 어느 하나에 해당하는 경우에는 그 각 목에서 정하는 금액을 부담한다.

㉮ 다음의 경우에는 입원기간 중 식대의 100분의 50

ⅰ. 자연분만에 대한 요양급여

ⅱ. 「모자보건법」 제2조제4호에 따른 신생아 및 보건복지부장관이 정하는 기준에 해당하는 영유아에 대한 입원진료로서 보건복지부장관이 정하는 요양급여

ⅲ. 보건복지부장관이 정하여 고시하는 결핵 질환을 가진 사람에 대하여 보건복지부장관이 정하는 요양급여

㉯ 다음의 경우에는 요양급여비용 총액의 100분의 10에 입원기간 중 식대의 100분의 50을 더한 금액

ⅰ. 보건복지부장관이 정하여 고시하는 희귀난치성 질환을 가진 사람에 대하여 보건복지부장관이 정하는 요양급여

ⅱ. 보건복지부장관이 정하여 고시하는 고위험 임신부에 대한 입원진료로서 보건복지부장관이 정하는 요양급여

㉰ 1세 이상 6세 미만인 가입자 또는 피부양자가 상급종합병원, 종합병원, 병원, 치과병원, 한방병원, 요양병원, 의원, 치과의원, 한의원 및 보건의료원에서 외래진료를 받는 경우 본인이 부담할 비용의 부담률의 100분의 70에 해당하는 금액

㉱ 6세 미만인 가입자 또는 피부양자가 보건소, 보건지소 및 보건진료소에서 외래진료를 받는 경우로서 요양급여비용 총액이 보건복지부령으로 정하는 금액을 넘는 경우. 다만, 요양급여비용 총액이 보건복지부령으로 정하는 금액을 넘지 않는 경우 또는 6세 미만인 가입자 또는 피부양자가 약국 또는 한국희귀 · 필수의약품센터인 요양기관에서 처방전에 따라 의약품을 조제 받는 경우 본인이 부담할 비용의 부담률의 100분의 70에 해당하는 금액

㉲ 보건복지부장관이 정하여 고시하는 희귀난치성질환 또는 중증질환을 가진 사람, 희귀난치성질환등 외의 질환으로 6개월 이상 치료를 받고 있거나 6개월 이상 치료가 필요한 사람 또는 18세 미만의 아동 중 희귀난치성질환자등이 속한 세대(배우자 포함)의 소득 및 재산을 더하여 계산한 가액이 「국민기초생활 보장법」 제2조제11호에 따른 기준 중위소득의 100분의 50 이하이고, 희귀난치성질환자등의 1촌의 직계혈족 및 그 배우자가 없거나 부양의무자가 있어도 부양능력이 없거나 부양을 받을 수 없는 사람으로서 보건복지부령으로 정하는 바에 따라 공단의 본인부담액 경감 인정 신청을 하여 그 경감 인정을 받은 사람에 대한 요양급여의 경우에는 다음의 구분에 따라 계산한 금액.

ⅰ. 희귀질환과 중증난치성질환을 가진 사람인 경우에는 입원기간 중 식대의 100분의 20

ⅱ. 희귀질환과 중증난치성질환 등 외의 질환으로 6개월 이상 치료를 받고 있거나 6개월 이상 치료가 필요한 사람 또는 18세 미만의 아동인 경우에는 다음 표에

해당하는 금액에 입원기간 중 식대의 100분의 20을 더한 금액. 다만, 가목 또는 나목1)에도 해당하는 경우에는 입원기간 중 식대의 100분의 20만을 부담한다.

iii. 희귀질환과 중증난치성질환등을 가진 사람 중 65세 이상인 사람이 틀니 요양급여를 받는 경우에는 해당 요양급여비용 총액의 100분의 5

iv. 희귀질환과 중증난치성질환등 외의 질환으로 6개월 이상 치료를 받고 있거나 6개월 이상 치료가 필요한 사람 중 65세 이상인 사람이 틀니 요양급여를 받는 경우에는 해당 요양급여비용 총액의 100분의 15

v. 희귀질환과 중증난치성질환등을 가진 사람 중 만 65세 이상인 사람이 치과임플란트 요양급여를 받는 경우에는 해당 요양급여비용 총액의 100분의 20

vi. 희귀질환과 중증난치성질환등 외의 질환으로 6개월 이상 치료를 받고 있거나 6개월 이상 치료가 필요한 사람 중 65세 이상인 사람이 치과임플란트 요양급여를 받는 경우에는 해당 요양급여비용 총액의 100분의 30

vii. ii에도 불구하고 희귀질환과 중증난치성질환 등 외의 질환으로 6개월 이상 치료를 받고 있거나 6개월 이상 치료가 필요한 사람 또는 18세 미만 아동의 입원진료로서 제왕절개분만에 대한 요양급여를 받는 경우에는 입원기간 중 식대의 100분의 20

㉳ 보건복지부장관이 정하여 고시하는 중증질환자에 대하여 보건복지부장관이 정하는 요양급여(라목에 해당하는 사람에 대한 요양급여는 제외)의 경우에는 요양급여비용 총액의 100분의 5에 입원기간 중 식대의 100분의 50을 더한 금액

㉴ 만 65세 이상 노인이 틀니 요양급여를 받는 경우에는 그 요양급여비용 총액의 100분의 30

㉵ 만 65세 이상인 사람이 치과임플란트 요양급여를 받는 경우에는 해당 요양급여비용 총액의 100분의 30

㉶ 제왕절개분만을 위한 입원진료에 대하여 요양급여[라목8)에 해당하는 사람에 대한 요양급여는 제외한다]를 받는 경우에는 요양급여비용 총액의 100분의 5에 입원기간 중 식대의 100분의 50을 더한 금액

㉷ 15세 이하 아동의 입원진료에 대하여 보건복지부장관이 정하는 요양급여[가목2) 및 라목에 해당하는 사람에 대한 요양급여는 제외한다]를 받는 경우에는 해당 요

양급여비용 총액의 100분의 5에 입원기간 중 식대의 100분의 50을 더한 금액

㉪ 18세 이하 아동의 치아홈메우기 외래진료 또는 16세 이상 18세 이하 아동의 치아홈메우기 입원진료에 대하여 보건복지부장관이 정하는 요양급여(라목에 해당하는 사람에 대한 요양급여는 제외한다)를 받는 경우에는 해당 요양급여비용 총액의 100분의 10

⑤ 외래진료 등 요양급여비용 총액조건 및 본인부담액

65세 이상인 가입자 및 피부양자가 의원, 치과의원, 한의원 및 보건의료원에서 요양급여를 받는 경우의 본인부담액은 다음과 같다

표 8-11 외래진료 등의 요양급여비용 총액에 관한 조건 및 본인부담액

기관 종류	요양급여비용 총액에 관한 조건	본인부담액
의원 · 치과의원 (의약분업 예외지역은 제외한다) 및 보건의료원(한방과는 제외)	요양급여비용 총액이 15,000원을 넘지 않는 경우	1,500원
	요양급여비용 총액이 15,000원을 넘고 20,000원을 넘지 않는 경우	요양급여비용 총액 X 10/100
	요양급여비용 총액이 20,000원을 넘고 25,000원을 넘지 않는 경우	요양급여비용 총액 X 20/100

(3) 식대본인부담

① 모든 입원환자의 식대(기본식대 및 가산식대) 본인부담률은 50%를 부담한다(건강보험환자).

② 본인부담 면제대상인 신생아(조산아, 저체중 출생아 포함)를 제외한 만 6세 미만 입원 아동의 본인부담률은 10%를 적용한다.

③ 자연분만(본인부담 면제대상) 및 제왕절개술분만(본인부담 5%)의 경우에도 식대 본인부담률은 50%를 적용한다.

④ 환자가 건강보험으로 적용되는 환자식 이외를 선택하는 경우는 그 비용을 본인이 전액부담 하여야 한다.

(4) 요양급여비용 본인부담항목 및 부담률(100분의 100항목 : 전액본인부담)

① 요양급여비용의 본인부담 항목으로서 요양급여비용의 본인부담률 100분의 100항목(전액본인부담)은 아래와 같다(제16조 관련)

㉠ 다음에 해당하는 경우에는 그에 든 비용 총액

(가) 가입자 또는 피부양자가 「국민건강보험 요양급여의 기준에 관한 규칙」 제2조에 따른 요양급여의 절차에 따르지 않고 요양기관을 이용한 경우

(나) 「병역법」에 따른 현역병(지원에 의하지 않고 임용된 하사를 포함), 전환복무된 사람 또는 무관후보생으로 군에 복무 중인 가입자 또는 피부양자 및 교도소 또는 그 밖에 이에 준하는 시설에 수용되어 있는 가입자 또는 피부양자가 요양기관을 이용한 경우

(다) 법 제53조제3항 및 제4항에 따라 가입자 또는 피부양자가 보험료 체납으로 급여제한을 받은 기간에 요양기관을 이용한 경우

(라) 「학교폭력 예방 및 대책에 관한 법률」 제2조제1호에 따른 학교폭력 중 학생 간의 폭행에 의한 부상 또는 질병으로 요양기관을 이용한 경우

ㄴ 다음에 해당하는 경우에는 보건복지부장관이 정하여 고시하는 공단이 부담하는 요양급여비용의 상한금액을 초과하는 비용

(가) 요양급여의 필요성이 의학적으로 인정되는 약제 · 치료재료로서 해당 약제 · 치료재료의 상한금액이 대체 가능한 약제 · 치료재료의 상한금액의 2배 이상인 경우

(나) 약제 · 치료재료에 대한 요양급여비용이 연간 200억원 이상 들어 보험재정에 상당한 부담을 줄 우려가 있는 약제 · 치료재료의 경우

ㄷ 장기(臟器) 또는 조혈모세포 제공 희망자가 제공하기에 적합한지 확인 · 진단하는 데에 든 비용. 다만, 적합한 것으로 확인되어 장기 또는 조혈모세포를 제공한 사람에게는 확인 · 진단에 든 검사비용을 영 제19조에 따라 정한 금액으로 소급 정산한다.

ㄹ 왜소증의 원인 감별을 위하여 한 검사비용. 다만, 진단 결과 기질성 원인으로 판단된 경우 진단에 든 검사비용은 영 제19조에 따라 정한 금액으로 소급 정산한다.

ㅁ 혈액성분 채집술을 위한 혈액 제공 적합성 검사에서 부적합으로 판정되어 혈액성분 채집술을 하지 않은 경우 든 검사비용

ㅂ 요양기관의 과실이 없는 상태에서 가입자 또는 피부양자가 기피하여 준비된 혈액을 폐기하였을 경우의 혈액비용과 미리 채혈한 자기혈소판을 수혈하지 못한 경우 이에 든 비용

㉦「응급의료에 관한 법률」에 따라 요양기관의 구급차를 이용하여 이송되었을 경우의 이송처치료 및 응급의료수가(應急醫療酬價) 기준에서 정한 응급의료관리료 산정 대상이 아닌 환자의 응급의료관리료

㉧ 그 밖에 다음에 해당하는 항목으로서 보건복지부장관이 정하여 고시한 항목에 해당하는 비용

(가) 각종 수술 후 통증관리를 위한 통증 자가 조절법(PCA) 등 보험재정에 상당한 부담을 주는 경우

(나) 인공요도괄약근, 혈관 내 초음파 영상법에 사용된 혈관 내 영상카테터 등 대체 가능하고 비용효과적 측면에서 상대적으로 고가인 경우

(다) 프로스타글란딘 F1알파(정밀측정), 알파2 마이크로글로블린 등 대체가능하고 보편적이지 않은 경우

㉨ 보건복지부장관이 정하여 고시하는 질병군에 대한 입원진료의 경우에는 ①에 해당하는 비용, ⑦목 중 이송처치료 및 ⑧목(가)에 해당하는 비용

▣ CT,MRI 또는 PET촬영시 특수촬영에 대한 본인부담율

㉮ 건강보험 진료시 본인부담금은 입원, 외래 및 요양기관 종류(의원, 병원, 종합병원, 상급종합병원)에 따라 다르다.

ⅰ. 입원 진료시 진료, 수술, 투약 등을 모두 포함한 진료비 총액의 20%(식대 50%, CT/MRI/PET 등 : 외래 본인부담율과 같음)를 부담하며, 만 6세 미만 소아의 경우 진료비 총액의 10%, 출생 28일 이내 신생아의 경우에는 본인부담이 면제된다.

ⅱ. 외래 진료시는 병원 종별 및 소재지에 따라 30~60%를 부담하고 있으며, 만 6세 미만 소아의 경우 성인이 부담하는 금액의 70%를 부담토록 정하고 있다.

ⅲ. 건강보험산정특례대상은 1.중증질환자산정특례대상 외래,입원 본인부담금 5%, 2.희귀난치성질환산정특례대상 외래,입원 본인부담금10%를 부담한다.

㉯ 의료급여 수급자의 경우는 다음과 같다.

ⅰ. 입원은 1종 수급권자는 CT · MRI 또는 PET 본인부담금 "0", 2종 수급권자는 CT,MRI 또는 PET 총액의 10%를 부담한다.

ⅱ. 외래의 경우에는 1종 수급권자는 CT, MRI 또는 PET 총액의 5%, 2종 수급권자는 CT, MRI 또는 PET 총액의 15%를 부담한다.

표 8-12 본인부담 감면에 따른 건강보험 청구비용 환수 여부

본인부담 감면에 따른 건강보험 청구비용 환수 여부(보건복지부 급여 65720-56호, 2003.1.14.)
요양기관이 명백히 환자유치목적으로 본인일부부담금 감면행위를 하고 있다면 이는 의료법 제25조 제3항에 위반되는 것으로 같은 법 제67조에 규정된 처분대상으로 사료되는바 이는 건강보험법령이 아닌 의료법상의 규정으로 의료행위 자체를 부정한 것이 아니라 면제행위, 환자유치행위 등을 금지한 규정이며, 국민건강보험법에서 정한 요양급여기준과 요양급여산정내역 등에도 본인부담금 면제행위에 대하여 명시적인 규정이 없음. 따라서 의료기관이 본인부담금 면제행위는 의료법에 따라 판단 · 처분될 사안이며, 이를 국민건강보험법 제52조에 의한 사위 · 기타 부당한 방법으로 요양급여비용을 받은 것으로 판단할 수는 없음.

2. 본인부담 상한제 및 본인부담금 환급금

(1) 본인부담상한제

① 본인부담상한제란?

과도한 의료비로 인한 가계 부담을 덜어 드리기 위하여 환자가 부담한 건강보험 본인부담금이 개인별 상한액을 초과하는 경우 그 초과금액을 건강보험공단에서 부담하는 제도이다. 단, 비급여, 선별급여, 전액본인부담, 임플란트, 상급병실(2-3인실)입원료, 추나요법, 상급종합병원 경증질환 외래 재진 본인일부부담금 등 은 제외한다.

② 적용방법

사전급여는 동일 요양기관에서 진료를 받고 발생한 당해 연도 본인부담금 총액이 매년 고시한 총액이 초과하는 경우(보험료 분위 1~10분위) 환자는 그 넘는 금액은 병 · 의원에서 공단으로 청구하며, 사후급여는 당해 연도에 환자가 여러 병 · 의원(약국포함)에서 진료를 받고 부담한 연간 본인부담금을 다음해 8월말경에 최종 합산하여 보험료 수준에 따른 본인부담상한액을 넘는 경우에는 그 넘는 금액을 공단이 환자에게 돌려드린다.

③ 신청방법

공단에서 본인부담상한제 사후환급금 지급대상자에게 보내드린 지급신청서에 진료받은 사람의 인적사항과 지급받을 계좌를 기재하여 방문, 전화, 인터넷, 팩스, 우편을 통해 국민건강보험공단 지사에 신청하면 된다.

④ **적용제외**

건강보험이 적용되지 않는 비급여, 선별급여, 전액본인부담, 상급병실료(2-3인실)차액, 임플란트, 추나요법 등은 본인일부부담금 등 은 제외한다.

(2) 본인부담금환급금

요양기관에서 건강보험가입자 및 피부양자에게 요양급여를 실시하고 청구한 요양급여비를 건강보험심사평가원에서 심사한 결과 이미 납부한 환자본인 일부부담금이 과다납부된 것으로 확인된 경우 요양기관에 지급할 진료비에서 과다하게 납부된 금액을 공제하여 국민건강보험공단에서 이를 환자에게 반환하는 제도를 말한다.

(3) 진료비 확인제도

진료비 확인제도는 의료소비자의 권리를 보호하기 위해 「국민건강보험법 제48조」 또는 「의료급여법 제11조의3」에 따라 환자가 전액본인부담한 비용과 비급여로 부담한 비용의 타당성 여부를 요청에 의해 확인하는 제도를 말한다. 진료비 확인 방법 및 절차 안내는 건강보험심사평가원에 유선으로 문의(1644-2000) 또는 인터넷 홈페이지(www.hira.or.kr) 접속하여 확인할 수 있다. 또한 「국민건강보험 요양급여의 기준에 관한 규칙 제7조 개정에 따라, 「진료비 세부산정내역 서식 등에 관한 기준」고시를 제정하여 2018년 3월부터 진료비 세부산정내역 표준서식(별지 제1호서식)에 의거 환자요청시 제공하도록 되어 있다.

(4) 요양급여비용 계산서·영수증의 발급 및 보존

① 요양기관이 요양급여를 실시한 때에는 가입자 등에게 계산서 · 영수증(별지 제6호서식)을 발급하여야 한다. 다만, 요양기관 중 종합병원 · 병원 · 치과병원 · 한방병원 및 요양병원을 제외한 요양기관이 외래진료를 한 경우에는 외래 진료비계산서 · 영수증(별지 제12호서식)을 발급할 수 있다.

② 요양기관은 가입자 등이 제1항의 규정에 의한 계산서 · 영수증에 대하여 세부산정내역을 요구하는 경우에는 이를 제공하여야 한다.

③ 요양기관이 요양급여를 행한 경우에는 제1항의 규정에 의한 계산서 · 영수증 부본을 당해 요양급여가 종료된 날부터 5년간 보존하여야 한다. 다만, 요양기관이 별지 제13호서식에 의한 본인부담금수납대장을 작성하여 보존하는 경우에는 이를 계산서 · 영수증 부본에 갈음한다.

[ ]외래 [ ]입원 ([ ]퇴원[ ]중간) 진료비 계산서 · 영수증 별지 제6호서식]

환자등록번호	환자 성명	진료기간		야간(공휴일)진료
		. . .부터 . . .까지		[ ] 야간 [ ] 공휴일
진료과목	질병군(DRG)번호	병실	환자구분	영수증번호(연월-일련번호)

항목			급여			비급여
			일부 본인부담		전액 본인부담	
			본인부담금	공단부담금		
기본항목	진 찰 료					
	입 원 료					
	식대					
	투약 및 조제료	행위료				
		약품비				
	주사료	행위료				
		약품비				
	마취료					
	처치 및 수술료					
	검사료					
	영상진단료					
	방사선치료료					
	치료재료대					
	재활 및 물리치료료					
	정신요법료					
	전혈 및 혈액성분제제료					
선택항목	CT 진단료					
	MRI 진단료					
	PET 진단료					
	초음파 진단료					
	보철 · 교정료					
「국민건강보험법」제41조의4에 따른 요양급여						
65세 이상 등 정액						
정액수가(요양병원)						
정액수가(완화의료)						
질병군 포괄수가						
합계			①	②	③	④
상한액 초과금			⑤	-		

금액산정내용		
⑥ 진료비 총액 (①+②+③+④)		
⑦ 환자부담 총액 (①-⑤)+③+④		
⑧ 이미 납부한 금액		
⑨ 납부할 금액 (⑦-⑧)		
⑩납부한 금액	카드	
	현금영수증	
	현금	
	합계	
납부하지 않은 금액 (⑨-⑩)		
현금영수증( )		
신분확인번호		
현금영수증 승인번호		

* 요양기관 임의활용공간

요양기관 종류	[ ] 의원급 · 보건기관 [ ] 병원급 [ ] 종합병원 [ ] 상급종합병원		
사업자등록번호	전화번호		
사업장 소재지		대표자	[인]

년 월 일

항목별 설명	일반사항 안내
1. 일부 본인부담: 일반적으로 다음과 같이 본인부담률을 적용하나, 요양기관 지역, 요양기관의 종별, 환자 자격, 「국민건강보험법」제41조의4에 따른 요양급여 여부, 병실종류 등에 따라 달라질 수 있습니다. – 외래 본인부담률 : 요양기관 종별에 따라 30% ~ 60%(의료급여는 수급권자 종별 및 의료급여기관 유형 등에 따라 0원 ~ 2500원, 0% ~ 15%) 등 – 입원 본인부담률 : 20%(의료급여는 수급권자 종별 및 의료급여기관 유형 등에 따라 0% ~ 10%) 등 ※ 식대: 50%(의료급여는 20%) CT · MRI · PET: 외래 본인부담률(의료급여는 입원 본인부담률과 동일) 「국민건강보험법」 제41조의4에 따른 요양급여(선별급여): 보건복지부장관이 고시한 항목별 본인부담률 ※ 상급종합병원의 4인실 입원료: 30% 2. 전액 본인부담: 「국민건강보험법 시행규칙」 별표 6 또는 「의료급여법 시행규칙」 별표 1의2에 따라 적용되는 항목으로 건강보험(의료급여)에서 금액을 정하고 있으나 진료비 전액을 환자 본인이 부담합니다. 3. 상한액 초과금: 본인부담액 상한제에 따라 같은 의료기관에서 연간 500만원(2015년부터는 「국민건강보험법 시행령」 별표 3 제2호에 따라 산정한 본인부담상한액의 최고 금액, 환자가 내는 보험료 등에 따라 다를 수 있음) 이상 본인부담금이 발생한 경우 공단이 부담하는 초과분 중 사전 정산하는 금액을 말합니다. ※ 전액 본인부담 및 「국민건강보험법」제41조의4에 따른 요양급여의 본인부담금 등은 본인부담상한액 산정시 제외합니다. 4. "질병군 포괄수가"란 「국민건강보험법 시행령」 제21조제3항제2호 및 「국민건강보험 요양급여의 기준에 관한 규칙」 제8조제3항에 따라 보건복지부장관이 고시한 질병군 입원진료에 대하여 해당 입원진료와 관련되는 여러 의료행위를 하나의 행위로 정하여 요양급여비용을 결정한 것을 말합니다. 다만, 해당 질병군의 입원진료와 관련되는 의료행위라도 비급여대상이나 이송처치료 등 포괄수가에서 제외되는 항목은 위 표의 기본항목 및 선택항목란에 합산하여 표기됩니다.	1. 이 계산서 · 영수증에 대한 세부내용은 요양기관에 요구하여 제공받을 수 있습니다. 2. 「국민건강보험법」 제48조 또는 「의료급여법」 제11조의3에 따라 환자가 전액 부담한 비용과 비급여로 부담한 비용의 타당성 여부를 건강보험심사평가원(☎1644-2000, 홈페이지: www.hira.or.kr)에 확인 요청하실 수 있습니다. 3. 계산서 · 영수증은 「소득세법」에 따른 의료비 공제신청 또는 「조세특례제한법」에 따른 현금영수증 공제신청(현금영수증 승인번호가 적힌 경우만 해당합니다)에 사용할 수 있습니다. 다만, 지출증빙용으로 발급된 "현금영수증(지출증빙)"은 공제신청에 사용할 수 없습니다. (현금영수증 문의 126 인터넷 홈페이지: http://현금영수증.kr)

주(註): 진료항목 중 선택항목은 요양기관의 특성에 따라 추가 또는 생략할 수 있으며, 야간(공휴일)진료 시 진료비가 가산될 수 있습니다.

210㎜×297㎜[백상지 80g/㎡]

(5) 영수증 발급에 대한 설명

의료기관 종사자는 의료기관이 발급한 영수증을 이해하고 환자에게 내역을 설명할 줄 알아야 한다.

영 제19조제1항 별표2 제3호 가목3)에 의한 요양급여(당일 발행한 처방전으로 약국 또는 한국희귀 · 필수의약품센터인 요양기관에서 의약품을 조제받는 경우도 포함)로 외래 또는 입원진료(질병군 입원진료 및 고가의료장비 사용의 경우를 포함한다)시 본인부담의 제외 대상은 별표5와 같다.

3. 본인일부부담금 산정특례제도

(1) 산정특례제도

본인부담금 산정특례제도란 건강보험에서는 희귀 및 난치성질환 또는 암 등 중증환자의 고액진료비가 발생하는 대상을 보건복지부 고시로서 본인일부부담금 산정특례에 관한 기준 으로 정하여 본인부담금을 경감하는 제도이다. 이 제도는 지속적으로 확대되고 있으며, 보건복지부 고시에 의한 본인부담금 산정특례에 관한 기준은 아래와 같다.

(2) 산정특례 대상

① 외래진료

국민건강보험법시행령 제19조 제1항 [별표2] 제1호 가목에 의한 요양급여(당일 발행한 처방전으로 약국 또는 한국희귀의약품센터인 요양기관에서 의약품을 조제받는 경우도 포함)로 외래진료의 경우에도 요양급여비용총액의 100분의 20에 해당하는 금액을 부담하는 대상은 미등록 암환자가 해당 상병으로 진료를 받은 당일이다.

② 가정간호 산정

의료법 제33조 및 같은 법 시행규칙 제24조에 의한 가정간호에 대한 요양급여시에도 영 제19조 제1항 [별표2] 제1호 가목 및 제3호에 의하여 요양급여비용총액의 100분의 20(등록 암환자 중증화상환자는 100분의 5 및 희귀난치성질환자는 100분의 10)에 해당하는 금액을 부담한다.

③ 고가특수의료장비

영 제19조 제1항 [별표2] 제1호 나목에 의하여 입원진료의 경우에도 외래진료의 본인일부부담금 산정방법에 따라 산정한 금액을 본인이 부담하는 고가의료장비는 1. 전산화단층영상진단(CT) 2. 자기공명영상진단(MRI) 3. 양전자단층촬영(PET)이다. 다만, 제4조 및 제5조에 의한 본인일부부담금 산정특례대상자는 제외한다.

④ 중증질환자

영 제19조 제1항 [별표2] 제3호 마목에 의한 요양급여(당일 발행한 처방전으로 약국 또는 한국희귀의약품센터인 요양기관에서 의약품을 조제 받는 경우도 포함)로 외래 또는 입원진료(질병군 입원진료 포함)시 요양급여비용총액의 100분의 5에 해당하는 금액을 부담하는 대상은 등록한 암환자가 등록일로부터 5년간 해당 상병으로 진료를 받은 경우 뇌혈관질환자가 해당 상병의 치료를 위하여 수술 또는 약제투여를 받은 경우 최대 30일 중증 뇌출혈환자가 급성기에 입원하여 진료를 받은 경우 최대 30일 심장질환자가 해당 상병의 치료를 위하여 [별첨 2]에 해당하는 수술 또는 약제투여를 받은 경우 최대 30일 등록한중증화상환자가등록일로부터1년간 해당하는 상병의 진료를 받는 경우 등이 있다.

⑤ 희귀질환 및 중증난치성질환자

국민건강보험법시행령 제19조 제1항 별표2 제3호 나목2)에 의한 요양급여(당일 발행한 처방전으로 약국 또는 한국희귀.필수의약품센터인 요양기관에서 의약품을 조제 받는 경우도 포함)로 외래 또는 입원진료(질병군 입원진료를 포함)시 요양급여비용총액의 100분의 10 또는 영 별표2 제2호가목의 산식에 따라 계산한 금액의 100분의 10에 해당하는 금액을 부담하는 대상은 만성신부전증환자의 인공신장투석 실시 당일 외래진료 또는 해당 시술 관련 입원진료, 혈우병 환자가 항응고인자 동결침전제제 등의 약제 및 기타 혈우병치료를 받은 당일 외래진료 또는 해당 치료 관련 입원진료, 장기이식 환자의 간이식술 후 조직이식거부반응억제제, 간염예방치료제 투여를 받은 당일 외래진료 또는 해당 약제 투여 관련 입원진료 등이 있다.

⑥ 치매질환

치매질환에 대하여 2017년 10월1일부터 외래 및 입원진료에 대하여 산정특례(국민건강보험공단신청 및 승인 후)를 적용한다.

⑦ **결핵질환자 및 잠복결핵감염자**

영 제19조제1항 별표2 제3호 가목3)에 의한 요양급여(당일 발행한 처방전으로 약국 또는 한국희귀 · 필수의약품센터인 요양기관에서 의약품을 조제받는 경우도 포함)로 외래 또는 입원진료(질병군 입원진료 및 고가의료장비 사용의 경우를 포함한다)시 본인부담의 제외 대상은 별표5와 같다

⑧ **약국 요양급여비용총액의 본인부담률**

국민건강보험법시행령(제19조 제1항 [별표2] 제1호 다목 3)에 따라 상급종합병원 외래진료시에는 약국 요양급여비용총액의 100분의 50, 종합병원 외래진료 시에는 약국 요양급여비용총액의 100분의 40에 해당하는 금액을 부담하는 질병은 보건복지부에서 고시한 별표5와 같다.

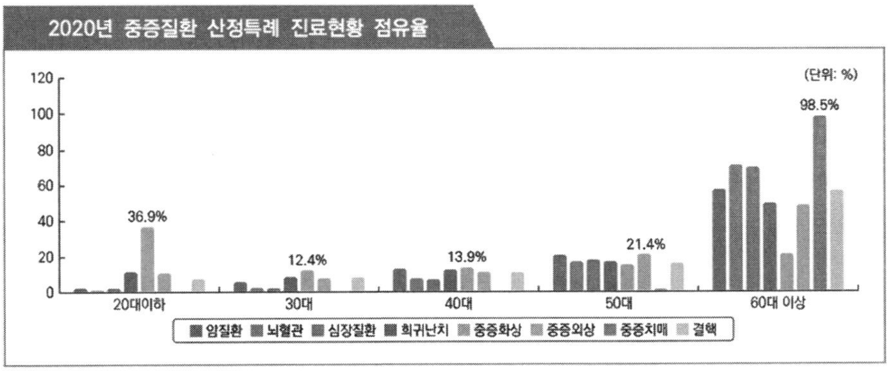

자료출처: 국민건강보험통계(2021)

그림 8-3 산정특례진료현황

산정특례 대상자 본인부담(요약)
• 암 · 희귀질환, 중증난치질환 등록자 : 등록일부터 5년간 암은 총진료비의 5%, 희귀질환 및 중증난치질환은 총진료비의 10% • 뇌혈관질환자 및 심장질환자 : 산정특례 적용 기준에 해당하는 경우 최대 30일 동안 총진료비의 5% • 결핵 등록자 : 결핵 치료기간동안 총진료비의 0% • 중증화상 등록자 : 등록일로부터 1년간 총진료비의 5% • 중증외상 : 손상중증도점수(ISS) 15점 이상에 해당하는 중증외상환자가「응급의료에 관한 법률」제30조의2에 따른 권역외상센터에 입원하여 진료를 받은 경우 최대 30일 동안 총진료비의 5%

(4) 산정특례 등록 신청

① 산정특례 등록 신청

㉠ 제4조, 제5조의 산정특례 대상에 해당하여 등록을 하려는 자는 요양기관에서 확인한 별지의 건강보험 산정특례 등록 신청서를 공단 또는 요양기관에 제출하여야 한다. 이 때 등록 신청일은 별지 서식이 공단에 제출된 때로 한다.

㉡ 산정특례는 진단확진일로부터 30일 이내 신청 시 확진일로부터 소급하여 적용하고, 30일 이후에 신청시 신청일로 부터 적용한다.

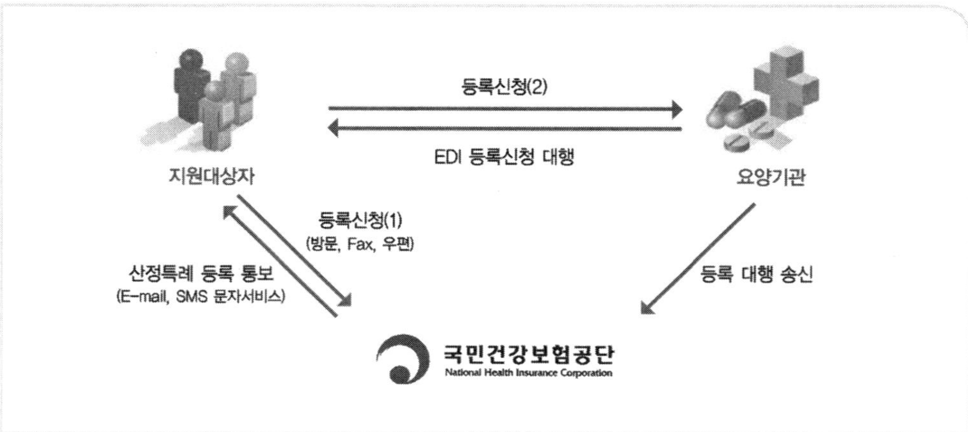

그림 8-4 산정특례 등록 절차도

② 산정특례 재등록

암환자로 등록된 자, 제5조의 산정특례 등록 대상자가 산정특례 적용 종료 시점에 재등록을 신청 할 수 있다.(별지 제1호 서식의 건강보험(암) 산정특례 등록신청서/ 별지 제2호 서식의 건강보험(희귀, 중증난치, 중증치매) 산정특례 등록신청서/별지 제2호 서식의 건강보험(희귀, 중증난치, 중증치매) 산정특례 등록신청서 양식 활용)

8-3 비급여 대상과 종류를 이해하고 관리방안을 수립하여 효율적으로 운영하라?

학습 목표	8-3 비급여 개념과 대상 및 종류를 이해하고 관리방안을 수립할 수 있다.

1. 비급여의 개념 및 유형

(1) 비급여

비급여(非給與)란 요양급여에서 제외되는 범위는 질병, 부상의 치료목적이 아니거나, 업무 또는 일상생활에 지장이 없는 질환, 기타 보험급여의 원리에 부합하지 않는 것으로서 보험급여가 되지 않고 전액 환자가 부담하는 것을 의미한다. 비급여 대상의 항목에는 행위 · 약제 및 치료재료 등이 있다.따라서 비급여는 건강보험이 적용되지 않아 요양기관에서 정하는 진료수가에 따라 환자 본인이 비용의 전액을 부담하는 항목으로서, 비급여대상은 「국민건강보험 요양급여의 기준에 관한 규칙」에서 정하고 있다.

(2) 비급여 관련법령

1 비급여 진료비용 등의 보고 및 현황조사(의료법 제45조 2)

① 의료기관의 장은 보건복지부령으로 정하는 바에 따라 비급여 진료비용 및 제45조 제2항에 따른 제증명수수료의 항목, 기준, 금액 및 진료내역 등에 관한 사항을 보건복지부장관에게 보고하여야 한다.

② 보건복지부장관은 제1항에 따라 보고받은 내용을 바탕으로 모든 의료기관에 대한 비급여진료비용등의 항목, 기준, 금액 및 진료내역 등에 관한 현황을 조사 · 분석하여 그 결과를 공개할 수 있다. 다만, 병원급 의료기관에 대하여는 그 결과를 공개하여야 한다.

③ 보건복지부장관은 제2항에 따른 비급여진료비용등의 현황에 대한 조사 · 분석을 위하여 필요하다고 인정하는 경우에는 의료기관의 장에게 관련 자료의 제출을 명할 수 있다. 이 경우 해당 의료기관의 장은 특별한 사유가 없으면 그 명령에 따라야 한다.

④ 제2항에 따른 현황조사 · 분석 및 결과 공개의 범위 · 방법 · 절차 등에 필요한 사항은 보건복지부령으로 정한다.

2 비급여 진료비용 등의 고지(의료법시행령 42조 2항)

① 요양급여의 대상에서 제외되는 사항 또는 의료급여의 대상에서 제외되는 사항(비급여 대상)의 항목과 그 가격을 적은 책자 등을 접수창구 등 환자 또는 환자의 보호자가 쉽게 볼 수 있는 장소에 갖추어 두어야 한다. 이 경우 비급여 대상의 항목을 묶어 1회 비용으로 정하여 총액을 표기할 수 있다.

② 비급여 대상 중 보건복지부장관이 정하여 고시하는 비급여 대상을 제공하려는 경우 환자 또는 환자의 보호자에게 진료 전 해당 비급여 대상의 항목과 그 가격을 직접 설명해야 한다. 다만, 수술, 수혈, 전신마취 등이 지체되면 환자의 생명이 위험해지거나 심신상의 중대한 장애를 가져오는 경우에는 그렇지 않다.

③ 진료기록부 사본 · 진단서 등 제증명수수료의 비용을 접수창구 등 환자 및 환자의 보호자가 쉽게 볼 수 있는 장소에 게시하여야 한다.

④ 인터넷 홈페이지를 운영하는 의료기관은 이용자가 알아보기 쉽도록 인터넷 홈페이지에 따로 표시해야 한다.

⑤ 제1항부터 제4항까지에서 규정한 사항 외에 비급여 진료비용 등의 고지방법의 세부적인 사항은 보건복지부장관이 정하여 고시한다.

3 비급여 진료비용 등의 보고 및 현황 조사(의료법 시행령 제42조 3항)

① 의료기관의 장은 비급여진료비용에 관한 다음 각 호의 구분에 따른 사항을 보건복지부장관에게 반기마다 보고해야 한다.

1. 법 제45조제1항에 따른 비급여 진료비용: 「국민건강보험 요양급여의 기준에 관한 규칙」 별표 2에 따라 비급여 대상이 되는 행위 · 약제 및 치료재료 중 다음 각 목의 사항을 고려하여 보건복지부장관이 정하여 고시하는 사항

   가. 의료기관에서 실시 · 사용 · 조제하는 빈도

   나. 의료기관의 징수비용

   다. 환자의 수요

   라. 환자가 희귀난치성질환자등이거나 특수의료장비를 사용하는 경우 등 구체적

인 진료 상황

2. 제증명수수료: 의료기관에서 발급하는 진단서 · 증명서 또는 검안서 등의 제증명 서류 중 발급 빈도, 발급 비용 및 환자의 수요 등을 고려하여 보건복지부장관이 정하여 고시하는 사항

(2) 비급여 진료비용 등의 고지 및 표시

의료법 및 의료법시행규칙에 의한 비급여 진료비용의 고시 및 표시사항은 다음과 같다.

① 의료기관 개설자는 "국민건강보험법 제41조 제3항"에 따라 요양급여의 대상에서 제외되는 사항 는 "의료급여법 제7조 제3항"에 따라 의료급여의 대상에서 제외되는 사항의 비용(비급여 진료비용)을 환자 또는 환자의 보호자가 쉽게 알 수 있도록 보건복지부령으로 정하는 바에 따라 고지하여야 한다.

② 의료기관 개설자는 보건복지부령으로 정하는 바에 따라 의료기관이 환자로부터 징수하는 진료기록부 사본 · 진단서 등 제증명수수료의 비용을 접수창구 등 환자 및 환자의 보호자가 쉽게 볼 수 있는 장소에 게시하여야 한다.

③ 의료기관 개설자는 제1항 및 제2항에서 고지 · 게시한 금액을 초과하여 징수할 수 없다.

④ 인터넷 홈페이지를 운영하는 병원급 의료기관은 제1항 및 제2항의 사항을 제1항 및 제2항의 방법 외에 이용자가 알아보기 쉽도록 인터넷 홈페이지에 따로 표시하여야 한다.

(3) 비급여의 분류

① 법적 비급여

「국민건강보험법」 제41조제3항, 「의료급여법」 제7조제3항 및 「국민건강보험 요양급여의 기준에 관한규칙」 별표2(제9조제1항 관련)에서 규정된 비급여대상을 의미한다.

② 한시적 비급여

보험재정의 부담을 초래하는 경우와 대체 가능한 경우 및 비용 효과적 측면에서 고가인 경우, 건강보험제도의 여건상 요양급여로 인정하기 어려운 경우 등이 있다.

표 8-12 법적 비급여 및 한시적 비급여

구분		내용	예
비급여	법적 비급여	「국민건강보험법」 제41조제3항, 「의료급여법」 제7조제3항 및 「국민건강보험 요양급여의 기준에 관한규칙」 별표2(제9조제1항 관련)에서 규정된 "비급여대상"을 의미 •「국민건강보험 시행규칙」 제10조(요양급여비용의 본 인부담)에 의거 별도로 고시된 항목	• 상급병실료(1인실) • 예방접종 • 종합검진 • 미용목적성형술, 진단서류 등
	한시적 비급여	• 보험재정의 부담을 초래하는 경우 • 대체 가능 및 비용효과적 측면에서 고가인 경우 • 건강보험제도의 여건상 요양급여로 인정하기 어려운 경우	• 광중합형 복합레진 • 한방물리요법 등

(4) 비급여의 유형

비급여의 유형에는 치료적 비급여와 제도 비급여 및 선택 비급여로 크게 3종류로 분류할 수 있다.

① 치료적 비급여는 질병의 진단 · 치료 등을 목적으로 하지만, 보건복지부에서 비급여로 정하여 고시한 항목(등재 비급여)으로 다빈치로봇수술, 체외충격파치료[근골격계질환] 등이 있으며, 건강보험 급여항목이지만 급여기준(적응증, 개수 등)에 따라 비급여로 적용되고 있는 항목(기준비급여)으로는 초음파검사료, MRI 진단료, 진정내시경검사 환자관리료 등이 해당된다.

② 제도 비급여는 제도적 규정에 따라 비급여로 정한 경우로 상급병실료(1인실)와 진단서발급료(제증명수수료)가 해당된다.

③ 선택 비급여는 일상생활에 지장이 없는 질환의 치료나 신체적 필수 기능개선을 직접 목적으로 하지 않는 진료로서 미용목적 성형수술, 라식 · 라섹수술, 골드크라운[금니]가 해당된다.

(5) 전액본인부담(100 : 100 항목)

환자의 보험 진료내역 중 100분의 100 항목이 발생하여 수진자가 전액부담 하는 급여항목을 말한다. 따라서 비급여와 전액본인부담은 다른 항목이며, 전액본인부담은 급여항목으로 건강보험이 정한 수가를 보험자단체 청구하지않고 전액 본인이 부담하는 것을 말하며, 비급여는 건강보험이 적용되지 않는 항목으로 해당 비용을 요양기관 자체적으로 결정할 수 있어, 요양기관별로 금액이 상이하다.

표 8-13 전액본인부담

구분	내용	예
100:100 (전액본인부담)	보건복지부고시에 의하여 환자가 건강보험수가의 전액을 본인이 부담해야 하는 진료비	• 건강보험 및 의료급여환자 수급절차 미 이행진료비 • 응급증상진료대상이 아닌 응급의료관리료 • 보건복지부장관이 고시한 (보험인정기준 초과 등의 사유)약제, 재료 등

2. 비급여 대상 및 관리

1) 비급여대상

국민건강보험요양급여기준에 관한 규칙 제9조제1항 관련 비급여 대상은 아래와 같다.

(1) 다음 각목의 질환으로서 업무 또는 일상생활에 지장이 없는 경우에 실시 또는 사용되는 행위 · 약제 및 치료재료

① 단순한 피로 또는 권태

② 주근깨 · 다모(多毛) · 무모(無毛) · 백모증(白毛症) · 딸기코(주사비) · 점(모반) · 사마귀 · 여드름 · 노화현상으로 인한 탈모 등 피부질환

③ 발기부전(impotence) · 불감증 또는 생식기 선천성기형 등의 비뇨생식기 질환

④ 단순 코골음

⑤ 질병을 동반하지 아니한 단순포경(phimosis)

⑥ 검열반 등 안과질환

⑦ 기타 ①목 내지 ⑥목에 상당하는 질환으로서 보건복지부장관이 정하여 고시하는 질환

(2) 다음 각목의 진료로서 신체의 필수 기능개선 목적이 아닌 경우에 실시 또는 사용되는 행위 · 약제 및 치료재료

① 쌍꺼풀수술(이중검수술), 코성형수술(융비술), 유방확대 · 축소술, 지방흡인술, 주름살제거술 등 미용목적의 성형수술과 그로 인한 후유증치료

② 사시교정, 안와격리증의 교정 등 시각계 수술로서 시력개선의 목적이 아닌 외모개선 목적의 수술(단, 10세 미만 소아의 사시교정은 보험급여대상임)

③ 저작 또는 발음기능개선의 목적이 아닌 외모개선 목적의 악안면 교정술 및 교정치료

④ 관절운동 제한이 없는 반흔구축성형술 등 외모개선 목적의 반흔제거술

⑤ 안경, 콘텍트렌즈 등을 대체하기 위한 시력교정술

⑥ 기타 ①목 내지 바목에 상당하는 외모개선 목적의 진료로서 보건복지부장관이 정하여 고시하는 진료

(3) 다음 각목의 예방진료로서 질병 · 부상의 진료를 직접목적으로 하지 아니하는 경우에 실시 또는 사용되는 행위 · 약제 및 치료재료

① 본인의 희망에 의한 건강검진(법 제47조의 규정에 의하여 공단이 가입자 등에게 실시하는 건강검진 제외)

② 예방접종(파상풍 혈청주사 등 치료목적으로 사용하는 예방주사 제외)

③ 구취제거, 치아 착색물질 제거, 치아 교정 및 보철을 위한 치석제거 및 구강보건증진 차원에서 정기적으로 실시하는 치석제거. 다만, 치석제거만으로 치료가 종료되는 전악(全顎) 치석제거로서 보건복지부장관이 정하여 고시(치석제거(스켈링)는 만 19세 이상 후속처치 없이 치석제거만으로 치료가 종료되는 환자는 연 1회 보험급여 대상임)하는 경우는 제외한다.

④ 불소국소도포, 치면열구전색 등 치아우식증 예방을 위한 진료(치아우식증에 이환되지 않은 순수 건전치아를 가진 만 14세 이하 소아의 제1 큰 어금니 및 제2큰 어금니에 대한 치면열구전색 제외)

⑤ 멀미 예방, 금연 등을 위한 진료

⑥ 유전성질환 등 태아의 이상 유무를 진단하기 위한 세포유전학적검사

⑦ 장애인 진단서 등 각종 증명서 발급을 목적으로 하는 진료

⑧ 기타 ①목 내지 ⑤목에 상당하는 예방진료로서 보건복지부장관이 정하여 고시하는 예방진료

(4) 보험급여시책상 요양급여로 인정하기 어려운 경우 및 그밖에 건강보험급여원리에 부합하지 아니하는 경우로서 다음 각목에서 정하는 비용 · 행위 · 약제 및 치료재료

① 가입자등이 다음 표에 따른 요양기관으로서 다음 각 항목 중 어느 하나의 요건을 갖춘 요양기관에서 1개의 입원실에 1인(「의료법」 제3조제2항제1호에 따른 의원급 의료기관 및 제3호나목에 따른 치과병원의 경우 3인 이하)이 입원할 수 있는 병상(상급병상)을 이용한 경우에는 다음 표의 구분에 따라 부담하는 비용.

다만, 격리치료 대상인 환자가 1인실에 입원하는 경우 등 보건복지부장관이 정하여 고시하는 불가피한 경우에는 비급여대상에서 제외한다.

요양기관 구분	비용
「의료법」 제3조제2항제1호에 따른 의원급 의료기관	제8조에 따라 고시한 요양급여대상인 입원료 외에 추가로 부담하는 입원실 이용 비용
「의료법」 제3조제2항제3호나목에 따른 치과병원	
「의료법」 제3조제2항제3호가목에 따른 병원 중 진료과목에 소아청소년과 또는 산부인과를 둔 병원으로서 보건복지부장관이 정하여 고시하는 요건을 갖춘 병원(이하 "아동 · 분만병원"이라 한다)	
상급종합병원	입원실 이용 비용 전액
「의료법」 제3조제2항제3호에 따른 병원급 의료기관(치과병원 및 아동 · 분만병원은 제외한다)	

㉮ 의료법령에 따라 허가를 받거나 신고한 병상 중 입원실 이용비용을 입원료만으로 산정하는 일반병상을 다음의 구분에 따라 운영하는 경우. 다만, 규칙 제12조제1항 또는 제2항에 따라 제출한 요양기관 현황신고서 또는 요양기관 현황 변경신고서 상의 격리병실, 무균치료실, 특수진료실 및 중환자실과 「의료법」 제27조제3항제2호에 따른 외국인환자를 위한 전용 병실 및 병동의 병상은 일반병상 및 상급병상의 계산에서 제외한다.

i 의료법령에 따라 신고한 병상이 10병상을 초과하는 「의료법」 제3조제2항제1호의 의원급 의료기관, 같은 항 제3호나목의 치과병원, 같은 법 제3조의5제1항에 따른 지정을 받은 산부인과 또는 주산기전문병원 및 아동 · 분만병원: 일반병상을 총 병상의 2분의 1 이상 확보할 것

ii 「의료법」 제3조제2항제3호에 따른 병원급 의료기관(치과병원 및 아동 · 분만병원 제외): 일반병상을 총 병상의 5분의 3 이상 확보할 것

iii 「의료법」 제3조제2항제3호마목의 종합병원 및 같은 법 제3조의4제1항에 따른 지정을 받은 상급종합병원: 일반병상을 총 병상의 5분의 4 이상 확보할 것

㉯ 의료법령에 의하여 신고한 병상이 10병상 이하인 경우의 목에도 불구하고 다음 각 항목에 해당하는 경우에는 다음의 구분에 따른 비용

② ①의 목에도 불구하고 다음 각 항목에 해당하는 경우에는 다음의 구분에 따른 비용

㉮ 가입자등이 「의료법」 제3조제2항제3호라목에 따른 요양병원(「정신보건법」 제3조제3호에 따른 정신의료기관 중 정신병원, 「장애인복지법」 제58조제1항 제4호에 따른 장애인 의료재활시설로서 「의료법」 제3조의2의 요건을 갖춘 의료기관은 제외) 중 입원실 이용비용을 입원료만으로 산정하는 일반병상(규칙 제12조제1항 또는 제2항에 따라 제출한 요양기관 현황신고서 또는 요양기관 현황 변경신고서 상의 격리병실, 무균치료실, 특수진료실 및 중환자실과 「의료법」 제27조제3항제2호에 따른 외국인환자를 위한 전용 병실 및 병동의 병상은 제외한다)을 50퍼센트 이상 확보하여 운영하는 요양병원에서 1개의 입원실에 5인 이하가 입원할 수 있는 병상을 이용하는 경우: 제8조제4항 전단에 따라 고시한 입원료 외에 추가로 부담하는 입원실 이용 비용

㉯ 가입자등이 ①의목㉮에서 정한 요건을 갖춘 상급종합병원, 종합병원, 병원 중 「호스피스 · 완화의료 및 임종과정에 있는 환자의 연명의료결정에 관한 법률」 제25조에 따라 호스피스전문기관으로 지정된 요양기관에서 1인실 병상을 이용하여 같은 법 제28조에 따른 호스피스、완화의료를 받는 경우(격리치료 대상인 환자가 1인실에 입원하는 경우, 임종실을 이용하는 경우 등 보건복지부장관이 정하여 고시하는 불가피한 경우는 제외한다): 제8조제4항 전단에 따라 고시한 호스피스 · 완화의료 입원실의 입원료 중 4인실 입원료 외에 추가로 부담하는 입원실 이용 비용

③ 법 제51조에 따라 장애인에게 보험급여를 실시하는 보장구를 제외한 보조기 · 보청기 · 안경 또는 콘택트렌즈 등 보장구. 다만, 보청기 중 보험급여의 적용을 받게 될 수술과 관련된 치료재료인 보건복지부장관이 정하여 고시하는 보청기는 제외한다.

④ 보조생식술(체내 · 체외인공수정 포함)시 소요된 비용(삭제)

⑤ 친자확인을 위한 진단

⑥ 치과의 보철(보철재료 및 기공료 등을 포함한다) 및 치과임플란트를 목적으로 실시한 부가수술(골이식수술 등을 포함한다). 다만, 보건복지부장관이 정하여 고시하는 65세 이상인 사람의 틀니 및 치과임플란트는 제외한다.

⑦ 이 규칙 제8조의 규정에 의하여 보건복지부장관이 고시한 약제에 관한 급여목

록표에서 정한 일반의약품으로서 「약사법」 제23조에 따른 조제에 의하지 아니하고 지급하는 약제

⑧ 「장기등 이식에 관한 법률」에 따른 장기이식을 위하여 다른 의료기관에서 채취한 골수 등 장기의 운반에 소요되는 비용

⑨ 「마약류 관리에 관한 법률」 제40조에 따른 마약류중독자의 치료보호에 소요되는 비용

⑩ 이 규칙 제11조제1항 또는 제13조제1항의 규정에 따라 요양급여대상 또는 비급여대상으로 결정 · 고시되기 전까지의 행위 · 치료재료(「신의료기술평가에 관한 규칙」 제2조제2항에 따른 평가 유예 신의료기술을 포함하되, 같은 규칙 제3조의4에 따른 신의료기술평가 결과 안전성 · 유효성을 인정받지 못한 우에는 제외한다). 다만, 제11조제9항 또는 제13조제1항 후단의 규정에 따라 소급하여 요양급여대상으로 적용되는 행위 · 치료재료(「신의료기술평가에 관한 규칙」 제2조제2항에 따른 평가 유예 신의료기술을 포함한다)는 제외한다.

⑪ 「신의료기술평가에 관한 규칙」 제3조제8항제2호에 따른 제한적 의료기술

⑫ 「의료기기법 시행규칙」 제32조제1항제6호에 따른 의료기기를 장기이식 또는 조직이식에 사용하는 의료행위

⑬ 그 밖에 요양급여를 함에 있어서 비용효과성 등 진료상의 경제성이 불분명하여 보건복지부장관이 정하여 고시하는 검사 · 처치 · 수술 기타의 치료 또는 치료재료

(5) 보건복지부장관이 정하여 고시하는 질병군에 대한 입원진료의 경우에는 제(1)호 내지 제(4)호(제4호 하목을 제외한다), 제(7)호에 해당되는 행위 · 약제 및 치료재료. 다만, 제(2)호 ⑦목, 제(3)호 ⑦목, 제4호 ⑫목은 다음 각목에서 정하는 경우에 한한다.

① 보건복지부장관이 정하여 고시하는 행위 및 치료재료

② 질병군 진료 외의 목적으로 투여된 약제

(5)의2. 영 제21조 제3항 제3호에 따른 완화의료 입원진료의 경우에는 제(1)호부터 제(3)호까지, 제(4)호 (나)목(2) · ⑫목에 해당되는 행위 · 약제 및 치료재료. 다만, 제2호사목, 제(3)호 ⑧목 및 제4호 ⑫목은 보건복지부장관이 정하여 고시하는 행위 및 치료재료에 한정한다.

(6) 건강보험제도의 여건상 요양급여로 인정하기 어려운 경우

① 보건복지부장관이 정하여 고시하는 한방물리요법

② 한약첩약 및 기상한의서의 처방 등을 근거로 한 한방생약제제

(7) 약사법령에 따라 허가를 받거나 신고한 범위를 벗어나 약제를 처방 · 투여하려는 자가 보건복지부장관이 정하여 고시하는 절차에 따라 의학적 근거 등을 입증하여 비급여로 사용할 수 있는 경우. 다만, 제5조 제4항에 따라 중증환자에게 처방 · 투여하는 약제 중 보건복지부장관이 정하여 고시하는 약제는 건강보험심사평가원장의 공고에 따른다.

2) 기타 비급여 종류 및 질의회신. 관리방법 사례

(1) 약제 보험인정기준 및 전액본인부담 사례

표 8-14 약제 보험인정기준 및 전액본인부담 사례

구분	보험인정기준	비고
인사돌	치주염, 치은염 환자 중 당뇨, 임산부, 전신질환자와 치은박리소파술 경우(1일 6정 4주간만 인정)	기준 외 투여시 전액본인부담
단백아미노산제	경구로 영양공급이 불충분하여 대수술, 중증전신화상 등 비경구적으로 영양공급이 필요한경우만 인정	인정기준 외 투여시 전액본인부담
알부민 주사	만성 저단백증으로 급성합병증을 치료시 혈중 알부민 검사치가 3.0이하인경우만 인정(Shock, 화상, 만성간질환 및 신질환, 복수 등)	인정기준 외 저알부민혈증 진료상 필요경우는 전액본인부담

(2) 건강보험 기타 비급여 및 전액본인부담(사례)

표 8-15 건강보험 기타 비급여 및 전액본인부담(사례)

기타 비급여 및 전액본인부담 항목
(1) 진정(수면)내시경료 : 보험기준 외 (2) 캡술내시경검사(Capsule Endoscopy) : 보험인정기준 외 (3) MRI 및 PET 보험인정기준 외 검사료 (4) 교육상담료(보험인정기준 외) (5) 인공치은 (6) 양수검사 (7) 유전자 돌연변이검사 (8) 후각기능검사 (9) 중성자선 치료 (10) 알레르겐 면역요법 및 약물탈감작요법 (10) 언어치료 (11) 지방흡입기 이용 액취증수술 (12) 다빈치 로봇 수술 (13) 코골이 장치 (14) 이갈이 장치 (15) 한방 향기요법 (16) 출생후 폴라로이드 촬영 (17) 기억력검사 (18) 언어능력검사 (19) 미각검사 (20) 초음파검사(보험기준 외) (21) 안치료 (22) Cast Walker (23) 보조기 (24) 입원환자용 소모품 세트(물병, 체온계, 타월, 수저, 슬리퍼), (25) 의무기록복사(실비부담) 등

(주) 진정(수면)내시경은 4대중증질환(암, 심장질환, 뇌혈관질환, 희귀난치성질환)의 검사와 치료 시술시는 2017.2.1 일부터 건강보험급여대상임

(3) 환자진료기록 열람 및 사본발급 비용 관련사항

① 환자제공을 위한 필름복사, 스캔복사, CD복사, Monitoring Data복사, Video Tape복사, Diskette복사, 진료기록부 복사 비용은 실비로 환자가 부담한다.

② 다만, 국가 · 지방자치단체 · 요양기관 · 보험업법에 의한 보험요율 산출기관 그 밖의 공공기관 및 공공단체가 공단 또는 심사평가원에 제공하는 자료에 대하여서는 사용료 · 수수료 등을 면제한다.

(4) 비급여수가의 관리방법

① 병원의 비급여수가 현황을 파악하고 접수창구 등 환자 및 환자의 보호자가 쉽게 볼 수 있는 장소에 게시하여야 한다.

② 인터넷 홈페이지를 운영하는 병원급 의료기관은 이용자가 알아보기 쉽도록 인터넷 홈페이지에 따로 표시하여야 한다.

(5) 건강보험심사평가원 홈페이지 및 모바일 앱 상급종합병원, 종합병원, 치과병원, 한방병원, 전문병원의 비급여 진료비를 공개내역

의료법(제45조, 제63조, 시행규칙 제42조의 2)에 의하여 비급여 진료비 공개내역 대상항목은 다음과 같이 총 616항목(2022년 기준 행위 411항목, 치료재료 171항목, 제증명수수료 등 34항목, 상세 935항목)이다.

비급여 진료비용 공개제도는 의료법(제45조, 제63조, 시행규칙 제42조의 2)에 따라 보건복지부 장관이 건강보험심사평가원과 함께 의료기관에서 제출한 가격 등의 정보를 확인하여 공개함으로써 해당 의료기관의 적정한 비급여 제공과 의료기관을 이용하는 환자의 합리적인 선택을 돕기 위해 정보를 제공하고 있다. 대상기관응 병 · 의원급 전체 의료기관이다. 비급여 진료비 공개내역 대상항목은 총 616항목(2022년 기준 행위 411항목, 치료재료 171항목, 제증명수수료 등 34항목, 상세 935항목)이다.

(6) 비급여 대상 확인

비급여 대상 항목 검색은 건강보험 심사평가원(www.hira.or.kr)의 병원의 비급여 진료비용 정보제공이나 국가건강정보포털(health.mw.go.kr)의 요양기관의 가격고지

관련 사이트로 바로가기 제공 또는 요양기관의 홈페이지 게시하고 있다.(요양기관별로비급여 진료비 게시위치와 자료공개 형태가 다름)

제9장

진료행위료 산정 및 진료비 심사청구

9-1 진료행위의 유형별 수가 산정기준과 지침을 이해하라!

학습 목표

9-1 | 우라나라의 의료수가 제도 및 종류에 대하여 알 수 있다.

1. 기본진료료

1) 진찰료

(1) 진찰료

진찰료(a consultation fee)는 의사가 문진과 시진, 청진, 타진, 촉진 등의 방법으로 환자의 병이나 증상을 살피는 것을 진찰이라고 하며, 진찰을 받게 되면 진찰료가 발생한다. 진찰료는 초진료와 재진료로 구분된다.

초진이란 해당상병으로 동일 의료기관의 동일 진료과목 의사에게 최초로 진료를 받은 경우를 말하며, 재진이란 해당상병의 치료가 종결되지 아니하여 동일 의료기관, 동일 진료과목 의사에게 계속 진료를 받는 경우를 의미한다. 즉, 질병으로 처음 방문한 경우에는 초진, 초진 이후 완치되지 않아 같은 병원의 같은 진료과에서 다시 내원하는 경우에는 재진에 해당된다.

※ 초진료 및 재진료는 보건복지부정한 수가를 적용하며, 의료기간마다 차등이 있으며, 또한 의원과 병원, 종합병원은 외래진료비에 포함되어 총진료비 중 일정 비율만 부담하지만 상급종합병원은 진찰료전액을 환자가 부담하도록 되어있다.

(2) 진료형태에 의한 분류

① 신환 및 구환

㉮ 신환 : 내원한 병원에 처음 방문한 환자로 내원 정보가 없는 환자를 말하며, 병원에 내원해 환자 등록번호(진찰권)가 내원당일 처음으로 부여되는 환자를 말한다.

㉯ 구환 : 내원한 병원에 환자의 정보가 등록되어 있고 해당 병원에서 진료를 받은 경험이 있는 환자를 말하며 재진에 해당된다.

② **초진과 재진**

진찰료(a consultation fee)는 의사가 문진과 시진, 청진, 타진, 촉진 등의 방법으로 환자의 병이나 증상을 살피는 것을 진찰이라고 하며, 진찰을 받게 되면 진찰료가 발생한다. 진찰료는 초진료와 재진료로 구분된다.

㉮ 초진 : 진료 전문과목별로 처음 내원한 환자에 해당된다. 또한 해당 상병의 치료가 종결된 후 동일 상병이 재발하여 내원한 경우도 초진 환자로 본다.

㉯ 재진 : 해당상병으로 치료과 종결되지 아니하고 계속 진료를 받는 경우에 해당된다.

(3) 진찰료 산정기준 및 지침

■ **산정기준 및 지침**

진찰료는 외래에서 환자를 진찰한 경우에 처방전의 발행과는 관계없이 산정하며, 초진환자를 진찰하였을 경우에는 초진진찰료, 재진환자를 진찰하였을 경우에는 재진진찰료를 산정한다.

㉠ 진찰료(구성요소)는 기본진찰료와 외래관리료(진찰료에서 기본진찰료를 제외한 점수)의 소정점수(수가)를 합하여 산정한다.

㉡ 초진환자란 해당 상병으로 동일 의료기관의 동일 진료과목 의사에게 진료 받은 경험이 없는 환자를 말한다.

㉢ 재진환자란 해당 상병으로 동일 의료기관의 동일 진료과목 의사에게 계속 진료 받고 있는 환자를 말한다.

㉣ 해당상병으로 치료가 종결되지 아니하여 계속 내원하는 경우 내원 간격에 상관없이 재진환자로 본다. 또한 완치여부가 불분명하여 치료의 종결여부가 명확하지 아니한 경우, 90일 이내에 내원시 재진환자로 본다.

㉤ 해당 상병의 치료가 종결된 후 동일 상병이 재발하여 진료를 받기위해서 내원한 경우에는 초진환자로 본다. 다만 치료종결 후 30일 이내에 내원한 경우에는 재진환자로 본다.

㉥ 치료의 종결이라 함은 해당 상병의 치료를 위한 내원이 종결 되었거나, 투약이 종결되었을 때로 본다.

㉦ 진찰료 중 기본진찰료는 병원관리 및 진찰권 발급 등 외래관리료는 외래환자의 처

방 등에 소요되는 비용을 포함한다.

ⓞ 물리치료, 주사 등을 일시에 처방 지시하여 의사의 진찰행위 없이 매일 또는 반복하여 내원하여 물리치료, 주사 등을 시술받은 경우 또는 주사제를 처방한 당일이 아닌 다른 날에 의사의 진찰 없이 주사를 실시한 경우에는 49.09점을 산정한다.(해당진찰료의 약 50%)

ⓩ 환자가 직접 내원하지 아니하고 환자 가족이 내원하여 진료담당의사와 상담한 후 약제 또는 처방전만을 수령 또는 발급하는 경우에는 재진진찰료 소정점수의 50%를 산정한다.

ⓒ 응급실의 진료의사가 환자상태를 종합적으로 파악하고 다른 진료과목、전문분야 전문의에게 진료를 요청하여 해당 전문의가 응급환자를 직접 진료한 경우에는 진료과목(전문분야)별로 진찰료를 각각 산정한다(진료 전문의 기재). 다만, 응급실 내원 후 진료 상 계속적인 치료를 위해 같은 날 외래에서 다시 진료를 받은 경우에 진찰료는 1회만 산정한다.

ⓚ 진단서 등 각종 증명서 발급비용은 환자가 부담하며 진료기록부 복사, 필름 복사 등 환자 제공을 위한 복사비용은 실비로 환자가 부담토록 규정. 진료 등의 목적이 아닌 진단서 발급 목적으로 내원하였다면 진찰료뿐 아니라 그와 관련된 일체의 진료비용은 건강보험 적용 대상에서 제외하고 있으며 진단서 등 각종 증명서 발급비용은 환자가 전액부담 한다.

ⓣ 대체공휴일 진찰료 가산 적용여부(보건복지부 보험급여과 행정해석 2014-2928호)에서 관공서의 공휴일에 관한 규정"에서 말하는 '공휴일'은 제2조에 따른 공휴일 및 제3조에 따른 대체공휴일을 포함하는 개념으로 판단됨. 따라서 "건강보험 행위 급여、비급여 목록표 및 급여 상대가치점수"에서 규정하는 '관공서의 공휴일에 관한 규정'에 의한 공휴일에는 대체공휴일이 포함된다.

ⓟ 응급실 진찰료 산정방법(보건복지부고시 제 2013-36호)응급실의 진료의사가 환자상태를 종합적으로 파악하고 다른 진료과목、전문분야 전문의에 진료를 요청하여 해당 전문의가 응급환자를 직접 진료한 경우에는 진료과목(전문분야)별 진찰료를 각각 산정함(진료 전문의 기재). 다만, 응급실 내원 후 진료상 계속적인 치료를 위해 같은 날 외래에서 다시 진료를 받은 경우에 진찰료는 1회만 산정한다.

ⓗ 건강검진 당일 동일 요양기관에서 건강검진과는 별도로 질환에 대한 진찰이 이루어져 진찰 이외에 의사의 처방(약제 처방전 발급에 의하여 산정가능한 진료행위)이 발생한 경우 해당 진찰료는 산정할 수 있다.

■ 진찰료 가산 기준

㉠ 평일 18시(토요일은 13시)~익일 09시 또는 관공서의 공휴일에 관한 규정에 의한 공휴일에는 진찰료 중 기본진찰료(초진 또는 재진) 소정점수의 30%를 가산한다.

㉡ 토요일 09시 후~13시 전의 진료시에는 의원급 요양기관(보건의료원 포함)에 한하여 기본진찰료(초진또는 재진) 소정점수의 30%를 별도 산정한다.

㉢ 의원급 및 병원급(종합병원 이상은 제외) 요양 기관에서 만 6세 미만의 소아에 대하여 20시~익일 07시에는 진찰료 중 기본 진찰료(초진 또는 재진) 소정점수의 100%를 가산한다.

㉣ 만 1세 미만의 소아, 만1세 이상 만 6세 미만의 소아에 대하여는 보건복지부에 고시한 사항(점수)을 가산한다.

㉤ 치과에서 장애인으로 등록되어 있는 뇌병변 장애인 또는 지적장애인에 대하여는 보건복지부에 고시한 사항(점수)을 가산한다.

■ 진찰료 수가 및 본인부담

① 요양기관별 진찰료

진찰료는 의원(한의원, 치과의원), 병원(요양, 한방, 치과병원), 종합병원, 상급종합병원 등 보건복지부 고시된 수가를 산정한다(요양기관별 진찰료가 다름)

② 외래 진찰료 본인부담

㉮ 진찰료의 본인부담률(동지역 일반환자)은 의원는 30%, 병원은 40%, 종합병원은 50%를 환자 본인이 부담하고, 상급종합병원은 진찰료 전액을 환자가 부담한다.

(4) 협의진찰료

협의진찰료(Consultation)는 입원 중인 환자의 특별한 문제에 대한 평가 및 관리를 위하여 그 환자의 주치의가 아닌 다른 진료과목 [또는 세부 전문과목(분야)] 의사의 견해나 조언을 얻는 경우 산정하며, 협의진료를 요청하는 특별한 문제 및 협의진료의사의 견해 등을 의무기록에 명시하여야 하며 산정기준은 아래와 같다.

진료과목당 또는 세부전문과목(분야)당 산정횟수
① 상급종합병원, 상급종합병원에 설치된 치과대학부속치과병원 : 입원기간 중 30일에 5회 이내(다만, 중환자실 입원환자의 경우 환자상태 변화 등으로 인해 협진이 필요한 경우 추가산정 가능) ② 종합병원, 상급종합병원에 설치된 경우를 제외한 치과대학부속치과병원 : 입원기간 중 30일에 3회 이내 ③ 병원, 한방병원, 치과병원 : 입원기간 중 30일에 2회 이내 ④ 요양병원, 의원, 한의원, 치과의원, 보건의료원 : 입원기간 중 30일에 1회 산정한다.

(5) 의료의 질 부담금

의료질평가지원금(각 분야별 등급별수가)은 진찰료와 함께 산정하며, 환자에게 제공하는 의료서비스 수준을 측정하여 양질의 의료서비스를 제공하는 우수한 의료기관에 대해 경제적으로 보상하는 제도로서 의료기관의 자발적 질 향상 유도 및 국민건강 증진 기여하기 위한 제도이다. 평가영역은 의료의 질 평가와 관련 6개 영역[(가중치: 환자안전(37%), 의료질(18%) 공공성(20%), 의료전달체계 및 지원활동(11%), 교육수련(8%), 연구개발(6%))]의 37개 지표의 평가를 통해 우수한 의료기관에게 '의료질평가지원금'을 지급한다.

① 의료질 및 환자안전 · 공공성 · 의료전달체계 분야는 상급종합병원과 종합병원 · 전문병원으로 지정받은 종합병원으로 구분하고 또한 입원과 외래를 구분하여 등급별(1~5등급)로 산정한다.

② 교육수련분야 및 연구개발 분야는 등급별(1~3등급) 및 입원과 외래를 구분하여 산정한다.

2) 입원료 산정

(1) 입원료란?

입원료(hospital charges)는 환자가 병실에 입원하였을 때 산정되는 비용으로서 의학관리료, 간호관리료, 병원관리료로 구성이 된다. 의학관리료는 의사의 회진과 질병의 치료 및 상담, 의무기록과 진료계획 작성 등의 모든 비용을 의미하며, 간호관리료는 간호사의 간호와 상담, 간호기록지의 작성 및 환자의 진료를 보조하는 행위 등의 비용이고, 병원관리료는 환자복과 침구 등의 세탁비용과 비품 및 시설관리 등에 대한 비용이다.

(2) 입원료 산정기준 및 지침

(가) 산정기준 및 지침

① 입원료(Inpat ient Care)는 ㉮일반실 입원료 ㉯무균치료실 입원료 ㉰낮병동 입원료 ㉱신생아 입원료 ㉲중환자실 입원료 ㉳격리실 입원료 ㉴납차폐특수치료실 입원료 등으로 구분된다.①입원료 등의 소정점수(구성요소)에는 입원환자 의학관리료(40%),입원환자 간호관리료 (25%), 입원환자 병원관리료(35%)가 포함되어 있으며, 요양기관의 종별에 따라 산정한다.

② 입원료 등을 산정하기 위해서는 국민건강보험법 제43조 및 동법 시행규칙 제12조에 따라 요양기관의 병실 및 병상 현황을 신고하여야 한다.

③ 무균치료실입원료, 낮병동입원료, 신생아입원료, 중환자실입원료, 격리실입원료, 납차폐특수치료실입원료 등 특수병실 입원료를 산정할 수 있는 경우는 다음과 같으며 특수병실 입원료를 산정하는 경우에는 입원료 등을 중복하여 산정하지 아니한다.

④ 의료기관에서 건강보험환자가 입원시는 입원보증금은 미리 받을 수 없다.

(나) 일반병실 입원료 및 가산

일반병실에 입원한 경우에 입원료를 산정하며 내과질환자, 정신질환자, 만 8세미만의 소아환자에 대하여는 소정점수의 30%를 가산한다. 또한 강내치료를 위하여 밀봉소선원치료실에 입원한 경우에는 3일 이내의 기간 동안 소정점수의 100%를 가산한다.

(다) 신생아 입원료(Neonatal Care)

신생아실 입원료는 질병이 없는 신생아를 신생아실에서 진료. 간호한 경우 산정하며(신생아제대처치, 기저귀 교환, 혈압, 맥박, 호흡측정, 목욕 등의 비용과 기저귀 비용이 포함되어 있으므로 그 비용을 별도 산정하지 아니함), 모자동실 입원료는 질병이 없는 신생아를 모자동실에서 진료. 간호한 경우에 산정한다.

(라) 중환자실 입원료(ICU Patient Care)

중환자실의 시설 · 장비를 갖춘 중환자실(ICU)이 설치된 상급종합병원, 종합병원, 병원에서 지극히 심각한 질환이나 손상을 입어 집중적인 치료 및 간호가 필요한 성인 또는 소아환자(성인 또는 소아 중환자실 입원료) 또는 신생아(신생아 중환자실 입원료)를 중환자실에서 진료한 경우 산정한다.

(마) 집중치료실 입원료(Sub -ICU Patient Care)

㉠ 뇌졸중 집중치료실 입원료(Stroke Unit)와 고위험임산부 집중치료실 입원료로 구분하여 산정한다.

㉡ 뇌졸중 집중치료실에 1인 이상의 전담의를 두는 경우에는 별도 산정한다.

㉢ 고위험임산부 집중관리료는 6시간 미만 및 6시간 이상으로 구분하여 1일당 산정한다.

(바) 격리실 입원료(Isolation Room Patient care)

격리실입원이란 면역이 저하되어 타인으로부터 감염될 우려가 있거나 전염력이 강한 질환이 있어 타인에게 전염시킬 우려가 있는 환자를 격리할 수 있는 입원실에 입원하는 것을 말한다. 다음 각 호의 1에 해당하는 경우. 다만, 당해 전염성 환자만을 수용하는 요양기관에서는 입원료로 산정한다.

㉠ 면역이 억제된 환자를 보호하기 위하여 일반 환자와 격리하여 치료한 경우

㉡ 일반 환자를 보호하기 위하여 전염력이 강한 전염성 환자를 일반환자와 격리하여 치료한 경우

㉢ 3도 이상으로 36% 범위 이상의 화상환자를 진료에 반드시 필요하여 격리하여 치료한 경우

㉣ 기타 보건복지부장관이 반드시 격리가 필요하다고 인정하여 고시하는 경우

(사) 낮병동 입원료(Day Care)

낮병동 입원제도란 환자가 당일 입원해 치료를 받고 당일 퇴원하는 제도로, 불필요한 장기입원 환자를 줄이고 나머지 환자의 치료에 집중하기 위한 것이며 산정기준은 다음과 같다.

㉠ 분만 후 당일 귀가 또는 이송하여 입원료를 산정하지 아니한 경우

㉡ 응급실, 수술실 등에서 처치 수술 등을 받고 6시간 이상 관찰 후 당일 귀가 또는 이송하여 입원료를 산정하지 아니한 경우

㉢ 정신건강의학과의 "낮병동"에서 6시간 이상 진료를 받고 당일 귀가한 경우

㉣ 낮병동 입원료를 산정하는 당일 외래 또는 응급실에서 진찰을 행한 경우에는 진찰

료를 함께 산정할 수 있다. 다만, 예정된 수술의 경우, 또는 정신과의 "낮병동"에서 매일 반복하여 진료를 받는 경우에는 진찰료를 산정하지 아니한다.

㉤ 낮병동 입원료를 산정하는 당일에는 본인 일부부담금은 입원진료 본인일부부담률(20%)에 따라 산정한다.

(2) 입원료 산정방법(Lead-Shielded Room Patient Care)

입원료는 1일당으로 아래와 같이 산정하며 단입법(퇴원일-입원일)으로 계산한다.

① 1일이라 함은 12시(정오)부터 다음 날 12시(정오)까지를 의미한다.

② 0시~06시 사이에 입원하거나 18시~24시 사이에 퇴원하는 경우는 입원료 소정점수의 50%를 별도로 산정한다.

③ 6~12시 사이에 입원하거나 12~18시 사이에 퇴원하는 경우에는 동기간의 입원료는 별도 산정하지 아니한다.

④ 입원일과 퇴원이 24시간 이내에 이루어진 경우에는 전체 입원시간이 6시간 이상인 경우에 한하여 1일의 입원료를 산정한다.

⑤ 입원료(가-2 입원료, 가-9 중환자실입원료, 가-10 격리실입원료)는 입원 1일째부터 15일째까지는 해당입원료(점수)의 100%를 산정하고, 입원 16일째부터 30일째까지는 해당점수의 90%를 산정한다.

⑥ 입원료(가-2 입원료, 가-9 중환자실입원료, 가-10 격리실입원료)는 입원 31일째부터는 해당점수의 85%를 산정한다.

▣ 보험 유형별 입원료 체감제 비교(참고)

보험 유형별(건보, 의료급여, 산재, 자보 등) 입원료 체감제는 다음과 같다.

표 9-1 보험 유형별 입원료 체감제 비교

보험유형	입원일수 및 입원료 산정		
건강보험/의료급여	1~15일	16~30일	31일 이후
	100%	90%	85%
산업재해보상보험/자동차보험	1~50일	51~150일	151일 이후
	100%	90%	85%
요양보험	1~180일	181~360일	361일 이후
	100%	95%	90%

■ 건강보험 입원료 체감제에 따른 본인부담

1일~15일까지 본인부담률은 20%, 16일째부터 30일까지는 30%, 31일째부터의 입원료에 대한 본인부담률을 40%로 한다. 다만, 요양병원 입원 환자 및 보건복지부장관이 정하여 고시하는 질병으로 입원 진료를 받는 환자의 경우는 환자 특성을 고려하여 적용하지 않는다.

■ 입원료 및 재원일수 산정 실례

입원료 및 재원일수 산정 실례
입원료 산정방법에는 양입법(퇴원일-입원일+입원당일)과 단입법(퇴원일-입원일)이 있는데 우리나라는 단입법을 사용하고 있다. 단입법은 같은 달에 입 · 퇴원이 발생했다면 퇴원일에서 입원일을 빼면 재원일수가 된다. 예를 들어 4월1일 입원하여 4월 16일 퇴원하였다면 16-1=15일이 된다. 그러나 입원한 당일 퇴원한 경우(6시간 이상 경과)는 재원일수를 1일로 보며, 한편 입원한 다음날 퇴원한 경우도 재원일수는 1일이 된다. 보통 2박3일을 양입법으로 계산하면 3일이 되고, 단입법으로 계산하면 2일이 된다.

(3) 요양병원의 입원료 산정

입원 181일째부터 360일까지는 정액수가 소정점수에서 요양병원입원료 소정점수의 5%를 감산하여 산정하고 입원 361일째부터는 소정점수의 10%를 감산하여 산정한다.

(4) 간호인력확보수준에 따른 입원환자 간호관리료 차등제

① 일반병동의 직전 분기 평균 병상 수 대비 당해 병동에서 간호업무에 종사하는 직전 분기 평균 간호사수(병상수 대 간호사의 비)에 따라 간호인력확보수준을 1~7등급으로 구분한다. 다만, 의원, 치과의원, 한의원, 보건의료원은 7등급에 해당되는 경우 6등급을 적용한다.

② 일반병동의 병상은 요양기관 전체 병상에서 응급실, 신생아실, 분만실, 회복실, 중환자실, 격리실, 무균치료실, 인공신장실, 납차폐특수치료실, 낮병동 등을 제외한 입원병실의 병상을 말한다. 이때 별도의 병동으로 구분 운영하지 않는 격리실, 무균치료실, 납차폐특수치료실 등은 일반병동의 병상으로 본다. 다만, 정신보건법에 의한 정신보건의료시설 중 폐쇄병동의 경우 일반병동의 병상에서 제외 할 수 있다.

※ 병원의 간호등급에 따라 입원료가 병원별 상이하며, 따라서 환자 본인부담률도 차등이 있다.

3) 기타 기본진료료

(1) 만성질환관리료(Management of chronic Disease)

① 고혈압 · 당뇨병 등의 상병으로 당해 의료기관에 지속적으로 내원하는 재진환자에 대하여 교육 상담 등을 통하여 환자가 자신의 질병을 이해하고 합병증을 예방할 수 있도록 관리체계를 수립한 경우에 산정한다.

② 대상 환자는 의원급 요양기관(보건의료원 포함)의 외래에서 진료하는 환자로서 한국표준질병사인분류표에 의한 해당질병은 고혈압, 당뇨병, 정신 및 행동장애, 호흡기결핵(,심장질환, 대뇌혈관질환, 신경계질환, 악성신생물, 갑상선의 장애, 간의 질환, 만성신부전증을 주상병으로 하는 자에 한한다.

③ 기관당 한 환자에 대하여 연간 12회 이내(단 월 2회 이내)로 산정한다.

④ 해당 만성질환자를 진료한 기관은 개인별 진료기록부에 만성질환관리내역을 기록, 보관하여야 한다.

(2) 다학제 통합진료료(Multidisciplinary Care)

다학제통합진료료(Multidisciplinary Care)란 전문진료과목이 다른 전문의들이 동시에 한 진료실에 모여 한명의 환자를 진료하는 시스템으로 암환자의 치료성적을 향상시키는 진료형태를 말한다. 따라서 관련분야의 의료진이 환자를 중심으로 다학제적 통합진료를 실시한 경우 산정하며 다음과 같은 요건을 모두 충족한 경우 요양급여를 인정한다.

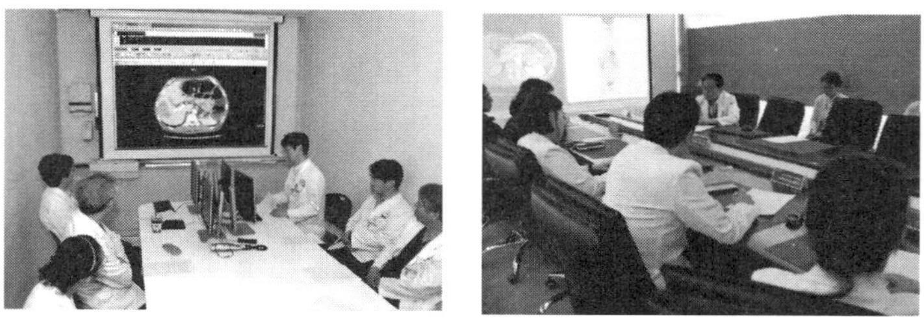

그림 9-1 다학제 통합진료

(3) 교육·상담료

교육 · 상담료는 교육 · 상담 등을 통해 환자가 자신의 질환 및 치료과정을 이해하여

합병증 예방 등 자가 관리를 할 수 있도록 지속적인 관리체계를 수립한 경우로서, 요건을 모두 충족한 경우 인정(산정)한다.

(4) 전문병원 관리료

전문병원 관리료는 전문병원으로 지정받은 의료기관에서 산정되며 입원관리료와 외래관리료로 구분하여 산정한다.

① 전문병원 관리료는「의료법」제3조의5에 따라 전문병원으로 지정받은 의료기관에서 산정한다.

㉮ 전문병원 입원관리료는 다음과 같이 각 분야별로 소정점수를 산정한다.

i . 1분야는 뇌혈관, 수지접합, 심장, 알코올, 유방, 화상, 주산기 질환 및 소아청소년과, 재활의학과 진료과목으로 지정받은 전문병원에서 산정한다.

ii . 2분야는 중풍 질환 및 산부인과, 안과, 외과, 이비인후과, 신경과, 한방부인과 진료과목으로 지정받은 전문병원에서 산정한다.

iii i . 3분야는 관절, 대장항문, 척추 질환으로 지정받은 전문병원에서 산정한다.

㉯ 전문병원 외래관리료는 안과, 이비인후과 진료과목으로 지정받은 전문병원에서 산정한다.

② 전문병원 입원관리료 및 전문병원 의료질지원금은 아래 항목의 산정횟수와 동일하게 산정한다. 다만, 입원료 중 병원관리료만을 산정하는 경우에는 제외한다.

③ 전문병원 외래관리료는 외래환자 진찰료의 산정횟수와 동일하게 산정한다.

(5) 감염예방관리료(Fee for Infection Prevention and Control)

감염예방관리료는 병원 내 감염 발생 · 확산을 사전에 예방할 수 있도록 감염관리 인프라 구축을 지원하기 위한 것으로 감염관리실이 설치되어 있고 감염관리전담간호사와 감염관리의사가 의료기관의 감염예방과 의료기관감염의 원인이 되는 위험요인을 사전에 분석하고 관리하는 기관에 일정의 관리금액을 산정하는 것을 말한다.

(6) 야간전담간호사 관리료

서울특별시를 제외한 지역의 병원(상급종합병원, 종합병원, 요양병원은 제외) 중 간호인력확보수준에 따른 입원환자 간호관리료 차등제 등급이 6등급 이상이며, 야간전담간호사를 2명이상 확보한 경우 1일당 1회 산정한다.

(7) 입원환자 안전관리료

① 환자안전법에 따라 병원 내 환자안전위원회를 설치 · 운영하고, 환자안전전담인력을 둬 입원환자를 대상으로 병동 내 안전사고를 예방하도록 하는 등 전반적인 환자안전 활동을 강화할 경우 '환자안전관리료' 수가를 산정한다.

② 대상기관은「환자안전법」제11조 및 제12조에 명시된 보건복지부령으로 정하는 일정 규모 이상의병원급 의료기관으로 200병상 이상의 병원, 100병상 이상의 종합병원 · 상급종합병원이다.(병상 수는 의료법령에 따른 허가병상 수 기준이며,「국민건강보험법」제43조에 따라 건강보험심사평가원 보건의료자원통합신고포털(www.hurb.or.kr)에 신고하여야 함) 또한 대상기관은 환자안전위원회를 운영해 전담인력을 배치하여야 하며, 500병실 이상 종합병원급은 2명, 100병상 이상~500병상 미만 종합병원급은 1명, 200병상 이상 병원급은 1명으로 배치하여야 한다.

(8) 입원환자 전담전문의 관리료

입원서비스 질 향상 및 환자안전 관리강화를 위해 2021년 1월 25일부터 본 사업이 실시되었으며, 대상기관은 상급종합병원과 종합병원으로 운영형태는 병동별로 입원전담전문의를 배치하여야 한다. 인정 조건은 1주간의 근로시간이 휴게시간을 제외하고 평균 40시간 이상 입원전담전문의가 병동에 근무해야 하여야 한다. 이에 따라 의사 배치 수준에 따라 수가모형을 구분하고 환자당 의사 수를 제한하는 인력기준을 적용하며 실시되고 있다.

❶ (수가모형) 입원전담전문의의 입원실 의사 배치 수준(주 5일형(주간), 주 7일형(주간), 주 7일형(24시간))에 따라 수가모형 구분

❷ (인력기준) 입원전담전문의 당 환자 수가 최대 25명을 초과하지 않도록 기준을 마련하였다.

※ 관리료는 입원전담전문의 운영병동에서 입원전담전문의가 입원 진료한 경우 1일 1회 산정한다.

4) 의약품관리료(Medication Keeping Fee)

의학품관리료는 병원에서 약품 구입시 약품보관료와 제반 행정비용을 말한다.

(1) 외래환자 의약품관리료.

① 상급종합병원, 종합병원, 병원, 치과병원, 요양병원 한방병원 내 의 · 치과(병원급 이상)의 경우 산정하며, 외래환자에게 투약한 경우 방문당으로 산정한다.

② 의원, 치과의원, 보건의료원의 치과(의원급)의 경우 산정하며, 내복약 조제일수에 따라 산정한다. 또한 외용약 또는 주사제를 내복약과 복합으로 조제한 경우에는 내복약의 조제일수에 의한다.

(2) 입원환자 의약품관리료

입원환자 의약품관리료는 입원환자에 대하여 입원기간 중 투약한 경우에 투약 일수에 따라 산정한다. 한방병원, 요양병원 한방과, 한의원, 보건의료원 한방과 등은 산정하지 아니한다.

5) 가정간호 기본방문료

가정간호는 입원대체 서비스로서 「의료법」제33조 및 같은법 시행규칙 제24조에 의하여 가정전문간호사를 2인 이상 확보한 의료기관에서 실시하여야 하며, 세부인정기준(고시)에서 정하고 있는바와 같이 가정간호의 대상은 진료담당의사 또는 한의사의 진단과 처방에 따라 가정간호가 필요하다고 인정하는 경우에 한하여 가정전문간호사가 환자의 자택을 방문하여 가정간호를 행하는 경우에 산정하며 아래와 같다.

① 가정간호 기본방문료는 1일당으로 산정한다.

② 진료담당의사의 진단과 처방에 따라 가정전문간호사가 환자의 자택을 방문하여 가정간호 대상환자에게 가정간호를 행하는 경우에 산정하되, 환자 특성, 진료내용, 소요시간 등에 불문하고 모든 환자에게 동일하게 적용한다.

③ 연 96회를 초과하여 계속 가정간호를 받을 경우에는 가정간호 기본방문료를 포함하여 환자본인이 100분의 100(전액본인부담)을 부담한다.

④ 평일 18시(토요일 13시)~익일 9시 또는 공휴일에 가정방문을 실시한 경우에는 소정점수의 50%를 가산한다.

⑤ 만 1세 미만의 소아에 대하여는 소정점수의 50%를 가산하며, 만 1세 이상 만 6세 미만의 소아 또는 만 70세 이상의 노인에 대하여는 소정점수의 30%를 가산한다.

6) 간호·간병통합서비스 병동입원료 산정

입원환자가 보호자나 개인 고용 간병인이 필요 없도록 간호인력에 의해 전문적인 간호서비스를 24시간 받게 됨으로써 입원서비스의 질을 향상시키고 환자 및 가족의 간병부담을 경감시킬 수 있도록 간호사와 간호보조인력(간호조무사, 재활지원인력, 간병지원인력)이 서비스를 제공하는 제도이며 수가산정은 다음과 같다.

① 간호 · 간병통합서비스를 제공한 경우는 입원관리료 및 간호 · 간병료료를 산정한다.

② 입원관리료(기본 입원관리료, 4인실 또는 5인실 입원관리료)는 내과질환자, 정신질환자, 만 8세미만의 소아환자에 대하여는 소정금액의 10%를 가산하여 산정한다.

③ 간호 · 간병료료(상급종합병원, 종합병원,병원, 치과병원, 한방병원)는 내과질환자, 정신질환자, 만 8세미만의 소아환자에 대하여는 소정금액의 10%를 가산하여 산정한다.

2. 검사료 및 영상진단·방사선치료료

1) 검사료

검사료는 질병을 진단하거나 질병의 경과를 확인하기 위해 우리 몸의 조직이나 검사물을 일부 채취해서 검사하는 비용을 말한다. 검사의 종류에는 일반적으로 혈액과 소변검사, 기능검사, 내시경 검사, 조직검사로 구분된다.

(1) 검사료 산정지침

①「검사료」에 기재되지 아니한 검사로서 외관(外觀), 취기(臭氣), 색도(色度) 등의 간단한 검사 또는 계산방법에 의하여 검사치를 얻는 경우에는 검사료를 산정하지 아니한다.

② 대칭기관에 대한 양측검사를 하였을 때에도 "편측"이라는 표기가 없는 한 소정점수만 산정한다.

(예) 정밀안저검사(편측), 안저촬영(편측), 형광안저혈관조영술(편측), 시야검사(편측) 등 양측검사시는 각각 수가를 산정한다.

③ 검사에 사용된 재료대 및 약제(1회용 주사침 및 주사기포함)는 소정점수에 포함되므로 별도 산정하지 아니한다. 다만, 다음의 경우에는 "약제 및 치료재료의 구입금액에 대한 산정기준"에 의하여 별도 산정한다.

㉮ 인체에 주입된 약제 ㉯ 부하(負荷) 검사시 사용된 약제 ㉰ 안 기능 검사 시 사용된 필름, 형광물질, 사진현상 및 인화료 ㉱ 내시경 검사시 사용된 슬라이드 필름 및 사진현상료, 포라로이드필름 또는 칼라프린터 인화지 ㉲ 핵의학 기능 검사시 사용된 방사선 동위원소 및 약제 ㉳ 제2장 분류 항목에 별도로 규정한 약제 및 재료대 ㉴ 기타 장관이 별도로 인정한 약제 및 재료대

④ 인체에서 채취한 가검물에 대한 검사를 수탁기관으로 위탁하는 경우에는 10%를 "위탁검사관리료"로 산정한다.

⑤ 아래의 경우에는 소정점수의 10%를 가산하여 산정한다.

㉮ 진단검사의학과 전문의가 판독하고 판독소견서를 작성, 비치한 경우

㉯ B세포 면역글로블린, 세포표지검사, 면역조직(세포)화학검사, 세포주기 및 핵산분석검사, 사람유전자 분자유전검사, 검사원리가 핵산증폭, 핵산교잡, 염기서열분석인 검사에 대하여 병리과 전문의가 판독하고 판독소견서를 작성 · 비치한 경우

㉰ 사람유전자 분자유전검사의 관련분야에 대하여 인증 받은 전문의가 판독하고 판독소견서를 작성, 비치한 경우

㉱ 면역조직(세포)화학검사에 대해 구강병리과가 설치된 요양기관의 치과의사가 판독하고 판독소견서를 작성, 비치한 경우

㉲ 임상병리검사 종합검증료는 대한진단검사의학회에서 실시하는 종합검증분야 검사실 신임제도의 인증을 받은 요양기관에 상근하는 진단검사의학과 전문의가 당해 요양기관 입원환자의 검사에 대하여 정도관리를 실시하고 결과에 대한 종합적인 검증 및 판독보고서를 작성한 경우에 입원기간 중 1회에 한하여 산정할 수 있다. 다만, 진단검사의학과 전문의 1인이 산정할 수 있는 종합검증료는 1일 20인을 초과할 수 없다.

(2) 초음파 검사

초음파 검사(ultrasonography)는 초음파를 생성하는 탐촉자를 검사 부위에 밀착시켜 초음파를 보낸 다음 되돌아오는 초음파를 실시간 영상화하는 방식으로 검사가 진

행된다. 초음파 진단료는 초음파를 이용해서 신체 부위를 실시간 영상화하여 보는 검사에 대한 비용이며, 초음파 검사의 종류는 복부초음파검사, 비뇨생식기초음파검사, 유방초음파검사, 갑상선초음파검사, 심장초음파검사, 근골격초음파검사, 혈관초음파검사, 정맥류 초음파 검사, 부인과 초음파 검사, 전립선 초음파 검사 등 여러 종류가 있다.

▣ 초음파검사료 산정지침

- 초음파검사료는 기본초음파(단순초음파), 진단초음파(두경부, 흉부,심장,복부, 유방, 갑상선,전립선, 근골격, 연부,혈관, 신경, 자궁, 난소, 임산부 등), 유도초음파, 특수초음파(심장)로 구분하여 산정하며, 보험급여 대상이 아닌 경우는 비급여대상으로 전액 본인이 부담한다.
- 만 1세 미만의 소아에 대하여는 소정점수의 50%를, 만 1세 이상 만 6세 미만의 소아에 대하여는 소정점수의 30%를 가산한다.
- 도플러 검사를 실시한 경우 소정점수의 10%를 가산한다.
- 조영제를 사용하여 검사한 경우 소정점수의 30%를 가산하고 검사시 사용된 조영제는 별도 산정한다.

2) 영상진단 및 방사선 치료료

영상진단 및 방사선 치료료는 영상 장비를 이용해서 질병을 진단하거나, 방사선을 이용해서 치료를 하는 비용을 말한다. 영상 진단의 종류에는 대부분 X-ray 촬영으로 이루어지는 단순 영상 진단과 위장, 결장, 소장, 식도 등에 대하여 조영제를 이용하여 촬영하는 특수 영상 진단, 그리고 뇌, 갑상선, 심장, 뼈 등의 내부조직을 영상으로 들여다보는 핵의학 영상 진단 등이 있다.

(1) 영상진단료 산정지침

① 영상진단 및 방사선 치료에 사용된 다음의 약제 및 재료대는 "약제 및 치료재료의 구입 금액에 대한 산정기준"에 의하여 별도 산정한다.

㉮ 조영제 ㉯ 방사선 필름, 폴라로이드 필름 및 SPECT시 사용된 칼라프린트 인화지 ㉰ 맥관조영용 카테터 ㉱ 혈관조영용 가이드와이어(guide wire) ㉲ 1회용 방사성 입자 및 방사성 동위원소 ㉳ 부하검사시 사용된 약제, 인체에 주입된 약제 ㉴

운동부하 검사 시 사용된 EKG Paper 및 1회용 전극(Electrode) ㉳ 기타 장관이 별도로 인정한 약제 및 재료

② 조영제 주입료와 방사선 필름 현상료(현상액 및 장착액 비용)는 방사선 진단료에 포함되므로 별도 산정하지 아니한다.

③ 영상진단을 실시한 경우에는 반드시 판독소견서를 작성 비치하여야 한다. 다만, 영상진단 및 방사선 치료로 방사선 단순영상 진단료에 대하여는 판독소견을 진료기록부에 기록한 경우에도 판독소견서로 갈음한다.

④ 영상진단료의 소정점수에는 판독료(소정점수의 30%)와 촬영료(소정점수의 70%)가 포함되어 있다.

⑤ 위 "③"의 규정에도 불구하고 판독소견서를 작성, 비치하지 아니한 경우에는 촬영료 등 (소정점수의 70%)만 산정한다. 다만, 영상저장 및 전송시스템(Full PACS)을 이용한 처리비용, C-Arm형 영상증폭장치 이용료(다-101)에 대하여는 그러하지 아니한다.

(2) 특수검사(CT, MRI, PET, SPECT 및 골밀도검사) 이해

보험인정기준은 보건복지부 고시에 의하여 산정하며, MRI 및 PET는 보험인정기준외 검사시는 비급여대상이다.

① CT(Computed Tomography)

컴퓨터 단층촬영(CT)은 X선 발생장치가 있는 원형의 큰 기계에 들어가서 촬영하며 단순 X선 촬영과 달리 인체를 가로로 자른 횡단면상을 획득한다. CT는 단순 X선 촬영에 비해 구조물이 겹쳐지는 것이 적어 구조물 및 병변을 좀더 명확히 볼 수 있는 장점이 있다. 대부분의 장기 및 질환에서 병변이 의심되고 정밀검사를 시행해야 할 필요가 있을 때 기본이 되는 검사법이다. CT검사와 MRI검사의 차이점은 단면상을 얻는다는 점에서 MRI와 CT는 공통점이 있지만, CT는 X선을 이용하여 영상을 얻고, MRI는 자기장 내에서 고주파를 전사하여 영상을 획득한다는 차이점이 있다. CT 진단료는 전산화단층영상 촬영에 대한 비용으로, 신체 각 부위를 단면으로 영상화하는 검사이다.

② MRI(Magnetic Resonance Imaging : 자기공명영상)

자기공명영상(MRI)이란 자장을 발생하는 커다란 자석통 속에 인체를 들어가게 한 후

고주파를 발생시켜 신체부위에 있는 수소원자핵을 공명시켜 각 조직에서 나오는 신호의 차이를 측정하여 컴퓨터를 통해 재구성하여, 영상화하는 기술이다. 자석으로 구성된 장치에서 인체에 고주파를 쏘아 인체에서 메아리와 같은 신호가 발산되면 이를 되받아서 디지털 정보로 변환하여 영상화하는 것을 말한다. 자기공명영상은 X선을 이용한 검사인 단순 X선 촬영이나 CT와는 달리 비전리 방사선인 고주파를 이용하는 검사이므로 인체에는 사실상 해가 없다는 것이 중요한 장점 중의 하나이다. MRI 진단료는 자기장과 고주파의 상호작용을 이용하여 인체 내부를 세부적으로 영상화하는 자기공명영상 촬영에 대한 비용이다.

③ 양전자단층촬영(PET)

CT 및 MRI가 우리 몸의 구조적인 변화를 측정한다면, PET은 우리 몸의 생화학적 변화를 측정하는 검사이다. PET(Positron Emission Tomography, 양전자 단층촬영)는 양전자를 방출하는 방사성 의약품을 이용하여 인체에 대한 생리 · 화학적 · 기능적 영상을 3차원으로 나타낼 수있는 핵의학 검사 방법 중 하나이다. 현재 각종 암을 진단하는 데 주로 활용되고 있으며 암에 대한 감별 진단, 병기 설정, 재발평가, 치료 효과 판정 등에 유용한 검사로 알려져 있다. PET진단료는 양전자를 방출하는 방사성 동위원소를 이용해서 우리 몸을 3차원 영상으로 볼 수 있는 양전자 단층촬영에 대한 비용이다.

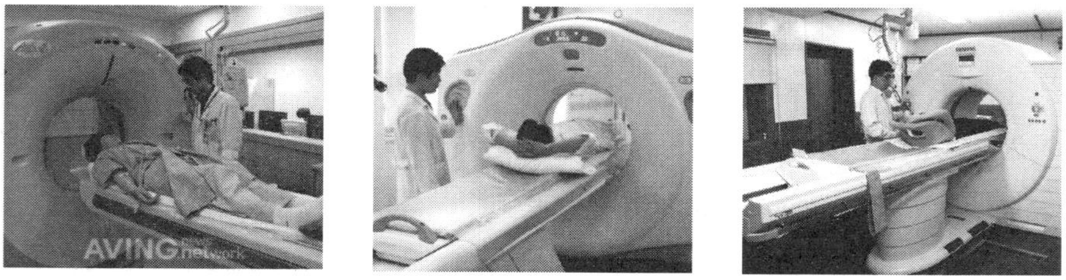

그림 9-2 CT, MRI, PET 장비

④ CT, MRI, PET 보험급여인정기준

보건복지부장관이 고시한 기준에 의하며, MRI(악성종양, 간질, 뇌, 뇌혈관, 척추, 관절, 심장질환 등)와 PET는 고시 기준 외는 비급여 대상이다.

3. 투약·조제료 및 주사료

1) 투약 및 조제료, 복약지도료

투약 및 조제료(medication & preparation)는 의사의 처방에 따른 약에 대한 비용과 그 약을 조제하는 비용을 모두 포함하는 것을 의미하며, 의약품은 경제성과 안전성, 유효성을 고려하여 효능 · 효과 · 용법 · 용량 등이 식약청 허가사항으로 정해져 있다. 또한 복약지도료는 약사법 규정에 따라 약사가 의사의 처방전에 맞게 조제한 약을 환자에게 건내줄 때 의약품의 명칭, 용법 · 용량, 효능 · 효과, 저장방법, 부작용, 상호작용(동시복용을 피해야 할 약) 등 6가지 정보를 제공하는 서비스를 복약지도라 하는데, 이러한 정보를 환자에게 설명해 줌으로써 받는 상담료를 말한다. 이는 약국의 약품 값 외에 약국관리료 · 조제기본료 · 의약품관리료 · 조제료(행위료) 등 조제료를 구성하는 5가지 항목 중 하나이다.

(1) 투약 및 조제료 산정지침

① 투약시 사용된 용기(투약병, 연고곽, 안약병, 포장지)는 소정점수에 포함되며 별도 산정하지 아니한다.

② 퇴원환자 조제료는 퇴원하는 입원환자에게 의료기관의 의사 또는 치과의사의 처방에 따라 당해 의료기관의 조제실에서 조제 투약한 경우에 산정한다.

③ 외래환자 조제 복약지도료는 의약분업 예외환자에게 요양기관인 의료기관의 의사 또는 치과의사가 처방하고 당해 의료기관의 약사가 조제실에서 조제 투약한 경우에 산정한다.

④ 한방 외래 · 퇴원환자조제료는 외래환자 또는 퇴원하는 입원환자에게 요양기관인 한방의료기관의 한의사의 처방에 따라 당해 한방의료기관의 조제실에서 한약제제를 조제 투약한 경우에 산정한다.

⑤ 약사법에 의한 조제실 제제를 조제 투약한 경우에는 라-1 퇴원환자 조제료, 라-1-1 외래환자 조제 복약지도료 또는 라-2 입원환자 조제 · 복약지도료 소정점수의 50%를 제제료로 별도 산정한다.

(2) 조제료 산정기준 및 지침

① 퇴원환자 조제료

퇴원 익일부터 산정하며, 제수(制數), 투약량 등을 불문한다. 또한 2개 이상의 진료과목이 설치되어 있고 해당과의 전문의가 상근하는 요양기관에서 동일 퇴원환자의 다른 상병에 대하여 전문과목 또는 전문분야가 다른 진료 담당의사의 처방에 따라 각각 조제한 경우에는 각각 산정할 수 있다. 내복약은 1회당 만 1세 미만의 소아에 대하여는 소정점수의 50%를, 만 1세 이상 만 6세 미만의 소아에 대하여는 소정점수의 30%를 가산한다.

② 외래환자 조제 · 복약지도료

의약분업 예외환자에게 조제한 경우 또는 예외의약품을 조제하여 투약한 경우 산정하며, 제수, 투약량 등을 불문한다. 동일 환자에게 1일 2회 이상 처방조제를 하더라도 1회만 산정한다. 내복약은 1회당 약제급여목록 및 급여 상한금액표의 고시에서 정한 상한금액이 포장단위로 책정된 의약품(병, 팩 등)을 지급하는 경우에는 1일분의 소정점수를 산정한다. 외용약은 처방전매수, 진료과목수, 투약일수 등 불문하고 소정점수를 산정한다.

③ 입원환자 조제 · 복약지도료[1일당]

입원환자에 대하여 입원기간 중 투약한 경우에 산정하며, 제수, 내복약, 외용약, 투약량, 진료과목수 등을 불문한다. 내복약과 외용약을 동시 또는 각각 투약한 경우에도 소정점수만 산정한다. 약제급여목록 및 급여 상한금액표의 고시에서 정한 상한금액이 포장단위로 책정된 의약품(병, 팩 등)을 지급하는 경우에는 1일분의 소정점수를 산정한다.

2) 주사료

주사(injection)는 입(경구)으로 약제를 투여할 수 없을 때 약제의 효과를 정확하고 빠르게 얻기 위해 주사기를 사용해서 약제를 체내에 투입하는 것을 말하며. 주사를 위해 투입되는 약제와 행위에 대한 비용이 주사료이다. 보통 아래팔 안쪽이나 위 팔 바깥쪽에 놓는 피내주사, 위팔 바깥쪽이나 대퇴부 전면에 주사하는 피하주사, 엉덩이나 위팔의 근육조직에 주사하는 근육주사, 정맥 내에 약제를 직접 투여하는 정맥주사 등 투여되는 부위와 방법도 매우 다양해서 그 종류만도 약 20여 가지 이상이 있다.

(1) 주사료 산정지침

① 주사시 사용된 주사재료대(1회용 주사기, 1회용 주사침, 나비침, 정맥내유치침, 수액세트, 혈액 bag 등)와 수혈에 소요된 약제 및 재료대는 소정점수에 포함되므로 별도 산정하지 아니한다. 다만, 정맥내유치침을 사용한 경우에는 「마-5-주.1」 및 「마-15-주.1」에 따라 산정하며, 다음의 경우에는 "약제 및 치료재료 구입금액에 대한 산정기준"에 의하여 별도 산정한다.

㉮ 치료적 성분채집술에 사용된 약제 및 재료대(요양기관이 대한적십자사혈액원 등으로부터 성분채집에 의한 혈액성분제제를 구입한 경우 포함

㉯ 조혈모세포이식에 사용된 Bone Marrow Collection Kit(골수말초혈액) 및 CD34+Collection Kit, Cryo Bag(자가조혈모세포이식 시 냉동의 목적으로 사용)

㉰ 적혈구 수집기(Cell Salvage)를 이용한 자가수혈에 사용된 재료대

② 만 1세 미만의 소아에 대하여는 주사료 소정점수의 50%를, 만 1세 이상 만 6세 미만의 소아에 대하여는 주사료 소정점수의 30%를 가산한다, 다만, 피하 또는 근육내 주사(마-1), 생물학적제제주사(마-4), 수액제 주입로를 통한 주사(마-5-1) 및 항암제 피하내 주사(마-15-가), 급속항온주입(마-16)은 그러하지 아니한다.

③ 근육주사(IM) 및 정맥주사(IV), 정맥내 점적주사료 산정지침

㉮ 피하 또는 근육내 주사료(IM: Intramuscular injection)는 외래는 1일 1회, 입원은 1일 2회 이내만 산정한다. 다만, 응급을 요하거나 진료상 반드시 필요한 경우에는 예외로 한다.

㉯ 정맥내 일시 주사(IV : Intravenous injection)sms 1일당 산정하며, 1일 수회 주사 시에도 1회만 산정한다.

㉰ 정맥내 점적주사료(continuous intravenous injection)는 1병당 또는 포장단위당 산정하며, 또한 정밀 지속적 점적주입을 위해 Infusion Pump사용한 경우에는 기기당 1일 1회 산정한다.

4. 마취료 및 이학요법료·정신요법료

1) 마취료

마취료는 수술을 위한 마취와 통증완화를 위한 신경차단술 등의 치료비용을 의미한다. 마취는 크게 전신마취와 부분마취가 있으며 그 방법에 따라 정맥마취, 호흡마취, 척수마취, 경막외마취, 치과마취 등이 있다.

① 전신마취(General Anesthesia)는 의식의 소실(消失)을 수반하는 통증의 제거를 말하며, 각종 마취약을 중추 신경계에 작용시키는데 그 투여법에 따라 흡입마취법(마취유도와 회복이 빠르고 수술시간에 관계없이 마취를 유지할 수 있으므로 대부분의 수술 시에 시행) · 정맥마취법 · 직장마취법으로 구분된다.

② 국소마취(Local Anesthesia)는 의식의 소실을 초래하지 않고 국소의 통증감각을 없애주는 것으로, 적용방법에 따라서 표면마취제(코카인 등), 침윤마취제(프로카인 등), 전달마취제(트로파코카인 등), 척수마취제(에페드린 등) 등으로 분류 된다. 말초에 해당하는 신경간에 작용시키는 신경블록 또는 전달마취법, 수술 부위에 주입하여 통증감 각을 없애는 침윤마취법, 구강이나 인두의 점막 또는 안구점막에 직접 작용시키는 표면마취법이 있다.

(1) 마취료 산정지침

① 마취약제 주사시 사용된 1회용 주사기 및 주사침 등의 재료대는 마취료 소정점수에 포함되므로 별도 산정하지 아니한다.

② 신생아의 경우에는 마취료 소정점수의 100%를 가산하며, 만 1세 미만의 소아의 경우에는 마취료 소정점수의 50%를, 만 1세 이상 만 6세 미만의 소아 또는 만 70세 이상의 노인의 경우에는 마취료 소정점수의 30%를 가산한다. 단, 상급종합병원 · 종합병원은 신생아 마취시 120%, 만 1세 미만의 소아의 경우 100%, 만 1세 이상만 6세 미만의 소아의 경우 50%를 가산한다.

③ 장기이식수술마취, 심폐체외순환법 마취, 일측폐환기법마취, 고빈도제트환기법마취, 개흉적 심장수술마취, 뇌종양, 뇌혈관질환에 대한 개두술 마취시에는 마취료 소정점수의 50%를 가산한다.

④ 18시-09시 또는 공휴일에 응급진료가 불가피하여 마취를 행한 경우에는 소정점수의50%를 가산한다. 이 경우 해당 마취를 시작한 시각을 기준(착수시간)으로 산정한다.

⑤ 수술 중에 발생하는 우발사고에 대한 처치(산소흡입, 응급적 인공호흡) 또는 주사(강심제)등의 비용은 별도 산정할 수 있으나, 그 밖의 경우에는 산소흡입, 응급적 인공호흡비용 및 EKG monitoring료는 산정하지 아니한다.

⑥ 동일 목적을 위하여 2 이상의 마취를 병용한 경우 또는 마취 중에 다른 마취법으로 변경한 경우에는 주된 마취의 소정점수만 산정한다.

⑦ 표면마취, 침윤마취 및 간단한 전달마취의 비용은 소정 시술료에 포함되므로 별도 산정하지 아니한다.

⑧ 마취통증의학과 전문의 초빙료를 산정하는 경우에는 초빙된 마취통증의학과 전문의의 허종류, 면허번호를 요양급여비용 청구명세서에 기재하고 마취통증의학과 전문의가 서명 또는 날인한 마취기록지를 비치하여야한다.

(2) 마취료 구성요소 및 마취료 산정(시간)

마취료 수가는 마취행위료와 마취용 재료 및 마취약제로 구성되며, 마취관리 기본은 1시간이며, 마취유지는 1시간을 초과하여 마취관리를 지속 시킨 경우에 매 15분 증가할 때마다 산정한다.

2) 이학요법료

(1) 재활 및 물리치료료

재활(rehabilitation) 및 물리 치료료(physical therapy)는 통증을 완화시키거나 불편해진 신체기능을 회복시키기 위해서 실시하는 재활치료나 물리치료에 대한 비용이다. 재활 및 물리 치료에는 열치료, 냉치료 등의 기본물리치료, 파라핀욕, 수치료, 운동치료 등의 단순재활치료, 풀치료, 작업치료, 보행치료 등의 전문재활치료, 피부과적 자외선치료, 적외선 치료 등의 기타치료로 구분된다. 물리치료는 열(heat), 한냉(cold), 물(water), 광선(light), 전기(Electricity), 마사지(massage), 운동(exercise) 및 초음파(ultrasound) 등의 물리적 요소를 이용하여 상병, 절단, 손상 등의 신경 근골격계의 병변을 치료하는 것으로 재활의학에 있어서 중요한 치료분야의 하나이다.

(2) 이학요법료 산정지침

■ **기본물리치료료**

① 해당항목의 물리치료를 실시할 수 있는 일정 면적의 해당 치료실과 장비를 보유하고 있는 요양기관에서 의사의 처방에 따라 상근하는 물리치료사가 실시하고 그 결과를 진료기록부에 기록한 경우에 산정한다.

② 표층열치료, 한냉치료, 경피적 전기신경자극치료, 간섭파전류치료는 1일 2회 이상 실시한경에도 외래는 1일 1회, 입원은 1일 2회만 산정한다.

물리치료사의 물리치료 심사기준(보건복지부 고시 제2010-31호. 2010. 5. 28)

▣ 물리치료사 1인당 1일 물리치료 실시 인원
해당항목의 물리치료를 실시할 수 있는 일정한 면적의 해당 치료실과 실제 사용할 수 있는 장비를 보유하고 있는 요양기관(보건기관 포함)에서 재활 및 물리치료를 실시한 경우에 상근하는 물리치료사 1인당 물리치료 실시인원(물리치료 실시 총 청구건수를 의미함)은 월평균(또는 주 평균) 1일 30명까지 인정하며, 이경우 의료급여 환자를 포함함. 다만, 상근물리치료사 1인 이상이 근무하는 기관에서 시간제, 격일제 근무자(주3일 이상 이면서 주 20시간 이상 근무 하는자)의 경우 0.5인으로 보아 월평균(또는 주평균) 1일 15명까지 인정함.
※ 월평균(주평균) 물리치료실시인원 = 1개월간(1주일간) 총 물리치료청구건수(물리치료 실시 연인원)÷1개월간(1주일간) 물리치료사 근무일수

■ **단순재활치료료**

① 해당항목의 물리치료를 실시할 수 있는 일정한 면적의 해당치료실과 실제 사용할 수 있는 장비를 보유하고 있는 요양기관에서 재활의학과, 정형외과, 신경외과, 신경과 또는 외과,흉부외과 또는 마취통증의학과 전문의가 상근하여야 하며, 해당 전문의 또는 전공의의 처방에 따라 상근하는 물리치료사가 실시하고 진료기록부에 기록한 경우에 산정한다.

② 간헐적 견인치료, 전기자극치료는 1일 2회 이상 실시한 경우에도 외래는 1일 1회, 입원은 1일 2회만 산정한다.

③ 파라핀욕 및 수치료(증기욕, 정규욕조, 대조욕, 회전욕, 하버드탱크치료), 유속치료, 간헐적 견인치료, 운동치료, 압박치료는 1일당으로 산정한다.

④ 전기자극치료(EST)는 마비근자극치료를 목적으로 실시한경에 산정한다.

⑤ 단순재활치료는 파라핀욕, 수치료, 유속치료, 전기자극치료(EST), 운동치료 등이 있다.

■ **전문재활치료료**

① 해당항목의 물리치료를 실시할 수 있는 일정한 면적의 해당치료실과 실제 사용할 수 있는 장비를 보유하고 있는 요양기관에서 재활의학과 전문의가 상근하고, 해당 전문의 또는전공의의 처방에 따라 상근하는 물리치료사(작업치료, 일상생활동작 훈련치료, 재활사회사업, 연하장애재활치료 제외) 또는 해당분야 전문치료사(작업치료사는 작업치료, 일상생활동작 훈련치료, 연하장애 재활치료에 한하고, 사회복지사는 재활사회사업에 한함)가 실시하고 그 결과를 진료기록부에 기록한 경우에 산정한다.

② 중추신경계발달재활치료, 작업치료, 신경인성방광훈련치료, 기능적 전기자극치료, 재활기능치료는 1일 2회 이상 실시한 경우에도 외래는 1일 1회, 입원은 1일 2회만 산정한다.

③ 단순작업치료와 복합작업치료는 정형외과 또는 신경외과 전문의가 상근하고, 해당 전문의 또는 전공의의 처방에 따라 작업치료사가 실시하고 그 결과를 진료기록부에 기록한 경우에도 산정할 수 있다.

④ 근막동통유발점주사자극치료는 재활의학과 전문의 또는 동통재활분야 교육을 이수한 의사가 직접 실시한 경우에 산정한다.

■ **기타 이학요법료**

적외선치료(사-30), 자외선치료(사-31), 약욕(사-32), 피부과적 자외선치료(사-33), 피부광학요법(사-34), 간헐적 호흡치료(사-36), 요실금 전기자극치료(사-34) 등을 실시시는 1일당 산정한다.

3) 정신요법료

정신요법료는 정신건강의학과 의사가 정신 질환에 대한 상담 또는 전기충격요법 등의 치료비용을 말한다. 정신요법은 개인정신치료와 집단정신치료, 가족 치료, 작업 및 오락요법 등으로 여러 종류가 있다. 개인정신치료는 심리적 지지 및 정신장애를 해소할 목적으로 시행되며, 치료가 이루어진 시간에 따라 지지요법과 집중 요법, 그리고 심층분석요법으로 나누어진다.

(1) 정신요법료 산정지침

① 정신요법료는 정신건강의학과 전문의가 정신건강의학과 환자에게 행한 경우에 산정하되 반드시 분류항목별 치료행위에 관한 내용을 진료기록부 등에 기록한 경우에 산정할 수 있다.

② 위 ①의 규정에도 불구하고 다음의 분류 항목은 정신건강의학과 전문의 지도하에 정신건강의학과 전공의가 실시한 경우에도 산정할 수 있다. 아래 ㉮항은 3년차 이상 전공의가 실시한 경우에 산정할 수 있다.

㉮ 개인정신치료Ⅴ(아-1-마), 역동상호작용적 집단정신치료(아-2-나), 약물이용면담(아-5), 인지행동치료 개인(아-6-가)

㉯ 개인정신치료Ⅰ(아-1-가), 개인정신치료Ⅱ(아-1-나), 개인정신치료Ⅲ(아-1-다), 개인정신치료Ⅳ(아-1-라), 가족치료(아-3), 전기충격요법(아-7), 지속적 수면요법(아-8)

③ 위 ②에서 규정한 분류항목 이외는 정신건강의학과 전문의 지도하에 정신건강의학과 전공의 또는 상근하는 전문가(정신간호사, 사회복지사, 작업치료사)가 실시한 경우에도 산정할 수 있다. 다만, 정신의학적 사회사업(아-11)은 사회복지사가 직접 실시한 경우에만 산정한다.

5. 처치 및 수술료·캐스트료

(1) 처치 및 수술료

처치(Treatment) 및 수술료(Operation)는 질병이나 부상의 치료를 위한 처치와 수술에 대한 비용이다. 처치는 외과 처치, 피부과 처치, 화상 처치, 좌욕, 관장, 인공호흡 등의 행위가 있다, 수술은 의사가 손이나 기구로 직접 행하는 외과적인 의료 행위를 말한다.

(2) 처치 및 수술료 산정지침

① 18시-09시 또는 공휴일에 응급진료가 불가피하여 처치 및 수술을 행한 경우에는 소정점수의 50%를 가산한다. 다만 22~06시에 분만을 시행한 경우에는 소정점수의 100%를 가산한다. 이 경우 해당처치 및 수술을 시작한 시각(착수시간)을 기준

하여 산정한다.

② 제1절에 기재되지 아니한 처치 및 수술로서 간단한 처치 및 수술의 비용은 기본진료료에 포함되므로 별도 산정하지 아니한다.

③ 제1절에 기재되지 아니한 처치 및 수술로서 위 ②에 해당되지 아니하는 처치 및 수술료는 제1절에 기재되어 있는 가장 비슷한 처치 및 수술 분류항목의 소정점수에 의하여 산정한다.

④ 대칭기관(눈, 귀, 난소 등)에 관한 처치 및 수술 중 "양측"이라고 표기한 것은 "양측"을 시술할지라도 소정점수만 산정한다.(예: 정관수술(자-389-1), 난관결찰술(자-434))

⑤ 동일 피부 절개 하에 2가지 이상 수술을 동시에 시술한 경우 주된 수술(제1의 수술)은 소정점수에 의하여 산정하고, 부수된 수술(제2의 수술)부터는 해당수술 소정점수의 50%([종합병원(상급종합병원 포함)은 70%]를 산정한다. 다만 주된 수술시에 부수적으로 동시에 실시하는 수술의 경우에는 주된 수술의 소정점수만 산정한다.

※ 동일절개하에서 2가지 이상 수술을 동시에 시술한 경우 주된 수술이란 2가지이상 수술 중 소정금액이 높은 수술을 기준으로 한다.

⑥ 수술을 개시하였으나 병상의 급변 등 부득이한 사유로 인하여 중도에서 중단하여야 할 경우에는 수술의 중단까지와 시술상태가 가장 비슷한 항목의 수술료를 산정한다.

⑦ 각 분류항목의 처치 및 수술 등에 내시경을 이용한 경우 내시경료는 소정 시술료에 포함되므로 별도 산정하지 아니한다.

⑧ 처치 및 수술시 에 사용된 약제 및 치료재료대는 소정점수에 포함되므로 별도 산정하지 아니한다. 다만, 다음에 열거한 약제 및 치료재료대는 "약제 및 치료재료의 비용에 대한 산정기준"에 의하여 별도 산정한다.

⑨ 보건복지부가 별도고시(열거)한 특정항목을 외과 전문의가 시행한 경우에는 소정점수의 20%(별표1) 또는 30%(별표2)를 가산한다.

⑩ 보건복지부가 별도고시 한 특정항목을 흉부외과 전문의가 시행한 경우 해당 항목은 소정점수의 20%(별표3), 30%(별표4), 70%(별표5), 100%(별표6)를 가산한다.

⑪ 입원 중인 신생아에게 처치 및 수술을 행한 경우에는 해당 항목 소정점수의 100%

를 가산한다.

⑫ 입원 중인 만 1세 미만소아에게 처치 및 수술을 행한 경우에는 해당 항목 소정점수의 50%를 가산한다.

⑬ 입원중인 만 1세 이상 만 6세 미만 소아에게 처치 및 수술을 행한 경우에는 해당항목 소정점수의 30%를 가산한다.

(3) 치료재료 산정기준

치료재료료는 검사, 처치 및 수술 등에 사용되는 재료비용을 말한다. 치료재료의 종류에는 봉합사, 붕대, 고정용나사, 인조뼈, 인대나 힘줄, 인공수정체, 인공심박기, 인공와우, 소변주머니 같은 배액용기 등 매우 다양하며 실구입를 산정함으로 진료수가 책자를 참고하면 된다.

2). 캐스트료

(1) 캐스트료 산정기준 및 지침

캐스트(cast)료란 골절, 염좌 등 치료를 위해 석고붕대를 사용할 때 소요되는 비용을 말한다.

① 만 1세 미만의 소아에 대하여는 소정점수의 50%를 가산하며, 만 1세 이상 만 6세 미만의 소아에 대하여는 소정점수의 30%를 가산한다.

② 18시~09시 또는 공휴일에 응급진료가 불가피하여 시술을 행한 경우 소정점수의 50%를 가산한다.

③ 캐스트에 사용되는 석고붕대 또는 합성캐스트는 실사용 갯수 및 규격에 불문하고 「위별 석고붕대 사용기준」 또는「부위별 합성캐스트 사용기준」에 의한다.

④ Cast에 사용된 석고붕대, 합성캐스트, 외고정용 소모성 치료재료(합성수지 Splint, 석고 Splint roll), Cast heel, 고정용 신축성 붕대의 재료대는 별도 산정하되, Stockinet, Cotton bandage, Cast wire, Cast remove wire 등의 재료대는 소정 캐스트료에 포함되므로 별도 산정하지 아니한다.(외고정성용 소모성 치료재료(합성수지 splint)는 치료기간 중 1회만 산정)

⑤ Cast heel, 고정용 신축성붕대는 실사용한 개수 및 규격에 따라 산정한다.

6. 혈액 및 한방, 식대

1) 혈액

(1) 전혈 및 혈액성분제제료

전혈 및 혈액성분제제료는 수혈료라고 하며 수혈료는 다량의 출혈로 혈액이 부족해서 다른 사람의 혈액을 받았을 때 지불하는 비용을 의미한다. 수혈의 종류에는 혈액의 모든 성분이 포함된 전혈수혈과 성분수혈(혈장, 적혈구, 혈소판, 백혈구 등)로 구분된다. 따라서 혈액은 전혈(파-1, 전혈 320ml, 전혈 400ml)과 혈액성분제제(파-2, 320ml, 400ml)가 있다.

▣ 전혈 및 혈액성분제제료 산정 지침

① "혈액관리법"제11조의 규정에 의하여 보건복지부장관이 별도 고시한 항목과 금액으로 산정한다.

② 혈에 소용되는 약제 및 재료대(1회용 주사기, 1회용 주사침, 나비침, 정맥내유치침, 수액세트, 혈액 Bag 등)는 소정금액에 포함되므로 별도 산정하지 아니한다. 다만, 정맥내유치침을 사용한 경우에는 「마-5-주.1」에 따라 산정하며, 다음의 경우에는 "약제 및 치료재료의구입금액에 대한 산정기준"에 의하여 별도 산정한다.

㉮ 세척적혈구, 백혈구여과제거 적혈구 및 백혈구여과제거 혈소판의 경우에 사용된 재료대

㉯ 혈액성분채집술에 사용된 약재 및 재료대(요양기관이 대한적십자사혈액원 등으로부터 성분채집에 의한 혈액성분제제를 구입한 경우 포함)

③ 혈액성분채집에 의한 혈액성분채혈 시 공혈자에 대한 공혈적합성 여부를 판정하기 위한 검사비용은 소정금액에 포함되므로 별도 산정하지 아니한다.

(2) 혈액수가적용

혈액수가는 고시에 의거 종별가산율을 적용하지 아니하고 의료기관종별, 지역 관계없이 수가가 동일하다.

2) 한방검사료 및 한방시술료

(1) 한방검사료 산정지침

① 검사에 소요된 재료대(Roll Paper 등)는 검사료의 소정점수에 포함되므로 별도 산정하지 아니한다.

② 최초 진단 시와 최종치료여부 확인 시 실시한 경우에는 외래 · 입원, 실시횟수를 불문하고 각 1회 산정할 수 있다.

③ 염좌 · 골절 · 탈구 등과 같이 상병원인이 확실하고 내과적 진찰을 필요로 하지 않는 경우에는 산정하지 아니한다.

(2) 한방 시술(施術) 및 처치료 산정지침

① 침 · 구 · 부항술은 1일 2회 이상 시술한 경우에도 외래는 1일 1회, 입원은 1일2회 산정한다.

② 침술은 1일 3종 이내로 산정하되 「하-3」내지 「하-8」까지의 침술은 2종 이상 시술하더라도 주된 침술은 소정점수를 산정하고, 제2의 침술은 소정점수의 50%만 산정한다.

③ 같은 날에「하-51」과 「하-53」또는「하-54」를 실시한 경우에는「하-53」의 소정점수만을 산정한다.

④ 경혈침술(하-1)에 자락술 또는 도침술, 산침술(산자법)을 시술한 경우에는 경혈침술(하-1) 소정점수의 20%를 가산한다.

⑤ 경혈침술(하-1)에 화침 또는 온침을 시행한 경우에는 경혈침술(하-1) 소정점수의 50%를 가산한다.

⑥ 신생아(생후 4주 이내)에게 침술을 시술한 경우에는 소정점수의 100%를 가산하고, 만 1세 미만의 소아에게 침 · 구 · 부항술을 시술한 경우에는 소정점수의 50%, 만 1세 이상 만 6세 미만의 소아에게 침 · 구 · 부항술을 시술한 경우에는 소정점수의 30%를 가산한다.

⑦ 18~09시 또는 공휴일에 응급진료가 불가피하여 시술 및 처치를 행한 경우에는 소정점수의 50%를 가산한다.

⑧ 제1절 시술료의 시술 시 사용된 재료대는 소정 시술료에 포함되므로 별도 산정하

지 아니하나, 부항술-자락관법(하31-나)에 사용된 1회용 부항컵과 고정용 신축성 붕대 및 제2절 처치료의 처치시 사용된 재료대는 "약제 및 치료재료의 구입금액에 대한 산정기준"에 의하여 별도 산정한다.

3) 입원환자 식대

입원환자식대는 건강보험 급여대상이며, 담당의사의 식이처방에 다음과 같은 기준에 의하여 산정된다.

(1) 식이(Diet) 구분

① NPO(Nothing Per Oral) : 금식(禁食) ② RD(Regular Diet=Normal Diet, General Diet) : 정식, 일반식 ③ SD(Soft Diet) : 연식, 죽 ④ LD(Liquid Diet) : 유동식이 있다.

(2) 식사종류

식사종류에는 ① 일반식(일반 유동식, 연식포함) ② 치료식(당뇨식, 신장질환식 등) ③ 멸균식 ④ 분유 ⑤ 산모식 ⑥ 경관영양유동식 등이 있다.

(3) 일반식 및 직영가산

■ **일반식 가산**

① 영양사가산은 환자식 제공업무를 주로 담당하는 당해 요양기관에 소속된 인력으로 의원급(보건의료원 포함)은 각각 1명, 병원급 이상은 각각 2명 이상인 경우이다.

② 조리사 가산은 적시급식을 실시한 경우 산정하며, 적시급식이란 배식간격(전날 석식 제공 시간-익일 조식 제공 시간)이 '14시간 이내'인 경우이다.

■ **직영 가산**

① 직영 가산은 당해 요양기관에서 직접 운영하는 경우에, 일반식과 치료식, 산모식에 한하여 산정한다.

② 입원환자식사에 필요한 인력은 환자식 제공업무를 주로 담당하는 당해 요양기관 소속 인력이어야 하며, 영양사가 1인 이상 상근하는 경우에 한하여 산정한다.

9-2 진료비 심사청구의 중요성을 인식하고 관리운영을 수행하라?

학습목표	9-2 | 진료비 심사청구의 중요성을 인식하고 관리운영을 수행할 수 있다.

1. 요양급여비용 심사의 개념

1) 심사의 개요 및 기준

(1) 의의

요양급여비용 심사는 관계법령에서 정한 기준과 원칙에 근거하여 의학적으로 보편타당하고 경제적으로는 비용효과적인 방법으로 요양급여가 행하여졌는지 여부를 공정하고 타당하게 심사함으로써, 불필요한 과다비용의 억제와 부당한 진료비용의 지급을 방지하고 의료자원의 과소이용 및 부적절한 이용을 방지하는데 있다.

(2) 심사기준

심사기준은 요양기관이 청구한 요양급여비용의 심사 시 적합성 여부에 대한 판단기준을 의미하며 요양급여비용 청구에 대한 심사기준은 아래와 같다..

심 사 기 준
① 국민건강보험법, 시행령, 시행규칙 ② 국민건강보험요양급여의 기준에 관한 규칙 ③ 요양급여의 적용기준 및 방법에 관한 세부사항[고시] ④ 요양급여비용의 내역, 건강보험 요양급여행위 및 그 상대가치 점수, 산정지침(고시) ⑤ 중증환자에게 처방 · 투여하는 약제중 보건복지부장관이 정하여 고시하는 약제에 대해 중증질환심의위원회의 심의를 거쳐 심사평가원장이 공고한 요양급여기준 및 방법에 관한 세부사항(공고) ⑥ 약가 실거래 상한액표 및 진료용 특정 재료대 실구입가 ⑦ 보건복지부 유권해석 및 행정해석 ⑧ 심사평가원장이 진료심사평가위원회의 심의를 거쳐 정한 요양급여비용의 심사기준(심사기준) ⑨ 진료비 심사위원회 및 분과위원회 지침 등 기타 심사기준

2) 심사내용 및 방법

(1) 병원자체 심사(청구 전)

환자가 보험유형별 본인부담진료비를 납부하고 퇴원한 후 보험자가 부담하는 진료비 대하여 청구하기 전에 심사하는 것을 사후심사 또는 청구전 심사라고 한다.

① 재원심사

진료기록부를 바탕으로 재원중인 환자에 대한 처방이 적절한지 여부 (처방누락, 처방 과잉 진료, 적용 및 산정기준, 급여 및 비급여 적용 등)를 확인 심사하고, 퇴원심사시(퇴원예고환자) 환자의 신속 정확한 퇴원을 하기 위해서 재원중인 환자의 처방 및 진단을 심사한다.

② 퇴원심사

㉮ 퇴원예고된 환자에 대해서 적정진료비 및 보험급여기준에 맞도록 처방이나 진단을 심사한다.

㉯ 사후 삭감에 대해서 사전에 미리 걸러주는 작업을 한다.

㉰ 재원심사와 마찬가지로 급여여부 조정, 누락처방 입력, 동일처방 삭제 등의 작업과, 환자의 보험자격 및 사후 청구시에 진단이 환자의 상태와 맞도록 조정한다.

㉱ 기타 부가적인 정보를 주기 위해서 부분, 전체 코멘트 등의 정보(명일련 단위, 줄번호단위)를 입력하고, 환자가 수납하고 퇴원할 수 있도록 심사완료 시킨다.

③ 퇴원 후 사후심사

환자가 퇴원 후 병원의 전문심사요원이 진료행위 산정기준과 심사지침에 의한 심사로써 의무기록과 대조하여 진료내역과 상병일치여부, 심사기준과 유권해석, 분과심사위원회지침 등을 참고하여 의무기록지와 대조 병원자체심사를 한 후 건강보험심사평가원으로 정보통신망을 이용 청구하게 된다.

2. 진료비 청구 및 심사

(1) 청구시기(일정)

① 입원진료는 퇴원일이 속한 날의 다음 주 월요일부터 청구할 수 있다. 다만, 월의 말일과 초일이 모두 포함된의 요양급여비용을 청구하는 경우에는 이를 월별로 구분하여 청구한다.

② 외래진료는 내원일이 속한 날의 다음 달 초일부터 월별로 청구하거나, 내원일이 속한 다음 주 월요일부터 주단위로 구분하여 청구할 수 있다. 다만, 월의 말일과 초일이 모두 포함된 주의 진료수가를 청구하는 경우에는 이를 월별로 구분하여 청구한다.

③ 30일을 초과하여 입원진료를 하는 경우에는 연계 심사가 가능하도록 월단위로 분할 청구할 수 있다.

※ 진료비는 신속 · 정확하게 청구하여 조기에 미수금을 회수하는 것이 필요하며, 장기재원환자의 경우에는 월단위로 분할청구 하는 것이 미수금관리에 효율적이다.

(2) 병원의 진료비 명세서 청구절차

진료비청구란 본인이 부담하는 진료비를 제외한 보험자 부담진료비를 보험자단체에 청구하는 과정으로서 일정한 양식에 의거 서면이나 전자문서를 이용하여 청구를 하게되나 대부분 의료기관은 정보통신망을 이용하여 진료비를 청구하고 있다.

진료비 청구절차
① 환자 진료비 본인부담 계산 → ② 보험자 미수금 발생 → ③ 진료비청구명세서 생성(DATA정리) → ④ 명세서출력 또는 전산화면심사(진료기록부와 대조) → ⑤ 병원자체심사(사전 및 사후) → ⑥ 진료비명세서 분류 → ⑦ 검사결과지 및 소견서 첨부 → ⑧ 진료비명세 마감 및 청구액 품의 → ⑨ 보험자 단체 EDI전송

(3) 상병명, 상병분류 기호

▶ 통계청 고시에 의한 "한국표준질병 사인분류"의 분류기호를 주상병- 부상병- 배제진단순으로 기재하되, 주상병은 반드시 첫 번째 자리(제1단)에만 기재하고, 부상병, 배제진단은 각각 2개 이상인 경우 중요도 순으로 각각 기재한다.

▶ 질병코드는 알파벳과 숫자를 사용하여 표현 : 한국표준질병 사인분류 8차 개정판(KCD-8) 분류체계에 의한다.

(4) 심사방법

심사방법에는 진료비명세서에 의한 심사와 전산화면심사, 혼합방식이 있다.

㉮ 진료비명세서에 의한 심사는 전산으로 출력된 진료비명세서를 진료기록부 및 심사기준과 대조 · 확인하는 심사방법으로 진료내역을 일자별이나 항목별로 출력된 진료비명세서 확인할 수 있는 장점이 있으나 출력에 따른 시간과 비용이 많이 소요되는 단점이 있다.

㉯ `전산화면심사는 진료비명세서를 출력하지 않고 전산화면으로 진료기록부와 대조심사하는 방법으로 시간과 비용이 절약되는 장점이 있다.

㉰ 혼합방식심사는 진료비명세서와 전산화면심사를 혼합하여 사용하는 방식이다. 병원별 심사방법은 상이하나 입원의 경우는 수정보완사항이 상대적으로 외래심사보다 많기 때문에 혼합방식을 많이 사용하고 외래진료비심사는 진료내역이 적고 상병기재 등 단순하므로 전산화면심사를 많이 활용하고 있다.

(5) 건강보험심사평가원의 심사

건강보험심사평가원은 요양기관의 청구내용이 법 제39조 제2항 및 제3항의 규정에 의한 요양급여기준과 법 제 42조에 의한 요양급여비용의 내역에 적합한지를 심사한다.(시행규칙 제13조) 심사방법은 청구진료비의 효율적 심사를 위하여 지표심사와 정밀심사 및 전문심사 등으로 이루어지고 있다.

(6) 심사처리절차 및 기간

심평원의 심사처리절차는 다음과 같이 ①전산점검 → ②심사직원심사 → ③심사위원심사 → ④전문심사의 순서로 진행된다.

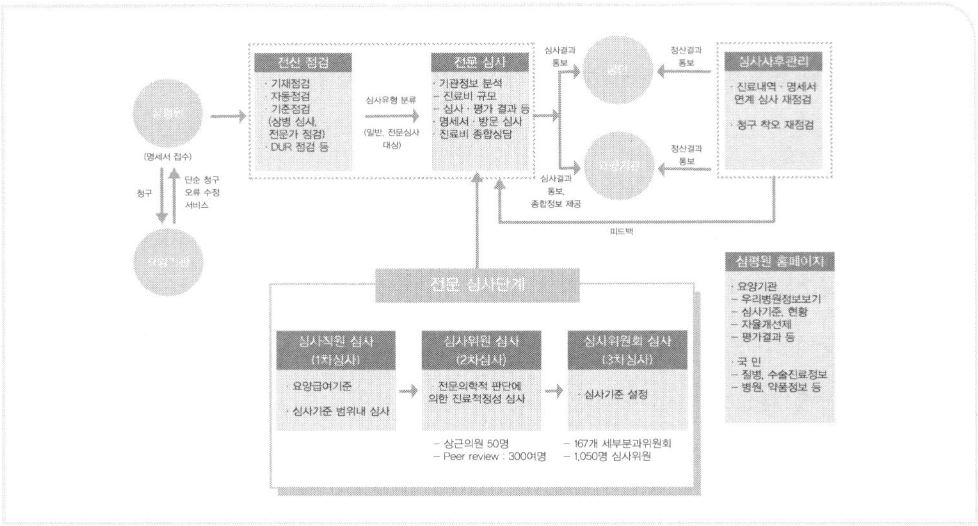

그림 9-3 심사처리절차

(7) 심사관련 보완자료의 요청

(1) 심사평가원은 제2조의 규정에 의하여 요양기관으로부터 제출받은 자료만으로 요양급여비용의 심사가 곤란하다고 인정되는 경우에는 진료기록부, 수진자에게 발행된 진료비계산서 사본, 별지 제1~2호 서식에 의한 의료의 질 향상을 위한 점검표 등 요양급여비용 심사에 필요한 보완자료의 제출을 요청할 수 있다.

(2) 제(1)항의 규정에 의하여 보완자료의 제출을 요청하는 경우에는 심사평가원은 10일의 기간을 정하여 요청하여야 하며, 동 기간 내에 보완자료를 제출하지 아니하는 경우에는 다시 7일의 기간을 정하여 보완자료의 제출을 요청하여야 한다.

(8) 진료비 심사 및 청구용 의무기록 서식

요양급여비용 심사청구용으로 활용되는 의무기록 서식으로는 ①입퇴원기록지(Admission Discharge Record) ②퇴원요약지(Discharge Summary Sheet) ③병력기록지(Medical History) ④경과기록지(Progress Notes) ⑤수술기록지(Operation record) ⑥)의사기록지(Doctors Order Sheet) ⑦간호기록지(Nurses Notes) ⑧투약기록지(Medication Sheet) (⑨외래기록지(OPD record) ⑩협의진단기록(Consultation Report) ⑪임상병리검사 보고서(Laboratory re-port), ⑫

조직병리검사 보고서(Pathology report) ⑬방사선기록지(Radiology Re-port) ⑭그라프기록지(graphic record) ⑮심전도검사보고서(electrocardiographic report) ⑯마취기록지(Aanesthetic record) ⑰회복실 기록지(Recovery room re-cord) ⑱핵의학 검사지(Nucler Medicine) ⑲수혈기록지(Transfusion re-cord) ⑳산과기록지(Obstetric record) 등이 있다.

9-3 진료비 심사지급 분석 및 이의신청을 수행하라?

학습목표	9-3 진료비 심사지급내역 분석 및 재청구와 이의신청을 수행할 수 있다.

1. 요양급여비용 심사·지급 및 결과통보

(1) 심사지급

① 국민건강보험공단은 심사평가원의 요양급여비용의 심사결과를 통보받은 때에는 지체 없이 지급 전 사전점검 후 요양기관의 금융기관 계좌번호로 요양급여비용을 송금하고 그 내역을 요양급여비용 지급통보서에 의하여 요양기관에 통보하여야 한다.

② 국민건강보험공단은 제1항의 규정에 의한 지급 전 사전점검결과 지급불능사항이 있을 경우에는 당해 요양기관이 납득할 수 있도록 항목별 사유별 내역을 요양기관에 통보하여야 한다.

③ 심사기간은 서면청구 및 전산기록장치에 의한 자기매체(diskette)청구는 40일 이내, 정보통신망에 의한 청구는 15일 이내에 심사하여 그 내용이 기재된 요양급여비용 심사결과통보서를 국민건강보험공단 및 해당 요양기관에 각각 송부하여야 하며, 요양급여비용 심사결과통보서를 받은 공단은 지체 없이 요양급여비용 지급명세가 기재된 요양급여비용 지급통보서에 따른 요양급여비용을 해당 요양기관에 지급하여야 한다.

(2) 요양급여비용 심사결과 통보

① 요양급여비용 심사결과 통보

건강보험심사평가원은 요양급여비용의 심사를 한 경우에는 지체없이 심사내역을 요양급여비용 심사결과통보서에 기재하여 요양기관 및 공단에 통보하여야 한다.

② 요양급여비용 지급

국민건강보험공단은 건강보험심사평가원의 요양급여비용의 심사결과를 통보받은 때에는 지체 없이 지급 전 사전점검 후 요양기관의 금융기관 계좌번호로 요양급여비용을 송금하고 그 내역을 요양급여비용 지급통보서에 의하여 요양기관에 통보하여야 한다.

(3) 요양급여비용 심사결과통보서 및 정산심사내역서

① 요양급여비용 심사결과통보서

요양기관이 청구한 요양급여비용을 심평원에서 심사한 후 그 내용이 기재된 요양급여비용 심사결과통보서를 국민건강보험공단 및 당해 요양기관에 각 각 송부한다.

② 요양급여비용 정산심사내역서

요양급여비용의 심사 · 지급 후 요양기관이 심사결과에 대한 이의를 제기(이의신청 또는 재심사조정청구)하여 정산(환급)이 발생하는 경우 또는 심평원이 사후 점검 후 정산(환수)을 하는 경우 정산결과에 대한 정산 심사내역서를 국민건강보험공단 및 당해 요양기관에 각각 송부한다.

③ 진료비 심사조정코드 및 상세설명 내역

요양기관에서 건강보험심사평가원으로 요양급여비용 청구 후 진료비 심사결과에 대한 통보시 심사조정코드 및 상세내역은 다음과 같다.

표 9-2 요양급여비용 심사(조정)내역 빈도 높은 사유별 코드

코 드	내 역
A	행위, 약제, 치료재료의 금액 산정착오
B	요양급여비용 산정기준 적용착오
C	요양급여기준 범위 초과 진료, 처방내역 미확인 조제
D	계산착오
E	비급여대상, 요양급여비용의 100분의100 본인부담항목 청구
F	증빙자료 미제출
G	중복청구
H	소멸시효기간이 경과된 요양급여비용청구

④ 의료기관의 심평원 진료비조정(삭감) 분석

건강보험심사평가원에서에서 청구된 진료비에 대해 심사가 이루어지는 과정에서 보건복지부 고시나 심사기준, 약가신고, 재료대 신고, 청구경향에 의해 삭감 처리한 진료비 내역을 확인하는 과정으로 삭감된 진료내역을 분석하여 진료비 관리기준 및 이의신청을 하기 위한 작업이다. 분석하는 방법은 ① 요양급여비용 심사결정금액의 정산내역

서 - 삭감금액, 줄번호별 심사조정코드 확인 ② 요양급여비용 삭감 금액 - Ⅰ항, Ⅱ항 확인 등이 있다.

표 9-3 보험유형별 청구현황 및 심사조정률

(단위: 건, 백만원,%)

구분		전월			금월		
		건수	총진료비	조정율	건수	총진료비	조정율
전체	총계						
	외래						
	입원						

(4) 보완청구 및 추가청구

① 보완청구

요양기관에서 요양급여비용을 청구하였으나, 심사평가원에서 심사불능 처리된 건(반송건)에 대하여는 해당사유를 보완하여 명세서를 재작성하고, 심사청구서에 첨부하여 다시 청구한다.

② 추가청구

요양기관이 요양급여비용을 지급받은 명세서 중 진료내역의 일부가 당초 청구시 누락되어 누락된 진료내역만을 추가로 청구하는 경우에는 심사청구서 및 명세서의 청구 구분란에는 추가청구 구분코드("2")를 기재하고, 명세서의 청구 구분란에 이미 통보된 원청구서의 접수번호, 명세서 일련번호를 기재하여야 하며,이 경우 반드시 진료기록부 사본을 첨부하여야 한다.

③ 정산진료비 환수 및 재청구

정산진료비란 건강보험심사평가원이 요양기관에서 청구한 요양급여비용명세서에 의거 1차 진료비 심사결과 지불한 금액에 대하여 보험자단체나 요양기관의 이의신청에 의하여 진료비를 추가로 지급하거나 환수하는 것을 의미한다. 진료비정산에 따른 환수의 대부분은 진료비명세서 기재착오(보장기관 기호, 보험증 번호, 주민번호착오), 수진자의 수급자격확인소홀(자격상실자 진료, 미등재자 진료, 자격취득 전 진료), 진료비용의 이중청구, 진찰료 중복청구 등으로 자격관리에 보다 관심을 가지고 관리하면 정산진료비 환수를 사전에 예방할 수 있다.

2. 심사관리 및 재심청구·이의신청

(1) 심사사후관리

심사사후관리란 요양급여비용 심사청구에 대하여 심사가 종결되고, 그 결과를 건강보험공단 및 요양기관에 통보한 후 심사가 심사기준에 의하여 정확하게 이루어졌는지를 재점검 하여 부당청구 및 지급된 금액이 확인된 경우 이를 환수하고, 점검결과를 추후 심사과정에 반영하는 것을 말하며, 세부업무로는 고액진료건 청구착오 점검, 중복청구건 점검, 소멸시효완료건 점검, 요양기관현황(변경)신고에 대한 점검 등이 있다.

(2) 이의신청

① 이의신청은 요양기관 또는 공단은 심사평가원의 요양급여비용의 심사결과에 이의가 있을 때에는 법 제76조제3항의 규정에 의하여 처분이 있음을 안 날부터 90일 이내에 문서로 이의신청을 하여야 하며 처분이 있은 날부터 180일이 경과하면 이를 제기하지 못한다.

② 이의신청 후 결과통보는 심사평가원이 제1항의 규정에 의한 이의신청을 받은 때에는 영 제51조의규정에 의하여 60일 이내에 이의신청결과를 통보하여야 한다. 단, 부득이한 사정이 있을 경우에는 30일의 범위 안에서 그 기간을 연장할 수 있으며, 기간을 연장한 때에는 결정기간이 만료되기 7일 전까지 이의신청인에게 이를 통지하여야 한다.

(3) 재심청구

재심청구란 요양급여비용의 심사결과에 이의가 있을 때에는 요양급여비용 심사결과 통보서를 받은 날로부터 90일 이내 재심사조정청구를 할 수 있으며, 신청방법은 서면 또는 웹(Web)으로 신청할 수 있다. 심사평가원은 30일 이내에 재심사조정 결과를 통보한다. 단 부득이한 경우에는 30일의 범위 안에서 그 기간을 연장할 수 있다. 또한 재심사조정청구에 대한 심사평가원의 결정에 불복이 있는 경우 건강보험심사평가원에 이의신청을 할 수 있다.

(4) 심판청구

심판청구는 이의신청에 대한 결정에 불복이 있는 자는 보건복지부 건강보험분쟁조정

위원회에 심사청구를 할 수 있다. 심사청구는 처분이 있는 날로부터 90일 이내에 하여야 하며, 건강보험분쟁조정위원회는 심사청구를 받은 날로부터 60일 이내에 그 결정을 해야 한다. 부득이한 사정이 있는 경우 30일 범위 내에서 연장가능하다.

(5) 행정소송

행정소송은 국민건강보험공단 또는 건강보험심사평가원의처분에 이의가 있는 자와 제87조에 따른 이의신청 또는 제88조에 따른 심판청구에 대한 결정에 불복하는 자는「행정소송법」에서 정하는 바에 따라 행정소송을 제기할 수 있다. 권리구제방법은 다음과 같다.

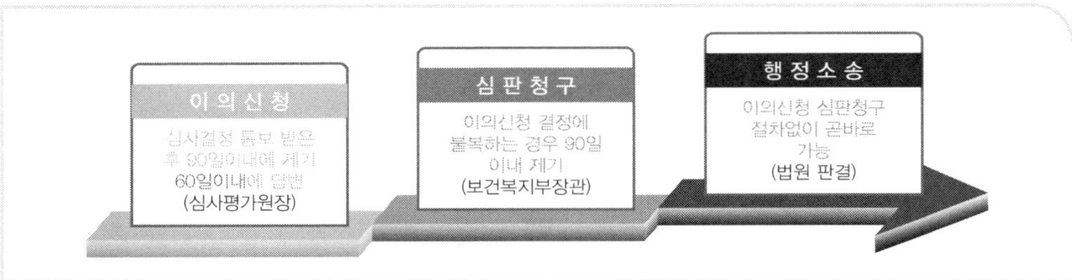

그림 9-4 권리구제방법

9-4 진료행위에 대한 누락방지 전략을 수립하여 실행하라?

학습 목표 9-4 | 진료행위 제공에 대한 누락방지 전략을 수립할 수 있다.

1. 재원 진료비 심사제도 및 가산율 적용관리

(1) 재원 진료비 심사제도

병원에 입원한 환자의 진료비는 입원기간 동안에 진료내역을 수가 항목별로 적정하게 산정하여 퇴원시에 계산을 완료하고 보험자 부담액은 보험자에게 청구하고, 본인부담액은 환자에게 고지하여 수납한다. 환자가 재원기간 동안에 진료비를 자체심사 해야하는 필요성을 요약하면 다음과 같다.

첫째, 진료를 담당하는 의사 및 간호사, 기타 직원에게 건강보험 인정기준 및 진료비 산정정보를 사전에 제공하여, 처방 발생시에 적정을 기할 수 있도록 할 수 있다.

둘째, 건강보험 급여기준에 의한 적정한 진료비를 퇴원 전에 산정할 수 있어서, 병원 신뢰도를 확보하고 환자 민원을 사전에 방지할 수 있다.

셋째, 담당 의료진에게 행위별, 수가항목별, 진료정보와 통계자료를 제공하여 임상연구 교육자료로 활용하고, 의료의 질 향상을 도모할 수 있다.

넷째, 입원환자가 퇴원하기 전에 진료비 자체심사가 종결되어, 보험자에게 청구하는 진료비를 조기에 청구할 수 있어서 자금운용에 도움을 주고, 수익증가에 기여할 수 있다.

다섯째, 퇴원일에 진료비계산이 아침시간에(09:00~10:00사이) 종결되어, 퇴원예정환자는 오전 중에 퇴원수속을 마치고 귀가할 수 있다.

(2) 진료행위별 가산율 적용 관리

제공한 진료행위에 대한 가산율 적용은 건강보험의 수가산정 관리에 매우 중요함으로 요양급여비용 산정기준과 지침에 의한 관리가 필요하며, 또한 요양급여비용 명세서 작성과 심사청구시 청구누락이 없도록 관리되어야 한다. 가산율 적용에 있어서 소정점수란 상대가치점수 및 환산지수를 합한 것을 의미한다.

2. 진료비심사청구의 효율화방안

진료비심사청구의 효율화방안은 다음과 같다.

표 9-4 진료비청구심사의 효율화방안

1	보험진료비는 미수발생 후 최단시일 내(외래는 익월, 입원은 퇴원 후 또는 분할청구) 청구하여야 한다.
2	심사단체(심평원 등)에서 보완자료 요청시는 기한 내 자료를 송부하여 삭감을 미연에 방지하여야 한다.
3	청구심사 후 반송건에 대해 즉시 자료를 보완하여 누락없이 청구(재청구)하여야한다.
4	약품 및 재료대 구입증빙자료를 기한 내(분기 최초월 14일 이내) 심평원에 자료를 송부하여야 한다.
5	진료비청구 후 누락이 발생하면 즉시 추가 청구하여야 한다.
6	산재 및 자보환자는 기왕증진료(미승인상병)는 본인부담금을 징수하고 별도청구(건보 또는 의료급여)하여 진료비누락을 방지하여야 한다.
7	한번의 진찰로 시행(연속처방)한 물리치료 및 주사에 대하여 진료기록부에 누락이 없도록 기록하여야 한다(향후 실사 대비).
8	청구심사시는 진료행위에 대한 행위별 가산율 적용(야간 및 공휴일, 나이로 인한 행위료 가산 등)이 잘 산정되었는지 확인하여야 한다.
9	심사지급 통보서에 대한 삭감내역을 면밀히 분석하여 수가산정 및 적용착오가 없도록 하여야 한다.
10	특히 입원환자의 항생제삭감을 보험유형별로 분석하여 약품관리에 활용하여야 한다.
11	자보환자에 대해 일률적으로 삭감(반복삭감)하는 건에 대해서는 진료과와 협의, 대응방안을 강구하여야 한다.

자료출처: C병원 경영진단분석보고서(김회창)

3. 진료행위에 대한 누락방지책 및 보험교육

(1) 진료행위에 대한 누락방지책

건강보험심사청구와 관련 진료행위에 대한 청구누락 방지책의 사례를 참고하여 사전에 효율적인 관리가 필요하다.

표 9-5 진료행위에 대한 누락방지책

	구 분	내 용
1	의료진의 진료기록(처방입력)	의무기록(경과기록, 수술기록, 상병 포함)
2	진료항목(행위)별 수가산정기준	산정(적용)기준 및 인정기준, 유권해석 등
3	미수발생액(청구대상액)과 청구차액	청구차액 최소화 필요(청구전 자체조정액)
4	보험교육 및 심사기준(지침)홍보	의료진 및 간호부서, 진료지원부서 등
5	수술 후 처치료 및 간호처치료	기준 및 인정범위, 산정방법 등
6	진찰료(초진 및 재진)산정 및 협진료 관리	산정기준과 지침에 의한 산정

7	산재 및 자동차보험 비대상 질환	승인된 상병 외의 진료비는 건강보험으로 청구
8	보험청구심사 기능의 전문화	보험청구심사 전문요원 양성 필요
9	특정진료재료 관리	처치 및 수술재료, 봉합사 인정기준 등
10	가산(율) 적용대상 관리	공휴일, 야간, 나이, 시간, 식사가산 기준 등
11	심사지급내역분석 사후관리	보완 및 추가청구, 부당한 조정 이의신청,
12	처방입력누락(착오) 방지	행위, 코드, 수량, 일수, 시간, 재료 등
13	응급의료관리료 산정	응급증상(급여) 및 비해당증상(전액본인부담)

자료출처: S병원 및 B병원 경영진단분석보고서(김회창)

(2) 직원 보험교육

① 건강보험은 매년 보건복지부에서 건강보험요양급여비용이 개정 고시되고, 또한 심사기준과 지침, 유권해석, 질의회신, 진료분과위원회지침, 심사사례 등이 변경될 수 있으므로 보험심사 관리부서(적정진료팀 또는 보험심사실 등)에서는 변경된 주요 내용을 해당 직종별로 구분하여 보험교육이 필요하다.

② 병원에서 건강보험심사평가원으로 심사청구 후 심사지급내역서를 분석하여 주요 사항에 대해서는 해당 진료과 의료진 및 간호부서 등에 교육(또는 공지) 또는 협조 요청이 필요하다. 교육 및 공지할 자료는 이해가 쉽게 자료를 요약하여 작성하여야 한다.

③ 특히 신규약품 및 특정재료가 입고시는 보험심사기준을 미리 파악하여 자료를 정리 후 관련부서에 진료에 참고가 될 수 있도록 통보하여 사전 심사조정(삭감)을 방지하여야 한다.

④ 대한병원협회 또는 대한의학협회 등에서 새로운 심사기준이 병원에 통보(신설 및 변경)시는 해당부분을 요약 · 정리하여 관련 부서에 알려서 진료에 참고가 되도록 한다.

⑤ 건강보험심사평가원 홈페이지의 심사관련 사항 및 유사규모병원의 심사관련 자료를 수집하여 활용하도록 한다.

⑥ 상기사항을 참고하여 진료행위에 대한 누락을 방지하고, 심사의 효율성을 제고할 수 있도록 관리가 필요하다.

제 10 장

건강검진 및 부대사업 관리

10-1 | 국가건강검진제도를 이해하고 지속적으로 서비스를 향상하라?

10-2 | 종합건강진단의 목적과 종류를 이해하고 지속적으로 서비스를 향상하라?

10-3 | 부대사업 및 외국인환자 유치사업을 효율적으로 운영하라?

10-1 국가건강검진제도를 이해하고 지속적으로 서비스를 향상하라!?

학습목표

10-1 국가건강검진의 종류 및 대상과 실시 절차에 대하여 알 수 있다.

1. 국가건강검진 제도

1) 건강의 개념

(1) 건강의 정의

세계보건기구(WHO)는 1948년 세계 보건기구헌장의 전문에서 건강의 정의를 "건강이란 단순히 질병이 없거나 허약하지 않을 뿐만 아니라 신체적, 정신적, 사회적 안녕이 완전한 상태이다(Health is a complete state of physical, mental, and social well-being and not merely the absence of disease or infirmity)"라고 정의하였다.

(2) 건강관리와 건강증진

① 건강관리

건강관리는 질병의 조기발견, 건강상담, 예방접종, 위생교육, 생활환경의 정비 등 예방의학의 실천이라는 것으로 인식되어 왔으나, 그와 더불어 건강이상자에 대한 회복과 사회적응 등 치료의학의 활동이기도 하다.

② 건강증진

건강에 나쁜 생활양식이나 습관 등을 건강에 유익한 행동양식과 습관으로 바꾸고, 적당한 운동, 영양, 휴식과 스트레스관리 등을 통하여 건강잠재력을 함양함으로써 건강을 유지 · 증진시키고 건강의 위해요인들에 적극적으로 대처할 수 있는 저항력을 함양하는 것이라 하겠다. 건강증진은 보건교육, 질병예방, 영양개선 및 건강생활실천 등을 통해 건강을 증진시키는 사업으로 정의하고 있다(국민건강증진법 제2조 ①항).

2) 건강진단

(1) 건강진단의 개념

개인의 건강상태 및 질병이상 유무에 대하여 의사의 진찰과 검사 등을 통하여 건강을 진단하는 것을 의미한다. 따라서 건강진단의 목적은 체계적인 선별검사를 통하여 각종 질병을 조기예방과 조기발견 및 조기치료를 할 수 있게 하고, 생활습관을 개선하여 건강을 증진시키는 예방적 활동이라고 할 수 있다. 또한 조기예방과 조기진단을 통한 건강관리로 삶의 질을 향상시킬 수 있다. 건진(健診)은 건강진단(健康診斷)의 약어이며, 검진(檢診)은 검사(檢査)와 진단(診斷)의 약어이다.

(2) 건강진단의 종류(유형)

건강진단의 종류는 국가검진과 일반건강진단으로 구분할 수 있으며, 국가검진은 ①일반건강검진(1,2차) ②암검진 ③의료급여생애전환기 건강진단 ④영유아 건강검진 ⑤학생건강검진이 있다. 일반건강진단에는 ①근로자건강진단 ②신체검사 ③특수건강진단 ④일반건강진단 ⑤ 종합건강진단 등이 있다.

① 일반건강검진 및 암검진

국민건강보험법 제47조에 의거 국민건강보험공단 주관으로 건강보험가입자(피보험자 및 피부양자)를 대상으로 실시하는 건강진단이다. 일반건강검진(1차 및 2차)은 생활습관병(성인병)의 예방 및 조기발견을 목적으로 실시하고 있으며, 암검진은 국가차원의 암예방 및 암의 조기 발견을 목적으로 6대암(위암, 대장암, 간암, 유방암, 자궁경부암, 폐암)검사를 실시하고 있다. 또한 일반건강검진과 암검진은 질병의 사전예방과 조기발견 및 조기치료로 국민의 의료비를 절감하고 국민건강수준을 향상시키는데 목적이 있다.

② 학생건강진단

초등학교부터 중학교, 고등학교 재학 중인 성장기 학생을 대상으로 학교와 가정에서 예기치 못한 질병을 조기발견하고 유소견 학생에 대하여 철저한 사후관리를 함으로써 보다 나은 학교생활로 건강을 유지하기 위하여 학교보건법(제7조 ②항 및 학교 건강검사규칙 제7조)에 의하여 실시하는 건강진단이다. 검사항목으로는 근, 골격 및 척추, 눈, 귀, 콧병, 목병, 피부병, 구강, 기관능력, 병리검사(소변, 혈액형, 혈압)등을 실시하고 있다.

③ 근로자건강진단

㉠ 채용건강진단

채용건강진단은 신규채용 된 근로자가 일반질병 및 조기발견에 필요한 기초 건강자료 확보와 배치되는 업무에 대한 적합성(Fitness) 평가를 위하여 부서에 배치되기 전에 받아야하는 건강진단이다.

㉡ 일반건강진단

일반건강진단은 일반질병을 조기발견하기 위하여 사무직에 종사하는 근로자는 매 2년마다, 나머지 기타 근로자는 매1년마다 정기적으로 받아야 하는 건강진단이다.

④ 신체검사

신체검사는 용도와 목적에 따라 일반신체검사, 유학신검, 비자신검, 선원신검, 총포신검, 보건위생업종사자신검 등이 있다.

⑤ 특수건강진단

특수건강진단이라 함은 산업안전보건법에 의하여 유해인자에 노출되는업무에 종사하는 근로자 또는 근로자 건강진단실시 결과 직업병유소견자로 판정받은 후 작업 전환을 하거나 작업장소를 변경하고 직업병 유 소견 판정의 원인이 된 유해인자에 대한 건강진단이 필요하다는 의사의 소견이 있는 근로자의 건강관리를 위하여 실시는 건강진단을 말한다.

⑥ 종합건강진단

각종 성인병예방 및 질병의 조기발견을 위하여 선별적 검사를 통하여 종합적으로 건강진단을 실시하는 것을 의미하며, 의료기관별로 다양한 건강진단 프로그램(건강진단 종류별 검사 항목 상이)을 운영하고 있다.

(3) 건강진단기관

건강진단의 실시 내용에 따라 일반건강검진기관과 특수건강진단기관으로 구분된다. 일반건강검진기관은 인력 · 시설 · 장비 등 검진기관 지정기준 및 절차는 보건복지부령으로 정하고 있으며, 검진기관은 일반검진기관, 암검진기관, 영유아검진기관, 구강검진기관으로 구분하고 있다. 특수건강진단기관은 각 지방관서별로 1개 기관을 지정하는 것을 원칙으로 하되 2개 이상의 의료기관을 지정하고자 할 때에는 특수검진대상 사업체의 근로자수를 고려하여 검진지역이 중복되지 않게 지정한다.

2. 건강검진의 종류 및 내용

(1) 국가건강검진

"건강검진"이란 건강상태 확인과 질병의 예방 및 조기발견을 목적으로 건강검진기관을 통하여 진찰 및 상담, 이학적 검사, 진단검사, 병리검사, 영상의학 검사 등 의학적 검진을 시행하는 것을 말한다고 정의하고 있다. 따라서 생활습관성 질환인 고혈압, 당뇨병, 이상지질혈증 등 심뇌혈관질환 예방과 5대 암을 조기에 발견하여 치료토록 함으로써 국민건강 수준의 향상과 국민의료비를 절감하고 있다. 건강검진 근거법규는 국민건강보험법 제 47조 및 동법 시행령 제 26조와 암 관리법 제 9조, 동법 시행령 제 9조 및 동법 시행규칙 제 7조 및 건강검진 실시기준(보건복지부고시)에 근거하고 있다.

① 건강검진 수검현황

표 10-1 건강검진 수검현황

구 분	2016년	2017년	2018년	2019년	2020년
일반건강검진	77.7	78.5	76.9	74.1	67.8
암검진	49.2	50.4	53.9	55.8	49.6
영유아건강검진	71.9	72.1	74.5	77.6	83.0

자료출처: 국민건강검진통계연보(2021)

(2) 건강검진기관의 구분 및 실시범위·대상

(가) 건강검진기관의 구분 및 지정기준

① 보건복지부장관은 법 제14조에 따라 검사항목을 고려하여 다음 각 호의 구분에 따라 건강검진기관을 지정한다. 이 경우 제1호의 일반검진기관으로 지정받거나 지정받으려는 검진기관만 제2호 가목부터 다목까지의 위암검진기관, 대장암검진기관 및 간암검진기관으로 지정할 수 있다.

1. 일반검진기관 2. 암검진기관 : ① 위암검진기관 ② 대장암검진기관 ③ 간암검진기관 ④ 유방암검기관 ⑤ 자궁경부암 검진기관 ⑥ 폐암검진기관 3. 영유아검진기관 4. 구강검진기관

(나) 실시 목적 및 범위

① 일반건강검진

고혈압, 당뇨 등 심뇌혈관질환을 조기 발견하여 치료 및 관리로 연계함으로써 건강증진 도모하기 위함이며 1차검진과 유질환자에 대한 2차검진이 있다.

※ 2차검진은 1차검진 결과 고혈압, 당뇨병 질환의심 또는 만 70세, 만 74세 중 인지기능장애 고위험군 판정자가 대상

② 의료급여 생애전환기검진

「의료급여법에 따른 의료급여수급권자 중 만 66세 이상 세대주 및 세대원에게 낙상, 치매 등 노인성 질환의 위험 증가 시기"인 만 66세에 생애전환기 검진을 실시하게 되었다. 뇌졸중 등 심 · 뇌혈관질환 위험요인 조기발견을 위해 고지혈증(중성지방, HDL-콜레스테롤), 노인신체기능(근력, 평형성), 일상생활 수행능력, 인지기능장애(치매), 골밀도 검사(골다공증) 등을 실시하며, 1차검진 및 2차검진이 있다.

③ 암검진

우리 국민들에게 많이 발병하고, 조기진단 방법이 있으며, 치료할 수 있는 6대암(위암,대장암, 간암, 유방암, 자궁경부암, 폐암)으로 구성하여 실시하고 있다. 따라서 검진기관 사정(예약 집중 등)에 따라 예약이 조기에 마감될 수 있으므로 반드시 사전 확인 및 예약 후 검진이 필요하다.

④ 영유아건강검진

영유아 건강검진은 만 6세 미만 영유아에 대해 각 월령에 특화된 문진(시각 · 청각 문진 포함)과 진찰, 신체계측(신장 · 체중 · 머리둘레)을 공통 실시하고, 부모를 대상으로 3종의 건강교육(안전사고, 영양교육, 취학 전 교육 등)과 발달평가 및 상담을 실시하고 있다.

(3) 일반건강검진 및 암검진 대상

① 일반건강검진 대상

표 10-2 일반건강검진 대상

구 분	대 상	실시주기
지역가입자	• 세대주 및 만 20세 이상 세대원	· 2년에 1회
직장가입자	• 비사무직 근로자 전체 • 사무직 근로자중 격년제 실시에 따름	· 비사무직 1년 1회 · 사무직 2년 1회
직장피부양자	• 만 20세 이상 직장피부양자	· 2년에 1회

※ 출생년도를 짝수 또는 홀수연도로 구분하여 실시함.

② **암검진**

당해 연도 건강검진(일반건강검진, 생애전환기 건강진단) 대상자로서 다음 기준에 해당 하는자(건강보험 및 의료급여 대상자)

표 10-3 암검진대상

구 분	검진주기	대 상
위 암	2년	• 만 40세 이상인 자(1980.12.31 이전 출생자
간 암	6개월	• 전 2년간 보험급여내역 간암발생고위험군(간 경변증, 만성 간질환자 등) 40세 이상인 자 • 과거년도 일반건강검진 B형 간염표면항원검사 또는 C형 간염 바이러스 항체 HCV Antibody 검사 결과가 '양성'인자 중 만 40세 이상인 자 단, 전 2년간 아래 상병으로 의료이용을 한 경우 제외 – C22.0에 해당하는 간세포 암종, 간세포 암종, 간암 – C22.1에 해당하는 간내담관 암종, 담관암종
대장암	1년	• 만 50세 이상인 자(1970.12.31 이전 출생자)
유방암	2년	• 만 40세 이상인 여성(1980.12.31 이전 출생자)
자궁경부암	2년	• 만 20세 이상인 여성(2000.12.31 이전 출생자)
폐암	2년	• 만 54~74세(1946.1.1~1966.12.31 출생자)짝수연도 출생자 중 폐암발생 고위험군 해당자 – 현재 흡연중인 자로 해당연도 전 2년 내 국가건강검진(일반 · 생애) 시 작성하는 문진표로 흡연력이 30갑년 이상으로 확인되는 자 – 해당연도 전 2년 내 건강보험 금연치료 사업참여를 위해 작성하는 문진표로 흡연력이 30갑년 이상으로 확인되는 자

(4) 건강검진 주요항목

건강검진 주요항목은 다음과 같다.

표 10-4 건강검진 주요항목

구 분	검진종류	검진항목
일반 건강검진		• 문진 및 체위검사, 흉부방사선검사, 혈액검사(공복혈당, 콜레스테롤 등), 요검사, 구강검진 등
암검진	위암	• 위장조영검사, 위내시경검사, 조직검사
	유방암	• 유방촬영(양측)
	대장암	• 분변잠혈반응검사, 대장이중조영검사, 대장내시경검사, 조직검사
	간암	• 간초음파검사, 혈청알파태아단백검사
	자궁경부암	• 자궁경부세포검사
	폐암	• 저선량흉부CT

(가) 1차 검진과 2차 검진

① 일반건강검진은 1차 검진을 실시한 후 고혈압, 당뇨병 질환 의심자 및 인지기능장

애 고위험군에 대하여는 2차 검진을 실시한다.

② 의료급여 생애전환기 검진은 1차 검진 전체 수검자에 대하여 2차 검진을 실시한다.

(나) 검사항목

① 일반건강검진은 1. 문진과 진찰 2. 신체계측, 혈압측정, 시력 · 청력 측정 3. 흉부방사선 촬영, 요검사, 혈액검사4. 구강검진 5. 건강위험평가(문진과 검사 결과 등을 토대로 건강검진을 받은 자) 6. 인지기능장애 검사 7. 1차 검진 결과 상담 등 검사항목을 실시한다.

② 암검진은 위암, 간암, 대장암, 유방암, 자궁경부암, 폐암의 발견을 위해 필요한 검사항목을 실시한다.

③ 생애전환기 건강진단은 제1항 및 2항에 따른 검사항목과 다음 각 호의 검사항목을 추가로 실시한다.

1. B형 간염검사, 구강 치면세균막 검사 2. 골밀도 검사, 노인신체기능검사 3. 생활습관평가(생활습관과 관련된 흡연, 음주, 운동, 영양, 비만 건강위험요인을 평가하고 평가 결과에 따라 생활습관 개선을 위한 상담 및 처방 4. 정신건강검사는 우울증에 대한 선별검사를 실시하는 것을 말한다.

④ 영유아건강검진은 1. 문진과 진찰 2. 신체계측 3. 발달평가 및 상담 4. 건강교육 5. 구강검진 검사항목을 총 10회 실시(일반 7회, 구강검진 3회) 실시한다.

(5) 건강검진의 실시시기 및 절차

(가) 검진 실시시기

건강검진의 실시는 해당 연도에 실시한다. 다만, 2차 검진과 검사항목 선택에 따라 단계별로 실시하는 위암, 대장암의 2단계 이상 검진은 다음연도 1월말까지 실시할 수 있다.

(나) 검진 실시절차

① 국민건강보험공단은 대상자에게 건강검진표를 미리 송부(개인별 발송)하고 건강검진 실시방법 절차 등을 안내하여야 한다. 이 경우 지역가입자에게는 각 세대에 통보하는 보험료 고지서에 이를 수록하여 안내할 수 있다.

② 시장 군수 구청장은 관할 지역 의료급여수급권자 중 건강검진 대상자에게 보건복

지부장관이 정한 지침에 따라 건강검진 실시에 대하여 안내할 수 있다.

③ 대상자는 제1항에 따른 건강검진표와 본인임을 확인할 수 있는 증명서 등을 지참하고, 검진기관에서 건강검진을 받는다.

④ 검진기관은 대상자가 제시한 건강검진표 및 본인임을 확인할 수 있는 증명서 등으로 본인 및 검사 항목별 대상자 여부 등을 확인하여야 한다.

⑤ 검진기관은 검진 실시에 앞서 문진표 등을 구비하여야 하고 대상자는 검진기관의 안내에 따라 해당 문진표 등을 작성하여 제출한다.

⑥ 검진기관은 제5조에 따른 2차 검진 대상자에 대해서는 1차 검진일로부터 15일 이내에 2차 검진을 받도록 안내하여야 한다. 이와 같은 검진기관의 안내에도 불구하고 2차 검진 대상자가 1차 검진일로부터 30일이 경과하여도 2차 검진을 받지 아니한 경우에는 1차 검진일을 건강검진 완료일로 본다.

⑦ 출장검진 실시를 희망하는 검진기관은 출장검진 3일전에 지역보건법 시행규칙 제11조(건강진단신고)에서 정하고 있는 건강진단등신고서에 다음 서류를 첨부하여 관할 보건소장에게 신고해야 한다.

(6) 건강검진 결과 통보 및 사후관리

① 결과 통보

검진기관은 건강검진을 완료한 후 결과통보서를 작성하여 수검자에게 15일 이내에 건강검진 결과를 우편 등으로 통보하여야 한다.

② 사후관리

검진기관은 「건강검진기본법」제19조제1항에 따라 건강검진결과 건강을 위협하는 요인이나 질병을 의심할 수 있는 요인 등이 발견된 자에 대하여 상담 또는 전문 의료기관의 의뢰 등 필요한 조치를 취하여야 한다.

(7) 검진비용 부담 및 청구, 지급

(가) 검진비용의 부담

1. 일반건강검진, 생애전환기 건강진단, 영유아건강검진, 암검진 중 자궁경부암 검진, 대장암검진은 공단이 전액 부담한다.

2. 암검진 중 위암, 유방암, 간암, 폐암 검진은 공단이 검진비용의 100분의 90을, 수검자가 100분의 10을 각각 부담한다. 다만, 생애전환기 건강진단 수검자의 본인부담비용은 공단이 부담한다.
3. 국가 암 검진사업 대상자에 대한 본인부담금(10%)은 국가 및 지자체에서 부담한다.
4. 의료급여수급권자의 검진비용은 국가와 지방자치단체에서 부담한다.

(나) 검진비용의 청구 · 지급

① 검진기관은 건강검진을 완료한 날로부터 30일 이내에 검진비용을 건강보험공단에 청구하여야 한다.

② 검진비용을 청구할 경우에는 공단의 전산시스템(건강검진 포털) 등에 검진결과내역을 등록한 후 공단에 청구하여야 한다.

③ 검진비용 청구서가 접수된 날로부터 15일 이내에 해당 검진기관의 건강보험 요양급여비용 지급계좌로 검진비용을 지급하여야 한다.

④ 토요일 및 "관공서의 공휴일에 관한 규정"에 따른 공휴일에 검진을 실시한 기관에 대하여 건강검진 상담료 및 행정비용의 30%를 가산하여 지급할 수 있다.

(8) 검진기관의 평가

보건복지부장관은 국가건강검진의 질 향상을 위하여 검진기관에 대하여 1. 국가건강검진 업무 수행에 적절한 인력 · 시설 및 장비 등을 갖추었는지의 여부 2. 국가건강검진의 질 관리 실시 현황에 대하여 3년 마다 평가를 실시하고 있다.

(9) 건강검진기관구분 및 검진기관의 지정기준

① 건강검진기관은 일반검진기관, 암검진기관, 영유아검진기관, 구강검진기관으로 구분하며, 검진기관의 지정기준에 따라 인력 · 시설 · 장비기준을 준비하여 국민건강보험공단(지사)에 신청한다.

② 국민건강보험공단은 검진기관지정기준에 적합한지 현지 확인 후(신청서 접수 후 7일 이내 처리) 적합하면 공단 홈페이지 게재 및 해당기관에 지정서를 발급한다.

가. 일반검진기관

표 10-5 일반검진기관

일반검진기관 지정기준			
신청자격	인력기준	시설기준	장비기준
가. 종합병원 나. 병원(요양병원 포함) 다. 의원 라. 보건소(보건의료원포함) 마. 의사를 두어 의과진료과목을 추가로 설치 · 운영하는 한방병원 및 치과병원	가. 의사: 연평균 일일 검진인원 25명당 1명을 두되, 그 단수에는 1명을 추가한다. 나. 간호사(간호조무사포함) 1명 이상 다. 임상병리사 1명 이상 ※ 내원검진만 실시하는 의원은 연간 검진인원을 실진료일수로 나눈 검진인원(일일 평균 검진인원)이 15명 미만일 경우 임상병리사를 두지 않을 수 있다. 라. 방사선사 1명 이상 ※ 내원검진만 실시하는 의원은 일일 평균 검진인원이 15명 미만일 경우 방사선사를 두지 않을 수 있다.	가. 진찰실 나. 탈의실 다. 검진대기실 라. 임상검사(검체검사 및 진단의학검사 포함)를 하는 시설 마. 방사선촬영실	가. 신장 및 체중계 나. 혈압계 다. 시력검사표 라. 청력계기 마. 원심분리기 바. 혈액학검사기기 사. 혈액화학분석기 아. 방사선촬영장치(직접촬영장치)

나. 암검진기관

표 10-6 암검진기관

암검진기관 지정기준					
구 분	신청자격	인력기준	시설기준	장비기준	그 밖의 사항
위암	일반검진기관	가. 의사 1명 나. 간호사 1명 다. 방사선사 1명 (조영검사 실시기관만 해당)	가. 내시경실 나. 회복실	가. 위내시경 나. 위장조영촬영기기 (500㎃ 이상으로 위장조영검사를 실시하는 기관만 해당한다)	조영촬영기기는「진단용 방사선 발생장치의 안전관리에 관한 규정」에 따라 검사기준에 적합한 것으로 판정된 장비이어야 한다.
대장암				가. 대장내시경 나. 대장조영촬영기기 (500㎃ 이상으로 대장조영검사를 실시하는 기관만 해당한다)	

간암				초음파영상진단기	초음파영상진단기는 식품의약품안전처장이 정하여 고시하는 시험기준 및 시험방법기준에 적합한 장비이어야 한다.
유방암	가. 일반검진기관 나. 종합병원 다. 병원 라. 의원 마. 보건소	가. 의사 1명 나. 간호사 1명 다. 방사선사 1명	가. 진찰실 나. 탈의실 다. 검진대기실 라. 방사선 촬영실	유방촬영기기 (Mammography unit)	유방촬영기기는「진단용 방사선 발생장치의 안전관리에 관한 규칙」 또는「특수의료장비의 설치 및 운영에 관한 규칙」에 따라 검사기준에 적합한 것으로 판정된 장비이어야 한다.
자궁경부암	가. 일반검진기관 나. 산부인과 진료과목이 개설된 병원 · 의원(산부인과 전문의가 개설한 경우만 해당한다)	가. 의사 1명 나. 간호사 1명	가. 진찰실 나. 탈의실	가. 산부인과용 진료대 나. 질경(speculum)	산부인과용 진료대는 식품의약품안전처장이 정하여 고시하는 의료기기 중 A01010 장비이어야 한다.

3. 건강검진 실적 분석

① 건강검진 수진인원 및 수익분석

아래 양식을 사용하여 건강검진의 수진인원 및 수익실적을 비교 분석하여 수익증대와 활성화 방안에 활용한다.

표 10-7 건강검진 수진인원 및 수익실적 (단위: 명, 천원)

검진종류	2022년			2023년			증감		
	인원	수익(천원)	1인 평균 검진료	인원	수익(천원)	1인 평균 검진료	인원	수익(천원)	1인당 검진료

주) 검진종류에는 일반건강검진, 암검진, 일반검진(채용, 학생검진, 기타 신검 등)등이 있음.

② 건강검진센터의 SWOT 분석 및 대응전략

매년 1회정도 건강검진센터의 SWOT 분석을 통한 대응전략을 수립하여 건강검진의 활성화와 대외경쟁력 강화가 필요하다.

▣ 00시 소재 S병원 SWOT 분석결과(경영진단 사례)

강점(Strength)	약점(Weakness)
• 종합병원 내 설치 운영 • 진료지원시스템 구축용이 • 오랜 전통의 역사 및 주민신뢰도 • 전 직원의 활성화에 대한 의지력	• 장소 협소, One Stop 검진체계 미흡 • 특수검사 예약 제약(내시경) • 시설 환경 및 공간, 쾌적성 미흡 • 홍보 및 마케팅 및 사후관리기능
기회(Opportunity)	**위협(Threat)**
• 장소이전 및 시설개선과 시스템구축 • One Stop 검진체계 동선 최소화 • 특수검사 및 추가검사 확대실시 • 대외홍보마케팅 및 사후관리 강화	• 인접 민간병원 공격적 운영 • 의료기관 건강검진 사업 확대 • 교통편리로 대형 및 전문병원 이동 • 시설장비 현대화 및 쾌적성

▶ 상기 SWOT 분석결과로 토대로 대응전략방안은 아래와 같이 수립하여 실행한다.

- 건강검진센터의 시설 현대화 사업(시설환경) 및 서비스 개선 추진
- 전문의료진 보완 및 운영프로그램 다양화(선택 전문검진)
- 특수검사(MRI / CT)를 제외한 One Stop 검진으로 이용 동선 최소화
- 대외협력 및 홍보 마케팅 강화에 따른 수진자 증가방안 수립 추진
- 공단 암검진 확대실시 및 사후 관리 기능강화 추진(평생고객, 재검진)

▣ G병원 건강검진센터 경영진단 사례(지방소재 약 200병상 중소병원)

■ 문제점

현재의 건강검진센터는 장소가 협소하고 One Stop 검진체계가 구축되지 않아 운영시스템구축에 따른 활성화가 시급함.

- 수진자 적고(1일평균 78명), 인력투입(상근 4명, 행정 및 진료, 검사지원 5명) 대비 검진수익이 낮음
- 서비스기능과 홍보마케팅기능 및 사후관리기능이 매우 미약함.
- 특수검사(위/대장/수면) 일정과 검사건수 제한으로 수진자 불만 가중(초래)
- One Stop 검진체계가 구축되지 못하고 해당부서에 가서 수납 및 검사관계로 수진자 동선이 길고 이용이 불편함(원무, 내시경검사, 채혈, 흉부촬영, 부인과 검사, 탈의실 협소 등)
- 행정지원과 진료지원체계 및 추가검사와 특수장비(CT, MRI 등) 이용률이 매우 낮음

- 홍보마케팅 기능 미흡 및 검진수진복 미착용과 검진 후 편의제공 미흡

■ **개선 및 보완(안)**

- 건강검진센터 확장 장소이전 및 시설 환경개선(최소 100~150평 이상)
- 특수검사(MRI, CT)를 제외한 수진자 이동 동선을 최소화하여 One Stop검진이 되도록 업무프로세스 재설계(특히 접수 및 수납, 기본검사, 채혈 등)
- 내시경(위/대장, 수면)을 매일 할 수 있도록 건수 확대(위 : 1일 20~25건, 대장 5~7건 이상, 희망자 진정내시경 확대시행)
- 직원추천 우수자에 대한 포상 및 공공의료사업 수검자 검진 홍보(유치)
- 공단검진 수진자에도 검진수진복 착용, 검사로 병원 신뢰도 확보, 수검자에게 검진 후 편의제공(예 : 우유, 빵, 죽 제공)
- 유질환자 발생시 내원 결과상담 후 외래진료 예약실시로 사후관리기능 강화
- 원무접수 창구 앞 또는 복도 등에 건강검진 안내 싸인보드 설치
- 병원 출입구 대로변(안내표시판)과 건강검진센터 출입구 싸인보드 설치와 센터 명칭을 통일
- 병원 조직도에 건강검진센터(센터장 임명)명시하여 위상강화하고, 진료지원체계 구축함이 필요
- 종합적으로 검진센터는 시설환경이 쾌적, One Stop 검진체계가 구축되고 직원의 서비스마인드 및 특수검사가 원활하게 실시되어야 활성화 될 수 있음.(환경, 직원서비스, 동선, 내시경, 진료지원, 마케팅 및 사후관리 기능)

10-2 종합건강진단의 목적과 종류를 이해하고 지속적으로 서비스를 향상하라?

학습 목표

10-2 | 종합건강진단의 종류 및 대상과 실시 절차에 대하여 알 수 있다.

1. 종합건강진단 제도

(1) 정의

각종 생활습관병 예방 및 질병의 조기발견과 조기치료를 위하여 선별적 검사를 통하여 종합적으로 건강진단을 실시하는 것을 의미하며, 의료기관별로 다양한 건강진단 프로그램(건강진단 종류별 검사 항목 상이)을 운영하고 있다.

(2) 종합건강진단의 목적

종합건강진단의 목적은 자각증상이 없더라도 생명에 관계되는 질병에 걸려있는 경우를 조기에 발견하고 치료하는데 있으며, 또한 현재는 병이라고 할 수는 없지만 장차 질병을 일으킬 수 있는 나쁜 인자들을 미리 알아내고 교정하는데 그 목적이 있다(민영일, 2001). 또한 이미 발생한 질병을 조기에 발견하는 2차 예방과 건강위험 요인을 사전에 조절함으로써 질병의 발생자체를 예방하는 1차 예방이라 할 수 있다. 따라서 질병을 조기에 발견하여 치료하거나, 건강에 위험요소로 작용하는 생활습관을 파악하고 교정하여 건강을 증진시키고 질병으로 인한 이환률과 사망률을 감소시키는 이른바 1차 및 2차적 예방이라 할 수 있다.

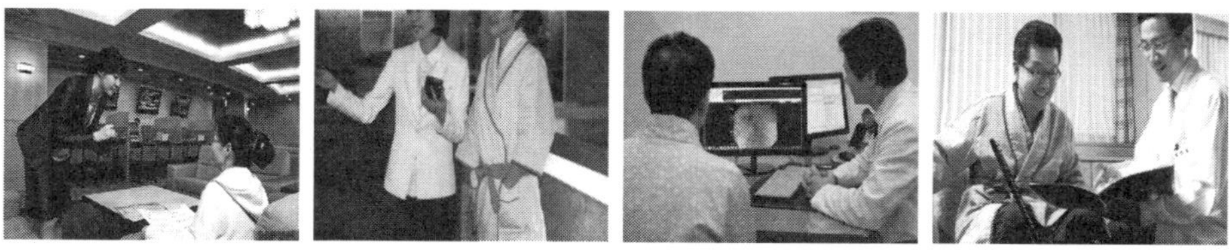

그림 10-1 종합건강진단

(3) 종합건강진단 운영프로그램

종합건강진단의 운영프로그램 및 검사항목은 병원의 설립요건 및 운영의 특수성과 여건에 따라 병원별(상급종합병원, 종합병원,병원, 전문센터)로 상이하며, 일반적으로 많이 시행되고 있는 프로그램을 다음과 같이 소개한다.

표 10-9 종합건강진단 운영프로그램

종합건강진단프로그램(사례)
• 기본종합건강진단 • 정밀종합건강진단 • 숙박건강진단 • 기업체임직원 종합건강진단 • 장기별 건강진단(뇌, 심장, 유방, 폐, 소화기, 척추, 갑상선, 전립선 등) • 특화건강진단(여성, 남성, 청소년, 수험생, 소아, 예비부부, 스포츠, 치매, 노인 등) • 주요암 발견(부위별)건강진단 • 재진정밀건강진단 • 맞춤건강진단 • 선택정밀 건강진단(종합건진검사항목+추가검사항목) 등

㈜ : 성별 및 연령(대)별 전문 프로그램운영은 확대추세이며, 병원별 프로그램이 상이함

(가) 기본종합건강진단 및 정밀종합건강진단

① 기본 종합건강진단

가장 기본적인 건강진단 프로그램으로 약 80~90여가지 검사를 통해 우리나라에서 유병율과 발생율이 높은 질환을 진단하기 위한 프로그램이다. 따라서 20~30대 이상의 성인을 대상으로 내과적인 주요 장기의 기능 진단 및 성인병 예방을 목적으로 실시하는 건강진단이다. 수면 내시경과 장 검사(직장 내시경/대장 내시경)는 추가검사이며, 건강검진 예약 시에 신청하면 된다.

▶ 남성과 여성이 다른 검사는 남성의 경우 전립선항원(PSA)검사를 실시하고, 여성의 경우는 유방촬영, 자궁경부암검사(Pap smear), 난소암검사(CA-125)를 실시한다.

표 10-10 기본 종합건강진단 검사 세부항목

구분	세부항목
신체계측	신장, 표준체중, 허리둘레, 비만도
청력, 안과	청력, 시력, 안압, 안저
문진, 영양	문진상담, 식생활 평가
혈액검사	일반혈액, 빈혈, 혈액응고, 혈액형, 간기능검사, 신장기능, 갑상선기능혈액, 지질검사(이상지질혈증), 당뇨, 인슐린, 요산, 칼슘대사, 간염표지자(A,B,C형 간염), 매독, AIDS(Anti-HIV), 헬리코박터균, 종양표지자(간암,폐암,소화기암, 전립선암)
대소변검사	대변(잠혈, 기생충), 소변
치과검사	치과진찰
호흡기검사	폐활량측정법(폐기능), 흉부 X-ray(정면)

심장검사	혈압측정, 심전도
복부검사	상복부초음파
전문의상담	결과상담
소화기 검사	위내시경
여성 추가	유방촬영, 난소암치표, 액상자궁경부암(PAP)

② 정밀종합 건강진단

정밀종합건강진단은 주로 40세 이상 중, 장년층을 대상으로 성인병 예방과 주요 장기의 조기 암진단 및 예방을 목적으로 실시하는 건강진단이다. 또한 1일 건강진단으로서 가장 광범위한 건강진단 프로그램으로 주요암 및 각 장기별 질환을 조기 발견할 수 있는 정밀 프로그램 이며, 과중한 업무와 스트레스를 받는 비즈니스 리더를 위한 고품격 건강진단 프로그램이다.

③ 기업건강진단

최근 기업의 경쟁력은 임직원의 건강과 직결되어 있으며, 이에 기업 차원에서의 세심한 관리와 임직원의 질병 예방과 신체적 정신적 건강관리를 위한 노력이 중요하다. 따라서 각 병원 건강증진센터는 법인별 조직 특성과 직원의 업무특수성을 고려한 맞춤 검진시스템으로 기업 임직원 분들의 건강진단을 실시하고 있으며, 복리후생측면에서 확대추세에 있다. 검사항목은 기본종합건강진단과 비슷하나 기업체에서 요구하는 검사가 포함될 수 있다.

(나) 분야별전문 건강진단

① 주요암 전문 건강진단.

주로 대형병원이나 검진전문센터에서 많이 실시하고 있으며, 한국인에게서 가장 많이 발병하는 암진단(위암, 대장암, 간암, 췌장암, 폐암, 전립암 등)을 중심으로 각종 호발암을 조기진단하기 위한 프로그램이다.

② 소화기암전문 건강진단

소화기계 질환에 대한 가족력이 있거나 예방차원에서 검사를 원하시는 분들을 대상으로 하며, 한국인에게 가장 많이 발생하고 있는 소화기계암(위암, 대장암, 간암, 췌장암 등)을 조기진단 및 예방을 위한 전문 건강검진 프로그램이다. 병원에 따라 오전에 실시하기도 하고, 오후에 특화검진으로 실시하고 있다.

③ 폐암전문 건강진단

폐암 가족력이 있거나 폐암에 대한 정확한 진단을 통해 조기예방을 하고 싶으신 또는 최근 증가하고 있는 폐암 및 폐질환을 조기 발견, 진단하기 위한 전문건강진단 프로그램이다. 검사항목 중 병원에 따라 폐 CT 또는 방사선 조사량을 최소로 한 저선량 CT 등의 주기적인 검사로 폐암 및 폐질환을 진단하고 있다.

④ 뇌전문 건강진단

뇌질환(뇌졸중, 뇌종양 등)의 가족력이 있는 경우, 동맥경화도 및 뇌의 구조와 혈관상태를 확인할 수 있는 전문 프로그램이다.

⑤ 심장전문 건강진단

심혈관질환의 위험인 자를 확인하고 조기진단 및 발병 가능성을 측정하여 그에 따른 전문가에 의한 식습관 및 운동요법 상담과 교육 등 생활습관 개선에 대한 지도로 심혈관질환을 조기진단하고 예방하기 위한 전문 건강검진 프로그램이다. 또한 심혈관계 가족력이 있거나 동맥경화의 위험인자를 가지고 있는 경우 심혈관질환을 조기진단하기 위함이다.

⑥ 뇌졸중 전문건강진단

뇌졸중은 예방이 가능한 질환 이라는 기본 전제 하에 뇌졸중 고 위험 대상자를 조기에 진단하고 그 위험인자를 교정 및 예방할 수 있도록 교육하여 궁극적으로 뇌졸중 발생을 예방할 수 있도록 하기위한 전문 건강검진 프로그램이다.

⑦ 청소년수험생 건강진단

중 · 고생의 성장기 청소년(주로 15세~18세)들에게 우려되는 일반질환과 기초체력 및 영양상태, 스트레스, 신체적, 심리적 특성을 고려한 검사를 실시하여 질병을 조기에 진단하고 예방하기 위한 프로그램이다.

⑧ 알레르기전문 건강진단

기관지천식, 알레르기비염 등의 알레르기 질환이 의심되는 경우 혹은 가족력이 있어 관련 검사를 원하는 고객을 대상으로 알레르기 질환을 조기진단하기 위한 전문프로그램이다.

⑨ 생애주기 건강100세 건강진단

건강한 여생을 보내기 위한 70세 이상의 연령을 대상으로 마련된 건진 프로그램으로서 노인병 질환, 치매스크린, 전문의 진찰 등을 포함한 프로그램이다.

⑩ 예비부부 건강진단

결혼을 앞둔 예비부부에게 건강한 결혼 생활과 건강한 자녀 출산을 준비하기 위하여 필요한 검사항목으로 구성된 프로그램이다. 검사항목에 여성의 경우 풍진(Rubella)검사가 포함되는 특징이 있다.

(다) 숙박건강진단 및 프리미엄 멤버십 건강진단

① 숙박건강진단(1박2일 코스)

1박 2일 동안 고급 호텔과 같은 객실(병실)에 투숙하여 전담의료진의 일대일 맞춤 케어 서비스를 제공받는 고객중신의 초정밀 맞춤건강진단 프로그램이다. 주요특징은 검사항목이 다양하고 전문화되어 있어 해당검사의 시간을 조정하여 편안하게 2일 동안 분산하여 실시하고 있다. 특히 둘째날은 공복 전 검사와 공복 후 검사로 나누어 실시하고 있다. 또한 숙박건강진단은 대형병원이나 객실을 갖춘 전문검진센터에서 주로 실시하고 있다(2박 3일 코스 건강진단 별도 있음).

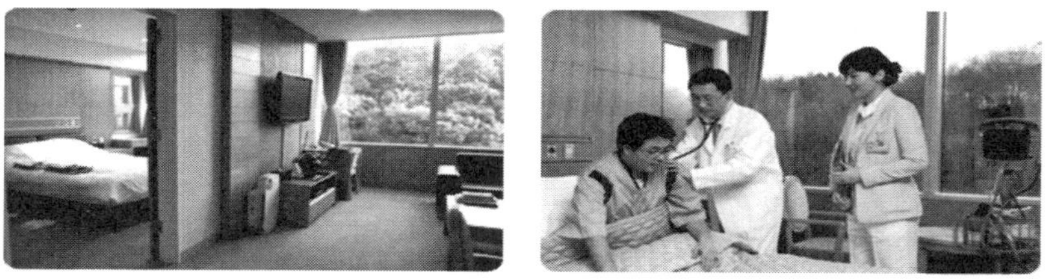

그림 10-2 S병원 숙박종합건강진단

② 프리미엄(Premium) 멤버십 건강진단

개인별 건강이력과 요구도를 고려한 최적화된 정밀건강진단과 최고 교수진들의 체계적인 협진이 원스톱으로 이루어지는 차별화된 멤버십 프로그램으로, 건강진단 이후에도 전담의료진에 의한 지속적인 건강관리를 제공 받을 수 있는 특화된 건강진단 프로그램이다.

(라) 맞춤 SET 검사 프로그램

맞춤 개인별 건강 요구도에 따라 최소 기본건강진단 항목에 SET 검사항목을 추가하여 프로그램 내용을 결정할 수 있다. 신청한 검진프로그램에 당일 추가하여 실시 또는 결과상담 후 유질환 발견시 맞춤 SET 검사를 주로 실시하고 있다.(건강진단프로그램 자료출처 : 서울아산병원, 삼성서울병원 및 각 병원 건강검진센터 홈페이지)

(3) 종합건강진단의 중요성

종합건강진단의 중요성은 ① 각종 생활습관병(고혈압, 당뇨, 각조 암, 퇴행성 질환 등) 예방할 수 있으며, ② 질병을 조기발견하여 치료시기를 놓치지 않고 조기치료가 가능하며, ③ 건강관리와 건강의 중요성에 대해 인식하여 건강을 증진시킬 수 있으며, ④ 정기검진으로 건강한 상태를 유지하기 위해 예방책 및 생활습관에서 오는 위험인자를 발견할 수 있다.

(4) 종합건강진단의 대상

종합건강진단의 대상은 다음과 같다.

01 쉽게 피로를 느끼거나, 이유없이 체중이 감소할 때	02 신체의 어느 한 부위가 계속 아플 경우	03 뒷목이 뻐근하거나 가슴의 통증을 호조하는 경우
04 계단을 오를 때 숨이 쉽게 차는 경우	05 갈증이 심하고 소변을 자주 보는 경우	06 유방암, 자궁암, 골다공증의 위험에 노출되기 쉬운 여성
07 복부 불쾌감이나 변비, 설사를 자주 하는 경우	08 중년 후에 빈발하는 고혈압, 당뇨병, 동맥경화 등의 성인병 유무를 확인하고 싶으신 분	09 1년 이상 검진을 받지 않으시고 정확한 건강진단을 받기 원하시는 분

그림10-3 종합건강진단의 대상

(5) 종합건강진단에서 실시하고 있는 기본검사

기본종합건강진단에서 실시하고 있는 검사에는 위내시경, 상복부초음파(간, 담도, 쓸개, 췌장, 신장), 혈압, 안과(시력, 안압, 안저), 청력, 소변(요단백, 잠혈, 적혈구, 백혈구 등), 대변(잠혈, 기생충), 체성분검사(체지방율, 체질량지수, 비만도, 복부 지방율), 일반혈액(빈혈, 백혈구, 혈소판 등), 혈액형, 혈당, 전해질, 고지혈증, 신장기능, 간 기능, 갑상선기능, 간염(B형, C형), 매독, AIDS, 적혈구침강속도, 류머티스인자, 통풍, 혈액종양표지자(간암, 대장암, 췌장암, 전립선암, 난소암), 흉부X선촬영, 심전도(여성: 부인과검사(자궁경부암), 유방X선촬영, 인유두종바이러스 검사 추가) 등 약 80~90항목 검사를 시행하고 있다.

2. 종합건강진단 절차 및 내용

(1) 예약

예약은 ① 내원 ② 전화 ③ 인터넷 ④ 문서(주로단체건진 경우) ⑤ FAX 등의 예약을 실시하고 있으며, 대부분 전화 및 내원예약으로 이루어지고 있다. 고객편의를 위해 실무경험이 풍부한 건강관리전문 상담직원을 창구에 배치하는 것이 효율적이며, 24시간 음성안내시스템 및 모바일 서비스 등을 제공하는 것이 수진서비스 향상에 도움이 된다.

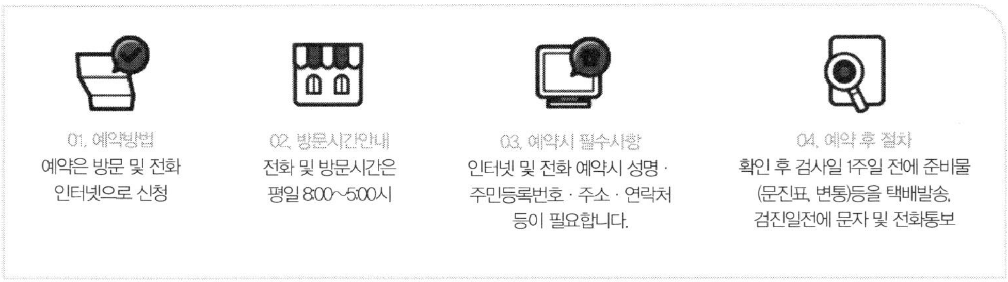

그림 10-4 예약안내

(2) 탈의

접수 및 수납 후 직원의 안내에 따라 탈의실에서 탈의를 하게 된다. 탈의 시 속옷(팬티)만 착용하며, 목걸이 및 귀걸이 등의 액세서리는 착용하지 않는다(※ 핸드폰은 응급상황 시를 제외하고는 개인보관함에 보관하여야 한다.

(3) 일정관리

각 병원 및 전문센터 간 운영 System과 건강진단 실시종류가 상이하므로 일일 적정 수진인원(오전, 오후), 건진종류(프로그램), 성별, 초 재진, 개인 및 단체 수진인원, 일반 및 특수검사 건수 등을 고려하여 효율적인 일정관리가 필요하다. 또한 건강진단 수진자는 쾌적한 공간에서 편안한 건강진단을 희망하고 있기 때문에 적정 수진인원에 대한 분산관리가 무엇보다도 중요하다.

(4) 예약 부도율 관리

건강진단은 대부분 사전예약제로(적정수진인원) 운영하는 관계로 예약수진자에 대하여 부도율 최소화 관리가 무엇보다도 중요하다. 따라서 예약 수진자에게 건강진단 1~3일전 확인 전화 및 모바일서비스를 통하여 관리하는 것이 필요하며, 취소 및 변경이 많은 때는 예약대기수진자 대기프로그램을 운용하는 것이 관리에 효율적이다.

(5) 사전준비

사전에 건강진단검사에 대한 안내문과 일반적인 주의사항, 건강위험요인평가 문진표 및 식습관관련 문진표(영양) 작성준비가 필요하며, 또한, 대장검사 및 수면내시경검사 등을 추가로 실시할 경우는 별도 준비(유의)사항이 필요하다.

■ **문진표 작성**

문진표 작성은 고객의 정확한 건강상태와 위험요인을 파악하고 건강진단결과를 평가하는데 중요한 자료가 되므로 검진 전 사전 작성하여 당일 검진시 제출하여야 한다.

(6) 수진자의 개인정보관리

건강진단신청 수진자에 대하여 개인정보와 결과관리에 대하여 신중을 기하여 관리하여야 한다.

(7) 건강진단절차 및 소요시간

① 건강진단절차는 건강진단의 프로그램에 따라 상이하며, 종합건강진단은 다음과 같다.

종합건강진단절차
① 상담예약 – ② 건진일 내원 – ③ 접수 및 수납 – ④ 탈의 및 교육 – ⑤ 진찰(문진, 예진) – ⑥ 검사 및 영양상담(일반 및 특수) – ⑦ 검사종료 – ⑧ 결과상담(당일, 내원, 결과발송, 전화, 인터넷 등)

② 검진 소요시간은 종합건강진단은 프로그램에 따라 다르며 통상 2시간~3시간 30분정도 소요되고 있으며, 특수검사가 추가되는 경우는 시간이 추가 소요될 수가 있다.

(8) 기본 종합건강진단 순서 및 절차

① 건강진단의 순서

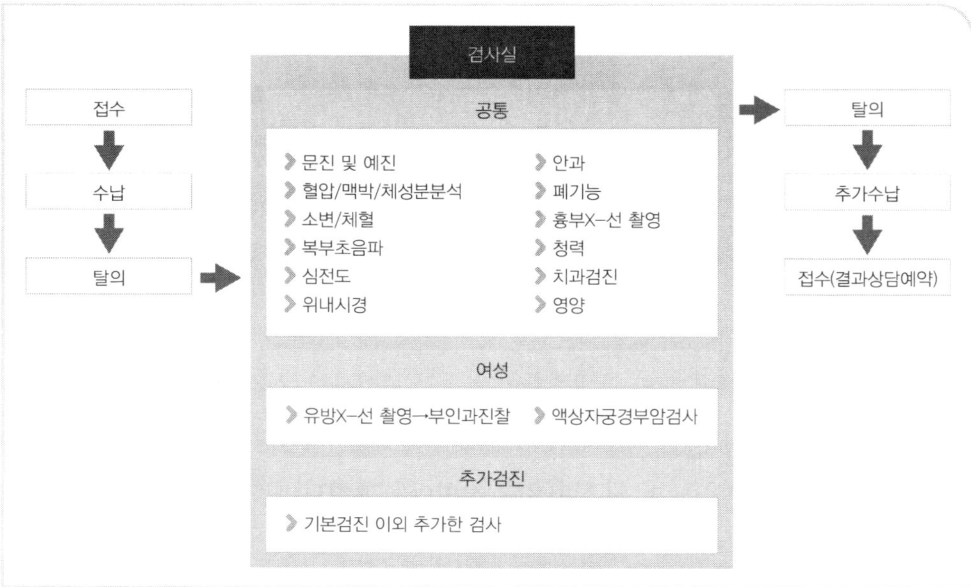

그림 10-5 종합건강진단 순서

② 종합건강진단절차

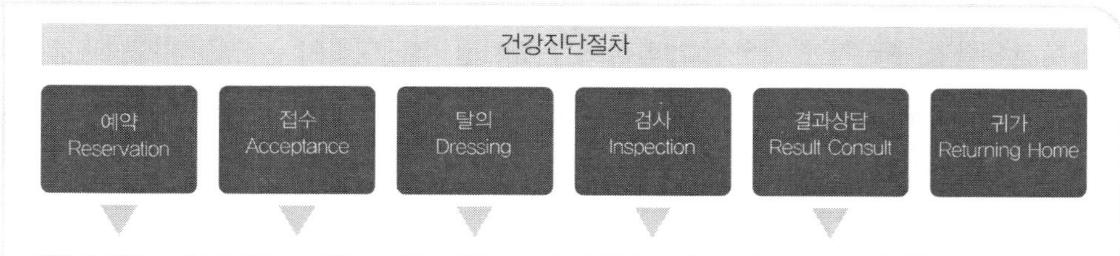
건강진단절차
예약
Reservation
접수
Acceptance
탈의
Dressing
검사
Inspection
결과상담
Result Consult
귀가
Returning Home

그림 10-6 종합건강진단 절차

(9) 검사진행 관리

① 검사는 직원의 안내를 받아 실시하게 되며, 검사순서는 검진프로그램별로 다르다. 기본종합검진은 먼저 예진 또는 진찰을 담당 전문의에게 받은 다음 혈압측정 - 신체계측 및 비만도측정 - 안저 및 안압 - 흉부촬영 - 심전도 및 청력, 폐기능검사 - 초음파검사 등의 순으로 검사를 실시한다. 내시경 검사 및 특수검사는 기본검사

를 먼저 실시한 다음 그 다음으로 대부분 실시하고 있다. 또한 숙박검진인 경우는 당일(첫째날)은 기본검사를 실시하고 다음날 공복관련 검사를 실시한 먼저 실시한 다음 특수검사를 주로 실시하고 있다.

② 검사진행에 있어서 건강진단 수진자는 검사대기시간이 짧고 신속.정확한 검사를 희망하고 있기 때문에 각 검사실마다 병목현상이 없도록 "검사대기프로그램"을 개발(활용)하여 한 검사 시행 후 다른 검사를 안내하면 검사 대기시간을 최소화 할 수 있으며, 수진자 만족도가 향상되고 효과적이다.

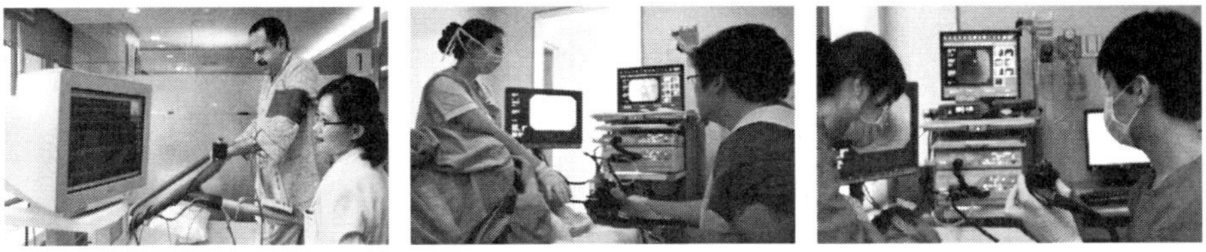

그림 10-7 종합건강진단 검사

(10) 결과정리 및 결과상담·사후관리

① 검사가 완료되면 검진센터 내 자체검사는 담당직원이 관리하고, 검체검사(혈액, 소변, 대변 등) 및 방사선 검사 등은 결과를 관련부서에서 통보받아 종합적으로 정리한 다음 종합건강진단 결과표를 작성하게 된다. 종합결과표 작성이 완료되면 결과관리 담당자의 재확인과 점검을 거쳐 최종 종합결과표가 작성된다. 특히 종합건강진단결과 악성종양 등 유질환 발견자는 검사결과관리에 신중을 기하여 작성되고 관리되어야 한다.

② 종합결과표 작성이 완료되면 결과상담을 실시하게 되는 데 수진자의 희망에 의한 방문상담, 전화상담, 인터넷상담, 우편발송 등을 시행하고 있다.

③ 결과상담 후 유질환자에 대하여서는 추가 정밀검사 실시 및 관련 진료과 외래진료 예약 등을 실시하며, 또한 정기적으로 첵크가 필요한 검사는 사후관리를 해 나가야 수진자의 만족도를 향상시킬 수 있다. 대형병원 등 활성화된 검진센터에서는 고객관리실을 별도 설치하고 수진자의 사후관리를 효율적으로 실시하여 병원의 신뢰도 향상은 물론 평생고객을 확보해 나가는데 중추적인 역할을 수행하고 있다.

3. 종합건강진단 관리

(1) 직원교육

건강진단을 담당하는 직원은 기본예절과 건강의학기초상식 등 소양(지식)의 직무교육이 필요하며 교육종류는 ①기본예절(인사, 표정, 복장, 응대, 상담, 전화, 안내 등) ②건강진단 일반관리 ③기초건강의학전문지식(질환, 의학용어, 암정보 등) ④일반 및 특수검사 전문지식(장비용도별) ⑤건강진단 결과관리(정상 및 비정상 수치 등) 교육 등이 있다.

(2) 고객관리(CRM)

수진자에 대한 고객관리는 운영상 매우 중요하며 고객의 의견을 적극 반영하여 건강진단의 질적인 향상과 지속적인 서비스 개선이 필요하며 아래와 같은 방법을 활용하면 효과적이다.

고객관리(사례)
• 수진자만족도설문조사 • 건강진단 수진차수별 관리 • 건강정보 리플렛 발송
• 건강관리지침서배부 • 건강진단 후 전화상담(불편, 불만, 건의사항 등)
• 인터넷결과조회 • 재진 수진자 맞춤형 건강진단 • 암 의심자 추적관리
• 건강관리홍보교육 • 정기건강진단대상자 홍보물발송 및 전문 상담
• 평생고객관리 • 가족건강관리
• 암 의심자 발견시 신속조치 및 편의도모 등

(3) 건강진단 수가관리

건강진단의 수가관리는 관리운영상 매우 중요하므로 정부에서 고시하여 시행중인 건강진단수가(종류 및 검사항목)를 제외하고 기초의학지식을 갖춘 담당직원이 관리하고 지역 및 병원여건, 특수성을 고려하여 가능한 건강보험 수가 조정시기(연초 1~3월)에 수가를 조정하는 것이 효율적이다. 또한 정부에서 고시한 건강검진 및 특정암검진 등의 건강진단수가 외 종합건강진단 및 정밀건강진단 등의 운영수가를 산정 할 때는 산출 근거에 의거 수가를 정하여 운영하는 것이 바람직하다.

■ **건강진단 종류별 수가 산출 근거**

(검진프로그램명:)

구분	검사명	영문명	보험분류번호	적용수가	비고
합계	(운 영 수 가)			( )	

(4) 건강진단 홍보

건강진단홍보는 운영상 매우 중요하므로 홍보팜프렛을 자체 제작하여 병원 내 비치 활용하고, 또한 단체섭외와 고객배포용으로 활용토록 한다. 건강진단 브로슈어 제작은 일반인 및 수진자가 이해가 쉽도록 작성하는 것이 효과적이다. 병원 내 건강진단 브로슈어 비치장소는 종합안내창구, 외래 진료각과, 건강진단 예약접수창구, 응급실 보호자 대기실, 병동 휴게실, 강당 앞, 교육실 앞 등의 장소에 비치하도록 한다.

(5) 건강진단 주요검사 장비

건강진단에서 사용되는 주요 검사 장비는 아래와 같다.

표 10-11 주요 검사 장비

구 분	장 비 명
일반검사	심전도, 폐기능, 청력, 안압, 안저, 신체계측, 혈압측정, 운동부하, 체력측정기, 자동혈액분석기, 핵의학장비(RIA) 등
내 시 경	내시경(위내시경, S상결장경, 대장내시경), 내시경세척기 등
영상의학 (방사선)	흉부촬영, 위장관투시(UGI), 유방촬영, 골밀도(BMD), 치아촬영, MRI, CT, PET, PET-CT, 초음파 및 Probe(복부, 심장, 갑상선, 전립선, 경동맥, 질, 골반, 유방 등) 등
진찰장비	치과 진찰대, 부인과 진찰대 등
기타	특수 및 진폐건강진단기관을 지정 실시할 경우는 별도 추가 장비 필요

(6) 건강진단 발견 주요 질환

건강진단 후 결과판정에서 발견되는 빈도 높은 주요 질환은 아래와 같다.

표 10-12 건강진단 발견 주요 질환

구분	질환명
소화기계	위염 및 위궤양, 대장용종 및 대장질환, 간질환 등 소화기계 질환
호흡기계	폐결핵, 천식, 기관지염, 부비동염, 알레르기성 비염 등
심장 및 혈액질환	고혈압, 협심증, 부정맥, 심근경색, 빈혈, 백혈병 등
신장 및 비뇨기질환	신장염, 신결석, 요로결석, 전립선염, 전립선비대 등
내분비질환	당뇨, 갑상선질환, 골다공증 등
감각계질환	근시, 난시, 원시, 백내장, 녹내장, 망막질환, 중이염 등
부인과 질환	부인과질환(질염, 자궁근종), 요실금 등
각종 암	위암, 대장암, 폐암, 간암, 췌장암, 전립선암, 갑상선암, 자궁경부암, 유방암, 난소암, 식도암, 신장암 등

(7) 건강진단 결과 및 사후관리

① 검사결과 분석 관리

건강진단 후 결과관리는 마지막과정으로 매우 중요하며 진찰(문진/예진)과 검사결과 비교분석 등을 통하여 종합결과표를 작성(의사소견포함)하게 된다. 또한 재진수진자는 전회와 금회 검사결과를 비교하는 것이 효과적이다. 그리고 진단결과 유질환 발생 및 암 의심자 등에 대해서는 신속한 조치 (임상각과 진료의뢰)가 필요하며, 또한 건강진단을 실시한 기관에서는 수진자의 편의 제공이 필요하다. 우리나라의 경우는 "전회"결과기록은 일부 대형 건강진단센터를 제외하고 1회만 기록하지만 일본의 경우 건강진단종합결과표에 수회의 "전회"기록을 명시 금회와 비교하여 변화 추이를 관리하고 있어 "전회"검사결과 기록관리의 확대가 필요하다.

표 10-13 건강진단 결과표(A병원)

검사명	참고치	검사결과		관련질환
		전회(년)	금회	

② 당일검사 후 당일 결과(One Stop 검진)

당일검진제도는 오전에 검사를 시행하고 오후에 결과상담을 시행하는 제도이다. 장점으로는 수진자의 편의도모(시간활용용이 및 경제적비용 등)와 만족도가 상승할 수 있으나, 단점으로는 추가인력소요와 검사시약 소모비용이 증가될 수 있다. 그러나 건강진단 시 내시경조직검사를 시행한 경우(검사) 등 일부 특수검사는 당일 결과를 시행하기가 어렵다. 일본의 경우에는 인간 Dock에서 많은 병원들이 당일검진 후 당일 결과 운영시스템을 시행하고 있으며, 지방거주자 편의제공 및 고객 만족도 향상과 대외 경쟁력강화를 위해 검토가 필요하다.

(8) 건강진단 보험급여대상 여부

① 건강진단 보험급여대상여부

정부주관(국민건강보험공단)으로 실시하는 건강검진 및 암검진, 생애전환기 건강진단, 영유아건강검진 등을 제외하고 종합건강진단은 비급여 대상으로 개인 또는 기업체(회사)가 전액 부담해야한다.

② 건강진단 후 요양급여(보험급여)

건강진단 후 결과에 이상소견이 발견되어 상급종합병원에서 2단계 요양급여를 받아야 할 경우는 1차 의료기관 경유 없이 국민건강보험 요양급여기준의 요양급여절차 제2조 ④항에 의거 건강진단결과표(서) 소견에 의거 보험급여를 받을 수 있다. 따라서 상급종합병원에서 2단계 진료가 필요시는 "건강진단결과표"를 예약접수시 제출하면 된다(요양급여의뢰서로 갈음).

(9) 건강진단이 병원운영에 미치는 영향

건강진단은 질병의 조기예방과 조기발견(진단)을 목적으로 실시하고 있다. 병원의 운영 측면으로 볼 때 기대효과로서는 국민의 건강관리와 삶의 질 향상 및 평균수명 연장에 기여할 뿐만 아니라 병원의 홍보와 신뢰도 향상에 기여하고, 병원의 경영수익증대 및 환자증가(외래 및 입원)에 지대한 역할을 할 수 있다. 따라서 건강진단관리는 진료진의 협조와 부서 간 상호지원체계구축으로 체계적 관리운영이 필요하며, 경영진의 높은 관심과 지원이 필요하다. 또한 고객에게 편안하고 신속, 정확한 건강진단의 실시를 하기 위해서는 지속적인 연구와 건강진단의 질적인 향상 및 서비스개선활동이 요구된다.

(10) 건진 행정

건강진단의 관리업무와 관련된 ①예약 및 접수 수납 ②건진 종류 및 일정, 절차 관리 ③수익실적 및 미수금관리 ④검사 및 결과관리 ⑤건강진단관련 법규준수 ⑥건진 통계 ⑦고객관리 ⑧사후관리 ⑨건강진단의 질적 향상 및 서비스 개선 등 건강진단에 필요한 사무행정을 총괄하는 것을 의미한다.

10-3 부대사업 및 외국인환자 유치사업을 효율적으로 운영하라?

학습 목표

10-3 | 부대사업 및 외국인환자 유치사업을 효율적으로 관리 운영할 수 있다.

1. 의료기관 부대사업

(1) 의료기관의 부대사업

병원의 부대사업은 수익창출의 다각화모델에 해당되며 그 종류는 아래와 같이 다양하며 부대사업이 직영으로 운영 중인 장례식장과 임대 운영 중인 편의점 및 커피점 등이 있다.

① 의료법 49조에서 의료법인은 그 법인이 개설하는 의료기관에서 의료업무 외에 다음의 부대사업을 할 수 있다.

1. 「장사 등에 관한 법률」 제29조제1항에 따른 장례식장의 설치 · 운영
2. 「주차장법」 제19조제1항에 따른 부설주차장의 설치 · 운영
3. 의료업 수행에 수반되는 의료정보시스템 개발 · 운영사업 중 대통령령으로 정하는 사업
4. 그 밖에 휴게음식점영업, 일반음식점영업, 이용업, 미용업 등 환자 또는 의료법인이 개설한 의료기관 종사자 등의 편의를 위하여 보건복지부령으로 정하는 사업

② 부대사업을 하려는 의료법인은 타인에게 임대 또는 위탁하여 운영할 수 있다.

③ 부대사업을 하려는 의료법인은 보건복지부령으로 정하는 바에 따라 미리 의료기관의 소재지를 관할하는 시 · 도지사에게 신고하여야 한다. 신고사항을 변경하려는 경우에도 또한 같다.

(2) 부대사업의 종류

의료법 제49조제1항제7호와 의료법시행규칙제60조에서 "휴게음식점영업, 일반음식점영업, 이용업, 미용업 등 환자 또는 의료법인이 개설한 의료기관 종사자 등의 편의를 위하여 보건복지부령으로 정하는 아래와 같은 사업을 말한다.

1. 휴게음식점영업, 일반음식점영업, 제과점영업, 위탁급식영업

2. 소매업 중 편의점, 슈퍼마켓, 자동판매기영업 및 서점의류 등 생활용품 판매업 및 식품판매업(건강기능식품 판매업 제외). 다만, 의료법인이 직접 영위하는 경우는 제외한다.
3. 산후조리업
4. 목욕장업
5. 의료기기 임대 · 판매업. 다만, 의료법인이 직접 영위하는 경우는 제외한다.
6. 숙박업, 여행업 및 외국인환자 유치업
7. 수영장업, 체력단련장업 및 종합체육시설업
8. 장애인보조기구의 제조 · 개조 · 수리업
9. 다음 각 목의 어느 하나에 해당하는 업무를 하려는 자에게 의료법인이 개설하는 의료기관의 건물을 임대하는 사업
   가. 이용업 및 미용업 나. 안경 조제 · 판매업 다. 은행업 라. 의원급 의료기관 개설 · 운영(의료관광호텔에 부대시설로 설치하는 경우로서 진료과목이 의료법인이 개설하는 의료기관과 동일하지 아니한 경우로 한정한다.
   ※ 병원의 부대사업 종류로는 편의점 · 장례식장 · 베이커리(커피+제과) · 식당(한식/중식/분식/일식/양식/죽) · 이 · 미용실 · 의료기판매점 · 안경원 · 문구 및 잡화점 · 피자집 · 이동통신대리점 · 자판기 · 게임기 · 꽃집 · 사진관 · 산후조리원, 주차관리사업 등이 있다.

(3) 부대사업의 신고

① 부대사업을 신고하려는 의료법인은 부대사업개설신고서(별지22호서식)에 다음의 서류를 첨부하여 관할 시 · 도지사에게 제출해야 한다.
   1. 부대사업의 내용을 적은 서류
   2. 부대사업을 하려는 건물의 평면도 및 구조설명서

② 신고한 내용을 변경하려는 자는 부대사업 변경신고서에 다음의 서류를 첨부하여 관할 시 · 도지사에게 제출하여야 한다.

(4) 부대사업(장례식장) 운영실적 분석

① 아래 서식을 사용하여 월간 및 연간 운영실적을 분석하여 서비스 향상과 수익증대

가 요구되며, 또한 연 1회정도 장례식장 SWOT 분석과 대응전략수립으로 대외경쟁력 강화가 필요하다. 그리고 정기적으로 장례식장의 시설환경개선과 음식제공 서비스(종류와 맛)에 대하여 평가를 하여 이용 고객의 만족도 향상이 필요하다.

② 병원내 식당설치 운영은 일반적으로 외래환자가 700~800명 이상이고 병상이 350병상 이상 경우에는 한식점 운영이 검토가 요망되며, 내원고객이 적을 때는 설치 운영시 적자발생이 우려된다.

③ 편의점 및 커피점(베이커리 포함) 설치 운영시도 연 1회 정도 운영실적을 분석하여 서비스 향상과 수익증대가 필요하다.

표 10-14 장례식장의 운영실적

구분		2021	2022	2023	전년대비가감
빈소수					
안치건수(상가수)	원내				
	원외				
	계				
	월평균				
	일평균				
수익	연간				
	월평균				
상가당 평균수익					

주) 운영부서에서는 월간실적분석과 연간실적분석이 필요함.

2. 외국인환자유치사업

1) 개념 및 의의

(1) 외국인환자유치사업이란?

국제적인 경쟁력을 지닌 우리나라의 우수한 의료기술로 글로벌 헬스케어 시장을 선도하고, 이를 차세대 국가 발전의 원동력으로 삼기 위해 정부가 선정한 신성장 동력산업의 하나이다. 관련법률은 [의료 해외진출 및 외국인환자 유치 지원에 관한 법률]이 있다.

(2) 목적

의료 해외진출과 외국인환자의 권익 및 국내 의료 이용편의 증진을 지원하여 외국인이 안전하고 수준 높은 보건의료서비스를 받을 수 있도록 하고 국가 경제 · 사회 발전에 기여하는 것을 목적으로 하고 있다.

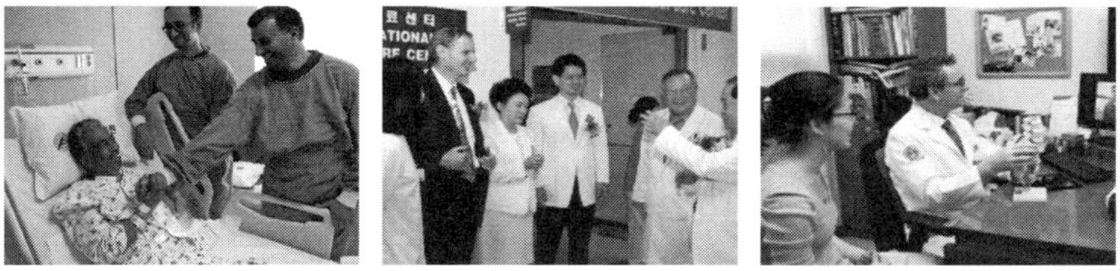

그림 10-8 해외환자 진료

(3) 외국인환자 유치 행위 및 정보

① "외국인환자 유치"란 외국인환자의 국내 의료기관 이용 증진을 위하여 진료예약 · 계약체결 및 그 대리, 외국인환자에 대한 진료정보 제공 및 교통 · 숙박 안내 등 진료에 관련된 편의를 제공하는 활동을 말한다.

② 외국인환자 유치사업에 대한 정보는「의료 해외진출 및 외국인환자 유치 지원에 관한 법률」과 "외국인환자유치 정보시스템 홈페이지(medical korea. khidi.or.kr)를 활용하면 된다.

(4) 외국인환자 유치 범위

① 상담 또는 진료예약을 받고나, 유치업자나 해외 의료기관 · 에이전시로부터 환자를 소개받아 진료하는 행위

② 외국어 홈페이지 등을 통해 외국인환자에게 진료정보를 제공하는 행위

③ 외국인 전담인력 채용, 의료관광비자 발급, 교통 · 숙박 안내 등 외국인 환자를 위한 편의를 제공하는 행위가 있다.

(5) 외국인환자 진료 실적

2019년 한 해 동안 한국을 방문해 진료를 받은 외국인환자는 49만 7,464명이었으며, 이 가운데 외국인환자 수 기준 상위 6개국은 중국, 미국, 일본, 러시아, 몽골, 베트남 순

으로 나타났다. 외국인 진료 의료기관은 국가별 환자안내에 대한 기본 대화 요령(영어, 중국어, 일어, 러시아어, 월남어, 몽골어, 아랍어 등)을 제작하여 환자 접수시 활용하는 것이 필요하다.

(6) 외국인환자 유치기관 등록제도

외국인환자를 유치하려는 의료기관 및 유치업자에게 일정한 요건을 갖춰 등록하게 함으로써 무분별한 외국인환자 유치행위로 인한 국내 의료시장질서 혼탁화를 방지하고, 외국인환자 유치 과다경쟁으로 인한 공공 의료서비스의 질적 저하를 막고, 미자격 의료기관 및 유치업자의 난립으로 인해 발생할 수 있는 한국의료서비스의 대외 이미지 실추를 방지하기 위해 마련된 제도이다.

2) 외국인환자 유치에 대한 등록 및 등록요건. 등록절차(관련법률 요약)

(1) 등록

① 외국인환자를 유치하려는 의료기관은 다음 각 호의 요건을 갖추어 특별시장 · 광역시장 · 특별자치시장 · 도지사 또는 특별자치도지사(시 · 도지사)에게 등록하여야 한다.

1. 외국인환자를 유치하려는 진료과목별로 「의료법」 제77조에 따른 전문의를 1명 이상 둘 것.
2. 보건복지부령으로 정하는 의료사고배상책임보험 또는 「의료사고 피해구제 및 의료분쟁 조정 등에 관한 법률」에 따른 의료배상공제조합에 가입하였을 것

② 제1항의 의료기관을 제외하고 외국인환자를 유치하려는 자는 다음 각 호의 요건을 갖추어 시 · 도지사에게 등록하여야 한다.

보건복지부령으로 정하는 보증보험에 가입과 자본금 보유와 국내에 사무소를 설치하였을 것

③ 시 · 도지사는 제1항에 따라 등록한 의료기관(외국인환자 유치의료기관) 및 제2항에 따라 등록한 자(유치업자)에게 등록증을 발급하며, 유효기간은 등록일부터 3년으로 한다.

(2) 등록요건

외국인환자를 유치하려는 의료기관이 가입하여야 하는 의료사고배상책임보험 또는 「의료사고 피해구제 및 의료분쟁 조정 등에 관한 법률」에 따른 의료배상공제조합은 다음 각 호의 기준을 모두 충족하여야 한다.

1. 「의료사고 피해구제 및 의료분쟁 조정 등에 관한 법률」 제2조제1호에 따른 의료사고로 인한 손해배상을 내용으로 할 것
2. 연간 배상한도액은 다음 각 목의 구분에 따른 금액 이상일 것
   가. 의원급 의료기관 또는 조산원: 1억원 나. 병원급 의료기관: 1억원 다. 종합병원: 2억원

(3) 등록절차

① 외국인환자 유치의 등록을 하려는 의료기관은 별지 제3호서식의 등록신청서(별지 제3호서식)에 다음의 서류(전자문서 서류 포함)를 첨부하여 특별시장 · 광역시장 · 특별자치시장 · 도지사 또는 특별자치도지사("시 · 도지사")에게 제출해야 한다.
1. 의료기관 개설신고증명서 또는 의료기관 개설허가증 사본 2. 진료과목별 전문의 명단 및 자격증 사본 3. 의료사고배상책임보험 또는 의료배상공제조합에 가입하였음을 증명하는 서류 4. 보건복지부장관이 정하는 사업운영계획서

② 외국인환자 유치의 등록을 하려는 자는 등록신청서(별지 제4호서식)에 다음의 서류(전자문서로 된 서류를 포함한다)를 첨부하여 시 · 도지사에게 제출해야 한다.
1. 보증보험에 가입하였음을 증명하는 서류 2. 자본금을 보유하였음을 증명하는 서류 3. 사무실에 대한 소유권이나 사용권이 있음을 증명하는 서류 4. 정관(법인만 해당한다)5. 보건복지부장관이 정하는 사업운영계획서

③ 시 · 도지사는 제1항 또는 제2항에 따른 등록 신청에 대하여 등록을 해주는 경우에는 다음 각 호의 구분에 따라 등록증을 발급해야 하고, 특별시 · 광역시 · 특별자치시 · 도 또는 특별자치도("시 · 도")의 인터넷 홈페이지에 그 등록내용을 게시해야 한다.
1. 등록한 외국인환자 유치의료기관의 경우 외국인환자 유치의료기관 등록증(별지 제5호서식)2.외국인환자 유치업자의 경우 외국인환자 유치업자 등록증(별지 제6호서식)

▣ 외국인환자유치기관 등록 절차 및 방법

유치기관등록신청 기관은 외국인환자 유치 정보시스템에 접속하여 온라인등록 시스템을 이용하여 등록 절차를 진행하면 된다.

외국인환자유치기관 등록 절차 및 방법
STEP. 1 외국인환자유치 정보시스템 접속 ▶STEP. 2 기관회원 가입 (로그인 ▶STEP. 3유치기관 등록 ▶STEP. 4 등록신청서 작성 및 증빙서류 첨부 ▶STEP. 5 등록요건 적합여부 검토▶STEP. 6 등록처리 완료

▣ 외국인환자유치사업등록요건 및 구비서류

① 외국인환자 유치사업 등록요건

표 10-15 외국인환자 유치사업 등록요건

구분	의료기관	유치업자

등록 요건	• 진료과목 별 전문의 1명 이상 보유
	• 의료사고배상책임보험 또는 의료배상 공제조합 가입
	  • 종합병원 이상 : 2억 이상
	  • 병 · 의원 : 1억 이상
	  • 피보험자 : 의료기관/개별가입
	  • 보험대상자 : 외국인환자 보장여부 확인 필수
		• 1억 이상 보증보험증권 가입
		• 자본금 1억 이상 보유
		• 국내 사무소 설치

② 구비서류

표 10-16 구비서류

제출서류	세부내용
외국인환자 유치 의료기관 등록 신청서	• 별지 서식을 다운받아 작성 후 첨부 • 대표자명, 기관명, 소재지는 의료기관 개설신고 증명서 또는 개설 허가증과 반드시 일치하게 작성(대표자 직인 및 날인)
의료기관 개설신고 증명서 또는 개설 허가증	• 의료기관 변경사항 일체 기재된 서류 사본
전문의 명단 및 자격증 사본	• 전문의 진료과목별 의사 명단(제출기관 직인 또는 서명 날인) • 진료과목별 전문의 자격증 1부 이상 제출 치과, 한의과는 치과(한의과)의사면허증 사본 제출(전문의 자격증은 선택사항)
의료사고배상책임보험 또는 의료배상공제조합 가입 증명서	• 간 배상한도액은 의원급 또는 조산원 1억원, 병원급 의료기관 1억원, 종합병원 2억원 이상 • 의료인 개별 가입 경우 진료과목별 전문의별 보험 증명서류 제출 • 보장범위는 외국인환자를 반드시 포함
사업자등록증 또는 사업자등록증명	• 사업자등록증의 정보와 개설허가증의 정보가 일치하여야 함(단, 의료법인은 대표자가 상이할 수 있음) • 도로명 주소 표기
사업운영계획서	• 자유양식으로 작성 • 기관 기본사항, 사업목적 및 주요사업내용 등 기술

③ 유치업자등록서류

표 10-17 외국인 환자 유치업자등록서류

제출서류	세부내용
공통	• 외국인환자 유치업자 등록신청서 대표자명, 기관명, 소재지 등의 정보는 사업자등록증의 정보와 일치하게 작성 (대표자 직인 및 날인) • 별지 서식을 다운받아 작성 후 첨부
	• 사업운영계획서 기관 기본사항, 사업목적 및 주요사업내용 등 기술
	• 사업자등록증 또는 사업자등록증명
	• 임차기간이 유효한 임대차계약서 사본(원본대조필 날인) 또는 건물등기사항증명서
개인	• 대차대조표(세무사 또는 공인회계사 확인필) 또는 은행잔고증명서 등
법인	• 정관 (법인목적에 '외국인환자 유치업' 또는 '의료관광업' 명시) • 법인 등기부등본(자본금 명시)
일반여행업 등록	• 관광사업등록증(최근 3개월 이내 발급)

(4) 등록사항 변경 또는 휴업·폐업의 신고

외국인환자 유치의료기관과 외국인환자 유치사업자는 그 등록한 사항을 변경하거나 휴업 또는 폐업한 때에는 보건복지부령으로 정하는 바에 따라 시 · 도지사에게 신고하여야 한다.

(5) 종합병원의 외국인환자 유치 제한

① 유치제한

외국인환자 유치의료기관 중 「의료법」 제3조의3에 따른 종합병원은 보건복지부령으로 정하는 병상 수를 초과하여 외국인환자를 유치하여서는 아니 된다.

② 종합병원의 외국인환자 유치 제한 병상 수

법 제10조에서 "보건복지부령으로 정하는 병상 수"란 다음 각 호의 구분에 따른 병상 수를 말한다. 다만, 환자 1명만을 수용하는 입원실의 병상 수는 제외한다.

1. 「의료법」 제3조의3에 따른 종합병원 중 같은 법 제3조의4에 따라 상급종합병원으로 지정된 종합병원의 경우: 병상 수의 100분의 5
2. 「의료법」 제3조의3에 따른 종합병원(제1호의 상급종합병원으로 지정된 종합병원은 제외한다)의 경우: 병상 수의 100분의 8

(6) 특정 진료과목에 대한 의료광고

① 법 제15조제3항 및 규칙제14조에 따라 편중된 의료광고를 할 수 없는 특정 진료과목은 1. 성형외과 2. 피부과이다.

② 외국인환자 유치의료기관은 특정 진료과목에 대한 의료광고를 하는 경우에는 보건복지부장관이 정하는 바에 따라 특정 진료과목과 다른 진료과목의 균형을 맞추어 의료광고를 하여야 한다.

3) 유치기관 평가 및 사업실적보고

(1) 유치기관 평가 및 지정(법14조)

① 보건복지부장관은 외국인환자 유치를 지원하고 서비스의 질을 제고하기 위하여 외국인환자 유치실적, 진료과목, 전문인력 보유 현황 및 국내 의료서비스 발전 기여도 등을 고려하여 외국인환자 유치의료기관 및 외국인환자 유치업자(유치기관)를 평가하고 그 결과 일정 수준을 충족한 유치기관을 선별적으로 지정할 수 있다.

② 제1항에 따라 지정을 받은 유치기관은 대통령령으로 정하는 바에 따라 지정받았음을 나타내는 표시를 사용할 수 있다.

③ 지정의 유효기간은 그 지정을 받은 날부터 2년으로 하고, 2년 단위로 재지정할 수 있다.

(2) 외국인환자 유치의료기관 평가지정제도(KAHF)

외국인환자 대상 서비스의 질과 신뢰도 제고를 위해 등록 유치 의료기관을 대상으로 외국인환자 특화서비스와 환자안전체계를 평가하여 일정 기준을 충족한 의료기관을 지정하고 정부 차원에서 적극 홍보 · 지원하는 제도를 말한다.

① 평가신청 대상기관

의료해외진출법 제6조에 따라 등록한 외국인환자 유치 의료기관 중 우수한 국제의료서비스를 보유한 의료기관이 대상이다.

② 평가체계

외국인환자의 의료서비스 만족도 향상을 위한 체계와 의료기관의 환자안전보장을 위한 체계로 구성한다.

표 10-18 평가체계

외국인환자 특성화체계	환자안전체계
1. 외국인환자 유치실적 및 운영체계 2. 전문의 보유 3. 환자권리존중 및 의료분쟁 예방	4. 환자안전 보장활동 5. 환자진료 6. 의약품 관리 7. 감염관리 8. 시설 및 환경관리

※ 외국인환자유치 평가지정제도 관련 문의는 한국보건산업진흥원 외국인환자유치단(medicalkorea@khidi.or.kr)으로 검색하여 문의하면 된다.

(3) 사업실적 보고(법 제11조제1항)

① 외국인환자 유치의료기관과 외국인환자 유치사업자는 보건복지부령으로 정하는 바에 따라 매년 2월 말까지 전년도 사업실적(외국인환자정보시스템)을 시ㆍ도지사에게 보고하여야 한다.

② 시ㆍ도지사는 제1항에 따라 보고받은 전년도 사업실적을 매년 3월 10일까지 보건복지부장관에게 통보하여야 한다.

(4) 유치기관의 운영실적 분석

① 해외환자 유치기관(병의원) 매년 진료실적을 작성 비교분석하여 문제점 개선/보완과 활성화를 할 수 있도록 한다.

표 10-19 운영실적

(단위: 명, 천원)

국적	2022년			2023년			전년대비 가감		
	인원	수익	평균진료비	인원	수익	평균진료비	인원	수익	평균진료비
합계									

② 우수 해외환자 유치기관을 방문 및 전문가의 자문을 통해 활성화에 필요한 정보를 획득한다.

제 11 장

장·단기발전계획 및 투자와 예산관리

11-1 사업계획과 장 . 단기 발전계획을 수립하라?

학습목표	11-1 사업계획의 작성내용을 이해하고 장 · 단기 발전계획을 수립 할 수 있다.

1. 사업계획의 개념

(1) 의의

사업계획(operational Plan)은 장래에 달성한 목표를 설정하고 이 목표를 달성하기 위한 최적의 수단과 행동방향을 기술한 경영자료이다. 따라서 사업계획서는 관리통제의 기준과 성과측정의 기초가 되므로 명료하고 정확하게 설정되어야 한다.

(2) 사업계획에 포함될 사항

병원의 사회적 존재목적은 의료서비스 제공을 통해 주민의 건강보호와 증진을 도모하는 것 이므로 병원사업계획의 주요내용에는 ①환자진료 ②임상의학 · 의술의 연구 ③임상의학. 의술의 교육이 있다. 따라서 병원의 사업수행을 위한 투입요소의 구성에 관한 계획내용에는 ①고정자산 투자 ②직원채용. 교육훈련. 배치 ③재료구입 등이 포함된다. 또한 병원의 기본사업인 환자진료의 기능수행을 위한 기능분담에 따라 진료. 치료, 간호, 투약, 급식, 영양부문 등이 사업계획에 포함된다.

(3) 사업계획의 구성요소

사업계획은 장래에 달성할 목표와 그 달성에 필요한 최적의 수단과 방법을 구체적으로 표현한 경영자료 이므로 다음과 같은 요소들을 포함한다.

표 11-1 사업계획의 구성요소

사업계획의 구성요소
①사업명 ②사업의 내용 및 필요성 ③사업목표 및 추진기간 ④사업추진에 대한 기본방침 ⑤사업추진조직(주관부서 및 협조부서) ⑥사업추진절차 및 방법 ⑦재원조달계획 및 소요예산 ⑧사업실적에 대한 평가방법 ⑨사업 기대효과

(4) 사업계획의 기능

사업계획의 기능에는 ①계획기능 ②조직기능 ③조정기능 ④통제기능 ⑤동기부여기능 ⑥정책에 의한 참여기능 ⑦대외 홍보기능을 수반하고 있다.

(5) 사업계획의 수립 과정

사업계획의 수립과정은 다음과 같은 과정을 거쳐 수립된다.

표 11-2 사업계획의 수립과정

① 경영목표의 설정 → ② 목표의 계량화(명확화) → ③ 자료의 수집 · 분석 → ④ 대안의 평가 및 선택 → ⑤ 실행계획 수립 및 작성 → ⑥ 피드백 → ⑦ 목표수정

① 목표의 설정

사업계획 중 가장기본이 되는 것이자 목표를 구체화 한 것으로서 환자진료, 건강진단 수진자, 의료수익 및 의료 외 수익, 비용, 인력, 시설, 장비 등이 포함된다.

② 목표의 계량화

사업계획의 목표는 계획수립의 기초가 되며 실적 대비 목표달성 수준을 확인하는 지표가 되므로 가급적 계량적으로 표현하며, 부서별 세부실천계획도 기본계획에 맞추어 사업량 또는 계량적 수치로 표현한다.

③ 과거실적 및 자료 수집 분석

사업계획수립에 필요한 각종지표를 산출하기 위하여 과거실적 및 자료를 수집하여 분석하며 미래예측방법으로는 ㉮지속성 예측 ㉯투사성 예측 ㉰순환성 예측 ㉱종합적 예측 방법 등이 있다.

(6) 대안의 평가와 선택

사업계획수립을 위해서는 선택 가능한 여러 가지 대체안이 마련되어야 하며, 각 대안별로 병원의 목표와의 일치성, 사업수행결과에 따른 장점과 단점, 경제적 타당성, 비용효과분석이 이루어져야 하며, 다음과 같은 방법이 있다.

① 비용효과분석(Cost- effectiveness analysis : CEA)

어떤 정책의 비용과 물량적으로 표시된 사업성과를 비교하기 위한 방법으로서, 공공투자의 평가에서 많이 활용된다. 즉, 비용과 효과는 다른 단위로 표시되는데 비용은 화폐단위로, 효과는 결과(out come)로 표시된다.

② 비용편익분석(Cost-benefit analysis : CBA)

어떤 정책수행에 필요한 비용과 그 결과로 얻어질 편익을 비교하는 것으로서, 편익은 사업성과를 화폐적 단위로 표시한 것이며, 미래의 기대수익을 현재가치로 환산하여 분석한다. 즉, 비용과 편익은 모두 화폐가치로 표시되고 편익이 0보다 클 경우 가치가 있다고 판단한다.

③ 델파이기법(Delphi technique)

이 방법은 경험이나 지식이 많은 전문가들의 주관적 판단에 의하여 미래예측을 위해서 사용된다. 즉 델파이는 전문가들의 의견을 종합하여 보다 합리적인 아이디어를 만들려는 시도이다.

④ 시장정보 분석방법

지역주민이나 환자 및 의료기관의 의견과 경험을 수집하여 분석하는 방법에 의하여 예측하는 방법으로 주로 설문서를 이용하여 조사한다.

⑤ 과거실적 유추방법

이 방법은 의학기술은 대체로 ㉮완만히 성장하는 도입기 ㉯빠른 속도로 성장하는 성장기 ㉰서서히 쇠퇴하는 쇠퇴기 ㉱진부화 되어 더 이상 사용되지 않는 종말기로 나누어진다는 가정 아래 추정하는 방법이다.

(7) 사업계획 관련규정

사업계획과 관련된 규정에는 병원예산관리규정, 병원회계관리규정 등이 있다.

(8) 병원의 사업계획(hospital business plan)

① 환자 진료량 계획

환자진료량 계획은 병원의 사업계획의 기본이 되며 가장 중요한 계획으로서 다른 사업계획수립의 기초가 된다. 따라서 환자진료량 계획은 일반적으로 과거의 실적을 기준으로 미래에 진료가 가능한 환자수 및 진료예정 환자수를 계획하는 것을 말한다. 환자진료량 계획에는 외래환자수 계획과 입원환자수 계획 및 건강진단 수진자수 계획이 있다.

② **의료장비 투자계획**

의료장비 투자계획은 소요재원과 비용효과 분석결과에 따라 수립되어야 하며, 의료장비 교체계획은 의료장비별 가동률을 감안하여 단계적으로 수립되어야 한다.

③ **인적자원계획**

인력자원계획은 병원의 특성상 환자진료의 핵심적인 역할을 수행하는 의사직을 비롯한 여러 분야의 전문 직종종사자들이 진료활동을 수행하는데 필요한 인적자원계획을 말한다. 인적자원계획은 인건비가 차지하는 비용을 고려하여 질적. 양적으로 면밀한 분석에 의해 수립해야 한다.

④ **목표관리(Management by Objectives : MBO)**

동기부여방법 중의 하나로 사업계획을 보다 현실적으로 수립하기 위하여 목표에 의한 관리를 하는 것을 말하며, 목표관리과정은 ㉮공동목표설정 ㉯목표를 통한 개인과 병원조직체의 통합 ㉰목표관리기간 동안 피드백을 통한 수정 및 보완 ㉱성과중심 평가로 적절한 보상 등이 필요하다.

⑤ **사업계획 수행**

㉮ 연간사업계획 : 1년간의 사업계획

㉯ 중장기 사업계획 : 사업계획을 장기간에 걸쳐 표현한 사업계획으로 중장기적인 사업계획 속에서 연간사업계획을 수립하는 것이 바람직하다.

(6) 사업계획 수립시 조직과 주요 사업내용

병원의 사업계획 수립시 조직과 주요 사업내용은 아래와 같다.

표 11-3 부서별 사업계획 수립 내용

부서명	사업내용	비고
진료과	진료세분화 및 통합화 계획	병원장
검사부서	검사항목신설 및 폐지 계획	
의료장비	의료장비신규 도입 및 교체 계획	
교육연구	임상연구 계획	
원무관리	환자진료 및 건강검진 계획	
인사관리	인력충원계획	
구매/재고	진료재료 조달 계획	
회계/경리	자금조달 계획	
시설관리	시설투자 계획	

주) 목표는 구체적이고 명료하고 정확하게 설정한다.

■ 병원의 사업계획 수립사례(B병원 사례)

202X년 사업계획 (B병원 사례)

1. 일반 현황

(1) 미션 및 비전 (2) 주요연혁 (3) 조직 및 인력 (4) 예산현황 및 예산규모
(5) 시설현황 : ① 대지 ② 건물 ③ 의료장비 ④ 병상규모

2. 운영목표

목표	세부추진사항
(1) 지역주민에게 신뢰받는 병원	① 이용 고객만족도 87% 이상 달성 ② 청결하고 깨끗한 병원 ③ 외래진료 대기시간 단축 ④ 부서별 QI활동 및 서비스 개선
(2) 건실한 운영위한 목표달성	① 환자 및 목표수익달성 (1일 외래환자 / 평균재원 / 진료수익) ② 건강진단 수진인원 및 수익목표달성 (국가검진, 종합검진 / 검진수익) ③ 비용 및 물자절약방안 수립실천 ④ 특수장비 이용률 향상
(3) 고객중심 업무 프로세스 개선	① 고객이용절차 간소화방안 수립실천 ② 부서간 원활한 의사소통방안 ③ 신속, 정확한 결과관리 시스템(구축)
(4) 자기개발 및 업무다기능화	① 부서별 교육계획 수립 시행 ② 부서별 업무다기능화 ③ 병원주관 월 1회 직무교육 ④ 부서별 업무매뉴얼화 및 보완
(5) 병원발전을 위한 신규사업추진 및 시설확장	① 8병동 추가 Open ② 당뇨클리닉 개설 ③ 건진센터 확장 및 장례식장시설 개선

2. 장·단기발전계획

1) 장·단기발전계획

(1) 장기계획

장기경영계획은 단기계획을 반영하고 조직과 환경의 변화에 슬기롭게 대응하기 위한 계획으로서 조직 및 인력계획, 의료서비스계획, 경영성과계획, 의료장비 및 시설 환경계획 등을 포함하여 수립해야 한다. 장기경영계획은 병원경영의 위협을 고려하여 앞으로 어떻게 대처할 것인지에 대한 방안을 찾아 결정하는 것이다. 장기계획은 미래의 환경변

화에 적응하기 위하여 인적, 물적 자원을 효율적으로 재확립하며 이를 달성하기 위하여 인적, 물적 자원을 효율적으로 관리하고 보다 구체적인 병원목적의 실현방안을 수립하여 촉진하는 것이다. 따라서 장기발전계획수립은 병원이 어떻게 변모해 있을 것인가에 대한 장래의 청사진으로 최고경영층의 경영철학이 내포되어야 한다.

(2) 중장기 계획

병원환경에 능동적으로 대응하여 지속적인 발전을 도모하기 위해 계획을 수립 하는 것으로서 중장기 계획은 단기계획을 반영하여 조직 및 인력계획, 의료서비스 계획, 의료장비 및 시설환경계획 등을 포함하여 수립하는 것을 의미한다.

(3) 단기 계획

급변하는 의료환경에 대응하여 병원이 생존, 발전하기 위해서는 투자와 발전계획수립을 하여야 한다. 또한 의료수지비율, 재정자립도 등 경영성과 목표도 반영해야 하며, 병원경영합리화 계획, 의료서비스계획도 수립하고 병원에서 연간 중점적으로 투자할 사업을 단기계획에 반영하여 전 직원이 공감대를 형성하여 목표를 달성해야 한다. 단기계획은 1년간의 계획을 의미하며 단기계획에서는 연간 진료인원, 의료수익, 조직 및 인력을 포함하여 사업예산과 자본예산 규모를 결정한다.

2) 장·단기발전계획 수립

(1) 수립과정

① 목표의 설정

병원 목표설정은 목표를 구체화하는 것이다. 인력, 시설, 장비, 기술 등 조직능력 범위내에서 가용예산을 감안하고 시간적으로 가능한지를 검토해서 목표를 설정 한다.

② 현황분석과 문제점 파악

병원이 처한 상황을 정확히 분석하고 문제점을 파악한다.

③ 대안의 제시와 선택

대안은 시행이 가능하고 합리적이어야 한다. 각 대안 중에서 시행가능 여부, 기대효과, 효율성, 현실성, 합리성 등을 충분히 분석, 검토 한 후 대안을 선택하게 된다.

④ **우선순위 결정**

병원에 미치는 효과 등을 고려하여 사업의 우선순위를 결정한다.

⑤ **장/단기계획 수립**

환자진료계획, 고정자산투자계획, 인력계획, 교육연구계획, 손익계획, 자금계획, 기타 사업부문별 장기계획을 수립한다.

(2) 장·단기발전계획 수립(안) 작성

① 장/단기발전계획 수립(안)에 필요한 중요사항을 반드시 반영하여 결재를 득하고 각 부서에 시달한다.

② 각 부서에서는 장/단기발전계획에 대한 방침을 면밀히 검토하여 완전 숙지하고 작성할 수 있도록 한다.

(3) 부서별 장/단기발전계획 수립(안) 수합

① 부서별 장 · 단기 부문별 계획안 제출기한을 정하여 자료를 받는다.

② 각 부서로부터 제출된 병원 장/단기 부문별 계획(안)을 취합, 정리한다.

③ 기한 내에 자료제출을 하지 않을 경우에는 독려하여 제출토록 한다.

(4) 부서별 장·단기발전계획 검토

① 장 · 단기발전계획 작성 지침, 관련 자료를 참고로 비교, 검토, 분석한다.

② 부서에서 연간 경영목표, 운영계획 등이 장 · 단기발전계획에 반영되었는지를 검토한다.

(5) 장·단기발전계획 수립(안) 작성

① 장 · 단기발전계획 수립(안)을 적정하게 수립한다.

② 장 · 단기발전계획(안)을 병원에서 수행 시 사업의 성과가 나오도록 수립한다.

(6) 장·단기발전계획(안) 보고

최종 작성된 장 · 단기발전계획(안)을 경영진(병원장, 이사장)에게 보고하며, 수정지시가 있을 경우에는 수정, 보완한다.

(7) 장·단기발전계획 확정 시달

최종 작성된 장 · 단기발전계획을 각 부서에 시달하며, 장 · 단기발전계획에 차질 없이 사업을 수행하도록 한다.

(8) 00병원의 중장기 전략(K 병원 경영진단 사례)

K병원은 202X년 전략목표와 전략과제 및 성과지표에 의한 전략 과제를 수립한 내용은 아래와 같다.

표 11-4 00병원의 전략과제

전략목표	전략과제	성과지표
1. 병원 시설 확충	• 건물증축 및 신축(전문센터, 병상) • 병원규모 확장에 따른 운영안 수립	– 조직 및 운영전략 수립 – 진료과 및 전문센터 추가개설
2. 응급의료센터 기능강화 및 활성화	• 진료지원체계 구축 • 진료기능강화 및 입원율 향상	– Call시스템, 후송체계 –입원율 5% 향상
3. 건강검진센터 활성화	• One Stop 검진 체계 구축 • 암검진사업 확대 • 마케팅 및 홍보활동 강화	– 시설환경개선 및 동선 최소화 – 위암, 대장암 수진인원 5% 향상 – 지역사회활동, MOU 확대
4. 특성화 사업 추진 시행	• 정형외과 관절 및 척추질환 • 내과 소화기병센터 • 재활치료센터 개설 • 호스피스 완화 사업	– 1일 수술건수 확대 – 1일 내시경/대장건수 7% 향상 – 재활치료건수 확대 – 병원 계획대로 추진
5. 목표관리제(MBO) 실시 및 성과급제 확대	• 부서 및 진료과별 목표제(MBO) • 환자목표 및 수익목표 달성 (인원, 초진율, 입원율, 평균진료비) • 의료 외 수익 목표 달성 • 업무다기능화로 인력증원 최소화 • 성과급제 수정,보완 및 확대	– 부서별 목표과별 5개 수립 – 외래 및 입원 수익 7% 향상 – 병상이용률 85% 이상 부대사업 전년대비 5% 이상 향상 인건비 비율 5% 감소 목표달성시 성과급 차등 지급
6. 조직문화 확립 및 의료의 질 향상	• 미션 및 비전, 핵심가치 재정립 • QI 및 환자안전관리, CP활동 강화 • 제안제도 확대 실시	– 태스크포스크팀 조직 – 의료원 환자만족도 3% 향상 – 직원 동기부여 활동
7. 우수의료진확보 및 간호사 수급	• 우수의료진 확보 • 간호사 수급대책 시행 • 병동간호 · 간병통합서비스실시	– 특성화 할 수 있는 의사 – 간호등급 조정(향상) – 환자만족도 향상

11-2 병원의 자금현황 파악 및 투자계획을 수립하라?

학습목표 11-2 병원의 자금현황을 파악하고 적합한 투자계획서를 작성할 수 있다.

1. 자금운영계획 및 조달

(1) 자금현황 파악

병원의 장/단기 발전계획이 수립되고, 투자에 필요한 타당성을 분석한 후에는 자금현황을 파악하고 자금운영계획을 수립한다.

(2) 자금운영계획

자금운용계획에는 자본예산계획과 자본조달계획으로 구분되고, 운전자본조달을 위한 단기자본조달계획과 고정자산 등의 설비자본계획을 위한 장기재무계획으로 구분된다. 이익계획은 현금유입이나 현금유출의 결과를 가져오게 될 것으로 예상되는 모든 병원활동의 예측이 필요하다. 이를 위해 먼저 의료수익을 예측하고 비용계획을 수립하여야 한다. 따라서 병원의 의료손익 전망과 차입금 등을 감안하여 투자액을 결정하고 면밀하게 분석하여 자금운영계획을 수립한다. 자금계획은 직접적으로는 건축계획, 의료기기계획, 손익계획과 연결 작성되며, 간접적으로 장기계획과 기능계획의 영향을 받는다.

(3) 자금조달계획

병원의 자금조달원천은 설립자의 출연금, 외부차입금, 운영이익, 감가상각비 등이 포함되며, 설립자의 출연금은 많을수록 병원의 재정상태가 안정화된다. 따라서 안정적인 재정상태를 유지하기 위해서는 총투자비의 50%이상을 출연금으로 조달하여야 한다. 외부차입금은 은행, 개인 또는 외국으로부터의 차입을 말한다. 차입금에는 이자가 발생하며 차입조건에 따라 상환하여야 하는 원금부담이 따르게 된다. 감가상각비, 퇴직급여 충당전입액은 장부상 비용으로 처리되나 실제로 현금이 이만큼 지출되는 것은 아니므로 이들 비용은 당기순이익에 가산하여야 한다.

(4) 자금운영 관리

현금 수납, 지급에 근거하여 자금운영계획서를 작성하며, 자금원천을 파악하고 지출금액을 종합 판단하여 연도별, 분기별, 월별 자금을 관리한다.

(5) 자금수지 계획서 작성 및 분석

자금수지에 관한 계획서는 현금흐름표와 현금수지계획서가 있으나 현금흐름표는 작성방법이 어려워 실무적으로 잘 활용하지 않고 자금(현금)수지계획서를 실무적으로 사용된다. 현금수지계획서는 병원의 자금을 분석하고 현황을 파악하기 위해 작성한다.

(6) 병원의 재무관리자의 역할

① 자금조달병원의 재무유동성을 유지하고 적정한 자본구조를 유지하여 자본수익성이 최대화될 수 있도록 하는 일련의 계획시스템을 의미한다. 즉 병원을 설립하거나 병원이 사업목적을 달성하기 위하여 운영하고 성장하는데 필요한 자본을 조달하는 역할이다.

② 자금운용조달된 자금을 사업목적에 따라 합목적적 및 경제적으로 운영하는 과정에서 낭비를 최소화하고 효율적인 운영이 되도록 통제하는 역할이다. 따라서 병원의 장/단기 발전계획을 수립하고 실행하는데 필요한 자금을 어떻게 운영하고 관리하는지가 중요한 내용에 포함된다.

③ 투자의사결정투자는 미래에 대한 실현보다 큰 대가를 기대하고 현재 시점에서 자금을 투하하는 것이다. 즉 현재 자금을 투하한다고 하는 것은 당장 현금이 유출되는 투자지출뿐만 아니라 투자와 관련된 운영비용도 포함된다. 보다 큰 대가를 기대한다는 것은 현금유입액이 현금유출액보다 크다는 의미인데, 현재와 미래시점에서 감안했을 때 예측할 수 없는 위험(Risk)과 불확실성으로 인해 자금투하를 결정하는 것이 쉽지 않고, 화폐의 시간적 가치를 고려한다는 점 등 재무관리자의 투하결정은 매우 신중하고도 중요한 역할이다.

2. 투자 및 투자가치평가

(1) 투자(investment)의 개념

투자란 미래의 가치(future value)를 얻기 위해 현재의 가치(present value)를 희생시키는 행위를 말한다. 즉 앞으로 실현될 보다 더 큰 보수(수익 greater return)를 기대하고 현재자금을 투입하는 것으로 시간적인 개념과 비용 및 수익의 개념이 포함된다. 따라서 어떤 투자(안)에 대한 미래의 현금흐름을 연도별로 예측하는 것이 중요하며 가능한 한 월별로도 예측하여야 한다.

(2) 투자계획의 필요성

병원 간 치열한 경쟁 속에서 효율적인 병원경영을 통한 적정한 투자활동은 경쟁우위를 유지하게 해줌으로써 지속적인 성장가능성을 열어준다. 따라서 병원의 신축, 의료장비 도입 등의 투자사업은 적정한 투자계획에 따라 운영될 때 그 효율성을 극대화 할 수 있다.

(3) 투자계획의 전제 및 항목

투자계획을 수립하기 위해서는 선행계획으로 장기발전계획, 기능계획, 건축계획, 의료기기계획 등이 먼저 수립되어야 하며, 이러한 계획이 모두 수립되었다고 가정할 경우에는 투자계획에 화폐가치와 제반 여건의 변동을 어떻게 반영시킬 것인가를 검토하고 조정하여야 한다. 투자계획은 자금조달계획과 운영계획으로 나누어지는데 일반적으로 소요자금계획은 자금운영계획을 먼저 세우고 이에 따른 자금조달계획을 나중에 마련하게 되는데 운영계획에 포함되는 항목은 아래와 같다.

① 건축설계비 : 대지구입비, 설계비, 건물 건축비, 기계시설비, 전기시설비

② 의료기기 및 부대비용 : 의료기기 가액, 통관 제 비용, 설치 및 시운전비

③ 기타 설비비 : 집기비품 투자비 등

④ 운영비 : 인건비, 관리비 등

⑤ 소요운전자본 : 재고자산 선 구매액, 의료미수금 증가분, 초기운영적자 등

(5) 투자의 분류(Joel Dean)

투자의 분류에는 대체투자와 확장투자 및 전략투자가 있으며 아래와 같다.

표 11-5 투자의 분류

구분	내용
① 대체투자	기존 의료장비나 시설 등의 고정자산이 시일이 경과됨에 따라 그 경제성을 잃게 되어 새로운 것으로 대체하는 투자
② 확장투자	병원의 환자가 크게 증가된다든지 시장점유율 등이 커져서 기존 의료시설만 가지고는 더 이상 환자를 받을 수 없는 경우
③ 전략투자	앞으로의 수익성을 중점적으로 고려하여 투자하는 것이 아니라 그 병원의 전략적인 목적에 따라 투자되는 것을 말한다.

(6) 고정자산 투자하는 시기

① 판매 및 생산량이 증가되어 추가적인 고정자산 투자가 필요 할 때

② 원가절감이나 품질향상을 위하여 고정자산 투자가 필요 할 때

③ 신규 의료장비 구입을 위하여 고정자산 투자가 필요할 때

④ 현재의 고정자산이 감모되어 더 이상 경제적으로 이용하기 곤란할 때 등이다.

(7) 투자 수익 경제성 분석결과 활용

투자수익 경제성 분석결과 경제성이 있다고 판단될 때 투자를 하며, 병원의 어려운 경영여건을 슬기롭게 극복하기 위해서라도 비경제적 가치가 있는 것 보다 경제적 가치가 있는 것에 투자를 하는 것이 경영에 유익하다.

(8) 투자계획서 작성 및 투자계획 확정 통보

① 병원의 자금현황이 파악되고 자금계획과 조달계획이 수립되면 투자계획서를 작성하여 경영진(병원장, 이사장)에게 보고한다.

② 투자가 확정되면 각 부서에 계획을 통보하여 철저한 투자 준비를 거쳐 계획대로 투자를 할 수 있도록 하며, 투자가 정상적으로 진행되고 있는지도 확인한다.

(9) 투자가치의 평가 및 방법

병원의 투자사업은 수입과 지출을 예측하여 사업의 경제성이 있는지를 분석해야 한다. 환자의 생명을 다루는 병원은 반드시 경제성을 고려하여 투자하는 것은 아니지만 경제성을 고려하지 않고 투자를 한다면 병원경영이 어려워진다.

(가) 화폐의 시간가치의 중요성

일반적으로 재무의사결정은 현재시점에서 이루어지나 이로부터 얻어지는 수익은 미

래의 시점에서 실현된다. 따라서 재무의사결정을 할 때 미래가치를 현재가치로 환산하는 것이 중요하다.

미래가치

투자가치의 평가는 투자에 있어 현금유출과 현금유입의 발생시기가 다르기 때문에 이들을 동일시점의 가치로 환산해 주어야 한다. 이를 위해서는 현재 또는 미래에 발생하는 현금흐름을 미래 일정시점의 가치, 즉 미래가치(FV)로 환산해주어야 한다. 현재시점에서 보유한 금액과 동일한 가치를 갖는 미래시점의 금액은 원금에 이자를 더해 준 것을 말한다.

(나) 전통적인 투자가치 평가방법

① 평균이익률법(Average Rate of Return)

어떤 투자기회에 대해서 장부상 연 평균이익을 법인세 차감 후로 계산하여 이를 최초의 순투자액으로 나눈 것을 의미한다.

평균이익률법 = 평균세후 순이익 / 평균투자액 × 100

② 자본회수기간법(Payback Period)

일정한 투자에 의해서 얻어질 수 있는 현금유입이 그 투자에 필요한 최초의 투자액을 회수할 수 있는 기간을 말하며 빠를수록 양호하다. 따라서 만일 어떤 투자가 매년 똑같은 현금유입을 가져온다고 가정하면 이 투자에 대한 자본회수기간은 순투자액을 매년의 현금유입액으로 나누어줌으로써 쉽게 계산할 수 있다.

자본회수기간법(P) = 순투자액(I) / 연간 현금유입액(Y)

(다) 새로운 투자가치 평가방법

① 순현재가치법(Net Present Value Method : NPV)

순현재가치는 투자자산이 미래에 실현할 현금유입액의 현재가치로부터 당해 투자자산에 대한 현금유출액의 현재가치를 공제한 것이다.

어떤 투자로부터 발생되는 현금유입을 그 기업의 최소한도의 기대수익률 k로 할인하여 현재가치화한 후에 현금유입을 현재가치에서 현금유출의 현재가치를 뺀 순차액(현금유입액의 현재가치-현금유출액의 현재가치)을 의미한다.

〈 순현재가치법 〉

$$NPV = \sum_{t=0}^{n} \frac{I_t}{(1+k)^t} - \sum_{t=0}^{n} \frac{O_t}{(1+k)^t}$$

I_t : t년도의 현금유입액

O_t : t년도의 현금유출액

k : 할인율(자본비용)

② **내부수익률(Internal Rate of Return: IRR)**

내부수익률이란 미래의 모든 비용의 현재가치와 미래의 모든 수입의 현재가치를 같게 만드는 이자율로서 투자회수율(Return on Investment) 또는 내부수익률(Internal Rate Of Return : IRR)이라 한다. 어떤 투자(안)에서 예상되는 현금유입의 현재가치와 현금유출의 현재가치를 일치시키는 할인율을 뜻한다. 따라서 내부수익율법은 평균이익률법이나 자본회수기간법보다 합리적인 방법이다.

〈 내부수익률법 〉

$$\sum^{n} \frac{I_t}{(1+r)^t} - \sum^{n} \frac{O_t}{(1+r)^t}$$

O_t : t년도의 현금유출

I_t : t년도의 현금유입

t : 기 간

k : 할인율(내부수익율)

③ **편익 / 비용의 편익분석 (B/C)**

전략적 대안이나 전략의 효과를 평가하는 계량적 기법이다. 가장 대표적인 경제모형으로 비용편익분석(Cost - Benefit Analysis)은 모든 비용을 분석하고 이에 따라 발생한 편익을 양적으로 분석한다. 즉 투입과 관련된 비용과 결과를 화폐적가치로 환산하여 비용-편익의 비율을 결정하는 방법이다. 비용편익을 위한 경제적 분석은 크게 편익/비용 비율, 순현재가치(NPV: Net Present Value) 및 내부수익률(IRR: Internal Rate of Return)을 계산해 사업의 타당성을 평가하게 된다. 편익/비용의 비율≥1이거나, NPV≥0, 또는 IRR이 예정하는 할인율보다 크면 사업은 타당한 것으로 판단한다.

표 11-6 경제성 분석기법의 비교

분석기법	판단	장 점	단 점
편익/비용의 비율(B/C)	B/C≥1	• 이해 용이, 사업 규모 고려 가능 • 대안 선택 시 명확한 기준 제시	• 상호 배타적 대안 선택의 오류 발생 가능
순현재가치 (NPV)	NPV≥0	• 장래 발생 편익의 현재가치 제시 • 한계 순현재가치 고려 • 다른 분석에 이용가능	• 이해의 어려움 • 대안 우선순위 결정 시 오류 발생 가능
내부수익률 (IRR)	IRR≥k	• 사업의 수익성 측정 가능 • 다른 대안과 비교가 용이 • 평과 과정과 이해가 용이	• 사업의 절대적 규모를 고려하지 않음 • 몇 개의 내부수익률이 동시 도출될 가능성 내재

(10) 신규투자에 의한 신축 병원(사례)

신축 및 증축병원		
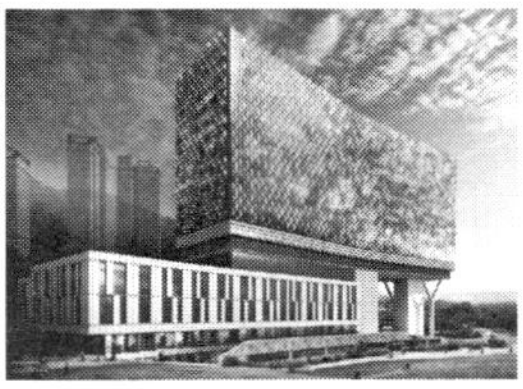	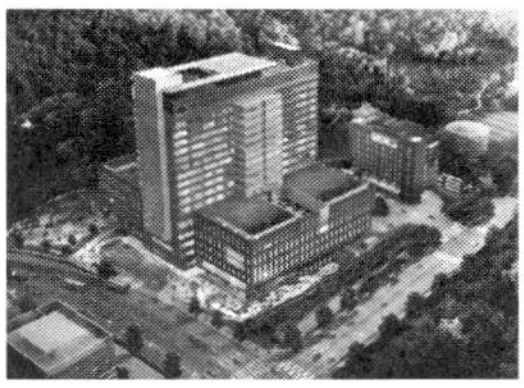	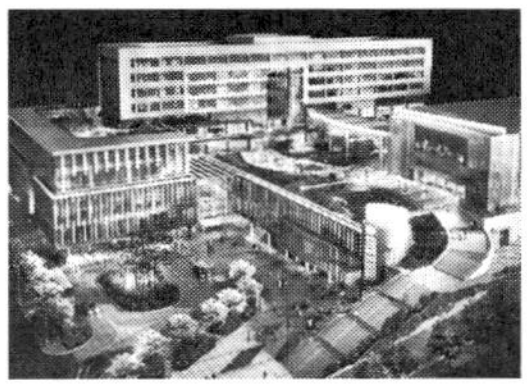
용인동백 세브란스병원	은평성모병원	성남의료원

그림 11-1 신축 및 증축병원

(11) 의료기기 및 부대비용

① FOB조건

FOB란 free on board의 약자로 흔히 본선인도조건, 본선적재가격 혹은 수출항 본선인도가격이라 부른다. 의료기기를 수출하는 수출업자의 책임이 의료기기를 본선 갑판에 적재하는 것과 동시에 면제된다는 뜻에서 free on board로 불린 지칭이다.

② CIF 조건

CIF 조건에서 CIF란 Cost, Insurance, Freight의 첫머리 글자를 딴 약자로 보험운임포함 조건으로 풀이한다. 이 조건은 의료기기수출업자가 의료기기를 본선까지 적재하는데 필요한 모든 비용과 위험부담 이외에 해상운임과 보험료까지 부담하여 거래하는 조건이다.

▶ 통관 제비용 : CIF(Cost Insurance & Freight) = FOB(Free on Board) + 운임 + 보험료

③ FOB 조건과 CIF 조건의 가장 큰 차이

FOB와 CIF 조건의 가장 큰 차이점은 선복수배와 해상운임, 보험료를 수출업자와 수입업자 중 어느 쪽이 부담하느냐 하는 것이다. 즉 FOB 조건은 화물(의료기기)의 수송에 필요한 선복수배와 해상운임, 보험료를 수입업자가 부담하도록 되어 있는 반면 CIF는 화물(의료기기)을 본선까지 적재하는데 필요한 모든 비용과 위험부담 이외에 해상 운임과 보험료까지 수출 하주가 부담토록 되어 있다.

11-3 병원의 예산관리의 중요성을 인식하고 관하라?

학습 목표

11-3 | 예산관리 규정에 의하여 예산을 집행하고 예산을 관리할 수 있다.

1. 예산관리

1) 예산의 의의

예산이란 사업계획이 계수화된 형태로 작성된 것으로 조직의 재무활동을 미리 예측하여 필요한 자금을 적절하게 배치하기 위한 사전계획을 말한다. 병원예산은 회계연도 기준으로 수입과 비용을 화폐가치로 편성하여 심의를 거쳐 결정한 후 집행결과를 회계감사 받는 과정이다. 따라서 예산은 미래에 대한 추정이고 계획인데 반하여 회계는 실제로 발생한 내용의 기록이다. 즉 예산이란 일정기간 전사 또는 부문의 이익, 수지, 자원을 종합적으로 계획 · 통제하는 과정이다.

(1) 예산관리의 기능

예산관리의 기능은 조직의 규모와 특성에 따라 다르지만 일반적으로 ①계획기능 ②조정기능 ③관리기능 ④정치적 기능 ⑤경제적 기능 등이 있다.

(2) 예산의 유형

①비 예산(Non-budget) ②항목별 예산(line-item budget) ③기능별 혹은 성과예산(Function or Performance budget) ④프로그램 예산(program budget) ⑤영기준 예산(Zero-based budgeting) 등이 있지만 가장 흔히 사용하는 항목별 예산편성방법으로서 인건비, 재료비, 경비, 물품비, 시설, 기자재 등으로 분류하여 편성하며, 항목별예산이. 이는 수입과 지출에 중점으로 두는 재정적 관점을 취한다.

(3) 의료기관 회계기준의 준수대상

예산편성 시 회계연도와 관련 의료기관 회계기준의 준수대상은 「의료법」제62조제2항에 따라 의료기관 회계기준을 준수하여야 하는 의료기관의 개설자는 100병상 이상의 병원(급)의 개설자를 말한다.

2) 손익예산과 자본예산

(1) 손익예산(profit and loss budget)

수익예산과 비용예산을 합한 것을 손익예산이라 한다. 수익예산은 의료수익과 의료외 수익항목으로 구분 할 수 있으며 책임회계단위(책임 있는 관리자에 의하여 운영되는 조직의 단위)의 선정 후 의료수익을 추정하게 된다. 비용예산에는 인건비, 재료비, 관리비, 감가상각비 및 의료 외 비용항목이 포함된다.

① 수익예산

수익예산은 의료수익과 의료 외 수익항목으로 구분할 수 있으며, 책임회계단위의 선정 후 의료수익을 추정하게 된다. 병원의 책임회계단위는 각 진료과의 처방에 의한 의료수익이 발생되므로 이와 같은 관점에서 책임회계단위를 각 진료과로 볼 수 있으며 또한 간접진료부문, 의료지원부문 등에 계상 되어야 할 의료수익도 존재하므로 단순히 의료수익을 진료과별로만 파악하여 예산을 세울 수 있다. 병원전체의 의료수익을 추정하기 위하여는 먼저 과거의 진료실적을 환자수 또는 진료건수와 환자당 또는 진료건당 진료비의 함수이므로 이 두 가지 요소를 분석하여야 한다.

② 비용예산

비용예산에는 인건비, 재료비, 관리비, 감가상각비 및 의료 외 비용항목이 포함된다. 비용예산은 첫째, 책임회계단위를 수익과 비용이 함께 발생하는 수익 중심점(revenue center)과 비용만을 발생시키는 원가중심점(cost center)을 설정한다. 둘째, 활동과 직접 관련 되었는가의 여부에 따라 직접비 및 간접비(공통비)의 통제가능성의 여부에 따라 통제가능 비용과 통제불능 비용으로 구분한다. 부문예산책임자들이 각 책임 회계단위에서 전체비용항목 중 인건비나 감가상각비와 같은 비용항목을 제외한 통제가능비용만을 예산요구서를 작성하고 제출토록 하는 것이 현실적이다.

(2) 자본예산

자본예산capital budgeting)이란 자본적 지출이 필요한 투자를 위한 의사결정과정으로서 투자를 위한 분석 및 평가를 통해 투자의사결정을 하는 것을 의미한다. 따라서 사업계획을 수량으로 표시한 공식적 계획을 의미하며 의료장비, 건물, 기계장치, 공기구비품, 차량운반구 등을 구입하기 위해 지출예산에 반영 된 것을 자본예산이라 한다.

3) 의료사업수익과 의료외 수익

(1) 수익예산

수익예산에는 의료사업수익과 의료외 사업수익이 있으며 아래와 같다.

표 11-7 수익예산 내역

구분	내용
의료사업수익	• 외래수익 • 입원수익 • 기타의료수익(건강진단, 수탁검사, 직원급식, 제증명, 구급차)
의료외 수익	• 의료부대수익(매점, 영안실, 자판기, 일반식당 등) • 이자수익 • 배당금 수익 • 임대료수익 • 기부금수익 • 기타 의료 외 수익

(2) 비용예산 내역

①인건비(직종별급여, 퇴직급여) ②재료비(약품비, 진료재료비, 급식재료비) ③관리비(복리후생비, 전력수도비, 감가상각비, 수선비, 기타관리비) ④의료외비용(의료부대비용, 이자비용, 기타 의료외비용) 등이 있다.

4) 소요예산

(1) 소요예산 제출

기획실에서 각 부서로 예산편성지침서가 시달되면 양식에 의거 부서별 소요예산을 작성하여 기한 내 기획실로 제출해야 한다. 각 부서의 장은 병원의 종합의료정보시스템(MIS)의 예산관리 프로그램을 사용하여 예산요구서를 작성함을 원칙으로 한다.

(2) 소요예산서 제출시 고려사항

(가) 예산편성절차와 일정계획

① 환자 및 환자당 1일 평균진료비 수준의 결정

표 11-17 목표 환자수 및 평균진료비

진료과별	외래환자					
	202x년			202x년		
	실적	구성비	평균진료비	실적	구성비	평균진료비
연외래환자수	( )명			( )명		

주) 입원환자수도 동일한 요령으로 작성하되, 총재원일수와 함께 평균재원일수 나타내 주어야 한다.

② **소요장비와 인력**

소요장비는 노후장비의 교체를 우선으로 하며 인력의 증원은 최대한 억제하는 것으로 하나, 환자수의 증감에 따라 변동되는 소요장비와 인력을 서식에 기입하여 202x년 x월 x일 까지 기획실로 제출하도록 한다.

③ **건강검진자수(일반건진 및 종합건진)와 1인당 1일 평균건강진료의 결정**

검진센터소장은 202x년도 목표인원수와 평균건강진료 수준을 서식에 기입하여 202x년 x월 x일까지 기획실로 제출한다.

④ **환자수와 소요장비에 관한 협의 및 결정**

기획실장은 진료부의 각 과장과 협의하여 202x년 x월 x일 까지 환자수 및 소요장비를 결정한다.

⑤ **각 부서 예산요구서의 제출**

상기 ①~④의 과정을 통하여 예상환자수수와 예상의료수익이 결정되면 기획실에서는 그 결과를 202x년 x월 x일까지 각 부서로 통보한다. 각 부서는 예산요구서를 202x년 x월 x일 까지 기획실에 제출하여야 한다. 예산요구서의 제출 시에는 소요예산 계산근거를 가능한 자세하게 기재하여야 한다(계산근거가 복잡하면 별지 서식에 자세히 기재하고, 세부사업계획이 있을 경우는 첨부한다).

표 11-18 예산요구서

사업명	예산과목	세부과목	소요예산	소요예산 산정근거	비고

(나) 부문예산안의 작성

부문예산안은 예산편성방침에서 주어진 각 부문의 달성목표에 따라 부문으로서의 최적예산을 편성하는 것이다. 즉, 부문예산의 편성은 단위사업별 대체(안)를 선택하는 개별계획과 기간계획으로 이루어진다. 각 부문별로 예산요구서를 작성하여 예산주관부서에 제출하게 된다.

5) 종합예산(master budget)

(1) 종합예산

예산은 한정된 자원을 효율적으로 배분하고자하는 의사결정과정이며, 조직의 목표달성을 위한 계획을 화폐단위로 표시한 것이다. 따라서 업무를 효율적으로 수행하는데 필요한 자금을 조달하고 사용 하는 것에 대한 결정과정으로 미래에 대한 청사진을 의미한다. 종합예산이란 대표적인 정태예산으로 병원전체를 1년 단위로 편성하여 병원의 모든 하부조직이 달성해야할 목표를 포함한 전체적으로 달성해야할 재무목표 및 경영성과, 현금흐름에 대한 목표치제시, 당기의 완전한 예산재무제표 집합을 형성하기 위해 집계된 일련의 개별예산을 의미한다. 보통 예산위원회에 의하여 작성되고 부문예산을 통합하여 사업의 전체를 포괄하는 하나의 예산을 작성하는 것을 말한다. 각 부문이 작성한 부문예산만을 조정 · 통합하여 종합예산으로 편성하는데, 이 단계에서 부문예산 상호간의 조정 및 전시적인 목표와 부문목표의 조정이 중시된다.

(2) 종합예산의 구조 및 체계

병원전체의 예산을 다루는 종합예산은 [그림 11-2]와 같은 체계를 가지고 있으며, 손익예산은 수익예산과 비용예산으로 나누어진다.

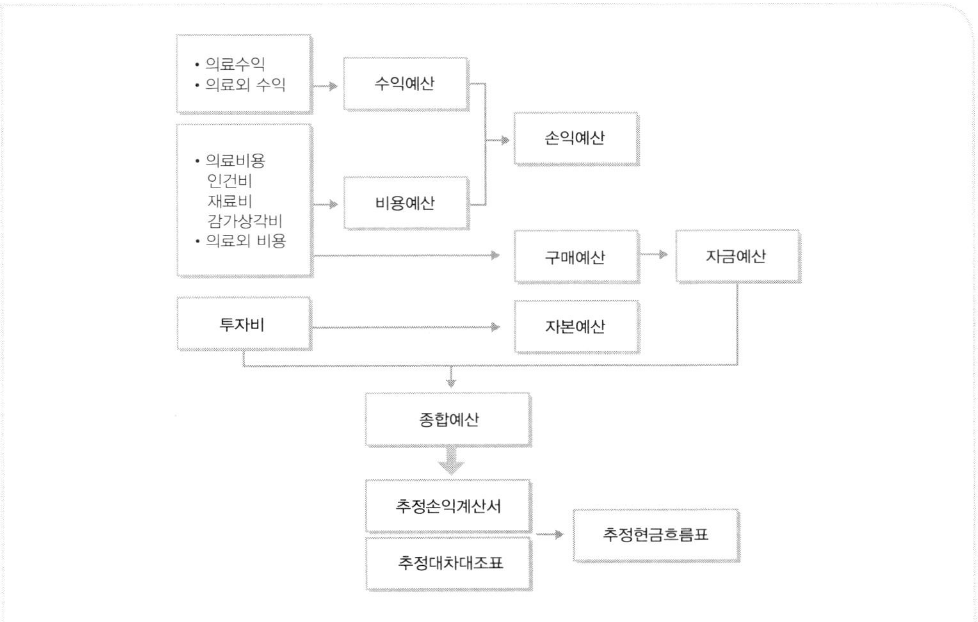

그림 11-2 종합예산의 구조 및 체계

(3) 부문예산안 조정과 종합예산안 편성

부문예산안의 조정은 당해기간의 이익목표를 효과적으로 달성할 수 있도록 하여야하며, 예산안의 조정 · 통합과정에서는 의료수익예산을 기준으로 편성하게 된다. 따라서 수익예산을 출발점으로 하여 재료비예산, 인건비예산, 관리비예산, 연구비예산의 비용예산을 편성하고 구매예산, 자본예산, 자금예산을 거쳐 예산(추정)손익계산서, 예산(추정)대차대조표를 작성하게 된다.

(4) 손익예산 및 자본예산 요구(안) 심의 조정

작성 제출된 손익예산 및 자본예산의 요구안에 대하여 면밀한 비교분석과 검토 후 주관부서에서 심의 조정한다.

(5) 종합예산서 작성

기획실에서는 환자진료계획과 신규사업계획 및 각 부서에서 제출된 자료를 근거로 202x년 x월 x일까지 종합예산서를 작성하여 보고한다.

2. 예산의 편성 및 예산심의

1) 예산편성

(1) 예산편성 절차

예산은 장래의 일정기간(회계연도)에 대한 사업계획을 화폐가치로 편성하여 이것을 근거로 각 부문 간의 경영활동을 종합적으로 지도 · 조정하고, 예산과 실적과의 차이분석을 통한 경영관리의 효율화를 기하는 경영관리시스템(자원의 최적배분, 우선순위의 결정, 목표달성을 위한 수단 등)이다. 각 부서에서는 예산편성 지침을 참고하여 내년도 사업계획서와 예산요구서를 작성하여 예산관리부서로 제출하면 병원의 중장기계획과 사업계획을 고려하여 예산을 편성하게 된다. 예산의 편성절차는 예산은 ①편성→ ②심의 · 의결 → ③집행 → ④결산 등의 절차를 갖는다. 장기계획인 전략적계획하에서 단기계획인 사업계획이 수립된 이후의 예산편성절차를 보면 [그림 11-3]과 같다.

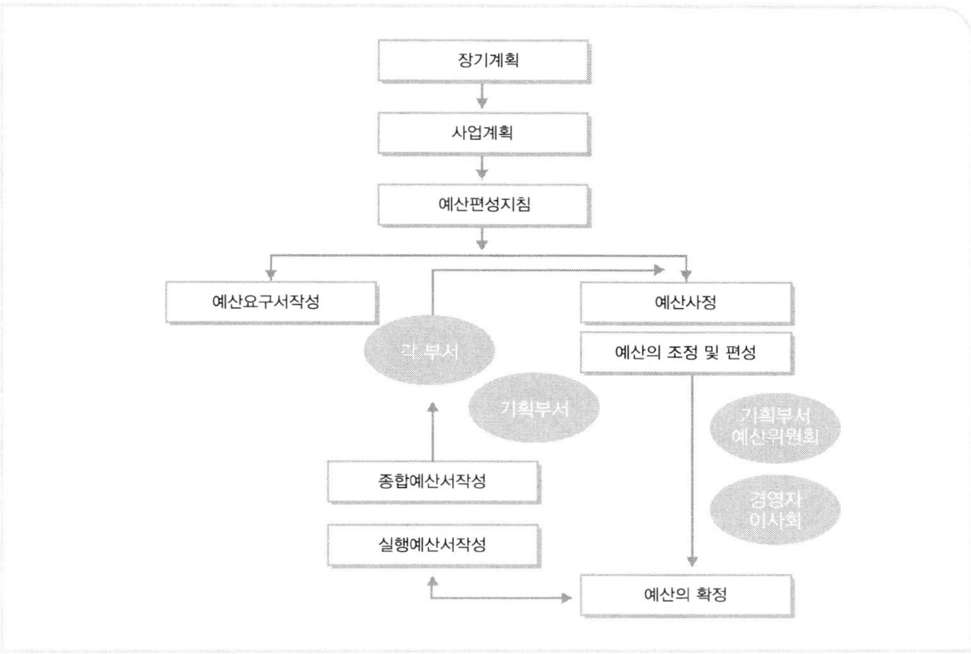

그림 11-3 예산편성절차

(2) 예산관련규정 및 담당부서

예산관련규정은 병원의 회계관리규정과 예산관리지침에 의하여 예산을 편성한다. 예산관리 주관 및 담당부서는 예산의 수립과 편성, 집행, 관리 등 예산관련 제반업무를 기획실에서 담당한다.

예산관리규정(A병원 사례)

제1장 총 칙

제1조 (목적) 본 규정은 0000병원의 경영 및 사업계획에 의한 예산의 편성, 운용, 통제 및 사후분석 등 예산관리 전반에 걸친 업무의 절차와 기준을 정함으로써 각 부서의 업무추진을 원활하게 하고 예산절감을 통해 병원의 경영합리화를 기하고자 하는 것을 목적으로 한다.
제2조 (적용범위) 예산관리에 있어서 타 규정에 별도로 명시된 사항을 제외하고는 이 규정에 의한다.
제3조 (적용기간) 적용기간은 매년 1월 1일부터 12월 31일로 한다.
제4조 (예산의 구분) 예산은 손익계산, 자금예산, 자본예산 등으로 구분하여 운용할 수 있다.
제5조 (위임전결) 예산의 편성, 집행, 통제, 보고에 관한 사항은 병원 위임전결규정에 준용한다.

제2장 예산체계 및 편성

제6조 (예산체계) 예산은 종합예산과 부문예산으로 체계화하여 운영하고 예산체계는 [별표1]과 같다.
제7조 (종합예산 편성방법) 기획실장은 재단의 예산편성 지침에 의한 종합예산편성에 관한 다음의 기본방침을 수립하여 각 부서장(부문예산관리자)에게 통보하여야 한다.

1. 진료수익 및 환자계획
2. 병원 주요 사업계획 및 방침
3. 비용항목별 편성 방침
4. 기타 필요한 사항

제8조 (부문예산 편성) 각 부서장은 전조의 예산편성 방침에 따라 해당부문 예산을 편성한 후 기획실로 제출하여야 한다.

제9조 (종합예산 편성) 기획실장은 전조의 부문예산을 취합, 조정하여 병원장의 결재를 받아 병원 종합예산을 확정한 후 재단 이사회에 제출하여 승인을 득한다.

제10조 (예산편성 절차) 예산편성을 위한 업무추진 절차 및 일정은 [별표2]와 같다.

제11조 (투자예산의 편성기준) 1. 투자예산의 범위는 토지, 건물(건물부속설비 포함), 구축물, 기계장치, 의료기기, 차량운반구, 공기구비품 등 신규건축 및 신규구입 비용과 자산의 가치를 증대시키거나 내용연수는 증가시키는 자본적 지출에 소요되는 비용을 말한다.

제3장 예산의 집행 및 통제

제12조 (예산집행의 원칙) 1. 각 부서장은 부문예산의 집행에 있어서 수익성 및 경제성의 원칙을 준수하여야 한다.

2. 예산을 집행함에 있어서 확정된 예산 범위 내에서 집행함을 원칙으로 하되 예산에 편성되지 않는 항목에 대해서는 사전에 반드시 기획실 예산계를 경유한다. 예산집행에 따른 업무절차는 [별표3]과 같다.

3. 부득이한 사유로 사업연도 개시 전까지 예산이 확정되지 않을 경우 지출예산은 전년 동기 범위 내에서 집행한다.

제13조 (예산의 배정) 연간 종합예산이 편성되면 기회실장은 연간예산에 의거하여 분기별, 월별 실행 예산을 편성하여 사업연도 개시일정에 배정하여야 한다.

제14조 (예산의 전용) 1. 예산을 집행함에 있어 각 세목 간에 전용이 불가함을 원칙으로 하되, 예산집행상 예산전용이 불가피할 경우, 예산전용 요구서[별표 4]를 기획실로 제출하여 승인을 받아야 한다.

2. 기획실장은 예산집행 상 불가피하다고 인정되는 경우에는 각 세목간의 금액 전용을 승인할 수 있다.

제15조 (예산의 이월) 예산은 다음년도에 이월하여 사용할 수 없다. 다만, 공사 또는 구매 중에 있는 자본 예산은 그러하지 아니하다.

제16조 (예산의 통제) 1. 예산통제는 금액 통제를 원칙으로 하되 필요에 따라서 항목, 수량, 단가 등을 통제할 수 있다.

2. 예산 통제 항목은 [별표5]와 같이 정하고, 통제서류는 예산에 관련된 각종 품의서 및 전표로 한다.

3. 각 부서장은 예산통제 계정과목에 대하여 통제기록부를 비치하고 계정과목별로 비용발생 순서에 따라 기록유지 하여야 한다.

4. 기획실장은 예산집행 장부를 비치하여 계정과목별로 비용발생 순서에 따라 기록을 유지하여 통제하여야 한다.

제17조 (예산통제 시점) 예산통제의 기준 시점은 수익예산은 발생시점, 비용예산 및 구매예산은 지출 원인 발생시점을 기준으로 한다.

제4장 예산 집행실적 분석 보고

제18조 (월 예산 실적보고) 1. 기획실장은 당월의 예산집행 실적 및 분석보고서를 익월 15일까지 병원장에게 보고한다.

2. 예산집행실적 분석은 진료 수익예산, 비용 지출예산 및 투자예산을 종합하여야 하고 기획실장은 분석상의 문제점에 대하여 각 부서장에게 시정을 요구할 수 있다.

제5장 기타

제19조 (시행규칙) 이 지침을 시행함에 있어 필요한 세부사항은 별도의 시행규칙을 두어 시행할 수 있다.

부 칙

1. 이 지침은 202x년 1월 1일부터 시행한다.

(3) 예산편성의 진행과정

예산은 병원전체가 달성해야 할 목표이므로 각 부문 관리자들의 협력에 의하여 편성

되고 진행되어야 한다. 따라서 각 부문 예산의 원안을 최고경영층에서 결정된 예산편성방침을 기초로 작성되고 각 부문 예산과의 균형, 그리고 병원전체의 입장에서 사업우선순위에 따라 최종 확정된다.

(4) 예산편성 및 통제의 진행절차

표 11-7 예산편성 및 통제의 진행절차

최고경영층	예산주관부서	각 부서
② 예산편성방침결정 ⑥ 예산안 의결 ⑦ 예산확정통보 ⑫ 추경예산 의결 ⑮ 부서별 평가	① 예산편성방침입안 ③ 예산편성지침시달 ⑤ 각 부서예산수합 및 종합예산안 작성/안건상정 ⑧ 실행예산배정 ⑪ 예산수정 또는 추가경정예산 편성 및 상정 ⑭ 예산차이분석보고	④ 부문예산안 작성 제출 ⑨ 예산집행 ⑩ 추가예산요구 ⑬ 예산집행실적 통보

(5) 부문별 예산안 작성 및 예산편성

① 예산방침 수립 전 준비사항

예산방침 수립 전 준비사항
• 장기경영계획수립 • 이익계획(전년도 실적대비 증가율) • 예산실적 분석자료 • 각 부문별 주요계획 • 자금계획과 실현가능성 • 진료권 마케팅조사결과 • 국내 · 외 경제정세, 경기동향, 보험정책, 병원계 동향 • 목표이익달성을 위한 의료수익, 의료수가정책(수가인상) • 진료과별 예정 진료량 • 의약품, 진료재료 수급관계예측 • 재고관리정책 • 의료장비교체, 신규장비 도입계획 • 의학연구개발비 • 이익/손실처리계획

② 부문예산안의 작성

부문 예산안은 예산편성방침에서 주어진 각 부문의 달성목표에 따라 부문으로서의 최적예산을 편성하는 것이다. 즉, 부문예산의 편성은 단위사업별 대체(안)를 선택하는 개별계획과 기간계획으로 이루어진다. 각 부문별로 예산요구서를 작성하여 예산주관부서에 제출하게 되며 예산요구서의 양식은 아래와 같다.

- 부문예산안의 작성

사업명	예산과목	세부과목	전년도예산내역	금년도예산내역	증감

③ 부문예산안의 조정과 종합예산안의 편성

부문예산안의 조정은 당해 기간의 이익목표를 효과적으로 달성할 수 있도록 하여야하며, 예산의 조정, 통합과정에서는 의료수익예산을 기준으로 편성하게 된다. 따라서 수익예산을 출발점으로 하여 재료비예산, 인건비예산, 관리비예산, 연구비예산의 비용예산을 편성하고 구매예산, 자본예산, 자금예산을 거쳐 예산(추정)손익계산서, 예산(추정)대차대조표를 작성하게 된다.

■ 수익예산의 편성

수익예산은 책임회계단위별로 편성하되 환자종류별 예산편성을 하여 전체 예산규모를 확정한다.

- **환자진료 및 의료수익계획**

구분	외래환자수	1인당수익	외래수익	입원환자수	1인당수익	입원수익

■ 비용예산의 편성

비용예산은 예산과목별로 먼저 편성한 다음 수익예산에서와 같이 책임회계단위별로 편성을 한다. 예산과목은 결산시의 계정과목으로 통일시키는 것이 예산차이분석시에 편리하나 주요과목이 아니거나 정책적으로 필요할 경우에는 다른 예산과목을 사용할 수 있다.

① 재료비예산

과목별	환자진료계획	1인당재료비	재료비예산

② 인건비예산

직종별	인원수	기본급	제수당	상여금	퇴직충당금	연인건비예산

③ 관리비예산

예산과목	세부과목	예산액	수량	단가	금액

(6) 예산편성지침수립 및 시달

예산편성지침은 병원의 경영방침과 상기에서 명시한 사항을 근거로 예산편성지침서가 작성되면 품의 후 부서장 회의시 예산편성지침에 대한 개요를 먼저 설명한 다음 각 부서로 시달한다.

① 예산편성의 업무절차 및 흐름도 파악

병원의 예산편성 업무절차 및 흐름도(사례)
• 병원에 따라 매년 X월 ~ X월 사이에 차기년도 예산편성지침 시달 • X월부터 X월 사이에 1차 요구예산을 합산하여 총액 보고 • X월에 1차 조정하여 각 부서에 통보 • X월까지 각 부서의 미반영된 사업을 재요구 받아 검토한 후 최종 결정 • X월초까지 결재를 득한 후 관리회의를 거쳐 이사회에 상정, 의결 • 이사회 의결사항을 예산서 발행(차기연도 1월 초 각 부서 시달)

② 금년도 예산편성기본방향과 전제조건에 대하여 자료를 준비

▣ 202×년도 예산편성의 기본방향

202×년도 예산편성의 기본방향(사례)
① 본 병원은 설립목적에 충실히 하기위하여 202x년도에는 병원재정 상태와 건전화를 추구 한다. ② 생산성을 향상시켜 의료수익을 증대시키고, 새로운 수익원을 발굴하며 수익의 누수를 최대한 방지한다. ③ 직원수와 조직기구는 현 수준을 유지하거나 축소 조정한다. ④ 의료장비나 기타시설에 대한 투자는 노후장비나 시설의 대체에 우선순위를 두고 신규투자는 수익성이 높은 것에 국한한다. ⑤ 환자에 대한 서비스를 개선하기 위한 투자에 우선순위를 부여한다. ⑥ 재료비와 관리비를 최대한 절감한다. ⑦ 금년도 예산은 긴축예산을 전제로 하므로 각 부서는 명확한 산출근거를 제시하여 예산을 요청하여야한다. 근거가 없거나 타당성이 없는 예산요구는 심의과정에서 삭감한다.

(7) 예산의 전제조건

표 11-16 예산의 전제조건

예산의 전제조건
① 건강보험수가는 202X년 X월에 ( )% 인상될 것으로 본다. ② 직원의 인건비 수준은 노사간의 임금협의에 따라 좌우되므로 각 부서에서는 증감되는 직원수만 제시하도록 한다. ③ 전반적인 물가수준은 202X년도 대비하여 ( )%인상되는 것으로 본다. ④ 환율은 미화 $당 XXX원, 엔화 100엔당 XXX원을 적용한다.

〈원칙-1〉 최대한 현실(전년도 실적 등)을 바탕으로 추정하여 편성한다.

〈원칙-2〉 현실을 바탕으로 하되 경영자(CEO)의 의지를 반영하여야 한다.

〈원칙-3〉 의료수익의 추정은 손익예산의 작성시 가장 중요한 요소이므로 진료과별로 내년도 진료실적에 대해 협의하여 달성 가능한 수익수준을 반영하도록 한다.

〈원칙-4〉 손익에 영향을 미치는 주요사안을 미리 파악, 추정치 일지라도 손익 및 자금예산에 최대한 반영시켜야 한다(예: 인건비, 장비구입, 성과급 등).

2) 예산의 심의 및 승인

(1) 예산심의

예산심의는 예산부서에서 부서별 제출한 예산요구서를 취합하고 자체 심의 조정하여 통합예산(안)을 작성 한 후 최고경영진에게 보고한다. 병원예산(안)을 병원장의 결재를 받은 후 이사회에 부의하면, 이사회에서 이사들이 예산(안)에 대한 심의과정을 거쳐 원안통과 또는 수정 의결되면 다음 회계연도 병원예산의 총규모가 확정된다.

(2) 예산승인 및 부서별 통보

종합예산서가 이사회 상정을 거쳐 심의 통과되면 다음연도의 병원의 총예산이 확정된다. 이를 다시 부서별로 예산확정(승인)된 것을 예산관리 주관부서장이 부서장회의 시 설명한 다음 각 부서별로 통보한다.

(3) 승인 예산서 배부 및 예산관리시스템에 반영

승인된 예산서를 배부 후 병원의 예산관리시스템에 의거 예산을 집행하고 집행실적을 보고하고 관리한다. 또한 예산전용이나, 초과계리 및 이월, 추가경정예산을 편성 시에도 예산관리시스템에 의해서 관리한다.

3. 예산집행 및 통제, 예결산 차이 원인분석

1) 예산집행

(1) 예산의 배정

부문별로 확정된 금액의 한도 내에서 여건에 따라 운영예산을 책정하고 분기별로 집행계획을 수립한 후 이를 각 부서에 시달하여 예산을 철저히 관리 한다.

(2) 예산집행(budget execution)

예산의 집행은 확정 승인된 예산을 각 부서가 예산을 집행하는 것을 의미하며, 예산에 반영되지 않은 것을 집행하게 되면 예산통제가 안 되어 문제가 발생할 수 있다. 따라서 예산관리부서에서는 각 부서에 예산집행계획을 시달하여 예산을 적정하게 집행하도록 하여야 한다. 또한 월별 또는 분기별 예산집행실적을 부서에서 제출받아 비교 분석하고 예산을 효율적으로 관리해야 한다.

(3) 예산집행지침서 작성 및 시달

예산을 책정하고 관리하는 주관부서는 예산의 집행에 대한 지침서를 작성하여 각 부서로 시달하여 예산의 효율성 제고와 예산통제가 이루어지도록 한다. 예산집행지침서에 포함되는 내용은 예산의 사용요령과 관련부서의 지원 및 협조사항, 부문별 예산의 한도금액, 보고요령 등이 포함되어야 한다.

(4) 예산집행실적 보고

각 부서장은 예산집행실적을 시달한 양식에 의거, 월별 또는 분기별로 예산관리 주관부서로 통보하여야 한다. 예산관리 주관부서는 매월 예산집행을 관리하고 예산집행 실적 및 차이분석을 경영진에게 보고한다.

(5) 관련규정

관련규정은 병원의 회계관리규정과 위임전결규정, 병원의 예산관리 지침(예산집행실적 및 차이분석 보고)에 의한다.

2) 예산의 통제

(1) 예산의 통제(budgetary control)

예산을 편성하는 것이 계획단계라면 예산을 통제하는 것은 평가단계라고 볼 수 있다. 예산의 통제는 미래의 일정기간에 대한 예산을 편성하고, 이 예산에 의하여 병원의 전체 및 각 부분의 활동을 지휘 · 조정하고 예산과 실제 성과의 차이를 파악하고 분석함으로써 경영관리를 효율적으로 수행하고자하는 제도를 말한다. 또한 예산통제는 예산집행결과가 기획의도를 달성하였는지를 평가하고 책임을 규명하며 수정 및 보완을 통하여 다음기획에 반영토록 하는 역할을 하는 것으로 전통적 의미의 예산통제는 관리감독을 통한 집행규제를 말하며, 현대적 의미의 예산통제는 자율(목표달성을 위한 집행자의 재량)과 책임(목표달성에 대한 평가)을 의미한다.

표 11-19 예산통제 방법

구분	특징 및 통제방법	비용예시	비고
사전통제 과목	집행 전 원인행위 부서의 사전승인 필요	복리후생비, 조직 활성화비, 노사운영비	
	집행 후 비용처리시 한도 내 집행제한	여비, 교통비, 국내출장비	탄력적 운영
사후통제 과목	일부 자의적 발생가능성 있고 사전관리 불가항목	전력비, 통신비, 연료비	

(2) 예산통제의 효과

① 각 부서관리자가 일정기간 전에 문제점의 소재를 파악할 수 있어 의사결정을 신중히 할 수 있다.

② 경영방침, 경영계획을 예산의 형식으로 구체화 내지 정밀화시킴으로써 각 부문관리자와 직원들의 활동목표와 책임범위가 명시된다.

③ 예산편성과정을 통하여 경영의 민주화를 기할 수 있다.

④ 예산의 편성, 집행, 차이분석, 수정의 여러 과정을 통하여 과학적 관리방식의 도입과 확립이 이루어진다.

(3) 예산집행실적

① 예산집행지침서에 의거 부서별로 예산집행실적(보고서)을 작성한다.

표 11-20 부서별 예산집행실적 보고내용

부서별 예산집행실적 보고내용						
부서명	예산계정과목					세부내용
	비용	구매	수익	자본	자금	
총무팀	○	○	○			복리후생비, 출장비, 보험료 등
경리팀	○	○	○	○	○	각종예산
원무팀	○		○			진료비감면, 제증명료 등
보험심사팀	○					진료비 삭감손실
시설팀	○	○		○		수도료, 전력비, 유류, 관리 등
기획팀	○					업무추진비, 회의비, 분석비 등

의료정보실	o					전산관련 용역비 등
교육연구부	o		o			교육훈련비, 보조금 수익 등
영상의학과	o	o				방사선재료비, 방사선 소모품 등
진단검사의학과	o	o				검사재료비,혈액비, 검사재료 등
의공학과	o	o		o		의료소모품, 수선용품, 의료기기
간호부	o		o			회의비, 행사비, 기타 잡이익 등
약제팀	o	o				약품비, 약품, 약국재료비 등
영양실	o	o				식재료, 환자식재료, 급식용구등
중앙공급실	o	o				위생재료, 환자피복,진료재료 등
구매팀	o	o				의료용비품, 일반비품, 진료재료

② 작성된 부서별 예산집행실적을 월별 또는 분기별로 예산주관부서로 보고한다.

표 11-21 202x년 x월 예산집행실적 보고서(양식)

계정과목	예산집행실적					누계				
	예산액(분기) ①	추산액 ②	집행액 ③	잔액		예산액 ④	추산액 ⑤	집행액 ⑥	잔액	
				①-②	①-③				④-⑤	④-⑥

③ 예산집행 차이의 원인과 예산차이 보고서를 작성하여 보고한다.

표 11-22 각 부문별 예산, 실적, 차이 집계표(양식)

구분(책임회계단위별)	예산액		집행액		차이액	
	당월	누계	당월	누계	당월	누계

(4) 예산전용

예산편성 이후 상황 및 제도변경과 천재지변 등으로 예측하지 못한 사업을 수행할 시에는 타 사업의 범위 내에서 "목"간을 전용하여 집행할 수 있다. 부문별 예산관리자가 예산집행상 불가피하게 각 목간의 예산을 전용하고자 할 경우에는 병원장의 승인을 받아야 한다. 다만 예산총칙에 정한 비목은 전용할 수 없다.

(5) 예산의 이월

예산이월은 예산중에서 당해 회계연도에 지출을 필하지 못한 것을 익년도에 이월하여 익년도의 예산으로 사용하는 것을 말한다.

3. 추가경정예산

추가경정예산이란 예산 성립 후에 병원환경 변화로 사업계획의 변경 또는 기타 불가피한 사유로 인해 필요한 경비의 과부족이 생길 때 본예산에 추가 또는 예산규모를 변경을 가한 예산을 말한다. 추가경정예산은 비목을 신설하거나 기존 비목의 금액을 추가 · 증액하는 경우에 편성하는 추가예산과 기존 예산의 범위 내에서 각 비목간의 예산조정 등을 통해 부서 · 소관 · 과목 상호간 예산금액을 변경하는 경정예산으로 나누어지는데 보통의 경우 추가예산 작성의 필요성과 경정예산 작성의 필요성이 동시에 발생하는 경우가 많아 양자를 합하여 편성하는 것이 대부분이다. 이러한 추가경정예산은 일단 성립되면 본예산에 흡수되어 운용된다.

제12장

재무제표 및 원가분석과 성과급제, 감가상각

12-1 | 기본재무제표 및 재무비율분석지표 보는 방법에 대하여 이해하라?

12-2 | 병원의 원가분석과 성과급제를 실시하여 경영을 개선하라?

12-3 | 병원의 감가상각 및 감사제도에 대하여 이해하라?

12-1 기본재무제표 및 재무비율분석지표 보는 방법에 대하여 이해하라?

학습목표	12-1 기본재무제표의 종류를 이해하고 경영지표 개선에 활용할 수 있다.

1. 기본재무제표

1) 재무분석

재무분석(financial analysis)은 재무제표분석이라고 하며, 여기서 재무상태란 재무유동성과 재무구성의 균형을 의미하고, 경영성과란 재무수익성을 말한다. 이와 같은 재무분석에 의해 제공되는 정보에 기초하여 재무계획을 수립하고 효과적으로 재무통제를 함으로써 경영능률을 향상시킬 수 있게 된다. 재무분석(財務分析)은 분석방법에 따라 재무제표상에 표시된 여러 수치를 실수 그대로 사용하는 실수법과 두 수치 사이의 일정한 비율을 산출하고 그것을 사용하여 분석하는 비율법으로 나누어진다. 따라서 재무제표자료를 분석하여 기업의 재무상태와 경영성과를 분석 · 판단하는 것을 재무 분석이라고 한다.

병원회계의 기준에서는 기본적인 재무제표로는 ①대차대조표 ②손익계산서 ③현금흐름표 ④기본금변동계산서(이익잉여금처분계산서)를 있다. 이들 4가지 주요 병원재무제표를 설명하면 다음과 같다.

(1) 대차대조표(Balance Sheet : B/S)

대차대조표는 일정시점에서 병원의 자산, 부채, 기본재산의 상태를 표시하는 정태적 회계보고서로서 병원의 재무상태를 명확히 보고하는 자료로서 일정시점의 병원의 재무상태를 나타내는 재무제표이다. 병원회계기준 규칙 제 7조에 의하면 대차대조표는 작성일 현재의 자산,부채, 자본에 관한 항목을 객관적인 자료에 따라 작성하여야한다고 명시하고 있다.

① 자산(Assets)은 과거의 거래나 사건의 경제적 결과로 병원에 의해 지배되며 미래의 경제적 편익을 창출할 것으로 기대되는 자원을 의미한다. 자산은 유동자산과 비유동자산으로 구분하고 있으며, 유동자산은 다시 당좌자산과 재고자산으로 분류하

고 있다. 당좌자산에는 현금 및 현금등가물, 단기금융상품이 있으며 재고자산에는 약품, 진료재료 등이 있다. 비유동자산은 투자자산, 유형자산, 무형자산으로 구분하고 있다. 투자자산은 장기금융상품, 투자유가증권 등이 있으며 유형자산은 토지, 건물 등이며, 무형자산은 영업권, 창업비 등이 있다.

② 부채(Liabilities)란 회계주체인 병원이 장차 재화나 용역을 제공하여야 할 경제적 의무를 의미한다. 부채는 크게 유동부채와 비유동부채로 구분하고 유동부채로는 매입채무, 단기차입금 등이 있으며, 비유동부채로는 장기차입금, 외화장기차입금이 있다.

③ 자본(Capital)은 자기자본 혹은 소유자자본이라 할 수 있으며, 자기자본과 타인자본의 합계를 총자본이라 한다, 기업회계기준이나 재무제표 표시 상에서의 자본은 자기자본만을 의미하며, 대차대조표의 분석을 통해 병원의 안전성, 활동성, 성장성 등을 알 수 있다. 또한 자본(기본재산)은 기본금과 잉여금으로 구분하며, 기본금은 법인기부금과 기타기부금으로 나누어진다. 잉여금은 자본잉여금과 이익잉여금으로 구분된다.

표 12-1 대차대조표(기본구조)

차변	대변
자산	부채
	자본
자산합계	부채와 자본의 합계

(2) 손익계산서(Profit and Loss Statement : P/S)

손익계산서는 병원의 일정기간 동안에 경영성과를 나타낸 것으로 이익을 발생시킨 수익과 비용을 나타낸 지표이다. 형식은 매출, 매출원가, 매출총이익, 판매비와 일반관리비, 영업이익, 영업 외수익, 영업외 비용경상이익, 특별이익, 법인세 차감 전 순이익, 법인세, 당기순이익 등으로 표시된다. 손익계산서는 회계기간이 속하는 모든 수익과 이에 대응하는 모든 비용을 객관적인 자료에 따라 작성하여야한다. 의료수익은 외래수익, 입원수익 등으로 구분하고 있으며, 의료비용은 인건비, 재료비, 관리운영비 등으로 나누어진다. 인건비에는 급여, 퇴직금 등이 포함되어 있으며, 재료비는 약품비, 진료재료비 등이 있고, 관리운영비에는 복리후생비, 여비교통비 등이 있다. 의료이익에는 의료외 수익을 가산하고 의료외 비용을 차감하면 경상이익(또는 경상손실)이 된다. 의료외 수익에는 의료부대수익, 이자수익 등이 있으며 의료외 비용에는 의료부대비용과 이자비용 등이 있다. 경상이익(경상손실)에 특별이익을 더하고 특별손실을 빼주면 법인세 차감 전 순이익이(순손실)이 된다.

① 수익

수익이란 특정회계기간 동안 자산의 증가나 부채의 감소로 인한 경제적 수익의 증가에 따른 자본 증가액을 의미하며 재화의 생산판매나 용역의 제공 등 기업실체의 주요영업활동을 그 발생원천으로 한다.

- 수익 : 환자에게 제공한 의료서비스(재료와 용역을 포함)의 대가로 받을 권리가 생긴 진료비전체를 말한다.
- 수입 : 발생된 수익에서 현금으로 입금된 것을 말한다.

② 비용

비용은 병원실체의 주요 영업활동의 결과로서 발생하였거나 발생할 현금유출액으로 그 영위하는 주요 영업활동의 종류와 비용이 인식되는 방법에 따라 매출원가, 지급수수료, 이자비용 및 지급임대료 등 다양한 형태를 취한다.

표 12-2 손익계산서(구성요소)

차변	대변
비용 이익(수익-비용)	수익

▣ 손익분기점이란?

총수익과 총영업비용이 일치하는 점으로 이때 영업이익은 0이 되며, 총수익을 비교적 정확히 계산할 수 있으며, 총영업비용은 고정영업비용과 변동영업비용으로 구분하여야 하는데 실제로는 정확한 구분이 어렵다. 손익분기점은 다른 조건이 같고 고정비가 커지면 총비용이 증가하기 때문에 손익분기점은 높아지며, 환자 1인당 의료수익이 증가하면 손익분기점은 낮아진다. 손익분기점은 한계점이 있지만 미래의 수익성 판단 시 유용하게 사용될 수 있다.

(3) 기본금변동계산서(Statement of change in fund balances)

기본금과 이익잉여금의 변동 및 수정에 관한 사항을 객관적인 자료에 따라 작성한 회계보고서이며, 이 계산서는 기본금, 자본잉여금, 이익잉여금, 이익잉여금처분액 및 차기이월이익잉여금으로 구분되며 산출서식은 아래와 같다.

표 12-3 기본금변동계산서

제 (당)기 202x년 x월 x일 현재

계정과목	제(당)기		제(전)기	
	금액		금액	
1. 기본금				
2. 자본잉여금				
3. 이익잉여금				
4. 이익잉여금처분액				
차기이월이익잉여금				

(4) 현금흐름표(Statements of Cash flow : C/F)

한 회계기간 동안 병원의 현금변동내용을 보고하기 위하여 당해 회계기간에 속하는 현금의 유입과 유출내용을 객관적인 자료에 따라 적정하게 나타내는 보고서이다. 현금흐름표에는 영업활동으로 인한 현금흐름, 투자활동으로 인한 현금흐름, 재무활동으로 인한 현금흐름, 현금의 증가, 기초의 현금 및 기말의 현금으로 구분되며 산출서식은 아래와 같다.

표 12-4 현금흐름표 제 (당)기

제 (당)기 202x년 x월 x일 현재

계정과목	제(당)기		제(전)기	
	금액		금액	
1. 영업활동으로 인한 현금흐름				
2. 영업활동으로 인한 자산부채의 변동				
3. 투자활동으로 인한 현금흐름				
4. 재무활동으로 인한 현금흐름				
5. 현금의 증가				
6. 현금의 증가(감소)				
7. 기초의 현금				
8. 기말의 현금				

※ A병원의 대차대조표 및 손익계산서의 작성(양식)을 이해한다.

표 12-5 대차대조표 당기

당기 202X년 2월 28일
전기 202X년 2월 28일

(0000 병원)

자산	당기	전기	부채와 자본	당기	전기
1. 유동자산 (1) 당좌자산 (2) 재고자산			1. 유동부채 (1) 매입채무 (2) 단기차입금 (3) 유동성장기부채 (4) 기타유동부채		
2. 고정자산 (1)투자자산 (2)유형자산 (3)무형자산			2. 고정부채 (1) 사채 (2) 장기차입금 (3) 부채성충당금 부채총계 1. 자본금 2. 자본잉여금 3. 이익잉여금 자본총계		
자산총계			부채와 자본총계		

(2) 손익계산서

표 12-6 손익계산서

당기 202X년 3월1일부터 202X년 2월 28일
전기 202X년 3월1일부터 202X년 2월 28일

(0000병원)

과목	단기		전기	
	금액		금액	
1. 의료수익 (1) 진료수익 (2)의료부대수익 2. 의료비용 (1) 인건비 (2)재료비 (3) 의료경비 (4)일반관리비 3. 의료이익 4. 의료외 수익 5. 의료외 비용				
6. 경상이익 7. 특별이익 8. 특별손실 9. 법인세 차감 전 순이익 10. 법인세 11. 당기순이익				

2) 회계기준 준수대상 및 결산서 제출

(1) 회계기준의 준수대상 및 재무제표 작성

「의료법」 제62조제2항에 따라 의료기관 회계기준을 준수하여야 하는 의료기관의 개설자는 100병상 이상의 병원(병원급)의 개설자를 말한다.

① 회계연도

병원의 회계연도는 정부의 회계연도에 따른다. 다만, 「사립학교법」에 따라 설립된 학교법인이 개설자인 병원의 회계연도는 동법 제30조의 규정에 의한 사립학교의 학년도에 따른다.

② 재무제표

병원의 재무상태와 운영성과를 나타내기 위하여 작성하여야 하는 재무제표는 1. 재무상태표 2. 손익계산서 3. 기본금변동계산서(개설자가 개인인 경우 제외) 4. 현금흐름표가 있다.

③ 재무상태표

재무상태표는 작성일 현재의 자산 · 부채 및 자본에 관한 항목을 객관적인 자료에 따라 작성하여야 한다.

④ 손익계산서

손익계산서는 회계기간에 속하는 모든 수익과 이에 대응하는 모든 비용을 객관적인 자료에 따라 작성하여야 한다. ※ A병원의 대차대조표 및 손익계산서의 작성(양식)을 이해한다.

⑤ 기본금변동계산서

기본금변동계산서는 기본금과 이익잉여금의 변동 및 수정에 관한 사항을 객관적인 자료에 따라 작성하여야 한다.

⑥ 현금흐름표

현금흐름표는 당해 회계기간에 속하는 현금의 유입과 유출내용을 객관적인 자료에 따라 작성하여야 한다. 다만, 병원의 개설자가 「사립학교법」에 따라 설립된 학교법인 또는 「지방공기업법」에 따라 설립된 지방공사인 경우에는 자금수지계산서로 이를 갈음할 수 있다.

(2) 결산서의 제출 및 공시

① 병원의 장은 매 회계연도 종료일부터 3월 이내에 결산서(재무제표)를 보건복지부장관에게 제출하여야 한다.

② 법인은 병원의 재무상태표와 손익계산서를 보건복지부장관이 정하는 인터넷 사이트에 공시하여야 한다.

2. 재무비율 분석지표 및 분석

1) 재무비율 및 분석지표

재무비율(financial ratio)은 어떤 기업이 이익을 많이 내고 있는지(수익성), 재무구조는 튼튼한지(안전성), 그리고 매출액과 자산은 잘 늘어나고 있는지(성장성) 등 기업의 건강상태를 나타내는 비율, 수익성을 나타낸다. 지표로는 매출규모에 대한 이익의 상대적 크기를 나타내는 매출액경상이익률(경상이익/매출액) 및 매출액순이익률(당기순이익/매출액) 또는 경상이익이나 당기순이익의 총자본에 대한 배율을 나타내는 총자본경상이익률(경상이익/총자본) 및 총자본순이익률(당기순이익/총자본)등이 사용된다. 또한 안전성을 측정하는 지표로는 자기자본비율, 유동비율 그리고 기업의 장기적 안전성을 측정하는 지표로 고정비율과 고정장기적합률이 있다. 재무비율분석에는 안전성지표, 수익성지표, 활동성지표, 성장성지표 등이 있다.

(1) 안전성지표(Liquidity)

안전성지표란 경영체로서 병원의 자본구조의 건실성, 지불능력, 부채 상환능력 및 자금운용의 적정성 여부를 판단하기 위한 지표이며, 그 가운데 유동성 비율분석이 가장 많이 사용되는데 이는 조직의 단기 지급능력을 파악하는데 매우 유용한 지표로 사용된다. 안전성지표에는 ①유동비율(Current ratio) ②당좌비율(Quick ratio) ③부채 대 총자본비율(Ratio of debt to total capital : 타인자본 의존도) ④부채 대 기본재산비율(Ratio of debt to fund balance : 부채비율) ⑤타인자본 의존 ⑥고정비율(Fixed ratio) ⑦고정장기적합률(fixed assets to long term capital) ⑧이자보상율(times interest earned) ⑨고정재무비보상율(fixed charge coverage)⑩ 레버리지(Leverage)비율 이 있다.

(2) 수익성지표(Performant indicators)

수익성지표란 일정기간동안의 경영성과를 나타내는 지표로서 경영성과 및 경영능력을 평가한다. 일반적으로 수익은 자본의 운용에 의하여 얻어지는 것이므로 수익성은 자본과 이익 또는 의료수익과 이익과의 관계에 의하여 측정 가능하다. 수익성지표에는 ①총자본이익률(Net profit to total assets) ②총자본의료이익률(Return on assets) ③의료수익순이익률(Net profit to gross revenues) ④의료수익의료이익률(Operating margin) ⑤기본재산순이익율과 기본재산의료이익률이 있다.

(3) 활동성지표(Tumover ratios)

활동성지표란 수익획득을 위하여 보유자산을 어느 정도 효율적으로 운용하고 있는가를 표시하는 개념으로 재무상태표 항목과 손익계산서의 의료수익 간 관계지표(총자산의 의료활동에 대한 기여도)이다. 활동성지표에는 ①총자본회전율(tatol assets turnover) ②기본재산회전율(Net worth turnover) ③순운전자본회전율(Net working capital turnover) ④의료미수금회전율(Patient receivables turnover) ⑤총자본회전기간(Turn period of total assets) ⑥재고자산보유일수(일)가 있다.

(4) 성장성지표(Growth rate indicators)

성장성지표란 결산서상 해당분석지표 항목을 전기와 당기로 비교하여 전기 대비 당기의 증감여부를 판단하는 지표이다. 일반적으로 의료수익, 총자본, 환자수에 대하여 성장여부를 판단하는데 이 지표 값이 높을수록 병원의 규모나 진료실적이 커지고 있음을 의미한다. 성자성지표에는 ①의료수익증가율(Growth rate of patient revenues) ②총자본증가율(Growth rate of total assets) ③환자수증가율(Growth rate of patient visits)이 있다.

(5) 생산성지표(Productivity indicators)

생산성지표란 기업활동의 성과 및 효율을 측정하여 개별 생산 요소의 기여도 및 성과배분의 합리성 여부를 평가하는 재무비율로서 부가가치율, 노동생산성비율, 자본생산성

비율 등이 있다. 생산성지표에는 ①부가가치율(Value added ratio) ②노동생산성비율 (Productivity of Labor ratio) ③자본생산성비율((Productivity of Capital ratio)의 산출방식이 있다.

표 12-7 재무비율 분류 및 경제적 의미

분 류	경제적 의미	관련 비율
유동성비율	단기채무지급능력을 측정	유동비율, 당좌비율, 순운전자본구성비율 등
자본구조비율	부채의존도를 나타내는 것으로 기업의 장기채무 지급능력 측정	부채비율, 자기자본비율, 고정비율, 이자보상비율 등
효율성비율	보유자산의 이용효율성을 측정	매출채권회전율, 재고자산회전율, 유형자산회전율, 총자산회전율 등
수익성비율	매출 또는 투자에 대한 수익성을 나타내는 것으로 경영의 총괄적 효율성 측정	총자산순이익률, 자기자본순이익률, 매출액순이익률 등
성장성비율	외형 및 수익의 성장가능성 측정	총자산증가율, 매출액증가율, 순이익증가율 등
생산성비율	생산요소의 성과를 측정	부가가치율, 노동생산성, 자본생산성 등

2) 고정장기적합률과 레버리지비율 및 ROI 분석

(1) 고정장기적합률(fixed assets to long term capital)

고정장기적합률(fixed assets to long term capital ratio)은 장기성 자금에 대한 고정자산 투자정도를 알기위한 비율이다. 따라서 고정비율에 대한 보조지표이자 장기성자금에 의한 고정자산 투자 수준을 알기 위한 비율분석 지표로서 적어도 100%를 넘지 않아야 안정적이며 낮을수록 좋다고 평가한다.

$$\text{고정장기적합률(\%)} = \frac{\text{고정자산}}{\text{기본재산 + 고정부채}} \times 100$$

이 비율이 낮을수록 기업자본의 배분상태가 양호하게 되는 것이므로 이 비율의 일반적인 판단기준으로서의 표준비율은 100% 이하이다. 따라서 이 비율이 100%를 초과하는 경우에는 고정자산에의 투자가 장기자본 이외의 단기타인자본인 유동부채에 의해서 그 초과분이 조달되고 있음을 의미하며, 또한 이로 인한 운전자본의 부족으로 기업의 지급능력을 악화시키는 결과를 초래하게 될 가능성이 높다.

고정장기적합률은 자기자본 및 고정부채가 고정자산(유형자산) 및 투자자산에 어느 정도 투입되어 운용되고 있는가를 나타내는 지표로서 기업의 안정성을 측정하는 데 고정비율의 보조지표로 사용되고 있다. 따라서 고정부채의 경우 5년 이상의 거치기간을 가진 장기부채이면 괜찮지만 3년 정도의 짧은 거치 기간을 가진 고정부채는 투자시점으로부터 이들 부채를 상환할만한 이익을 올리기 전에 상환해야 하므로 안전하다고 보기 어렵다.

(2) 레버리지(Leverage)비율

레버리지는 타인자본과 고정비용을 사용할 경우 영업활동과 무관한 비용이 발생하게 되는 것을 말하며, 또한 고정영업비의 존재로 인하여 손익이 확대되는 경우를 영업레버리지라 한다. 즉 타인자본의 적절한 이용 한계를 결정하는 것과 관련한 지표로서 이 지표를 통하여 재무적 위험과 직접적인 관련이 발생하는 지표이다.

① 레버리지비율은 병원(기업)의 장기채무 지급능력을 나타내는 비율로서 부채비율, 자기자본비율, 정비율, 이자보상비율 등이 있다.

② 레버리지분석에 있어서 병원의 고정비부담은 경제적 여건에 따라 수익의 크기가 확대되어 나타나기도 하고, 손실의 크기가 확대되어 나타나기도 한다.

▣ 레버리지의 효과

- 영업레버리지 효과 : 고정영업비가 많으면 영업이익은 큰 폭으로 확대되고 고정 영업비가 적으면 영업이익은 상대적으로 작은 폭으로 확대된다. 즉, 고정영업비가 적더라도 감소하는 것은 아니다.
- 재무레버리지 효과 : 고정재무비가 많으면 순이익은 큰 폭으로 확대되고, 고정 재무비가 적으면 순이익은 적은 폭으로 확대된다. 레버리지의 비율 공식은 아래와 같다.

$$\text{고정자산대 고정부채비율(\%)} = \frac{\text{고정자산}}{\text{고정부채}} \times 100$$

$$\text{유동부채비율(\%)} = \frac{\text{유동부채}}{\text{기본재산}} \times 100$$

$$\text{고정부채비율(\%)} = \frac{\text{고정부채}}{\text{기본재산}} \times 100$$

$$\text{고정부채 대 장기자본비율(\%)} = \frac{\text{고정부채}}{\text{기본재산 + 고정부채}} \times 100$$

(3) ROI(Return on Investment) 분석

ROI 분석이란 총괄적인 경영성과를 분석화하는 지표로서 투자에 대한 수익률을 나타내는 지표이다. ROI란 총자본순이익률을 의미하는 것으로 투하한 총자본(또는 총자산)에 대한 순이익의 비율이다. ROI는 자본의 원천 측면이며, ROA는 자산의 운영측면을 의미한다. 1930년대 미국 듀퐁(Du Pont)사에 의해 개발된 듀퐁시스템(Du Pont Sys-em) 또는 ROI기법은 총자본순이익률을 결정하는 각종 재무요인을 체계적으로 분석하여 기업의 재무계획 수립 및 통제에 활용하는 기법이다. 병원(기업)은 ROI를 이용하여 목표로 설정한 총자본이익률을 달성하기 위한 세부적인 관리수준을 정한다. ROI 산출식은 아래와 같다.

ROI = (순이익/매출액) × (매출액/총자산) / = 매출액순이익률 × 총자산회전율
= 매출마진 × 총자산회전속도

3) 의료수익

(1) 의료수익

의료수익(입)은 입원수익, 외래수익, 기타의료수익(종합검진, 신체검사, 수탁검사수익), 의료부대수익(제증명 수입, 기타 급식수입 등) 등으로 구성된다.

진료비는 수입과 수익, 비용으로 나누어지며, 수입(Income)은 지출의 반대개념이다.

수익(Profit)이라고 함은 비용에 대응되는 개념으로 일정기간 고객에게 제공된 재화나 용역의 판매가격이라고 한다. 또는 수익은 현금 + (외상매출금) + 미수금이다. 비용이라 함은 수익을 위해 소요된 재화나 용역의 원가를 말하며 구체적으로는 다음과 같다.

① 수익

수익이란 특정회계기간 동안 자산의 증가나 부채의 감소로 인한 경제적 효익의 증가에 따른 자본 증가액을 의미하며 재화의 생산판매나 용역의 제공 등 기업실체의 주요영업활동을 그 발생원천으로 한다. 수익은 영업활동의 종류와 당해 수익이 인식되는 방법에 따라 매출액 수입수수료, 이자수익, 배당수익 및 임대료 등 다양하게 구분할 수 있다.

② 비용

비용은 병원실체의 주요 영업활동의 결과로서 발생하였거나 발생할 현금유출액으로 그 영위하는 주요 영업활동의 종류와 비용이 인식되는 방법에 따라 매출원가, 지급수수료, 이자비용 및 지급임대료 등 다양한 형태를 취한다. 기업회계기준에서는 매출원가, 판매비와 관리비, 특별손실로 구분하고 있다.

(2) 의료수익의 계산방법

① 발생주의(Accrual basis)

발생주의란 환자에게 의료서비스를 제공한 재료(약품 등)와 용역(진찰, 수술 등)의 대가로 받을 권리가 발생된 시점에서 회계처리를 하는 방법을 말한다. 즉 서비스가 발생된 시점(본인부담 + 발생미수금포함)부터 회계를 처리하는 방식이다.

② 현금주의

현금주의는 진료비 가운데 일부라도 입금이 되면 그 입금시점으로 계산하는 방법으로 업무처리가 간단하다는 장점이 있으나, 단점으로는 기간수익이 왜곡될 수도 있다는 것과 의료수익관리 및 의료미수금관리가 어렵다는 것을 들 수 있다. 또한 현금관리의 착오나 부정소지가 많으며 퇴원진료비 계산이 늦으며, 계산 시 정산착오 등의 가능성이 높다.

③ 절충주의(절충식)

절충주의는 외래수입은 발생주의로 처리하고 입원진료수익은 퇴원기준으로 처리하는 방법을 말한다. 이는 현금주의와 마찬가지로 업무처리가 단순한 장점은 있으나 재원미수금이 계산되지 않으므로 퇴원이 이루어지기 전까지 진료수입과 진료미수금이 얼마나 발생하였는지를 알 수 없다. 또한 실제 발생하는 입원진료비 중 재원미수금으로 계산된 미수금과 진료비청구를 기준으로 파악된 퇴원미수금 간에 차이가 발생한다는 단점이 있다.

4) 재무지표 분석 및 연도별 의료손익 분석

(1) 재무지표 분석

재무지표를 분석할 때는 아래 서식을 사용하여 최근 3년간 작성하여 분석하며 병원의 경영개선에 활용한다.

표 12-8 재무지표 및 수입, 지출현황 (단위 : 천원, %)

구분	연도별			전년대비 증감률
	2021년	2022년	2023년	
유동자산(A)				
고정자산(B)				
자산총계(A+B)				
부채총계(C)				
자본총계(A+B+C)				
의료수익				
의료비용				
의료이익(손실)				
의료외 수익				
의료외비용				
경상이익(손실)				

(2) 연도별 의료손익 분석

연도별 의료손익을 분석할 때는 아래 서식을 사용하여 최근 3년간 작성하여 분석하며 병원의 경영개선에 활용한다.

표 12-9 연도별의료손익 분석 (단위 : 천원,%)

과목	2022년	2023년		전년대비증감률	
	금액	금액	증감률	금액	증감률
Ⅰ. 의료수익					
Ⅱ. 의료비용					
1. 인건비					
2. 재료비					

3. 관리운영비					
Ⅲ. 의료이익(손익)					
Ⅳ. 의료외수익					
Ⅴ. 의료외비용					
Ⅵ. 당기순이익(순손익)					

12-2

병원의 원가분석과 성과급제를 실시하여 경영을 개선하라?

학습 목표

12-2 병 · 의원의 원가분석 및 성과급제의 목적과 중요성을 알 수 있다.

1. 원가분석

1) 원가계산의 개념

(1) 정의

원가란 경영를 위하여 소비되는 경제적 가치이다. 따라서 원가계산(cost accounting)이란 원가를 계수적으로 통일된 방식에 의하여 집계하는 절차라고 할 수 있다. 즉 제품이나 용역의 한 단위당 생산을 위하여 소비된 비용을 계산하는 일 또는 그 절차를 의미한다. 원가는 재료비, 물품비, 인건비, 감가상각비, 보험료 등의 경비를 합쳐서 생산량으로 나눈 것을 말한다.

(2) 원가관리

원가관리란 외부보고용 재무제표를 작성하고 기업내부의 경영계획을 수립 · 통제하며 특수한 의사결정에 필요한 정보를 제공하기 위하여 생산과 영업활동에 관한 원가자료를 집계 · 배분 · 분석하는 것을 의미한다.

(3) 병원원가계산의 목적

병원의 원가계산을 시행하는 목적은 크게 4가지로 구분할 수 있으며 그 내용은 다음과 같다.

① 기간의 손익결정

재무제표의 손익계산을 위한 매출원가의 산정에 필요하다.

② 의료수가의 결정

현재의 건강보험수가는 의료수요 및 공급에 따른 시장경제원리가 아니라 국가의 정책으로 결정. 고시 되고 있어서 병원원가계산을 통하여 적정한 수가결정이 되어야 한다.

③ 경영관리를 위한 정보제공 및 예산통제

병원에서 연간 운영계획을 수립하고 일정기간동안 경영성과를 측정하여 비능률의 소재 여부와 원인을 규명하기 위한 목적이 있으며, 또한 경영계획과 예산통제의 목적상 원가계산이 필요하다.

④ 의사결정을 위한 수단(목적)

대외적인 의미보다는 대내적으로 경영효율화에 중요한 의사결정이 필요한때 적절한 자료를 제공하는 수단으로 활용된다.

(4) 원가계산의 필요성과 중요성

① 필요성

1989년 전 국민대상으로 건강보험이 확대 실시된 이후부터는 병원경영의 효율화를 위하여 원가계산의 중요성이 더욱 인식되고 합리적인 경영기법이 필요하게 되었다.

첫째, 건강보험의 확대적용으로 인하여 발생된 수익 중 미수금의 발생이 증가하여 이로 인한 운전자금의 회전이 늦어져 병원은 더 많은 운전자본이 필요하게 되었다.

둘째, 정부차원의 수가 통제와 항목마다 값이 정해지는 행위별수가 지불시스템에서 원가관리의 중요성이 인식되기 시작하였다.

셋째, 병원운영에 필요한 직 · 간접경비는 매년 지속적으로 증가하고 인건비부담이 가중됨에 따라 원가계산이 필요하게 되었다.

넷째. 병원의 비효율적인 관리시스템을 개선하고 경비를 절감하여야 한다는 중요성을 인식하게 되었다.

② 중요성

어려운 병원경영을 극복하기 위해 보다 선진적인 경영시스템 구축이 필수적으로 요구되고 있으며, 최근 병원계 에서도 일반 기업에서 활용하는 전략적인 경영시스템 도입이 확산되는 추세이다. 또한 그 중에서 대표적인 시스템이 활동기준원가계산, 즉 ABC(Activity Based Costing)시스템이다.

2) 병원의 원가계산

(1) 병원의 의료원가(비용)요소

병원의 의료원가(의료비용)는 크게 인건비, 재료비, 관리비로 구분된다. 또한 의료원가외에 병원에서 발생하는 의료외 원가는 원칙적으로 원가로 인정하지 않는 것이 보편적인 현실이다.

(2) 병원의 의료원가

의료원가란 병원의 의료활동 및 유지, 관리를 위하여 발생한 비용을 의미하며 구체적인 내용은 다음과 같다.

① 인건비: 본봉, 직책수당, 등 명칭에 관계없이 근로의 대가로 지급되는 비용을 말하며, 교직원급여, 퇴직급여, 연금 법정부담금 등이 있다.

② 재료비 : 원가성이 있는 재료비 및 직영수익을 위한 상품원가를 말하며, 약품비, 진료재료비(의료소모품), 급식재료비, 매입에누리, 및 할인 등이 있다.

③ 관리운영비 : 병원의 관리와 유지에서 발생되는 비용으로서 인건비와 재료비를 제외한 비용을 말하며, 전기료, 상,하수도료, 통신비, 여비교통비, 복리후생비, 제세금공과비, 보험료 등이 있다.

표 12-10 병원과 제조업의 원가계산 비교

<table>
<tr><th colspan="5">제조원가</th><th colspan="4">병원원가</th></tr>
<tr><td>재료비</td><td rowspan="3">제조원가</td><td rowspan="5">총원가</td><td rowspan="6">경상원가</td><td rowspan="7">판매원가(매출액)</td><td rowspan="7">판매원가(의료수익)</td><td rowspan="6">경상원가</td><td rowspan="5">의료원가</td><td rowspan="3">인건비</td></tr>
<tr><td>노무비</td></tr>
<tr><td>경비</td></tr>
<tr><td>인건비</td><td rowspan="2">판매관리원가</td><td>재료비</td></tr>
<tr><td>판매비와 일반관리비</td><td>관리비</td></tr>
<tr><td colspan="3">영업 외비용</td><td colspan="2">의료 외비용</td></tr>
<tr><td colspan="4">적정이윤</td><td colspan="3">적정이윤</td></tr>
</table>

(3) 병원의 의료외 원가

의료외원가란 병원의 주된 의료활동 이외의 활동에서 발생하는 비용으로 대체적으로 매기가 계속하여 순환적으로 발생하는 비용을 지칭한다. 의료부대재료비, 이자비용 기타의 대손상각비, 유가증권처분평가손실, 재고자산평가손실, 외환차손, 외환환산손실, 기부금등이 해당된다.

(4) 병원원가계산제도의 유형

병원의 경우는 제조기업과는 다른 특성으로 인하여 다른 종류의 원가계산을 필요로 하는데 대표적인 원가계산방법으로는 부문별 원가계산, 진료과별원가계산, 진료행위별 원가계산, DRG(진단명기준 포괄수가제)원가계산, ABC원가계산 등이 있다.

(5) 병원 내 주요부문과 보조부문

① 주요부문에는 수익이 발생되는 부서로서 진료과, 검사실, 수술실, 재활 및 물리치료실, 인공신장투석실, 영상의학과(촬영실) 등이 있다.

② 보조부문에는 수익발생은 없고 비용만 발생하는 부서로 총무팀, 원무팀, 보험심사팀, 구매팀, 경리팀, 시설팀, 기획실, 보건의료정보실 등이 있다.

3) 활동기준원가계산(ABC, Activity-Based Costing : ABC방법)

활동기준원가계산(ABC, Activity-Based Costing)이란 전통적인 원가시스템에서 간접비로 구분하던 원가를 활동(Activity)이라는 개념을 도입하여 제품별, 서비스별로 활동소비량에 따라서 배부함으로써 좀 더 합리적인 원가를 계산하고자 하는 원가 계산 방법이다. 따라서 기업의 목표달성을 위해 여러 가지 활동을 수행하는데, 이러한 활동이 자원을 소비하여 원가를 발생시키고 또한 제품은 이러한 활동을 소비한다는 점에 착안하여 원가동인을 활동을 중심으로 철저히 규명하고 제품원가계산도 제품이 거친 활동을 확인한 후 파악된 원가에 의해 원가계산을 하는 것이다. 예를 들면, 어떤 시술의 원가를 계산할 때 재료비, 의사 인건비(노무비), 간접비(시술별로 추적이 안 되는 제조간접비)로 구분을 한다. 따라서 ABC원가계산은 투입된 자원이나 원가가 제품이나 서비스로 변환되는 과정을 정확하게 분석하여 간접비용을 직접비용으로 전환하는데, 이런 방법이 활동기준원가계산(ABC)이고, 현대 시대와 가장 잘 맞는 원가계산방식이라 할 수 있다.

표 12-11 전통적 원가계산방식과 활동기준원가계산의 차이점

구분	전통적 원가계산	활동기준원가계산
직접비	직접귀속	직접귀속
간접비	원가배부(Cost Allocation) 원가를 원가대상으로 할당할 때 직접적인 인과관계를 갖는 측정치가 존재하지 않을 경우 임의적 기준을 사용하여 원가를 할당	원가추적(Cost tracting) 원가를 원가대상으로 할당할 때 직접적인 인과관계를 갖는 측정치를 사용하여 원가를 할당하며, 원가정보의 적정성을 확보

4) 원가계산의 종류

(1) 원가계산시스템은 아래의 세가지 원가계산을 모두 충족할 수 있도록 설계하여야 한다.

첫째는 부문별 원가계산(외래부문, 병동부문 등) 둘째, 의사별 원가계산, 셋째, 진료행위별 원가계산 등이 있다.

(2) 종전에는 부문별 · 의사별 원가계산만 필요로 하였으나 2013년 7월부터 DRG (Diagnosis Related Group : 진단명기준 포괄수가제)의 전면 확대실시(4개 진료과 7개질병군)로 DRG의 질병군별 원가계산의 필요성을 인식하게 되었다.

(3) 외래 및 입원수익은 전산으로 집계

① 진료과별(의사별), 환자종류별 수익(건강보험, 의료급여, 산재, 자보, 일반 등)

② 진료과별(의사별), 수가항목별 수익(진찰료, 방사선료 등)

③ 두 가지 집계표 중 진료과별(의사별), 수가항목별 의료수익 집계표에 의하여 집계된 수익과 원가를 비교하면 두 가지 원가계산이 된다.

- 진료과별(의사별) 수익발생을 위해 투입된 원가를 계산 → 진료과별(의사별)원가계산(처방기준 원가계산)
- 수가항목별 수익발생을 위해 투입된 원가를 계산 → 부문별 원가계산(시행기준원가계산)수가항목과 부문은 항상 일치하는 것은 아니므로 일부 조정이 필요하다.

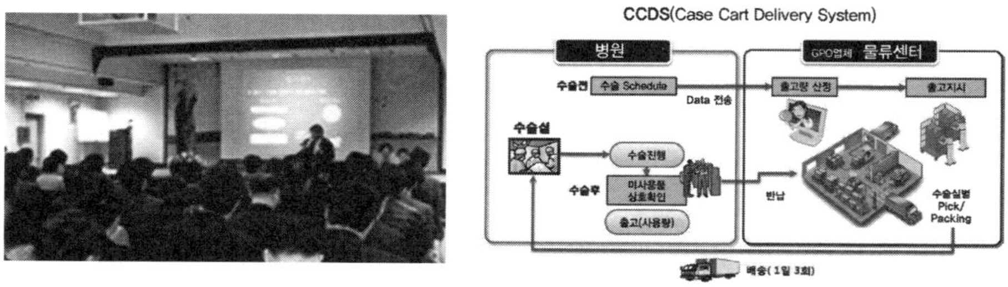

그림 12-2 원가분석보고 설명회

5) 진료과별 원가계산

(1) 진료과별 원가계산

진료과별 원가계산은 부문별 원가계산과 큰 차이는 없으나 원가계산의 대상이 여러 진료과가 통합된 부문대신에 진료과로 세분화된 경우의 원가계산을 말한다. 부문별 원가계산에서는 진료과의 상위개념인 부문이 원가대상이기 때문에 부문내의 진료과별 원가계산이 가능하지 않다. 그러나 진료과별 원가계산에서는 부문내의 진료과별로 원가를 파악할 수 있다, 즉 각 진료과별로 원가계산을 실시하여 어느 진료과가 의료이익을 발생시키고 있으며, 어느 진료과가 손실을 끼치고 있는지를 계산해보는데 그 의의가 있다.

(2) 진료과별원가계산의 순서

① 진료과 단위의 설정

진료과 단위의 설정절차는 병원의 규모와 진료과의 개수를 적절히 고려하여 진료과 단위의 설정도 경제적으로 하여야한다. 진료과 단위를 나눌때도 병원의 기구조직도에 나타난 진료과목대로 원가중심점을 설정할 수 있고, 의사별로 단위를 설정할 수 도 있다.

② 진료과별 개별원가의 집계

개별원가의 집계는 진료과별로 직접 그해 당과에 배부되는 원가를 집계하는 것이다.

③ 중앙진료부문 원가의 배부

개별원가가 집계된 후에는 약국, 영상의학과, 마취과, 수술실, 검사실 등 중안 진료부뭄 원가를 배부하는 단계가 된다. 중앙진료부문 원가의 진료과별 배부는 수익과 관련하여 가장 상관관계가 높은 판단기준을 선택하여야 무리가 없다. 즉 책임회계단위별로 세분하여 각 단위별로 집계된 의료원가를 그곳에 이용하는 진료과별로 가장 상관관계가 높은 기준을 적용하여 배부하는 것이다.

④ 보조부문원가의 배부

수익발생부문이 아닌 보조부문의 의료원가를 적절한 배부기준에 의거 진료과별로 직접 배부하는 것을 말한다. 예를 들면 간호부서의 의료원가는 진료과별로 배치되어 있는 간호사의 수, 의무기록실의 의료원가는 환자수와 같은 기준으로 배부한 것이다.

⑤ 진료과별 의료수익의 집계

진료과별로 원가가 집계되면 이를 진료과별 의료수익과 비교하여 손익을 계산할 수 있다. 그러니 진료과별로 의료수익을 잘 못 파악하면 진료과별 손익은 달라지게 된다. 따라서 진료과별로 의료수익을 정확히 파악하기 위해서는 진료과별로 의료수익이 정확히 구분되어야 한다.

(3) 진료행위별 원가계산

진료행위별 원가계산이란 각 부문별로 발생된 원가를 각 부문에 속하는 진료행위별로 직접 파악하거나 집계하는 것을 의미한다. 진료행위의 단위별로 원가를 원가를 산출하는 것은 진료행위별 수가 결정의 기본적인 자료가 되고 수가의 적정성 여부 판단의 기본적인 자료가 될 수 있다. 진료행위별 분류에는 기본진료료(진찰료, 입원료 등), 검사료(일반 및 특수), 영상의학진단료, 약제료, 주사료, 마취료, 이학요법료, 정신요법료, 처치 및 수술료, 혈액료, 식대 등으로 분류할 수 있다. 진료행위별 원가계산방법에는 비교가치법, 의료원가에 일정보수율을 가산하는 방법, 소요시간측정법 등이 있다.

(4) 부문별원가계산

부문별 원가계산은 원가를 발생장소에 따른 원가부문별로 집계하는 과정을 말하며, 책임회계단위를 부문으로 설정하였을 경우에 행해지는 원가계산이다. 부문별원가계산을 하기위한 절차는 ①원가부문과 책임회계 단위의 설정 ②원가요소의 분류 ③부문 개별비의 집계와 부문공통비의 배부 ④보조부문비를 배부한다.

(5) DRG 원가계산

진단명기준 환자군이라 번역되는 DRG(Diagnosis Related Groups : K-DRG)는 입원환자의 특성 및 진료의 특성에 의해 임상적인 진료내용과 자원의 소모량이 유사하도록 분류한 질병군으로서, 분류체계는 주진단명 및 기타진단명, 수술처치명, 연령, 성별, 진료결과 등에 따라 진료내용이 유사한 질병군으로 분류되는데 이때 하나의 입원환자 분류군을 DRG라고 부른다. 즉 DRG는 입원환자에게 미리 정해진 일정액을 지불하는 제도(진단명 기준 포괄수가제)로서 제공된 의료서비스의 단위당 가격과 서비스의 양에 따라 진료비를 보상해주는 제도이다. 행위별수가제가 개별 진료행위의 수가를 모두 합해 총진료비를 산출하는 반면 포괄수가제는 진료비총액이 미리 책정되어 있는 점이 다르다. DRG분류체계는 모든 입원 환자들이 주진단명 및 부상병명, 수술명, 연령, 성별, 진료결과 등에 따라 진료내용이 유사한 질병군으로 분류되는데 이때 하나의 질병군을 DRG라고 부른다.

6) 원가계산 구조 및 절차

(1) 병원의 원가계산의 구조

① 원가는 원가를 소비하는 대상에 직접적으로 추적이 가능한 원가와 간접적으로 추적이 가능한 원가로 분류된다.

② 간접원가의 경우에는 원가를 소비하는 대상 별로 원가를 나누는 작업, 즉 '원가배부'가 필요하다.

③ 소모된 자원원가를 정확히 원가대상에 배분하기 위해서 ABC에서는 부서의 비용을 소비하는 활동(Activity)에 1차 배부하고, 활동으로 집계된 비용을 활동을 소비하는 대상인 환자, 의료행위에 2차 배부하는 단계별 배부 구조이다.

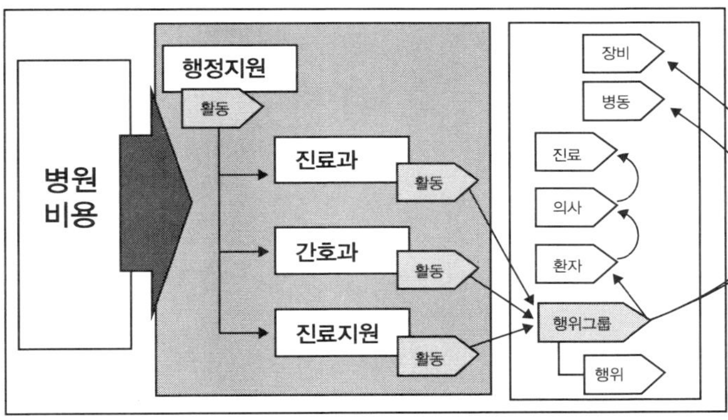

그림 12-3 원가계산 구조

(2) 원가계산의 절차

첫째, 원가부문 및 책임회계단위를 설정하는 작업이 가장 먼저 선행되어야 한다. 원가부문(Cost Department)이란 원가가 집계되고 분석되는 최초의 장소를 의미하며, 수익의 발생여부에 따라 주요 부문(수익발생부문)과 보조부문(비수익부문)으로 구분한다. 또한 책임회계단위란 원가가 구분되어 집계될 수 있는 최소단위이다.

책임회계단위(Responsibility Accounting Center)
책임 있는 관리자에 의하여 운영되는 조직의 단위를 말한다. 병원의 하부계층에서는 임상각과, 각종검사실 등과 같은 것이 책임단위이며, 상부계층에서는 의무부, 진료부, 사무부(관리부), 간호부 등이 책임단위가 되는 것을 의미한다.

둘째, 원가요소를 분류하는 것은 병원회계준칙에 의거 의료비용을 인건비, 재료비, 관리비 등으로 크게 분류한 다음 이를 다시 세부항목으로 세분한다.

셋째, 책임회계단위별로 개별 파악할 수 있는 원가요소는 최대한 개별 파악해야하지만 여러 부문에 공통적으로 발생하는 경우는 적절한 배부기준을 정하여 원가요소별로 해당부문에 배부하여야 한다. 넷째, 앞의 절차를 거쳐 부문개별비와 부문공통비가 집계되더라도 한 부문내의 공통적인 책임회계단위인 영상의학과의 경우 MRI, CT실, 일반촬영실 등 책임회계단위 외에도 접수실, 실장실 등의 공통부문이 있기 때문에 이러한 원가를 합리적인 배부기준에 따라 영상의학과 안의 각 책임회계단위별로 배부해야한다.

다섯째, 보조부문비(수익은 발생시키지 않고 원가만 발생시키는 부서의 원가)의 배부방법 및 배부기준을 설정해야 한다. 배부방법 등 크게 3가지 유형으로 구분하는데 직접배부법, 계단식 배부법, 상호배부법이 있다.

원가계산의 절차를 요약하면 ①원가부문 및 책임회계단위의 설정 → ②원가요소의 분류 → ③주요부문 개별비와 공통비 배부 → ④책임회계단위내 공통비 배부 → ⑤보조부문비의 배부 순으로 하면 된다.

표 12-12 원가부문 & 책임회계단위 설정

구분	부문별	책임회계단위
주요 부문	외래	진료 각과
	입원	각 병동 및 중환자실
	진단방사선	CT실, MRI실, 초음파실 특수촬영실, 일반촬영실
	임상검사	일반혈액, 면역학, 생화학, 뇨, 분변검사
	특수검사	내시경(위, 대장 등), 골밀도, 폐기능, 뇌파
	마취/수술	마취실, 수술실
	약제	약제과(팀)
	급식	환자급식, 직원급식

<table>
<tr><td rowspan="4">보조 부문</td><td>진료보조</td><td>의무기록실, 중앙공급실, 세탁실, 수선실 등</td></tr>
<tr><td>관리</td><td>원무, 보험, 총무, 시설, 전기, 기관 등</td></tr>
<tr><td>교육연구</td><td>교육수련부</td></tr>
<tr><td>의료외 사업</td><td>의료사회사업 등</td></tr>
</table>

① 비용집계

당월에 발생된 부서별 의료비용 계정금액과 소모된 재료별 비용을 집계하며, 회계 시스템을 비롯하여 비용이 발생하는 원천 시스템, 즉 재고 시스템, 자산관리 시스템, 급여관리 시스템 등으로부터 재료비, 인건비, 관리비 등의 비용을 계정 별로 집계한다. 이때 원가대상이 소비하는 직접원가는 바로 원가대상으로 귀속하고, 간접원가는 활동으로 배부한다.

② 활동원가

각 부서별로 집계된 계정원가 중 원가대상으로 직접 귀속할 수 없는 비용을 정의된 배부 기준을 사용하여 배부 대상 활동으로 배부한다. 배부 작업이 종료되면 각 부서별 활동원가가 계산된다.

표 12-13 활동원가 측정 및 입력방법

직종	측정의 방법	입력방법	입력주기
의사	업무 스케줄에 의한방법	업무 스케줄에 따른 업무 시간을 시스템상에 집계하는 방법	월별 입력
진료지원부 행정관리부 간호부	경험율(Rule of Thumb)에 의한 방법	경험율을 직접 시스템상에 입력하는 방법	분기 입력

③ 원가계산

본 단계는 전 단계에서 산출된 활동원가를 원가대상 별(의사/부서/행위 별 등)로 집계하는 단계임. 원가집계는 원가명세서의 구조에 따라 결정한다.

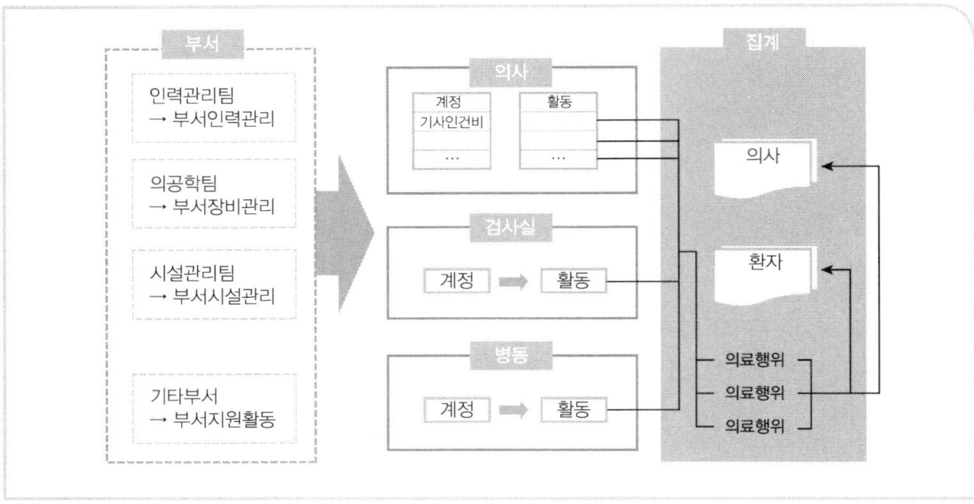

그림 12-4 원가계산

(3) 원가계산 대상기간

발생일 기준으로 202X년 1월 1일부터 202X년 12월 31일 까지 1년으로 하며, 기간의 자료는 원가계산 작업을 위해 집계되는 수익, 비용, 배부통계기준 자료이며 자료수집대상은 발생일 기준 202X년 1월부터 202X년 12월까지 자료를 활용한다.

(4) 수익 부서 등 산정기준

① 수익자료

환자진료와 관계되는 의료수익으로 행위수익, 재료수익이 있으며, 수익은 OCS시스템에서 발생한 처방자료를 참조하여 처방위주 또는 시행위주로 산출하며 발생일기준으로 주어진 기간 내의 수익자료를 사용한다. 환자의 진료와 관계없는 비 의료수익은 포함하지 않는다(주차장수입, 장례식장수입 등).

② 비용자료

계정과목별 발생비용은 실제 어떤 부서에서 발생했는지를 파악하기 위해 부서별로 집계되어야 하지만, 부서별 파악이 안 되는 인건비, 감가상각비등은 별도의 시스템에 의해 파악하여 취합하여야 한다.

(병원의 원가계산의 구조 자료출처: 병원원가계산 전문업체 메가의료정보시스템 www.megait.co.kr)

7) 직접비와 간접비

(1) 직접비(直接費)

직접비(direct cost)는 제품과의 관련에서 원가를 분류하였을 경우에 인식되는 개념의 하나로, 간접비에 상대되는 말이며, 구성비목에 따라 직접재료비 · 직접노무비 · 직접경비 등으로 분류된다. 직접재료비에는 주요원재료비(主要原材料費) · 매입부품비(買入部品費) 등이 속하며, 직접노무비에는 직접공임금(直接工賃金) 등이 속한다. 그리고 고객에 제공하는 상품이나 업무에 필요한 직접재료비와 직접 관련된 업무에 투입한 인력에 대한 직접 인건비 위 인력의 출장비, 특허사용료 등 직접적으로 관련된 경비를 포함하여 직접비라 한다.

(2) 간접비(間接費)

간접비(indirect cost)는 직접비에 대응하는 회계용어이며, 각 부문에 공통적으로 사용된 비용으로서 이는 간접재료비 · 간접노무비 및 간접경비로 구성된다. 제품의 제조와 관련하여 발생하는 것을 제조간접비, 제품의 판매와 관련한 것을 판매간접비라 한다. 특정한 계산 대상에 직접적으로 부과할 수 없거나 비실제적이어서 일정한 기준에 의해 부과하지 않으면 안 되는 원가를 말한다. 간접비는 위 직접비에 포함되지 않는, 일반적인 회사운영 (회계, 총무 등)에 들어가는 비용임대료, 비품비, 또는 기술확보나 인력에 교육에 투입되는 비용등 제반 경비 및 인건비 등을 간접비라 한다.

(3) 병원의 직접비와 간접비 비용 분류

병원의 비용 중 직접비와 간접비는 다음과 같이 분류할 수 있다.

표 12-14 병원의 비용분류

분류기준	항목	설명
원가발생기준 비용분류	직접비	시행의에서 발생한 원가로 의사인건비와 배부 받은 병원 전체 공통비와 배부 받은 운영지원비, 의료지원비를 합친 금액
	간접비	시행과에서 발생한 원가로 직접지원비와 배부 받은 병원 전체 공통비와 배부 받은 운영지원비, 의료지원비를 합친 금액
원천비용계정 비용분류	STAFF직접비	의사인건비, 처방재료비
	진료과직접비	외래 진료과에서 발생한 비용
	직접지원비	검사, 시술처치, 검진, 수술, 약제, 병동, 응급, 영양, 공공의료사업 등에서 발생한 비용

	의료지원비	원무, 보험, 의무기록, 물류, 교육, 간호행정 등에서 발생한 비용
	운영지원비	일반행정, 시설관리에서 발생한 비용
	의료외비용	시설임대료, 기타
비고	1. 시행의에서 발생한 원가는 원천비용계정의 STAFF직접비에 해당 2. 시행과에서 발생한 원가는 원천비용계정의 진료과직접비와 직접지원비가 해당	

자료출처 : 메가의료정보기술

(4) 부문별 원가부서

부문별 원가부서는 다음과 같이 분류 할 수 있다.

표 12-15 부문별 원가부서

부문	원가부서
의사부문	의사
외래부문	가정의학과 / 내과(분과) / 외과 / 산부인과/ 소아청소년과/ 피부과/ 비뇨의학과 /정형외과 / 성형외과 / 신경과 / 신경외과 / 흉부외과 / 안과 / 이비인후과 / 재활의학과 / 정신건강의학과 / 치과 / 마취통증의학과 등
검사부문	내시경실 / 병리과 / 심전도실 / 심초음파실 영상의학과 / 종합검사실 / 진단검사의학과 / 핵의학과
시술처치부문	물리치료실 / 언어치료실 / 인공신장실 / 주사실 / 처치실
검진부문	건강증진센터
수술부문	수술실
약제부문	약제팀
병동부문	병동 / 분만실 / 중환자실
응급부문	응급실
영양부문	영양실
원무부문	원무팀 / 보험심사팀 / 보건의료정보실(의무기록실)
물류부문	중앙공급실
교육부문	교육수련부 / QI실
간호행정부문	간호팀 / 감염관리실
일반행정부문	관리부 / 기획팀 / 홍보팀 / 시설팀 / 병원장실 / 의료정보팀 / 경리팀/ 구매팀/ 총무팀 / 인사팀
시설관리부문	시설관리팀 / 의료공학실
장례부문	장례식장
공통부문	00병원

8) 의료원가비율 산출

의료원가비율은 병원의 결산서를 참고하여 의료원가비율(인건비, 재료비, 관리비)을 산출할 수 있으며, 유사규모의 병원과 비교할 수 있으며 아래의 서식에 의해서 산출한다.

의료원가비율은 의료비용의 항목별 구성과 크기를 살펴봄으로써 비용구성의 합리성여부와 경영의 효율성여부를 평가하기 위하여 활용되고 있다.

표 12-16 의료원가비율 (단위 : %)

재무지표	2021년	2022년	2023년	증감
의료수익 대 원가비율				
의료수익 대 인건비율				
의료수익 대 재료비율				
의료수익 대 관리비율				

(주) 1. 의료수익 대 원가비율(%) = 의료비용/의료수익 x 100
2. 의료수익 대 인건비율(%) = 인건비/의료수익 x 100
3. 의료수익 대 재료비율(%) = 재료비/의료수익 x 100
4. 의료수익 대 관리비율(%) = 관리비/의료수익 x 100

- 의료수익 대 원가비율이 100%보다 낮으면 의료이익이 발생하며, 100%보다 높으면 손실이 발생할 수 있다.
- 인건비율은 중소병원의 경우 45%보다 낮으면 아주 양호하며, 50%를 초과하면 적자로 전환되는 것으로 알려져 있으나 병원별 여건과 운영에 따라 다를 수 있다.
- 재료비율 및 관리비율은 병원의 규모에 따라 상이하며, 일반적으로 각 각 23~28% 정도를 차지하고 있다.

9) 원가분석 보고서 작성 및 문제점 보완

(1) 월별, 분기별, 연간 원가분석보고서 작성

진료과별, 행위별, 의사별, 부문별, DRG상병별 등 원가분석이 완료되면 원가분석 보고서를 작성한다.

(2) 원가분석보고서 작성 보고

원가분석에 대한 보고서 작성이 완료되면 관련부서의 협의를 거쳐 경영진에게 보고한다.

(3) 원가분석 보고서 자료 활용 및 문제점 보완

원가분석에 대한 보고가 완료되면 자료를 병원의 경영평가 및 업무에 활용하고 문제점을 보완하도록 한다.

2. 병원의 성과급제도

(1) 성과급제

성과급제(piece wages, performance awards)는 개인이나 집단이 수행한 작업성과나 능률에 대한 평가를 실시하여 그 결과에 따라 지급하는 보수로 업적급 또는 능률급이라 부르기도 한다. 이러한 성과급은 생산성을 높이려는데 주된 목적이 있으며 성과급은 크게 개인 성과급과 집단 성과급으로 나눌 수 있다. 또한 성과급제도(performance-related pay system, piecework system)는 근로자의 작업시간에 관계없이 작업성과나 능률을 기준으로 하여 임금을 지급하는 제도를 말한다. 즉 성과급제란 종업원이 일정한 실적을 달성했을 때 그에 따라 그 성과의 정도에 따라 보상하는 제도를 말한다.

(2) 종류

① 단순 성과급제는 제품 1개당 임률을 정하고, 여기에 실제로 생산한 제품의 개수를 곱하여 계산하는 개수 임금제이다.

② 차별 성과급제는 하루의 표준 작업량을 정해 놓고, 표준성과를 올린 근로자에게는 높은 임률을, 작업성과에 미달된 근로자에게는 낮은 임률을 곱하여 계산하는 제도이다.

③ 일급 보장 성과급제는 일정한 한도까지는 최저 일급을 보장하고, 그 이상의 작업량에 대해서는 성과급으로 지급하는 시간급과 성과급의 절충형태이다.

우리나라에서도 1992년부터 임금상승 억제책의 일환으로 실시한 총액 임금제의 보완책으로 몇몇 대기업에서 실시하기 시작하였고, 또한 병원계에도 도입 시행하여 점점 확대추세에 있으며, 최근에는 정부에서도 공무원의 보수에 대해 이 제도 적용을 적극 추진하고 있다.

(3) 장점 및 단점

① 장점 : 종업원에게 업무에 대한 확실한 동기 부여를 한다는 점에서 매우 유용한 제도이다.

② 단점 : 그러나 개인별로 능력의 차이가 있을 수 있고 때로는 무리를 하는 경우도 생길 수가 있다. 종업원들이 자기 성과나 실적에만 치중하므로 조직 전체에 이기적이고 개인분위기가 형성되어 조직과 개인과의 조화가 어렵게 될 경우가 있다.

③ 효과 : 성과급제 하의 종업원은 자기의 노력 여하에 따라 그 보상수준이 차이 나게 되므로 일정한 성과를 거두기 위해 최선을 다하여 업무를 수행하게 된다.

(4) 성과상여금 지급사례

성과상여금의 지급방법은 개인별 차등, 부서별 차등, 개인별 차등 지급방법과 부서별 차등 지급방법을 병용, 부서별로 차등하여 지급한 후 부서 내에서 다시 개인별로 차등하여 지급하는 방법 등을 자율적으로 선택할 수 있다. 개인별 차등지급 시 지급기준(사례)은 다음과 같다.

표 12-17 개인별 차등지급 시 지급기준(사례)

	S등급	A등급	B등급	C등급
인원비율(%)	상위 20%	20% 초과 50% 이내	50% 초과 90% 이내	하위 10%
지급률(%) [1회]	100% 이상	70%	40% 이하	0
[2회]	40%	28%	16%	

▣ **병원의 성과급제도 적용 사례**

① A병원 : 매월(또는 분기) 진료 총수익과 급여대비 병원에서 정한 기준 수익보다 수익이 향상 되었을시 일정한 비율에 의거 지급(의사직만 시행)

② B병원 : 매월(또는 분기) 총진료수익과 급여 대비 약품 및 재료를 제외한 진료행위료 에서 병원에서 정한 기준 수익보다 수익이 향상 되었을 때 일정한 비율에 의거 지급(의사직만 시행)

③ C병원 : 병원의 정한 연간 목표치 수익보다 전체수익이 증가(향상)되었을 때 모든 직원에게 일정한 비율 또는 일정액을 지급(의사직 및 일반직과 구분하여 지급)

④ D병원 건강증진센터 : 병원의 센터에서 목표치로 정한 연간 목표 수익보다 연간 검진수익이 많을 때 직원에게 일정한 비율 또는 일정액을 연말에 지급

⑤ S병원(중소병원)의 의사직(전문의) 성과급제 적용기준 및 관리시스템

- 목표액 : 병원 전체수입 목표액과 본인급여액 등을 근간으로 원장이 결정(최근 3년 이상의 의료수익 등을 분석하여 정함)
- 진료성과급 결정은 매월 의료수익 총액에 진료과별 진료성과급 목표액을 차감한 금액을 기준으로 산출한 후 지급률(10%)을 곱하여 산출함.

- 계산공식 = (순수입(행위료수익) - 목표수익) x 10%
- 여기서 행위료수익은 총수익에서 재료비(식대 포함)와 진료비청구 삭감액을 차감하여 계산됨.
- 지급기준: 목표액 초과한 의료순수익 × 10%이며, 단, 예외 기준은 병원에서 정한 기준에 의함.
- 진료성과급 지급: 의료수익 순수익에서 목표액 초과 달성시 지급(매달 월단위 산출하여 지급)

12-3 병원의 감가상각 및 감사제도에 대하여 이해하라?

학습 목표

12-3 | 병원의 감가상각 산출 및 감사제도에 대하여 알 수 있다.

1. 감가상각

1) 개념

정확한 기간손익계산을 위하여 유형비유동자산의 취득원가를 그 자산이 영업목적을 위하여 공헌하는 만큼을 각 회계기간에 배분하여 비용화 하려는 회폐적인 절차를 말한다.

(1) 감가상각(depreciation)

기업이 사용하는 기물이나 설비 등은 해마다 소모되는데, 이러한 가치의 감소분을 보전하는 절차를 감가상각이라고 하고 이와 같이 자산의 이용으로 발생하는 비용을 감가상각비라 한다. 기업은 감가분을 제품이나 서비스의 원가에 넣어 적립하여, 이 적립분을 기물이나 설비가 노후했을 때 경신할 자금으로 삼는다. 감가상각비의 계상방법에는 직접법과 간접법 2가지가 있다.

① 직접법은 감가상각액을 해당 고정자산계정 대변에 기입하여 직접 그 고정자산가액을 감하는 방법이다.

② 간접법은 감가상각액을 해당 고정자산 계정은 원래대로 두고 따로 감가상각충당금 비용계정을 마련하여 그 대변에 기입하는 방법이다.

(2) 감가상각비(depreciation cost)

감가상각비란 기업이 영업활동을 하기 위해 투자한 기계나 제조설비 등의 고정자산이 시간이 경과함에 따라 발생하는 가치 감소분을 매년 비용으로 배분한 것이다.

(3) 감가상각 대상자산

① 무형자산

1. 영업권 (합병 또는 분할로 인해 합병 법인 등이 계산한 영업권 제외), 디자인권, 상표권, 실용신안권 2. 특허권, 어업권, 수리권, 유료도로관리권, 해저광물 자원 채취권, 전

기가스 공급시설 이용권, 수도시설 이용권, 공업용 수도시설 이용권 등이 있다.

② 유형자산

1. 건축물 (건물 및 부속설비와 구축물) 2. 기계 및 장치 3. 동물 및 식물 4. 차량, 공구, 기구, 비품 5. 선박, 항공기 6. 기타 위와 유사한 유형자 등이 있다.

(4) 감가상각의 3요소(결정요소)

① 취득가액자산 구입부터 처분까지 발생한 총비용 운반비, 수입수수료, 하역비, 설치비, 시운전비, 등록세, 취득세, 관세 등 직접경비와 법인세법 규정 건설자금 이자, 자본적 지출을 포함한 비용

② 잔존가액고정자산을 폐기 처분할 경우 회수할 수 있을 것으로 예상되는 금액을 의미한다, 현행 법인세법에서는 감가상 각시 고정자산에 대한 잔존가액을 0으로 규정

③ 내용연수고정자산이 영업활동에 사용될 수 있는 예상기간을 말함. 감가상각 방법의 신고기간

(5) 감가상각 산출 방법

감가상각 산출 방법 정액법과 정률법이 있으며, 산출방법은 아래와 같다.

① 감가상각비 계산방법 – 정액법

감가상각 방법 중 가장 대표적인 방법인 정액법은 각 기간마다 감가상각 하는 방법으로 감가상각비 계산중 간단하다는 장점이 있다. 정액법으로 감가상각을 하는 자산은 일반적으로 유형자산이고, 특히 건물의 경우에는 세법상 정액법으로 감가상각하는 것을 원칙으로 한다.

감가상각비 = (취득가액 – 잔존가치) / 내용연수(年)

② 감가상각비 계산방법 – 정률법

정률법은 자산의 기초 장부금액에서 일정비율을 감가상각비로 산출하는 방법입니다. 감가상각 첫해에 가장 많은 감가상각비가 계산되지만, 점차 감가상각비가 감소하여 마지막 해에는 가장 적은 감가상각비가 계상되는 것이 특징인 감가상각 방법이다.

감가상각비 = (취득가액 – 기초자산 장부가액) X 상각비율

(6) 부외자산

회계장부에 기재되어 있지 않는 회계관리의 대상밖에 있는 자산을 말하며, 이것은 정상적 부기원칙에 따라서 처리된 경우에 생기는 것으로 예을 들어 경비로 처리될 소모품이 결산일에 이르기까지 소모되지 않고 남아있는 경우에 해당한다. 부외자산은 원칙적으로 재무상태표에 기재하지 않아도 되지만 금액이 큰 것은 별도의 관리가 필요하다. 즉 부외자산은 장부상 비용처리되었으나 실제 오래사용 함으로 별도관리를 요하는 자산을 말한다(예 : 의료장비).

2. 병원의 감사제도

1) 감사의 개념

(1) 감사의 정의

감사(監査)란 법적 권한이 있는 기관이 단체나 조직의 업무 상황을 감독하고 조사하는 일을 말한다. 따라서 이러한 감사를 미리 계획하여 평가해 봄으로써 본격적인 감사에 대비할 수 있도록 준비한다. 이때에는 병원이 정한 감사규정에 따라 일을 처리하게 되는데, 경영목적에 부합하고, 감사기능을 강화하며 경영개선의 목적을 두고 감사규정을 정하도록 한다. 또한 감사란 일반적으로 사무집행의 적합여부 또는 비위를 적발 · 시정하기 위해 행하는 검사를 말한다. 또한 타인의 업무 처리 · 회계 · 기록 · 계산 등의 전부 또는 일부에 대한 검사를 통해, 오류 및 부정을 발견하고 그 정확성을 확보하고자 하는 행위를 말한다.

상기 내용을 종합하면 감사란 독립적인 입장에 있는 제3자가 감사대상 부서 및 그 소속 직원들이 수행하는 제반활동의 잘못을 조사 · 검토하는 행위라고 할 수 있다.따라서 감사(auditing)는 그 목적 이 무엇이며 그 대상이 무엇인가에 따라 다르게 사용되며, 감사에는 예를 들어 재무제표감사, 시스템감사, 이행감사, 업무감사 등이 있다.

(2) 감사의 목적 및 필요성

내부감사는 경영능률 증진과 재산보전에 관한 적절한 건의 및 조언을 제공함과 아울러 제부문의 의사소통을 꾀하고 부정, 오류 및 사고를 예방하여 병원의 자율적인 경영합리화에 기여함을 목적으로 한다. 또한 감사는 그 존재 자체만으로 각 부서로 하여금 업무처리의 신중을 기하게 할 수 있고 효과적인 내부통제를 보장하는 소극적인 의의도 있다. 그리고 회계감사의 주된 목적은 기업의 재정상태 및 경영실적을 판정하는 데 있다.

(3) 감사부서의 조직

병원의 감사부서는 이사장 직속 또는 병원장의 직속조직으로 독립된 조직과 업무를 수행한다. 의료원인 경우 재단 사무국에 감사실이 별도 조직되어 있으며, 병원인 경우 기획실에서 감사업무를 수행하는 경우가 많다.

2) 감사의 종류 및 분류

(1) 일반적인 분류

감사는 구분의 기준을 달리 함에 따라 여러 가지 종류로 나눌 수 있는데 이중에서 중요한 몇 가지를 나열하면 다음과 같다.

① 정기감사와 수시감사. 특별감사, 일상감사

▶ 정기감사는 연간감사계획 의거 피 감사부서에 방문하여 감사 대상 부서의 업무전반에 대하여 주임무, 주기능의 수행 및 주요사업 등의 성과를 종합적으로 분석 · 평가하여 적적하게 운영하고 있는지의 여부와 소속 직원들이 수행하는 제반활동의 잘못을 조사, 검토, 분석하여 필요한 조치를 취하도록 하는 일련의 업무를 말한다.

▶ 수시감사는 필요에 따라 수시로 행하는 감사를 말한다.

▶ 특별감사는 병원장(또는 이사장)의 의뢰가 있는 경우, 이사회 또는 감사기관의 지시가 있는 경우와 감사가 필요하다고 인정하는 경우에 특정업무의 전반 또는 일부에 실시하는 감사로써 그 업무처리의 적부를 확인 규명하는 감사활동이다.

▶ 일상감사는 병원의 회계 및 주요업무의 서류에 대하여 최종결재권자의 결재에 앞서서 내용을 검토하고 의견을 첨부하는 방법에 의하여 실시한다. 유의사항은 합법성, 경제성, 효율성, 효과성 등의 판단기준에 의한 감사를 실시한다.

② 내부감사와 외부감사

• 내부감사(internal audit)라 함은 조직체 내부에서 임명된 감사인이 회계기록과

그 밖에 모든 사항에 걸쳐 감사를 행하는 자기감사를 말한다. 통상 일반 기업에서는 내부감사의 기관으로 감사실 또는 감사과를 두고 있으며, 은행은 감사부 등을 두고 있다. 즉 내부감사(內部監査)는 회계 및 업무 과정에서 발생하는 부정 및 오류 등을 파악하기 위해 자체적으로 실시되는 조사활동이다.

- 외부감사(external audit)는 내부감사에 대응되는 개념으로 어떤 조직체(企業)와는 하등의 이해관계가 없는 외부인에 의하여 실시되는 개인감사를 말한다. 즉, 공인회계사 · 회계법인신탁회사 · 경영연구소 등의 직업적 감사인이나 감사원(監査院) 또는 은행감독원 · 세무관서 등의 특정감사인이 행하는 감사를 지칭한다.

③ 임의감사와 법정감사

임의감사는 피감사인의 자유의사에 의하여 행해지는 감사로서 그 종류 · 방법 · 범위 등이 수의 계약에 의하여 자유로 결정되며 주로 경영자체 혹은 특정 개인의 이익옹호를 위해 행하여지는 것이며, 법정감사는 법규에 의하여 강제적으로 실시하는 감사로서 사회공공의 이익보호와 경제통제 등을 위하여 사회정책 또는 경제정책상의 목적으로 실시하는 감사이다.

④ 전부감사와 일부감사

전부감사란 장부기입의 거래전부를 증빙자료와 일일이 대조하여 감사하는 방법이며, 일부 감사는 일정 기간의 회계기록 중에서 적당한 부분에 대하여 일부씩을 감사하고 그것이 정당하면 타부분도 정당하다고 추정하는 방법으로 발췌감사(拔萃監査)라고도 한다.

⑤ 계속감사와 기말감사

계속감사는 회계연도 중에 계속적으로 실시하는 감사로서 기중감사(基中監査)라고도 하며, 기말감사(期末監査)는 회계연도말의 결산 후에 일반적으로 행하는 감사로서 결산감사라고도 한다.

(2) 감사의 목적에 따른 분류

감사를 분류하는 방법이나 이때 사용되는 용어는 약간씩 상이하지만 감사를 행하는 기본목적이 무엇이냐에 따라 재무제표감사(audit of financial statements), 업무감사(Operational audit) 및 이행감사(Compliance aduit)로 나누어 설명하기도 한다. 회계감사(會計監査)는 타인이 작성한 회계기록에 대하여 독립적 제3자가 분석적으로 검토하여 그의 적응성 여부에 관한 의견을 표명하는 절차를 말한다.

① 재무제표감사

재무제표감사(財務諸表監査)란 회계기준에서 정하는 모든 재무제표, 즉 검증대상이 되는 모든 수량적 정보가 사전에 설정된 평가기준에 따라 적정하게 표시되었느냐를 결정할 목적으로 행해지는 감사를 말한다. 여기에서 재무제표란 대차대조표, 손익계산서, 이익잉여금처분계산서 및 현금흐름표를 말하며, 감사인은 이해관계가 대립되는 불특정 다수의 일반대중을 대상으로 한 일반목적의 재무제표를 감사하게 된다.

② 업무감사

업무감사(業務란 어떤 조직이나 기업의 영업활동 및 업무절차에 대하여 그 능률과 효과를 평가할 목적으로 행해지는 감사를 말한다. 즉 사전에 설정된 기업목적 혹은 경영절차에 따라 업무가 수행되고 있고, 인적 · 물적 자원이 효율적으로 관리되고 있는 지를 평가하며, 그 결과를 토대로 경영층 등에 업무 및 제도개선을 위한 건의를 하기 위해 실시된다.

③ 이행감사

이행감사(履行監査)란 어떤 조직이나 피감사인 정부 혹은 상위기관에서 정하는 특정법률 · 절차 · 의무규정 등을 이행(준수)하였느냐를 결정할 목적으로 행하는 감사를 말한다.

표 12-18 감사의 목적에 따른 감사의 종류

구 분	내 용
재무제표 감사	재무제표가 중요성의 관점에서 일반적으로 인정된 회계처리기준에 따라 작성되었는지의 여부에 대한 의견을 표명하기 위하여 수행하는 감사로서 주로 외부감사인에 의해서 수행된다.
업무 감사	특정조직의 효과성이나 효율성을 평가할 목적으로 수행하는 감사로서 주로 내부감사인에 의해서 수행된다.
이행 감사	피감사인이 이미 설정된 기준을 준수하였는가에 대한 여부를 판단하기 위하여 수행되는 감사로서 주로 내부감사인에 의해서 수행된다.

자료출처 : 현대 경영분석과 진단(정기선)

(3) 병원의 감사종류

병원의 감사종류로는 회계감사, 업무감사, 특별감사, 확인감사 등이 실시되고 있다.

① 회계감사

회계감사는 회계에 관한 사항이 규정 또는 시달에 입각, 정당한 증빙과 자료에 의하여 시행되고 있는가의 여부에 대한 감사를 하는 것을 말한다.

② **업무감사**

업무감사는 인사 · 총무 · 기획 · 구매 등 전부문의 일상업무 집행사항이 병원의 방침 제규정 및 계획 또는 수익률 제고와 능률향상 추진 등이 효율적으로 운영되고 있는지의 여부를 감사하는 것을 말한다.

③ **특별감사**

특별감사는 감사가 필요하다고 인정되는 경우와 병원장 또는 감독기관의 지시가 있는 경우와 특정민원, 정보사항 등의 특정사안에 대하여 실시하는 것을 말한다.

④ **확인감사**

확인감사는 감사결과 처리에 대한 확인점검이 필요하다고 인정되는 경우에 실시하는 것을 말한다.

(4) 민원에 대한 감사

① **민원접수**

병원의 총무팀 또는 감사팀 등에 접수된 민원 중 병원의 불법. 부당 및 각종 비위관련 민원에 대하여서는 직접 조사와 확인을 거쳐 적절한 조치를 취하고 민원인 또는 외부기관에 결과를 서면으로 통보하며, 그 외에 해당부서와 관련된 민원에 대해서는 해당부서에 이첩하고 처리결과를 통보받아 민원인에게 회신을 한다.

② **업무내용**

병원의 불법, 부당 및 각종 비위관련 민원사항은 조사. 확인하고 적절한 조치와 결과를 서면으로 통보한다. 이외 감사팀에 접수된 해당 부서와 관련된 민원사항은 해당부서로 이첩하고 동 처리결과를 받아 민원인에게 회신한다.

③ **유의사항**

불법. 부당 및 각종 비위관련 민원은 익명이라 할지라도 일단 사실여부를 조사하며, 민원조사과정에서 취득한 기밀은 누설하여서는 아니되며, 민원인을 보호하여야 한다.

3) 관련규정 및 업무내용과 절차

(1) 관련규정

병원의 감사규정 및 업무분장규정과 위임전결규정, 인사규정, 회계관리규정, 위원회 규정 등이다.

(2) 업무내용

감사대상부서와 그 소속 직원들이 수행한 제반활동의 적정성 여부, 성과 및 효율성 여부에 대하여 사전 준비한 착안사항을 위주로 한다.

(3) 업무처리절차 및 흐름도

1. 실지감사계획수립(연간감사계획) → 2. 착안사항/사전준비 → 3. 결재 수검부서에 시행문 통보 → 4. 감사실시(서류열람, 조회, 면담, 분석 등) → 5. 감사보고서 작성 → 6. 감사보고서 결재 → 7. 감사결과 수검부서 통보

4) 감사의 방법 및 시기와 업무협조

(1) 감사의 방법

감사는 감사인이 피감사부서에 실제로 임하여 실시하는 실지감사를 원칙으로 하나 필요하다고 인정되는 경우에는 관련부서로부터 감사자료를 제출받아 이를 조사 검토하는 서면감사의 방법으로 실시한다.

(2) 감사의 시기

감사의 시기는 연간감사계획에 의하여 정기적으로 실시하는 정기감사와 연간 감사계획에 없는 감사대상과 특정부문 또는 특정업무에 대해 수시로 실실하는 특별감사로 구분하며, 정기감사는 2년에 한 번씩 정기적으로 실시함을 원칙으로 하고, 수시감사 및 특별감사는 감사가 필요하다고 인정되는 경우에 병원장(또는 이사장) 및 감독기관의 지시가 있는 경우에 사전통보 없이 실시하는 것을 말한다.

(3) 피감부서의 협조의무

피감부서장은 감사실시 중 감사인을 적극 협조하여 감사업무의 원활을 기하도록 협조하여야 한다.

5) 감사의 역할 및 감사계획과 원칙

(1) 감사의 역할

① 공공책임성확보

가장 중요하며, 기본적인 역할이다. 공공책임성은 재정회계상의 책임, 사업수행상책임, 정책에 대한 책임 등으로 구성된다.

② 자원의 합리적 이용에 기여

감사를 통한 사업의 효율적 집행에 방해가 되는 장애요인을 제거하고 대안을 제시한다.

③ 정책결정 능력의 향상

감사의 영역은 전통적인 회계감사에서 현대의 성과감사 또는 효율성감사 등으로 범위가 확대되고 정책수립 집행과정에서 발생한 문제점과 대안을 제시함으로써 앞으로 정책결정이나 기존 정책의 수정 · 개선이 필요한 자료제공 역할을 한다.

④ 조직의 복무기강 확립

복무기강의 확립과 각종 비리 · 부정 · 부패의 사전예방 및 척결을 한다.감사관리 통제사이클은 다음과 같다.

(2) 감사계획의 수립

감사를 실시할 경우에는 사전에 감사계획서를 작성하여 병원장(또는 이사장)의 승인을 받아야 하며, 감사실시계획서에는 ①감사의 종류 및 범위, 중점사항 ②감사대상 및 방법 ③감사대상의 선정이유 ④감사인의 명단 등의 사항이 포함되어야 한다.

▣ 감사계획에 포함되어야 할 세부 내용

①목표설정, 절차, 수립, 예산 ②감사에 필요한 자원 ③수검부서로부터 각종보고서 명세, 정보, 기타 필요자료 수집 ④제한된 예산범위 내에서 목표를 달성하기 위한 업무할당⑤ 조건변경에 따른 목표, 절차, 예산의 재검토 등이다.

▶ 감사항목

①병원의 정책 · 방침 · 규정 · 지시 등의 준수여부에 관한 사항 ②조직 및 내부통제조직의 적정성 검토 ③병원의 회계 및 재산관리의 운영상태 및 적정성과 효율성에 관한 사항 ④제기록의 정확성 확인 보고에 관한 사항 ⑤부정 또는 오류, 오진발

생의 적발 및 사전예방에 관한 사항, ⑥기타 비능률적인 업무의 지적 및 개선책에 관한 건의사항 ⑦병원장이나 감독기관 등의 장이 지시하거나 의뢰하는 업무에 대한 사항 ⑧고객 또는 타인의 민원이 접수되어 감사가 필요한 사항 등이다.

(3) 감사의 독립성 원칙

감사는 그 직무를 수행함에 있어 병원의 의결 및 집행기관과 독립하여 그 직무를 수행하여야 한다.

(4) 감사인의 책임과 권한

감사인은 공정하게 감사를 실시하여야하며, 직무상 알게 된 기밀을 누설하거나 남용할 수 없다. 또한 직무수행에 있어서 사실과 증거에 의하여 행하여야 한다. 따라서 피감사인은 업무상 창의와 활동기능이 위축되거나 침체되지 않도록 하여야 한다. 감사인의 권한은 감사인의 감사상 필요한 경우에는 다음과 같은 권한을 갖는다.

①제장부, 증빙서 및 관계 자료제출의 요구 ②관계자의 출석 및 답변요구 ③창고, 금고, 장부 및 물품 등의 봉인 ④진료 및 회계관계 거래처에 대한 조사 자료의 징구 ⑤기타 감사업무 수행에 필요한 사항의 요구 등이 있다.

(5) 감사인의 신분보장

감사인은 법령위반 또는 그 직무를 성실히 수행하지 아니한 경우를 제외하고는 신부상 불리한 처분을 받지 아니한다.

(6) 감사인의 수칙

① 감사인은 양심에 따라 공명정대하게 감사를 실시하여야 한다.

② 감사인은 직무수행에 있어 관계법규 및 지시사항에 따라 사실과 증거에 의하여 감사하여야 한다.

③ 감사인은 직무상 알게된 기밀을 부당하게 공개, 누설하거나 직무 목적 이외에 사용하여서는 아니 된다.

④ 감사인은 감사를 실시함에 있어 피감사부서의 일상업무가 저해, 정체되지 않도록 최선의 노력을 하여야 한다.

6) 감사자료 요청 및 감사

(1) 감사자료 요청

감사주관부서는 감사계획에 의한 자료를 수검부서에 요청한다. 요청자료는 업무분장에 의한 내용을 파악 후 감사에 필요한 세부항목을 작성 요청한다.

(2) 감사자료 제출

수검부서는 감사실의 요청의거 자료를 준비하여 감사주관부서로 자료를 제출하여야 한다. 제출자료에는 감사의 사안에 따라 다르며, 관련 근거자료, 월별보고자료, 품의서, 미수금, 통계자료, 구매자료, 집행실적자료 등이 있다.

(3) 감사자료 취합

① 각 부서별 자료 취합

감사 주관부서는 각 수검부서에서 제출된 자료를 취합하여 감사를 할 수 있도록 준비한다.

② 자료 분석

취합된 자료를 감사 분야별로 감사 착안사항에 의거 감사 전 자료를 분석한다.

(4) 감사의 실시통보

① 정기감사는 감사실시 1주일 전에 피감사부서장에게 통보하여야 하며, 수시감사 및 특별감사의 경우 사전 통보없이 실시할 수 있다.

② 정기감사시에는 병원장이 발행한 감사명령서를 피감사부서장에게 제시하여야 한다.

(2) 시간 및 장소

감사는 근무시간 중에 실시함을 원칙으로 하나 필요한 경우에는 근무시간 외 또는 휴일에도 이를 실시할 수 있다.

(3) 피감사자와 면담

감사인은 감사업무 수행시 감사자료와 착안사항에 의거 피감사자와 면담을 실시한다.

(4) 자료제출 및 설명요구

① 감사인은 피감사 및 관련부서의 관계자에게 필요한 자료의 제출 및 그 내용의 설명

과 기타 필요한 사항을 요구할 수 있다.

② 전항의 경우 피감사 및 관련부서의 관계자는 정당한 사유 없이 이를 거부하지 못한다.

(5) 입증자료의 요구

① 감사인은 감사실시 중 위법 부당한 사항이나 개선이 필요한 사항에 대하여 그 사실을 증명하기 위한 입증자료를 요구하여야 한다.

② 입증자료의 종류 및 요구사유와 구비요건은 다음과 같다.

표 12-19 입증자료의 종류 및 요구사유와 구비요건

구 분	내 용
확인서	지적사항에 대한 사실 확인을 위하여 요구하며, 원칙적으로 6하원칙에 따른 완전한 사실 확인의 기술과 관련자가 명시되어야 하며, 확인자의 서명날인을 받아야 한다.
문답서	지적사항에 대하여 취급경위가 복잡하고 이론이 있을 수 있는 사항에 대하여 요구하며, 6하원칙에 따라 문답식으로 작성하고 해당 관련자자 명시되어야 하며, 답변자의 서명날인을 받아야 한다.
의견서	정황파악이 필요하거나 피감사자 또는 피감사 부서의 정황설명이나 의견진술을 정하는 경우에 보충자료로써 요구하며, 피감사 부서장의 확인을 받아야 한다.
문서 및 서류의 사본	지적사항에 대하여 사실의 객관적인 입증자료로써 감사인의 판단에 따라 요구한다.

(5) 긴급조치

감사인은 감사도중 긴급을 요하는 중대한 사항이 발생하였을 때에는 피감부서장에게 적절한 조치를 취하도록 요구하고 그 결과를 지체없이 병원장에게 보고하여야 한다.

7) 감사결과보고 및 강평·감사효과

(1) 감사보고서(작성)

업무감사보고서의 형식과 내용은 정형화되어 있지 않으며, 상황에 따라 신축성 있게 작성되어야 한다. 일반적으로 감사의 목적, 감사의 범위와 한계점, 발견사실의 내용, 감사인의 의견과 평가, 권고사항 등이 포함된다. 감사보고서의 내용은 중요한 사항만을 간결하게 표시되어야 하고, 객관적 사실과 감사인의 의견을 명확히 구별하여야 하며, 능률과 이익을 증진시키는 항목과 소극적, 방어적업무통제시스템을 개선할 수 있는 내용이 강조되어야 한다. 감사보고서의 내용과 형식은 감사의 목적이나 계약에 따라 다르지만, 크게 나누면 단문식 보고서(短文式報告書)(2) 장문식 보고서(長文式報告書,(3) 특수보고서 등이 있다.

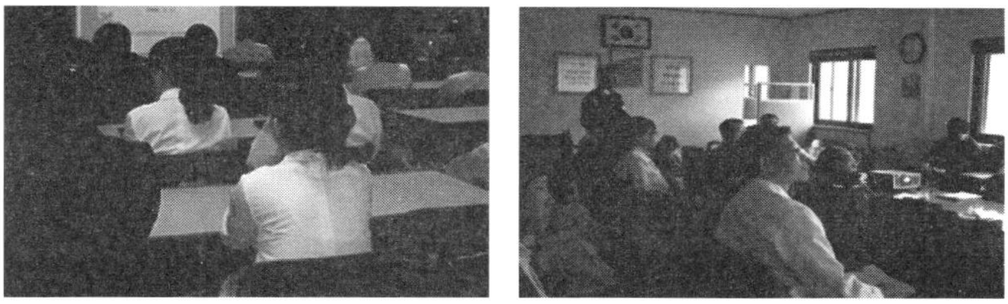

그림 12-1 감사결과보고서 발표회

(2) 감사보고서의 원칙

감사인은 감사결과를 다음의 원칙에 따라 보고하여야 한다.

원 칙	내 용
① 적시성	감사보고를 지연 보고하여 감사성과를 저해하거나 수감부서의 업무처리에 지장을 주지 않도록 적기에 작성한다. 즉 감사보고서의 작성 또는 보고의 시기가 그 활용시점과 맞아야 한다는 것이다.
② 완전성	감사목적달성에 모든 정보를 포함한다.
③ 간결성	전달하고자 하는 내용만을 간략하게 나타내고 필요이상으로 길거나 불필요한 반복을 피한다. 또한 보고내용과 서식 등이 간결해야 함을 의미한다.
④ 논리성	논리적이고 이해하기 쉬워야하며 애매모호한 표현이나 일반화 되지 않은 약어나 전문용어 등은 피한다.
⑤ 정확성	수집된 감사증거에 기초하여 정당성을 입증할 수 있도록 올바르게 기술한다.
⑥ 공정성	수감부서의 변명, 반론 등을 감안하여 공정하게 작성한다.

(3) 강평

감사인은 감사종료와 동시에 피감부서에 대한 감사결과의 강평과 현지조치를 할 수 있다.

(4) 감사의 효과

① 행정운영의 개선향상 또는 공공책임성확보, 제한된 자원의 합리적 이용

② 감사과정에서 위법. 부당한 사항의 유무에 불구하고 자금을 예산 및 회계규정이 정한바 대로 집행하였는지, 내부통제제도 및 회계처리의 적정여부

③ 회계감사의 본질은 회계질서 문란으로 부정 및 오류가 발생되고 난 후에 그 결과를 적발하는데 있는 것은 아니며, 부정 및 오류의 발생을 예방하고 회계의 적정성 유지

④ 감사인이 회계 관계자에게 점검한다는 인식을 심어주는 것이 당해 업무수행에 있어서 신중함을 기하고 오류나 부정을 예방함에 더 효과적이다.

제 13 장

정원관리 및 직무분석, 제규정과 근무평정

13-1 병원의 정원관리의 중요성을 인식하라?

학습목표

13-1 정원관리의 중요성과 정원의 구분 및 직종별 분류체계를 알 수 있다.

1. 정원관리의 개념

(1) 정원관리

정원관리는 조직 활동의 수행과 노동력의 경제적인 활용을 위해서 단위조직 또는 직무별로 필요한 인원을 결정하고 이를 유지 · 운용 · 통제하는 활동을 말한다. 따라서 정원관리란 병원조직이 성장발전을 위한 목표달성을 위해 필요한 인력을 조달하고 유지, 개발 및 활용하는 계획적이고 조직적인 관리활동의 체계를 말한다. 병원의 경쟁력이란 우수한 품질을 저렴한 가격에 양질의 의료서비스를 제공하는 것으로서 이 모든 것은 사람에 의해서 결정되기 때문에 서비스품질이나 원가절감을 위해서 직원관리는 병원의 경영활동에 매우 중요하다고 볼 수 있다.

(2) 부서장의 역할

각 부서장은 부서의 업무를 정확히 파악하여 최소의 인력으로 생산성을 향상할 수 있도록 인력을 관리하여야 한다. 또한 부서에 속해 있는 직원이 능력을 발휘하고 자기개발을 할 수 있도록 동기를 부여하여야 한다.

(3) 정원관리 의의

경영활동의 효과적인 수행과 노동력의 경제적인 활용을 위해 단위조직 또는 업무별로 필요한 인원을 결정하고, 이를 유지 · 운용 · 통제하는 활동을 말한다. 정원관리는 직위분류로 직원에 대한 기본적인 틀을 갖추고 직무분석을 통하여 인력관리를 도모하기 위한 구체적 통계방법을 말한다. 정원의 산출방식은 총 업무량을 총 업무시간 개념으로 전환해 직원 출근율, 일평균 근로시간으로 계산하며, 병원의 경우 병상규모나 환자수, 검사건수, 직무량 등이 정원관리에 가장 큰 영향을 미친다. 정원관리규정은 "병원의 직종 및 부서별 정원에 관한 규정'이 있다.

(4) 정원관리의 필요성과 중요성

병원이 급변하는 의료환경 속에 신속히 대응하여 경쟁능력을 향상하고 조직기능의 활성화와 직무수행능력 개발로서 병원의 인력을 효율적으로 운영하기 위해서는 합리적인 정원산정과 관리가 필요하며 구체적인 필요성은 ①인건비상승과 인건비 부담액의 증가 ②병원의 규모 확대 및 신규사업 ③환자수 증가 및 감소 로 인한 업무량의 변화 ④관리내용의 복잡화에 따른 전체인력증가와 특히 간접부분인원의 증가 ⑤채용과 배치, 전환, 직무의 배분 등 인사관리상의 장애요인 제거 ⑥전통적 조직개념과 신분체적 운용으로 인한 인건비 증가 억제 등이다. 또한 정원관리의 중요성은 ①인적자원관리의 비용절감 ②조직, 인력계획의 기준 ③신규채용과 인력배분의 기준 ④직무순환제도의 구축 등이다.

(5) 관련규정

"병원의 직종 및 부서별 정원에 관한 규정' 이나 병원의 인사관리규정 및 업무분장규정과 위임전결규정 등에 의한다.

2. 정원의 구분 및 관리

(1) 정원의 구분

정원의 구분에는 법정정원과 설비정원, 산정정원, 기구정원, 방침정원이 있으며, 아래와 같다.

표 13-1 정원의 구분

구분	내용	비고(예)
1. 법정정원	의료법 시행규칙 제 38조 등 관계법규에 의해 정해진 필요한 정원	의료인수, 산업안전보건법령의 안전보건관리자
2. 설비정원	병원시설규모, 수준, 수량 등에 따라 필요한 정원	영상의학과에 새로 CT를 설치하면 추가로 방사선사가 증원되는 경우
3. 산정정원	업무량이나 질적 측면을 분석(비례)하여 정하는 정원	일반적으로 업무량의 증가로 정원이 증가하게 되는 경우
4. 기구정원	조직기구상 부, 과, 실, 계, 팀 등에 의한 필요한 정원	조직도상 Part 또는 Unit 등의 추가설치로 필요한 정원의 경우
5. 방침정원	조직의 방침에 의해서 설정된 필요한 정원	보호자가 필요로 하지 않는 병동을 유지할 경우 보다 많은 간호사의 정원이 필요로 하는 경우)

▣ **법정정원 산정 실례**

▶ 입원환자 40명, 외래환자 240명인 의료기관의 경우 의사정원은 6명이다(입원환자 20명당 의사 1인을 두게 되어 있으며, 외래환자 3명은 입원환자 1명으로 환산).

▶ 입원환자 40명, 외래환자 240명인 의료기관의 간호사정원은 24명이다(입원환자 5명당 간호사 정원은 2인이며, 외래환자 12명당 입원환자 1인으로 환산).

① 정원과 현원

정원(定員)은 일정한 규정에 의하여 정해진 구성원수를 말하며 현원(現員)은 현재의 직원수를 의미한다.

(2) 의료인의 정원(의료법 제38조)

① 의료기관은 제1항의 의료인 외에 다음의 기준에 따라 필요한 인원을 두어야 한다.

1. 병원급 의료기관에는 약사 또는 한약사를 두어야 한다.
2. 입원시설을 갖춘 종합병원 · 병원 · 치과병원 · 한방병원 또는 요양병원에는 1명 이상의 영양사를 둔다.
3. 의료기관에는 보건복지부장관이 정하는 바에 따라 각 진료과목별로 필요한 수의 의료기사를 둔다.
4. 종합병원에는 보건복지부장관이 정하는 바에 따라 필요한 수의 보건의료정보관리사를 둔다.
5. 의료기관에는 보건복지부장관이 정하는 바에 따라 필요한 수의 간호조무사를 둔다.
6. 종합병원에는 「사회복지사업법」에 따른 사회복지사 자격을 가진 자 중에서 환자의 갱생 · 재활과 사회복귀를 위한 상담 및 지도 업무를 담당하는 요원을 1명 이상 둔다.
7. 요양병원에는 시설 안전관리를 담당하는 당직근무자를 1명 이상 둔다.

② 보건복지부장관은 간호사나 치과위생사의 인력 수급상 필요하다고 인정할 때에는 제1항에 따른 간호사 또는 치과위생사 정원의 일부를 간호조무사로 충당하게 할 수 있다. 의료기관의 법정정원(의료법 제38조 관련)은 아래와 같다.

(3) 직종별(의사·약사·간호사·의료기사·간호조무사) 정원

① 의사의 정원

구분	종합병원	병원	치과병원	한방병원	요양병원	의원
의사	연평균 1일 입원환자를 20명으로 나눈 수(이 경우 소수점은 올림). 외래환자 3명은 입원환자 1명으로 환산함	종합병원과 같음	추가하는 진료과목당 1명(법 제43조 제2항에 따라 의과 진료과목을 설치하는 경우)	추가하는 진료과목당 1명(법 제43조 제2항에 따라 의과 진료과목을 설치하는 경우)	연평균 1일 입원환자 40명마다 1명을 기준으로 함(한의사를 포함하여 환산함). 외래환자 3명은입원환자 1명으로 환산함	종합병원과 같음

② 약사의 정원

의료기관 분류		약사정원
상급종합병원		연평균 1일 입원환자를 30명으로 나눈 수와 외래환자 원내조제 처방전을 75매로 나눈 수를 합한 수 이상의 약사
종합병원	500병상 이상	연평균 1일 입원환자를 50명으로 나눈 수와 외래환자 원내조제 처방전을 75매로 나눈 수를 합한 수 이상의 약사
	300병상 이상 500병상 미만	연평균 1일 입원환자를 80명으로 나눈 수와 외래환자 500병상 미만 원내조제 처방전을 75매로 나눈 수를 합한 수 이상의 약사
	300병상 미만	1인 이상의 약사
병원		1인 이상의 한약사. 다만, 100병상 이하의 경우에는 주당 16시간 이상의 시간제 근무 한약사를 둘 수 있다.
요양병원		1인 이상의 약사 또는 한약사. 다만, 200병상 이하의 경우에는 주당 16시간 이상의 시간제 근무 약사 또는 한약사를 둘 수 있다.

③ 간호사 정원

구분	종합병원	병원	치과병원	한방병원	요양병원	의원
간호사(치과 의료 기관의 경우에는 치과 위생사 또는 간호사)	연평균 1일 입원환자를 2.5명으로 나눈 수(이 경우 소수점은 올림). 외래환자 12명은 입원환자 1명으로 환산함	종합병원과 같음	종합병원과 같음	연평균 1일 입원환자를 5명으로 나눈 수(이 경우 소수점은 올림). 외래환자 12명은 입원환자 1명으로 환산함	연평균 1일 입원환자 6명마다 1명을 기준으로 함(다만, 간호조무사는 간호사 정원의 3분의 2 범위 내에서 둘 수 있음). 외래환자 12명은 입원환자 1명으로 환산함	종합병원과 같음

④ 의료기사 및 영양사, 보건의료정보관리사, 사회복지사, 간호조무사 정원

직종	정원내용
의료기사	의료기관에는 보건복지부장관이 정하는 바에 따라 진료과목별로 필요한 수의 의료기사를 둔다.
영양사	입원시설을 갖춘 종합병원, 병원, 치과병원, 한방병원 및 요양병원에 대해서는 1인 이상의 영양사를 둔다.
보건의료 정보관리사	종합병원에는 보건복지부장관이 정하는 바에 따라 필요한 수의 보건의료정보관리사를 두도록 한다.
사회복지사	종합병원에는 사회복지사법에 의한 사회복지사 자격을 가진 자 중에서 환자의 갱생, 재활, 사회복귀를 위한 상담 및 지도를 담당하는 요원을 1인 이상 둔다.
간호조무사	의료기관에는 보건복지부장관이 정하는 바에 따라 필요한 수의 간호조무사를 둔다. 단 간호사나 치위생사의 인력 수급상 필요하다고 인정할 때에는 간호사 등의 정원을 일부를 간호조무사로 충당하게 할 수 있다.

(5) 간호조무사의 정원

간호사나 치과위생사의 인력 수급상 필요하다고 인정할 때에는 간호사 또는 치과위생사 정원의 일부를 간호조무사로 충당하게 할 수 있다. 의료기관 중 요양병원, 의원, 치과의원, 한의원과 정신병원이 이에 해당된다. 의료기관 의료인력 중 간호사를 대신하여 간호조무사를 둘 수 있는 경우는 다음과 같다.

표 13-2 간호조무사의 정원

구분	내용
요양병원	간호사 정원의 3분의 2범위 내
입원환자 5인 이상 수용하는 의원, 치과의원, 한의원	간호사 정원의 100분의 50이내
입원환자 5인 미만 또는 외래환자만 진료하는 의원, 치과의원, 한의원	간호사 정원의 100분의 100이내

(6) 당직의료인

① 당직의료인의 수는 입원환자 200명까지는 의사 · 치과의사 또는 한의사의 경우에는 1명, 간호사의 경우에는 2명을 두되, 입원환자 200명을 초과하는 200명마다 의사 · 치과의사 또는 한의사의 경우에는 1명, 간호사의 경우에는 2명을 추가한 인원수로 한다.

② 요양병원에 두어야 하는 당직의료인의 수는 의사 · 치과의사 또는 한의사의 경우에는 입원환자 300명까지는 1명, 입원환자 300명을 초과하는 300명마다 1명을 추가한 인원수이다.

또한 간호사의 경우에는 입원환자 80명까지는 1명, 입원환자 80명을 초과하는 80명마다 1명을 추가한 인원 수로 한다.

3. 병원의 직종분류 및 조직

(1) 직종분류

병원은 전문직 직종의 집합체로서 직종분류는 매우 다양한 직종이 있으며, 직종분류는 의사직, 간호직, 약무직, 보건직(의료기사직), 사무직, 연구직, 기술/기능직, 기타직으로 구성되어 있다.

(2) 병원의 행정부서의 조직

① 병원이 200~300병상 미만의 경우에 행정부서는 총무팀, 기획팀, 원무팀, 보험심사팀, 의료정보실, 건강검진실, 시설팀 등이 있다.

② 병원이 300병상~500병상 이상의 경우에 행정부서는 총무팀, 인사팀, 기획팀, 홍보팀(또는 대외협력팀), 원무팀, 보험심사팀, 의무기록실, 경리팀, 구매팀, 의료정보실, 건강검진팀, 시설팀 등이 있다.

③ 대학병원의 경우는 행정부서는 총무팀, 안전팀, 인사팀, 기획팀, 진료지원팀, 홍보팀, 원무팀, 적정진료팀, 법무팀, 보건의료정보팀, 경리팀, 재무팀, 구매팀, 물류팀, 부대사업팀, 건강검진팀 등이 있으며, 간호부는 간호행정팀, 외래간호팀(1, 2팀), 병동간호팀(1~3팀), 수술간호팀(1~2), 중환자팀(1~2), 응급간호팀, 중앙공급실 등이 있으며, 보건직의 경우는 진단검사의학팀, 병리팀, 영상의학팀, 치료방사선팀, 핵의학팀, 재활의학팀, 영양팀 등이 있다. 또한 기술직의 경우는 의료정보실, 의공학팀, 시설팀 등이 있다.

(3) 병원 연도별 직종별 직원수의 증감추이 분석

아래 서식을 사용하여 최근 3년간 연도별 직종별 직원수의 증감추이 분석을 하여 병원의 인력관리에 활용한다.

표 13-3 직종별 직원 수의 증감추이 (단위: 명, %)

직 종	2021년		2022년		2023년		전년대비 증감	
	인원	비율	인원	비율	인원	비율	인원	비율
■ 의사직 – 전문의(치과 포함) – 일반의 – 공보의 – 수련의 (의사직계)								
■ 약무직(보조포함)								
■ 간호직 – 간호사 – 조무사 (간호직계)								
■ 보건직(의료기사직)								
■ 영양직 (영양사/조리사)								
■ 사무직								
■ 기술 및 기능직								
■ 기타직								
■ 장례식장								
총 계								

주) 1. 약무직은 약사와 약무보조원 포함. 영양직은 영양사와 조리원(배식원 포함)으로 구성.
2. 보건직은 임상병리사, 방사선사, 물리치료사, 보건의료정보관리사, 치위생사, 사회복지사 포함.
3. 기술기능직은 전기기사, 열관리기사, 환경기사, 운전원, 의료보조원, 세탁원 포함.

13-2 직무분석 및 소요인력 산출로 적정인력을 유지하라?

학습 목표

13-2 | 직무분석의 의의와 방법을 이해하고 소요인력 산출에 대하여 알 수 있다.

1. 직무분석의 개념

1) 직무분석

(1) 의의

일정한 직무를 수행함에 있어서 직원에게 요구되는 숙련, 지식, 능력 및 책임과 같은 직무상의 모든 여건을 결정하는 과정이다. 즉, 구성원이 병원조직 속에서 어떠한 일을 하며, 그가 담당하고 있는 직무가 적성이나 능력에 적합한 것인지, 그리고 직무를 추진하는데 있어 어떤 교육훈련을 필요로 하는지 등에 대한 것을 파악하여야 한다.

(2) 직무분석(job analysis)

일정한 직무를 수행함에 있어서 직원에게 요구되는 숙련, 지식, 능력 및 책임과 같은 직무상의 모든 여건을 결정하는 과정이다. 즉, 직무분석은 인사관리의 선발, 배치, 이동, 승진, 인사고과, 임금, 교육훈련, 인력감사, 안전, 고정처리, 인력계획 등 전 분야에 활용될 수 있는 가장 기본적인 인사관리도구이다. 또한 직무분석은 직무내용에 관한 정보를 수집하고 분석하며 통합, 보고하기 위하여 직무를 분석하는 일련의 활동이다. 이와 같은 직무분석을 통하여 나타나는 결과물로서 직무기술서와 직무명세서가 있다. 직무분석방법에는 질문지법, 관찰법, 면접법, 고용자기록법이 있다.

(3) 직무의 개념 구분

표 13-4 직무의 구분

구분	의미
요소(Element)	관련된 동작, 정신적 과정을 분리시켰을 때 가장 작은 단위의 일
과업(Task)	독립된 목적으로 수행되는 하나의 명확한 작업활동

직위(Position)	한 사람에게 부과된 과업의 집단
직무(Job)	유사한 과업들이 모여 하나의 일의 범위를 형성하는 것
직군((Job family)	동일하거나 유사한 직무의 집단
직종(Occupation)	유사한 직군의 집단

(4) 직무분석의 방법

직무분석의 방법에는 질문지법, 관찰법, 면접법, 고용자기록법, 조합법 등이 있다.

(5) 직무분석의 절차 및 단계

직무분석의 절차에는 예비단계와 본단계, 정리분석단계가 있으며 [그림13-1]와 같다.

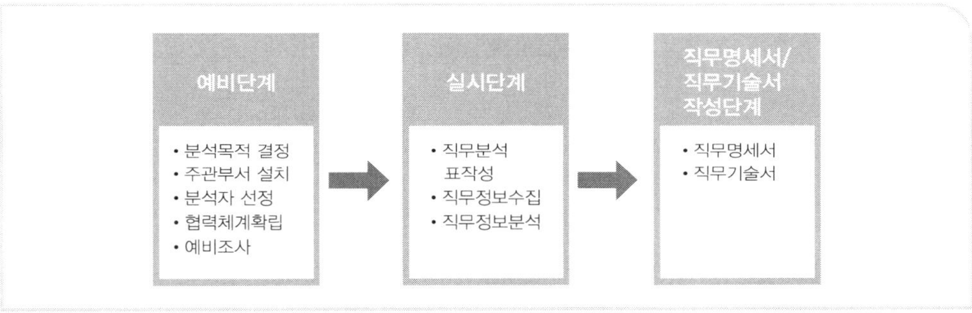

그림 13-1 직무분석의 절차 및 단계

2) 직무기술서 및 직무명세서

(1) 직무기술서(job description)

직무분석의 결과로 얻은 직무결과에 관한 내용, 성질, 수행방법, 직무행동 등에 관한 중요한 사실과 정보자료를 일정한 양식에 따라 정리해 기록한 문서이다. 직무기술서는 직무분석표에 의거하여 작성되지만, 직무와 그 책임의 한계가 명확하여야 한다. 또한 그 내용이 장문화 되거나 복잡하여서는 안 되며, 정확하고 간결해야 한다. 직무기술서에 기재되어야 할 주요사항으로는 직무확인, 직무개요, 담당자의 의무, 감독의 내용, 타 직무와의 관계, 기계와 도구 및 자재, 작업조건, 특수용어, 직무수행의 요건 등이 있다.

(2) 직무명세서(job specification)

직무기술서를 기초로 채용, 배치, 승진, 평가 등 인사관리의 목적에 따라 필요한 자료를 추출, 편성해 작성한 양식이다. 따라서 각 직무에 필요한 자격요건을 직무기술서에서 찾아내어 더욱 상세하게 기재하는 것을 말한다.

(3) 직무평가(job evaluation)

직무분석을 한 후에 직무기술서를 작성하고 평가해서 개개의 직무를 서로 비교하여 각 직무의 상대적 가치를 결정하는 과정을 의미한다. 직무평가방법에는 비량적 방법(서열법, 분류법)과 양적방법(점수법, 요소비교법)이 있으며 아래와 같다. 즉 직무평가는 직무의 상대적 가치를 결정하는 제도로 직무기술서와 직무명세서를 기초로 조직 내 특성 직무가 갖는 상대적가치를 결정하는 과정을 말한다.

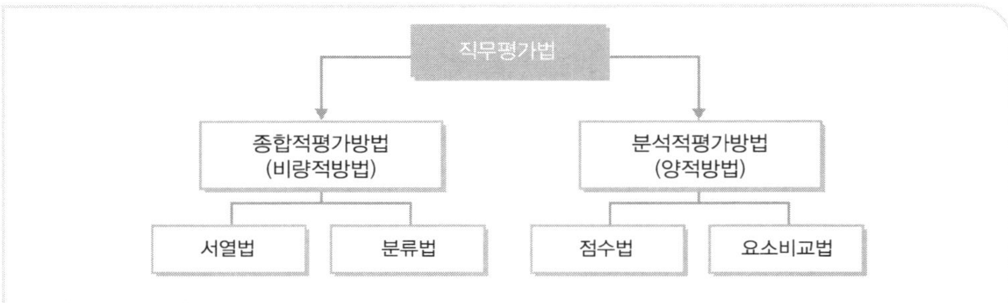

그림 13-2 직무평가방법의 분류

3) 인력계획 관리의 중요성 및 기본단계

(1) 병원의 인력관리의 중요성

조직의 목적달성을 위하여 투입되는 자본, 정보, 기술, 인력들 중 가장 기본적이고 중요한 요소는 인적자원이다. 병원의 인력관리가 제대로 이루어지지 못하면 조직의 생산성이나 효율성이 떨어지고 의사결정이 지연된다면 의료의 질의 저하를 가져올 수 있다. 따라서 인적자원은 조직의 부에 해당하는 중요한 부분으로 강조되는 자산이라는 관점과 구성원들의 잠재능력을 개발함으로써 자산으로서의 가치를 향상시켜 조직의 부도 증가시킬 수 있다는 투자관점, 그리고 조직의 경쟁적 비교우위를 결정하는 핵심적 요소로서의 가치를 지니고 있다.

(2) 인력관리 원칙

원칙	의미
적재적소주의	직무요건과 종업원의 능력, 태도, 기능, 적성 등이 가장 적합하도록 배치전환을 실시해야 조직의 성과를 증대시킬 수 있다.
인재육성주의	종업원의 능력을 소모시키면서 사용하는 방법보다 종업원들의 능력을 개발하면서 사용하는 방법이 성취동기를 유발하고 장기적으로 조직의 유효성을 증대시키는데 기여하게 된다.
능력주의	능력을 발휘할 수 있는 영역을 제공하며, 그 일에 대해서 올바르게 평가하고 평가된 실력과 업적에 대해서 만족할 수 있는 대우를 하는 원칙이다.
균형주의	종업원들의 개인과 직무의 적재적소를 고려할 분만 아니라 직장 전체의 개인의 조화를 고려해야 한다.

(3) 인력계획의 기본단계

- 1단계 : 미래의 어느 시점에서 충당되어야 할 직무의 수와 종류를 추정한다. 조직의 목표, 계획된 조직변화, 기대되는 기술발전 등과 같은 요인들을 고려한다.
- 2단계 : 미래의 조직 구조가 예측되면 그 때 소요될 인력의 추정을 개발한다.
- 3단계 : 조직의 인적자원의 양과 질을 결정하는 분석이 있어야 한다.
- 4단계 : 조직 내에서 입사 및 퇴직, 이동 등에 의한 현재 작업 능력에 일어날 변화를 예측하는 것에 관심을 둔다.
- 5단계 : 미래의 어떤 특정 시점에서 조직의 인력소요를 결정한다. 인력의 소요를 어떻게 충족시킬 것인지를 결정한다.

2. 소요인력 인력 산출 및 관리

1) 소요인력

(1) 직무분석과 직무평가

구성원의 직무에 대한 올바른 이해와 평가는 인적자원관리의 근간이 된다. 직무분석을 통하여 직무기술서와 직무명세서를 작성 · 활용한 인적자원관리를 할 수 있으며, 사람에 대한 평가를 인사고과로 한다면 직무의 상대적 가치에 대한 평가는 직무평가로 수행된다.

(2) 소요인력 기준산정

정원관리부서에서는 부서별, 직종별 인력을 파악한 다음, 각 부서를 방문하여 업무수행범위와 업무량에 대하여 면밀히 조사하고 직무분석에 의한 소요인력기준을 산정한다. 그리고 소요인력기준을 산정 할 때는 환자수와 검사건수, 업무 및 서비스 제공량 등을 활용한다.

(3) 부서별 소요인력 신청서 제출

인력계획에 의한 부서별 소요인력에 대한 신청서(양식)를 시달하고 신청서 제출을 받도록 하며, 해당 부서장은 인력에 대한 감소와 증원요청이 있을 경우에는 세부 사유를 명시하여 정원관리 주관부서로 제출한다.

(4) 직종별, 부서별 인력 타당성 검토 및 조사

병원의 규모(종별, 병상수, 외래 및 재원환자수, 검진 수진자수, 검사건수 등)와 업무 및 기능에 맞는 소요인력을 직종별, 부서별로 현황을 조사하고 파악한다. 또한 정원관리 업무 주관부서에서는 직종별, 부서별로 현재의 인력에 대해 타당성조사를 실시하고 부서별 소요정원 산출에 자료를 활용한다.

(5) 인력현황 비교분석

인력진단의 궁극적인 목적은 인력수준의 질과 양의 구조를 분석하여 차이인력에 대한 대안이나 개선안을 모색하는데 있으며, 각 업무별 적정인원이나 업무별 중요도와 우선순위에 따라 인력비중을 비교분석하여 차이를 규명하는 것이다. 또한 현재 수행중인 업무 중 강화 혹은 축소 업무량의 조사와 새롭게 필요한 신규업무량과 인력의 관계도 진단하여야 한다.

(6) 유사규모병원과 인력현황 비교분석

병원은 부서별로 업무성격과 특성이 다양하므로 효율적인 인력관리를 위해서는 연 1회 이상 유사규모병원과 직종별/부서별 인력을 비교하여 정원산출에 활용하는 것이 필요하다. 동일규모의 중소병원은 직종별, 부서별 인력은 큰 차이가 없지만, 병원의 규모가 클수록 환자수 및 검사건수, 서비스 제공량, 업무수행범위가 매우 다양하기 때문에 정원관리에 참고적으로만 활용해야 한다.

■ Benchmarking할 병원을 1~2개 정한 후, 본원과 다른 병원의 환자진료실적 등을 비교하여 미시적으로 직원수의 적정여부를 판단하는 방법이다. Benchmarking은 매우 세밀한 방법이며, 벤치마킹병원을 잘 선정할 경우는 유용한 자료를 얻을 수 있다.

(7) 정원설정의 기준방향(제시)

① 소요정원설정은 병상수(입원환자) 및 외래환자가 동시에 고려되도록 한다.

② 정원기준은 직종별, 부서별 특성에 부합되도록 한다(예 : 검사 및 촬영건수(검사직원), 보험청구건수(보험심사직), 조제건수(약사)).

③ 직종을 세분화하여 병원에 있는 모든 직종은 별도의 정원 설정기준을 갖도록 한다(예: 시설직은 시설, 영선, 설비. 기관, 전기직, 환경직 등).

④ 정원설정시에는 기관별로 정책적으로 기구조직상 설정된 직무단위를 기본적으로 고려하도록 한다(예: 계, 과, 팀, 부, 실).

⑤ 중간관리자 이상은 기구조직상 설정된 직무단위를 고려하여 정원을 정한다.

2) 적정인력 산출

(1) 적정인력의 산출방법

병원조직에서 적정인력의 산출방법에는 거시적 방식과 미시적인 방법이 있다. 병원의 의료인력을 적정규모로 유지하는 것은 병원비용중에서 인건비의 비중이 40%이상을 차지하고 있는 현실에 비추어 볼 때 대단히 중요하다. 병원의 합리적인 운영관리비는 적정의료인력의 확보와 인력생산성 증대에 달려 있다고 할 수 있다.

(2) 병원의 직종별 적정인력 산출방법

인력의 질에 관한 문제는 인사정책의 개념과 깊은 관계가 있으며, 어는 정도 일을 하기 위해서 어느 정도의 인력이 필요한가는 하나의 산출형식에 지나지 않으며, 그것이 적정인력의 산출이 될 수는 없지만 병원을 관리 운영하는 사람들이 아래와 같은 적정인력 산출방법을 수식으로 마련하는 형식들도 있다.

▣ 간호, 약무, 영양직(실례)

① 간호직

- 유사규모 병원과의 병상수, 병상가동률, 간호등급, 외래환자, 서비스제공범위 등 비교에 따른 인력지표 평균치와 업무량을 고려하여 산정한다.
- 응급실, 중환자실 등 특수병동은 환자의 중증도, 업무량을 감안하여 산정한다.
- 간호사와 진료보조원의 비율은 유사규모 병원과의 병상수, 외래환자수, 서비스제공범위 비교에 따른 인력지표 평균치와 업무량을 고려하여 산정한다.

② 약무직

- 법정정원 및 유사규모 병원과의 일평균 1인당 조제건수를 비교하여 산정하되, 제제실을 운영한 경우는 별도의 추가 소요인력이 필요하다.
- 약사와 약무보조원의 비율은 유사규모병원과의 병상수, 외래환자수 비교에 따른 인력지표 평균치와 업무량을 고려하여 산정한다.

③ 영양직(영양사, 조리사)

- 법정정원 및 유사규모 병원과의 월(일)평균 식수인원, 식사 가산적용 요건(영양사, 조리사, 직영), 영양실의 근무형태 등의 비교에 따른 인력지표 평균치와 업무량을 고려하여 산정한다.

▣ 의료기사직(보건직)

① 임상병리사는 유사규모 병원과의 월(일)평균 일반 및 특수검사건수 비교에 따른 인력지표 평균치와 업무량을 고려하여 산정한다.

② 방사선사는 유사규모 병원과의 월(일)평균 일반 및 특수검사 촬영건수 비교에 따른 인력지표 평균치와 업무량을 고려하여 산정한다.

③ 물리치료사 및 작업치료사는 유사규모병원과의 월(일)평균 치료건수 및 업무량 비교에 따른 인력지표 평균치와 업무량을 고려하여 산정한다(특히 물리치료사는 1인당 물리치료 실시인원의 보험심사기준을 감안해야 한다).

④ 치과기공사는 유사규모 병원과의 월(일)평균 치과기공건수 비교에 따른 인력지표 평균치와 업무량을 고려하여 산정한다.

▣ 일반기술 및 기능직

① 통신직은 유사규모 병원과의 병상수 비교에 따른 인력지표 평균치와 업무량을 고려하여 산정한다.

② 기관 및 설비기사는 유사규모 병원과의 병상수, 시설규모, 에너지사용량 비교에 따른 인력지표 평균치와 업무량을 고려하여 산정한다.

③ 전기기사는 유사규모 병원과의 병상수, 전기사용량 비교에 따른 인력지표 평균치와 업무량을 고려하여 산정한다.

④ 운전기사는 유사규모 병원과의 병상수, 외래환자, 위탁여부 비교에 따른 인력지표 평균치와 업무량을 고려하여 산정한다.

(3) 간호등급에 의한 간호사 인력 산정

간호인력에 대하여는 건강보험 입원료산정 기준에 의한 간호관리등급(차등제)에 따른 방법이 있다. 간호인력을 적정수준으로 확보하지 못한 요양기관에서 간호서비스의 일부를 보호자나 간병인에게 위임하는 등 입원진료 시 간호서비스의 질이 저하되는 현상을 해소하기 위해 간호인력 확보수준에 따른 입원환자 간호관리료 차등제(1~7등급)를 도입시행하고 있다. 간호관리료 차등제는 일반병동 간호관리차등제와 중환자실 간호관리차등제(성인, 소아, 신생아) 등이 있다.

3) 적정인력관리

(1) 인력관리

인력은 조직발전의 원천적인 자원이지만, 그 또한 비용으로서의 이중성이 있는 것이 특징이다. 인력이 너무 많으면 과다한 인건비 때문에 경영부담이 된다. 따라서 경제적인 급격한 변화가 없더라도 직무분석, 직위분류, 인력계획 등을 통하여 정책적인 기반을 갖춘 후에는 보다 엄격한 인력관리를 지속적으로 추진해야하고, 이를 구체적으로 실현하기 위한 제도적인 통제방법이 필요하다. 따라서 적정인력산출은 병원의 규모, 환자수, 검사건수, 서비스량 등에 따라 차등이 심하기 때문에 BPR(업무절차 재설계)에 바탕을 둔 종합정보 시스템을 전제로 한 직무단위의 표준화가 필요하다.

- BPR(Business Process Reengineering) : 병원 경영기법을 활용하여 중복 업무의 단순화, 불필요한 업무의 배제, 의사결정단계의 단순화 등의 원칙과 업무프로세스를 근간으로 시스템을 재설계하여 성과를 추구하는 것이다.

(2) 정원조정관리

정원제의 유지개선을 위한 기구의 신설개편 및 업무량 증감 등 정원변동요인을 조사, 연구 활동을 통하여 필요한 자료를 수집하여 분석하고 활용하여야 한다. 각 부서별 정원조정(안)을 접수하여 표준 업무량을 조사를 실시하고, 유사규모병원의 인력관리 사례 등을 참고 타당성 여부를 검토하여 관계부서와 협의를 거친 후 정원조정안을 작성하여 관리한다.

4) 소요정원 보고 및 심의

(1) 소요정원

정원관리 주관부서는 각 부서에서 요구한 추가 소요인력과 감소인원을 검토한 후 직종별, 부서별 소요정원(안)을 작성하여 인사위원회에 상정한다. 만약에 인사위원회에 심의결과가 기각되거나 증원요구인원 중 인원이 조정(삭감)된 경우에는 그 이유를 증원을 요구한 부서장에게 충분한 사유를 설명하여 납득할 수 있도록 하여야 한다. 요구인원이 기각 또는 삭감되면 증원을 요구한 부서장의 사기가 저하되기 때문에 심의할 때는 신중을 기하여야 한다.

(2) 소요정원 승인통보

소요인력에 대한 인사위원회 심의가 끝나면 병원장(또는 이사장)에게 보고 후 품의를 거쳐 직종별/부서별 확정 승인된 인원을 인사관리부서 또는 각 부서장에게 통보한다. 직제 및 정원은 병원에 따라 인사위원회 심의 및 이사회 의결사항으로서 심의, 의결을 하고 있다.

5) 인력과다의 대안 및 탄력적 근로시간제

(1) 고용제한(restricted hiring)

병원조직에서 고용제한 정책을 사용한다는 것은 퇴직 혹은 이직을 하는 직원이 발생하는 경우 노동력 절감을 위해 그 직무에 새로운 직원을 대체하지 않고 조직의 전반적인 직무수행에 영향을 미치는 경우에만 고용하는 방법이다.

(2) 근무시간 단축(reduced hours)

근로자의 근무시간을 단축할 특정직원을 대상으로 하는 제도이다.

(3) 조기퇴직(early retirement)

인력감축을 위한 방법으로 조기퇴직을 유도하는 것도 인력과다 시에 공급량을 감소시키는 방법이다.

(4) 조직축소(down sizing)

조직의 규모를 축소하거나 조직구성원 감축을 통해 일시적 변화를 꾀하는 방법으로 전통적으로 조직의 상황이 나쁠 때 시행되고 이후 수익성이 향상되면 다시 조직을 확장하는 방법이다.

(5) 탄력적 근로시간제 및 아웃소싱

① 탄력적 근로시간제

일정한 단위기간을 평균하여 1주 법정(기준)근로시간을 초과하지 않는 범위 내에서 단위기간내의 특정일이나 특정주의 근로시간이 법정(기준)근로시간을 초과하더라도 연장근로로 보지 않는 근로시간제를 의미한다. 인력정책수립에 있어서 탄력적 근로제 시행(확대)에 대해서도 면밀히 조사하고 검토한다.

② 아웃소싱(Outsourcing)

아웃소싱이란 병원으로 하여금 중요성이 떨어지거나 차별화되지 않은 활동을 기관의 외부에 위탁하여 조달하는 경영전략이다. 차별화되지 않은 활동의 외부조달을 통해서 병원은 보유하는 자원을 자신의 핵심역량을 강화하기 위하여 집중해서 투입할 수 있다. 즉, 아웃소싱을통해서 시장에서의 경쟁력을 강화시킬 수 있는 자신의 조직이 가장 잘 할 수 있는 핵심적인 활동에 자원을 집중할 수 있게 된다. 많은 병원이 시설, 청소, 주차관리 등의 업무를 외부 전문업체에 위탁하여 운영하고 있다. 인력정책수립 시 병원의 현 여건과 타 병원 운영사례를 조사하여 아웃소싱을 도입 할 수 있는 사항이 있으면 인력정책수립에 반영하도록 한다. 외주용역(Outscoring)의 장점은 ① 단순 업무분야에 근무하므로 직원수가 줄어 들 수 있으므로 노무관리가 용이하고 ② 전문업체가 외주를 담당할 경우는 환자에게 질 높은 서비스를 제공할 수 있으며 ③ 외주내용에 따라 해당부문의 공간을 활용할 수 있다는 점 등이 있다.

3. 교육훈련 및 제안제도

1) 교육훈련

(1) 교육훈련

교육훈련이란 신규채용직원들이 직무에 배치된 후 자기가 지닌 자격과 능력에 주어진 직무환경에 적응시켜 맡은바 직무를 효과적으로 수행할 수 있도록 하고 또한 기존직원들도 새로운 기술과 능력을 증진시켜 변화하는 환경에 능동적으로 대처하도록 하기 위한 하나의 학습행위를 말한다.

① 입직교육훈련

신규입사자에 대한 교육훈련으로서 수습기간 중이거나 채용직후 병원의 조직도와 각 부서의 기능, 경영방침, 연혁과 전통 등의 병원전체적인 사항, 직무에 관한 요건, 근무태도 등을 교육훈련하는 것이다.

② 직장내 교육훈련(On the Job training : OJT)

직무를 수행하는 과정에서 직속상사가 부하직원에게 직접적으로 개별지도를 하고 교육훈련을 시키는 것을 의미한다.

③ 직장외 교육훈련(off the job training : off.J.T)

교육훈련을 담당하는 전문스탭의 책임 하에 집단적으로 교육훈련을 실시하는 방법이다.

(2) 교육훈련의 목적

인력배정 관리에서 중요한 사항은 직원의 교육 및 훈련으로 직원의 능력을 개발하고 직무수행에 필요한 지식과 기술을 지속적으로 발전시켜 조직체의 목표를 보다 발전적으로 수행하는데 목적이 있으며 ① 생산성의 향상에 기여 ② 사기향상에 기여 ③ 자기개발 및 개인의 경력발전에 기여 ④ 직장 내에서 팀워크 조성 ⑤ 조직의 안정성과 융통성 확보 등을 도모할 수 있다. 즉, 교육훈련을 통하여 지식과 기술을 향상시켜 조직의 입장에서는 능률향상과 인재육성을 하고 종업원 입장에서는 자기개발을 통한 인간완성과 생활향상을 유도하여 결국 조직의 유지발전을 도모할 수 있다.

(3) 인력개발을 위한 교육 프로그램

인력개발을 위한 교육 프로그램에는 신규자 교육, 실무자 교육, 초급관리자 교육, 중간관리자 교육, 최고경영자 교육 등이 있다.

표 13-5 직원 역량강화 및 직무능력 향상 교육계획(K병원 경영진단 사례)

횟수	일정	제목	대상	강사	비고
1	3월	병원경영의 뉴패러다임	전 직원	전문강사	
2	4월	병원의 회의(교육) 및 CS 운동 효율적 운영방안	부서장	"	
3	5월	B병원 경영개선사례 (적자병원에서 흑자전환)	계장급 이상	"	
4	6월	건강검진 활성화방안	부서장	"	
5	7월	병원의 조직문화	전 직원	"	
6	8월	보험관리 및 진료행위 누락방지책	부서장	"	
7	9월	원무관리의 효율적 운영방안	부서장	"	
8	10월	응급실 및 중환자실 효율적 운영방안	계장급 이상	"	
9	11월	병원서비스 차별화전략 구축사례	전 직원	"	
기타교육 (필요시)		• 병원의 최신경영기법 • 의료의 질 관리 • 병원의 목표관리(MBO) • 병원의 마케팅전략 등 • 환자안전관리 • 감염관리 등			

㈜ 향후 중점전략과제 시행시 강의제목 및 일정, 교육횟수 등 변경될 수 있음.

2) 제안제도

(1) 제안제도

제안이라 함은 병원의 경영에 기여할 수 있는 창의적인 의견 또는 고안을 의미하며 직원의 창의력과 연구의욕을 계발함과 동시 제안활용을 통한 경영의 합리화, 효율화를 도모함을 목적으로 한다. "아이디어제안"이라 함은 창의적인 발상에 의한 간단한 문제점의 개선, 편의도모 등에 관한 내용으로서 현재실시 또는 장래에 실시가 기대되는 제안을 말한다. 따라서 인사관리 운영상의 문제점과 개선할 사항이 있으면 직원의 참여의식 고취와 아울러 제안이 요구된다.

(2) 목적

창의적 의견과 고안을 발굴하여 병원 운영에 반영함으로써 업무능률제고와 비용절감을 기하고자 운영 · 실시한다.

(3) 관련규정

제안에 관한 병원의 관련규정은 제안규정과 업무분장규정, 위임전결규정 등이 있다.

(4) 제안제도의 수립 및 직원제안

인력정책수립과 함께 인력의 효율적 관리운영에 대한 제안 및 건의사항을 각 부서로 시달하여 직원의 제안으로 인력관리의 효율성과 업무의 생산성을 향상할 수 있도록 한다.

(5) 제안 및 건의사항에 대한 타당성 검토

직원의 제안 및 건의사항이 제출되면 인력관리의 반영(채택)에 대한 타당성을 검토하고 우수한 제안은 포상하도록 한다.

(6) 제안제도의 기대효과

- 우수제안을 실시함으로써 합리적, 능률적인 업무환경개선과 효율적 인력관리로 업무의 능률과 생산성을 향상 시킬 수 있다.
- 구성원의 사기를 앙양하고 조직과 구성원 간의 상호이해를 도모할 수 있다.
- 제안제도를 통하여 상하간의 의사소통이 원활하게 도어 구성원들의 귀속감, 신뢰감, 참여의식을 높일 수 있다.
- 직무에 관한 관심과 흥미조성의 효과를 기대할 수 있다.

학습 목표

13-3 | 병 · 의원규정의 의의와 종류에 대하여 이해하고 관리할 수 있다.

1. 병원의 제규정

1) 제규정의 개념 및 종류

(1) 개념

규정이란 법령 및 정관에 근거하여 병원의 조직과 직원의 권리, 의무 및 업무의 관리 운영에 관한 기본적인 방침을 말한다. 규정은 법률과 달리, 일부 범위 내에서만 효력을 가지는 규범을 말한다. 그렇기 때문에 일반적으로 지켜야 할 국민의 권리 및 의무와는 관계가 없으며, 해당 조직 내부에서만 적용되기 때문에 규정을 제정할 때 특별한 법적 형식을 요구하지 않는다. 또한 노동조합이 있는 병원의 경우 단체협약을 체결하게 되는데, 단체협약은 노동조합 및 노동관계조정법에 의해 회사의 다른 규정보다 우선하는 효력을 갖는다. 병원운영규정이란 병원을 효율적으로 운영하기 위하여 제정한 규칙을 정리, 기록한 문서를 말한다.

① 병원운영규정

병원운영규정 (hospital operation rules)에는 병원 운영의 목적을 비롯하여 운영 지침, 입원 신청 절차 등의 사항을 구체적으로 명시해야 한다. 또 의무기록의 유지와 관리, 사망자 처리 등에 관한 규칙을 정확히 명시하도록 한다. 병원운영규정은 병원운영 및 관리시 필수 지침이 되는 문서로서, 규정을 공포한 날로부터 효력이 발생한다. 즉 병원운영에 필요한 제반 규칙을 기록한 문서를 의미한다.

② 병원업무규정

병원업무규정(hospital regulation)은 규정 중에서도 병원 업무 전반에 대한 것이다. 따라서 의사, 간호사, 일반직원 등이 공통적으로 지켜야 할 업무 규율을 적은 것이라고 할 수 있다. 병원업무규정은 규정의 적용 범위를 정확하게 명시하여야 하며, 위반 시

조치 사항에 대해서도 공시하도록 하여야한다. 즉 병원에서 종사하는 직원들이 준수해야 할 규칙에 대하여 기록한 문서를 의미한다.

(2) 규정 제/개정 필요성

규정의 제/개정은 의료 환경변화와 의료정책의 변화에 대응하고 병원의 운영과 직원관리를 효율적으로 수행하기 위해 지속적으로 검토 · 조정하는 것이 필요하다.

(3) 병원규정의 종류

병원의 규정은 병원의 종별, 병원규모, 설립형태, 병원의 특수성, 업무기능 등에 따라 상이하며, 주로 운영규정, 업무규정, 인사규정, 취업규칙, 보수규정, 위임전결규정, 제위원회 규정 등이 있으며, 아래와 같이 매우 다양하다.

표 13-6 병원규정의 종류

구분	규정 및 지침명
정관 및 이사회 규정	병원 및 의료원 정관, 이사회 운영
단체협약 및 취업규칙	단체협약서 및 취업규칙
인사 및 교육관련 규정	병원인사, 임상교원임용, 교육(신입, 재직, 전공의) 등
총무, 서무에 관한 규정	문서관리, 복무, 복리후생, 복장관리, 회의, 여비, 직인관리, 출장비 지급(국내, 국외), 당직, 폐기물처리지침, 적출물관리, 게시물 관리지침, 자원봉사 등
기획, 예산, 회계 규정	제규정관리, 업무분장, 위임전결, 직제개정, 회계관리, 예산관리, 정원관리, 급여(보수)규정 등
각종 위원회 관리 규정	인사, 윤리, 교육, 병원경영, 의료장비, 약사, 연구, 의료정보, 기획, 홍보, 진료지원, 진료, 의료분쟁대책, 영양, 수술실, 중환자실, 응급실, 무료진료 등
안전관리 규정	산업안전 보건관리 규정, 방사선 안전관리 등
수가 및 의무기록 규정	진료수가규정, 의무기록관리, 선택진료관리 등
미수금 및 진료비 감면 규정	미수금관리, 진료비 감면, 진료예약관리 등
물품관리 및 검수 규정	물품관리, 물품검수, 손망실 처리(의료소기구), 린넨 관리지침 등
의료의 질 관리 및 감염관리 규정	의료의 질 관리, QI, 감염관리 등
시설관리 및 기타규정/지침	시설물관리, 금연지침, 습득물관리 처리지침, 차량지원지침, 주차장관리지침, 자원봉사, 열쇠관리지침, 약품 또는 마약관리, 교육장 사용 등

(4) 규정의 내용

① 기본규정으로는 의료법인의 정관과 이사회규정 등이 있으며, 기획 · 예산 · 교육규정은 병원의 회계분야, 기획분야, 예산분야, 교육분야에 대한 각종 규정을 다루고 있다.

② 조직 · 인사규정은 취업규칙, 임금규정, 연봉규정 등 병원의 조직과 인사에 관련된 규정을 주로 다루고 있다.

③ 진료규정은 진료수가나 의무기록관리와 같은 진료와 관련 부분을 다루는 것을 말하며, 관리규정은 문서관리, 안전보건관리 등 일반적으로 병원에서 관리하는데 필수적인 규정을 의미한다.

④ 위원회규정은 병원에 꼭 필요한 각종 위원회 기능과 회의 구성, 방법 등에 대한 규정을 다루고 있다.

(5) 병원의 제 위원회 규정 사례를 조사

인사위원회 운영규정(C병원 사례)

제 1 조 (명칭) 이 위원회는 "0000병원인사위원회"(이하"위원회"라 한다)라 칭한다.
제 2 조 (목적) 이 위원회는 0000병원 직원의 인사에 관한 기본계획 및 중요사항을 심의하고 병원장의 자문에 응함으로써 인사행정의 효율적 수행을 목적으로 한다.
제 3 조 (위원회의 구성) 1. 위원회는 위원장을 포함한 5인 이상 10인 이하의 위원으로 구성하되 당연직인 위원장은 부원장(또는 관리본부장, 행정원장)으로 하고, 위원은 위원장이 추천하여 병원장이 임명하는 위원으로 구성한다.
2. 당연직을 제외한 위원의 임기는 1년으로 하되, 연임할 수 있다.
제 4 조 (위원장) 위원장은 회무를 총괄하고 회의의 의장이 된다.
제 5 조 (간사) 간사는 인사관련 인사담당이 되며, 위원장을 보좌하여 자료수집 및 회의록 작성 등 위원회의 일반 회무사항을 담당한다.
제 6 조 (위원회의 기능) 위원회는 다음 각호의 사항을 심의하고 병원장은 자문역을 맡는다.
1. 인사 관리의 기본방침 수립 및 그 기준에 관한 사항
2. 직원의 채용, 승진, 승급에 관한 사항
3. 직원의 상벌에 관한 사항
4. 직원의 근무평정에 관한 사항 5. 기타 병원장이나 위원장이 필요 시 부의하는 사항
제 7 조 (회의 및 의결) 1. 위원회는 병원장의 요청이 있거나 위원장이 필요하다고 인정할 때 소집할 수 있다.
2. 위원회는 위원장을 포함한 재적위원 과반수의 출석과 출석위원 과반수의 찬성으로 의결한다.
제 8 조 (자료 제출 및 의견 진술) 1. 관계부서에서는 회의 진행에 필요한 심의자료를 제출하여야 하며, 제출된 자료는 간사가 일괄 관리한다.
2. 위원회는 부의사항을 심의하기 위하여 필요한 경우, 관계자를 회의에 출석시켜 의견을 진술하게 할 수 있다.
제 9 조 (기밀의 유지) 위원회의 회의는 비공개를 원칙으로 하며, 위원회의 위원은 병원장이나 위원장이 공식적으로 발표한 이외의 어떠한 사항도 외부에 누설하여서는 안 된다.
제 10 조 (회의록 작성) 간사는 위원회의 심의결과를 회의록으로 작성하여, 필요한 경우 위원장을 포함한 출석위원 전원의 서명날인을 받아 병원장에게 보고하여야 한다.
제 11 조 (시행세칙) 이 규정의 원활한 운영을 위하여 별도의 시행세칙을 정할 수 있다.

부 칙

1. 이 규정은 202x년 0월 0일부터 시행한다.

(주) 인사위원회는 갑반(의사직) 및 을반(일반직)위원회로 조직,운영하며 위원장은 구분하여 운영한다.

(6) 병원규정 제·개정 관련 기본법

병원규정을 제 · 개정할 때에는 ①의료법 ②근로기준법 ③산업안전보건법 ④의료기사

등에 관한 법률 ⑤약사법 ⑥산업재해보상보험법 ⑦단체협약 ⑥취업규칙 ⑦정관 ⑧이사회 규정 등이 있다.

① 취업규칙

사용자가 임금, 노동 시간, 기타 노동 조건이나 복무규율 등을 정한 규칙을 말한다. 취업규칙은 사업장에 근무하는 근로자들에게 공통적으로 적용되는 사내규정으로서, 사용자가 근로조건과 복무규율에 대해 체계적이고 구체적으로 작성한 문서를 말한다. 따라서 표준취업규칙은 회사의 전반적인 복무관계를 규율할 수 있는 내용을 담고 있어야 하며, 근로 기준법에 의해, 상시(常時) 10인 이상의 근로자를 사용하는 사용자는 그 작성과 신고가 의무화되어 있다.

② 단체협약

노동조합과 사용자 또는 그 단체 사이에 협정으로 체결되는 자치적 노동법규로서 단체협약의 내용은 임금, 근로시간, 근로자의 처우에 관한 사항, 조합원의 범위, 조합활동을 위한 절차와 요건, 단체교섭 절차, 쟁의행위에 관한 사항 등으로 되어 있다. 이러한 내용들은 협약의 적용을 받는 근로자들의 근로조건과 근로자의 처우에 관한 부분(규범적 부분), 협약 당사자인 사용자와 노동조합 사이의 권리와 의무를 규율하는 부분(채무적 부분), 경영의 제도에 관한 부분(조직적 부분)으로 나눌 수 있다.

③ 정관

정관은 병원, 회사, 공익 법인, 각종 협동조합 등의 목적과 조직에 대한 업무 집행에 관한 자주적이고 근본적인 규칙. 또는 그것을 기재한 문서를 말한다.

④ 이사회

법인의 이사 전원으로 구성된, 업무 집행에 관한 의사 결정 기관으로서, 법령이나 정관에 의하여 주주총회의 권한으로 되어 있는 것을 제외한 모든 사항을 결정할 수 있다.

2. 규정의 제/개정 계획수립 및 요청검토

1) 제/개정 계획수립

(1) 규정 제·개정 관련 사항 및 주관부서

병원의 경영(운영)방침 및 병원의 제 규정 관리 규정에 의하여 관리되고 있으며, 업무의 주관 부서는 기획실에서 규정(안)의 수립, 제/개정 및 관리업무를 담당하고 있다.

(2) 규정 제·개정 계획수립의 필요성

규정의 제정 · 개정은 병원 내부에서 정한 절차에 따르되 다음과 같은 점을 충분히 고려하여야 한다.

① 병원 환경의 변화

병원을 둘러싼 환경이 변화하면 그에 맞는 규정이 제정되거나 기존의 규정이 개정되어야 한다. (예컨대, 1990년대 초반만 하더라도 많지 않았던 병원 내 폐쇄회로TV(CC TV)가 2000년대 이후 급속히 증가함에 따라 병원에서는 그 관리를 위해 CC-TV 관리규정 등을 제정하는 사례 증가, 수술실폐쇄회로 텔레비전 설치운영(의료법제38조의2) 등)

② 관련 법령의 제정 및 개정

병원의 각종 규정은 국가의 법률 중 반드시 지켜야 하는 법률(강행법률)을 준수하여야 하므로, 법률이 바뀌게 되면 이를 반영하여 병원의 규정도 제정하거나 개정되어야 한다. 가령, 법률의 개정에 따라 폐수관리 기준이 강화되면 병원의 폐수관리 관련 규정도 이에 맞추어 개정되어야 한다. 또, 법률의 명칭이 바뀐 경우에도 그에 따라 규정을 개정하여야 한다.

③ 단체협약의 갱신

단체협약은 규정에 우선하는 효력이 있으므로 규정을 바꾸지 않아도 단체협약이 적용되기는 하지만, 병원 내에 서로 다른 규정이 있으면 구성원들에게 혼란을 줄 수 있으므로 단체협약을 반영한 규정 개정이 필요하다.

④ 경영진의 정책적 결정

의사결정권이 있는 경영진이 경영 정책을 변화시키게 되면 이에 따른 규정 개정이 필요하게 된다. 조직을 개편하는 경우 그 내용을 규정에 반영시키는 것이 한 예이다.

(3) 규정 제/개정 위한 기초자료 수집

① 의료정책 변화에 대한 자료수집

의료법 및 근로기준법, 산업재해보상보험법 등의 본문, 시행규칙, 시행령의 개정으로 병원규정 제 · 개정 계획수립 시 수정 · 보완할 사항에 대한 자료를 수집한다.

② 타 병원 및 유사규모병원의 규정사례 조사

타 병원 및 유사규모병원의 규정사례를 조사하여 병원규정 제 · 개정 계획수립 시 참고 사항에 대한 자료를 수집한다.

③ 병원내부규정 조사

- 병원의 경영방침이나 사업계획서 및 장 · 단기 발전계획수립에 의한 제 규정의 개정, 보완사항이 있는지 자료를 수집한다.
- 단체협약 및 취업규칙 변경 등으로 개정, 보완해야할 병원내부규정이 있는지 조사하고 자료를 수집한다.

(4) 규정의 제·개정 계획수립(안) 작성

규정의 제 · 개정의 필요성과 상기 자료의 조사 · 분석에 근거하여 병원규정의 제 · 개정 계획수립(안)을 작성하여 병원장에게 보고한다.

(5) 제·개정 계획수립(안) 각 부서 시달 및 요청

규정관리 주관 부서는 부서장회의에서 규정의 제 · 개정 계획수립(안)의 취지를 설명한 후 각 부서로 제 · 개정 계획수립(안)을 시달하고 제안(의견, 수정 및 보완)자료를 요청한다.

(6) 규정의 제·개정 요청 양식

표 13-7 규정의 제/개정 양식 ( )부/팀/과/실 부서장 : (인)

규정명	조/항	현재 규정	수정(보완) 및 추가	사유

(주) 새로운 규정제정이 필요할 때에도 작성한다.

(7) 규정 제·개정 사항 제출

각 부서장은 직원의 의견을 반영하여 규정 제/개정에 대한 요청사항이 있을 경우는 양식에 작성 규정관리 주관 부서로 제출한다.

(8) 의견 수렴

병원의 구성원들이 개정안에 대한 의견을 제시할 수 있도록 하여 수용할 수 있는 의견은 반영하고, 그렇지 못한 의견이라 하더라도 그 처리 결과를 당사자에게 알려주어야 한다.

(9) 병원의 제/개정 규정계획 수립을 위한 참고사항

- 규정의 종류와 규정사항은 업무의 통합조정효과와 업무수행의 융통성을 고려하여 결정하는 것이 바람직하다,
- 규정의 시행을 위해 세부적인 사항을 규정할 필요가 있을 경우 관련지침 등을 제정해야 한다. 아래 그림과 같은 체계를 형성하고 하위규정은 상위규정의 내용을 위배하거나 벗어나지 않도록 관리되어야 한다.

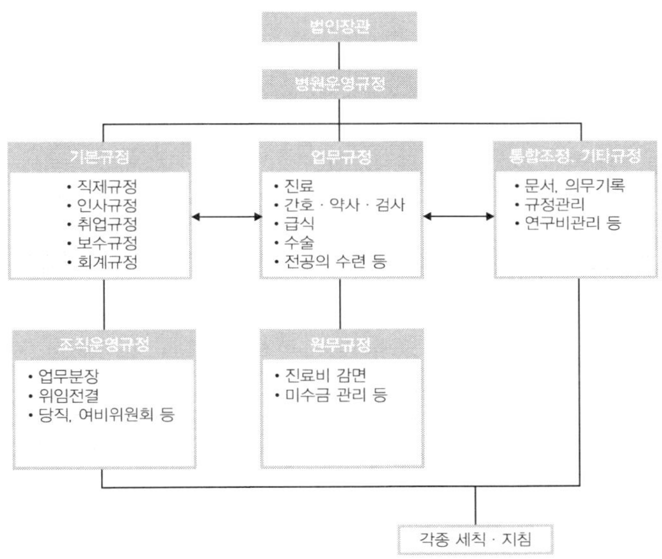

그림 13-3 병원의 제반 운영규정 체계도〈예시〉

(10) 병원의 위임전결규정(A병원 사례)

① 기본방침병원 내 각 직위의 의사결정 권한과 집행권한의 명백한 위임전결을 통해 병원장과 각 부서장의 책임운영체제를 확립하기 위함이다.

② 목적병원장의 전결사항 중 일부를 부장, 팀장 등에게 위임함으로써 병원 경영시스템을 효율적으로 운영하기 위함이다.

③ 준수사항

- 각 직위는 전결사항이 타 직위의 전결사항과 관련될 때에는 합의 또는 협의를 거쳐 그 권한을 행사한다.
- 각 직위는 그의 전결사항이라도 특히 중요하고 이례적인 사항일 때에는 사전에 상급직위의 지시를 받아 시행하고, 그 요지를 즉시 상급자에게 보고하여야 한다.
- 긴급한 상황이나 기타 부득이한 경우에는 전결기준에 관계없이 긴급 조치할 수 있으며 조치 후 지체 없이 결재권자에게 보고하고 후결을 받아야 한다.
- "전결권자"라 함은 전결사항에 대한 최종 결재권자를 말하여 병원장, 부장, 팀장, 파트장 등의 직책을 가진 보직에 임명된 자에 한한다.

④ 위임전결규정 양식

표 13-8 위임전결규정 양식

부문	단위업무	세부업무	전결권자					비고
			이사장	병원장	부문장	팀장	파트장	

2) 규정 제·개정 요청 및 검토

(1) 제·개정 요청사항 취합

각 부서에 제출된 규정의 제/개정 요청사항을 취합하여 비교 분석하고 실무 부서와 의견을 협의한다. 병원 상황에 따라 규정 제/개정에 대한 연도별, 반기별 분기별 자료를 취합할 수 있다.

(2) 규정 조사 분석

각 부서에서 제출한 규정 제/개정에 대한 타당성, 법적 안정성, 다른 법규와의 관련성 등을 검토하고 개정이 꼭 필요한 경우에는 규정을 조사 · 분석한다.

(3) 규정의 제·개정 공정성

규정을 제 · 개정하는 데 반드시 요구되는 바는 정해진 것이 없으나, 절차적 공정성(procedural justice)이 확보될 수 있도록 하는 것이 중요하다. 일반적으로는 각 규정을 관장하는 부서에서 규정제 · 개정을 담당하는 부서(기획실, 법무팀 등)와 협의를 거쳐 병원장이 최종 결정하거나 중요한 사안의 경우 이사회 등의 의결기구를 거쳐 제 · 개정을 하게 된다. 일부 하위 규정은 위임전결 규정을 두어 본부장, 처장, 국장, 부장 팀장 등이 처리하기도 하나 흔한 경우는 아니며, 경우에 따라 자문기구를 두어 의견을 듣거나 내 · 외부의 전문가로부터 조언을 얻기도 한다.

(4) 규정 제·개정을 위한 보고서 작성

주관 부서는 각 부서에서 제출된 요청 사항의 취합자료와 실무 부서의견을 참고하고, 자료 비교 분석을 거쳐 규정의 제 · 개정에 대한 최종보고서를 작성한다.

(5) 심의 의결

심의의결은 규정심의위원회, 이사회 등을 통해 이루어지며, 세부사항은 각 병원의 사정에 맞게 정한다. 위원회는 병원의 구성원을 공정하게 대표할 수 있는 임직원으로 구성하되 필요 시 외부전문가를 초청하여 참석시킬 수 있다.

(6) 승인과 공포

심의의결을 거친 규정은 병원장의 보고와 품의를 거쳐 공포함으로써 효력을 갖게 된다.

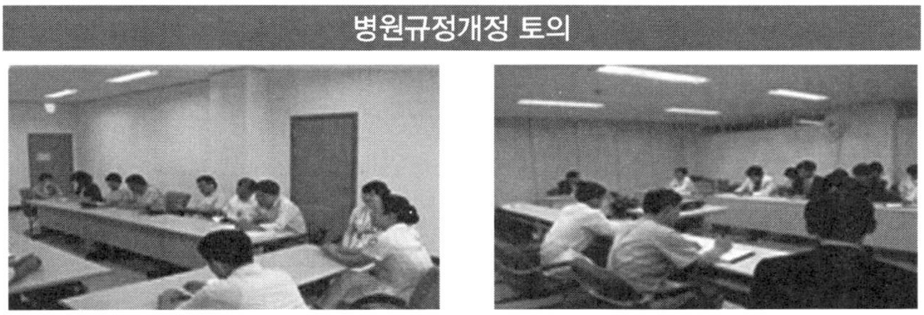

그림 13-4 병원 규정개정 토의

3. 규정 제·개정 공지 및 유지관리

(1) 규정 제·개정 공지

규정의 제 · 개정이 확정되면 각 부서(부, 실, 팀, 과)에 시달하며, 각 부서에서 제/개정 내용을 직원들이 잘 이해하지 못하거나 교육이 필요할 경우는 설명회를 개최한다.

(2) 임직원 교육

병원의 모든 임직원들이 규정 제 · 개정 사항에 관심을 가지고 있는 것은 아니나, 임직원이나 환자에게 중요한 영향을 미치는 규정 제 · 개정이 있는 경우에는 설명회나 자료배포 등을 통해 널리 알릴 필요가 있다.

(3) 병원규정집 배부 및 관리

각 부서의 업무수행과 효율성 제고 및 직원교육을 위해 규정집을 인쇄, 배부하고 외부 반출에 유의하여야 한다. 병원정책상 보안이 필요한 규정은 별도로 주관 부서에서 관리한다. 또한 규정집은 병원의 제반 업무를 명문화한 것으로서 업무의 조직화, 능률화, 활성화를 기하고 업무의 신뢰도를 높여 책임 경영체제를 확립하고 효율적인 업무수행을 기하기 위해 제정된다. 따라서 관리에 신중을 기하여야 한다.

(4) 규정의 유권해석

① 규정의 해석 요청 답변

부서 또는 직원이 규정을 정확하게 이해하지 못하고 해석을 요청하였을 경우에는 주관부서는 해당 규정에 대한 해석을 하여 업무에 혼선이 없도록 하여야 한다. 주관부서에서 판단과 해석을 하기가 어려울 경우에는 전문가에 의뢰하거나 관련부처에 질의하여 유권해석을 받은 후 알려주어야 한다.

② 관련부처 유권해석 사례집 활용

규정의 해석 요청이 있을 경우는 우선 관련 부처에서 발간한 유권해석집을 활용하거나 홈페이지를 검색하여 유권해석 내용을 찾아서 검토한 후 통보한다.

(5) 규정의 해석

규정이 현실의 모든 경우를 다 포괄하고 있을 수는 없으므로 반드시 해석의 문제가 발생하게 된다. 해석은 해당 규정을 소관하는 부서에서 행하거나 기획실(팀), 법무실(팀) 등 규정 관련 부서에서 일괄적으로 행할 수 있다.

① 학리해석(學理解釋)

학리해석은 학리적 사고에 따라 법의 의미와 내용을 확정하는 것이다. 학리해석은 크게 문리해석과 논리해석으로 나눌 수 있은데 문리해석은 규정을 어휘적, 문법적으로 해석하는 것을 말하며 논리해석은 법 전체에 대한 연관성을 따져 규정의 목적, 합리성 등을 감안한 해석을 말한다.

② 유권해석(有權解釋)

유권해석은 국가기관에 의해 행하여지는 구속력 있는 법규를 해석하는 것으로서 기관에 따라 입법해석, 행정해석, 사법해석으로 나누어진다. 입법해석은 법령 자체에서 해석을 해 놓은 것을 말하며, 행정해석은 행정관청에 의해 이루어지는 해석이다. 행정해석은 그 행정해석을 내린 기관을 구속하나 최종적인 구속력을 가지는 것은 아니며 법원에 의해 변경될 수 있다. 사법해석은 법원에 의해 행하여지는 해석으로 판결로써 이루어진다. 추상적인 법규범의 객관적인 해석으로 최종적인 구속력을 갖는다.

(6) 규정 해석 시 유의 사항

규정의 해석 시에는 판례, 행정해석 등 공신력 있는 행정 및 사법기관의 판단을 우선 고려하여야 하며, 타 병원의 사례도 조사해 보아야 한다. 잘못 판단하였을 경우 돌이킬 수 없거나 병원 전체에 파급되는 효과가 큰 규정의 해석은 변호사, 공인노무사(인사 및 노무분야), 회계사 또는 세무사(회계 및 세무 분야) 등 각 분야의 전문가에게 자문을 하는 것이 바람직하다. 시간적 여유가 있다면 행정기관에 해석을 의뢰할 수도 있으나 책임 있는 답변을 얻기는 어려운 편이다.

(7) 부서별 업무매뉴얼 작성

매뉴얼(manual)은 활동 기준이나 업무 수속들을 명확하게 기록한 문서로서 부서 또는 기업 내의 활동 기준이나 업무 수속 등을 문서로 기록한 것이며, 경영의 의지 결정 방법을 나타낸 규정서와 안내서가 매뉴얼에 해당된다. 또한 매뉴얼은 직원 교육의 일환으로서의 표준화할 수 있는 일의 업무지시서를 의미하며 업무의 순서, 수준, 방법 등을 순서에 따라 자세하고 구체적으로 문서화한 것이다. 따라서 각 부서로 하달된 규정을 참고하여 부서별 업무매뉴얼을 작성하여 업무 및 교육에 활용한다.

병원의 부서별 업무매뉴얼

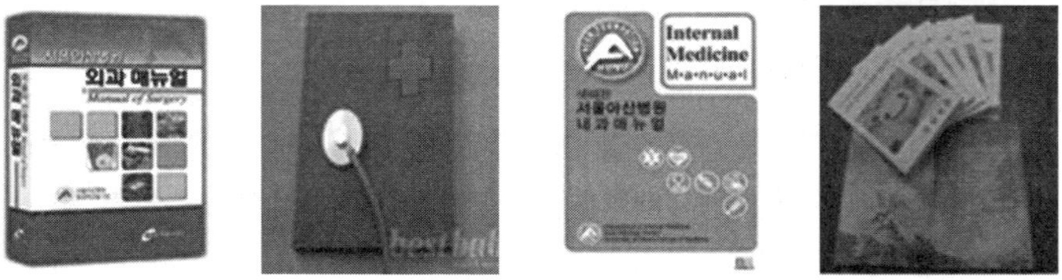

그림 13-5 병원의 매뉴얼

(8) 부서의 신설 및 변경

(가) 부서의 신설 및 변경

업무기능에 따라 부서의 신설 또는 통폐합요청이 이 있거나, 병원의 사업계획이나 장단기 발전계획에 의거 신규사업 및 조직의 변화가 필요한 경우에는 주관부서는 면밀히 검토하여 부서를 신설하거나 변경하여야 한다. 부서의 신설 및 변경이 필요한 경우는 아래와 같다.

① 병원의 정책으로 새로운 사업을 실시할 경우(예 : 센터 및 특수클리닉 개설, 신규사업, 부대사업이나 교육사업을 강화할 경우, 의료환경변화에 따른 대외협력업무를 강화할 경우 등)

② 업무가 중복되어 효율성이 떨어져 분리가 필요한 경우(예 : 환자수 및 병상수 증가로 원무부서에서 보험청구실 부서 독립, 검진환자 증가로 원무부서에서 검진운영실 독립 등)

③ 환자수 및 수익 감소로 인한 부서의 통폐합이 필요한 경우(예 : 중소병원의 총무과와 구매과가 분리되어 있는 경우 총무과로 통합, 총무과와 인사과가 분리되어 있는 경우 총무과로 통합, 경리과와 회계과로 분리되어 있는 경우 경리과로 통합 등)

④ 의료의 질 관리 및 서비스강화가 필요한 경우(예 : 중소병원의 간호부 소속 또는 기획실 소속에서 QI실을 병원장 직속으로 독립 등)

⑤ 기타 직제 및 조직개편으로 부서 신설이 필요한 경우(예 : 중소병원의 건물 신,증축사업으로 건축 및 시설관리업무를 총무과에서 시설팀으로 이관 등)

(나) 부서별 업무보고 체계 및 부서별 업무분장

병원의 제규정에 의거 부서별 업무보고체계와 업무분장을 실시하여 병원경영의 효율성 제고와 업무의 생산성이 향상될 수 있도록 하여야 한다.

(다) 규정이행과 관리에 대한 평가

규정관리 주관 부서는 병원의 제규정 이행과 관리에 대한 평가를 실시하여 문제점을 보완하고, 또한 관련법 개정에 따른 자료수집과 타병원의 자료를 수집하여 다음연도 규정의 제/개정에 활용할 수 있도록 하여야 한다. 그리고 의료환경변화와 정책변화에 따른 규정의 제/개정에도 대응력을 갖추어 병원의 경쟁력을 강화할 필요가 있다.

13-4 근무평정 및 직원평가를 실시하여 우수직원을 양성하라?

학습목표

13-4 | 병원의 근무평정과 인사 및 업적고과, 직원평가제도에 대하여 알 수 있다.

1. 근무평정제도

(1) 근무평정

근무성적평정(Performance rating)은 근무실적 · 및 근무수행능력과 근무수행태도를 정해진 기준에 따라 평정하여 승진임용의 자료로 삼는 것을 말한다. 즉 직장에서의 태도나 맡은 일에 대한 결과, 성적 등을 평가하는 것을 말한다.

근무성적평정은 실적주의적 인사행정의 일환으로 실적주의 실현의 수단으로 채택되는 것이기 때문에, 공무원 중에서도 실적주의의 적용을 받는 직원을 그 대상으로 하고 있다. 따라서 평정자의 수는 평정의 객관성 확보를 위하여 복수로 하는 것이 일반적이다. 우리 나라의 경우는 평정자는 피평정자의 상급감독자 중 소속장관이 지정하는 자가 되고, 그 평정자의 가장 가까운 상급감독자를 확인자로 하여 결국 평정자를 복수로 하고 있다.

① 근무성적평정의 방법

근무성적평정의 방법에는 평정척도법 · 강제배분법 · 산출기록법 · 대인비교법 · 체크리스트법 등이 있는데, 평정척도법은 피평정자의 근무성적의 우열을 나타내는 평정척도위에 평정자가 피평정자의 근무성적을 평가, 표시하여 평정하는 방법이다. 이에는 연속적 척도법과 비연속적 척도법이 있다. 전자를 도식적 척도법이라 하고 후자를 단계식 척도법이라고 하는데, 각 평정요소에 '탁월' · '우수' · '보통' · '미흡'의 4단계 척도를 두고 있는바 이는 단계식 척도법에 해당한다.

① 강제배분법은 일반적으로 나타나는 중앙화 또는 관후화(寬厚化)의 경향을 방지하기 위하여 여러 피평정자의 근무성적의 분포를 강제적으로 배분하는 방법이다. 이를 제한분포법 또는 정상분포법(正常分布法)이라고도 하는데, 우리 나라에서는 근무성적을 '탁월' 1할,'우수' 3할,'보통' 5할,'미흡' 1할의 비율로 배분하도록 하는 강

제배분법을 쓰고 있다. 산출기록법은 피평정자가 단위시간 내에 달성한 일의 양 또는 일정한 일을 완성함에 있어 소요된 시간을 기준으로 평정하는 방법이다.

② 대인비교법은 여러 피평정자 중 가장 우수한 자, 가장 열등한 자, 보통인 자를 선정하여 그들을 평정기준으로 하여 평정하는 방법이다.

③ 체크리스트법으로서 평정자가 직접 평정점수를 산출하는 작업을 하지 않고 다만 피평정자의 일상직무수행태도를 보고 그에 근사한 표현문장 중에서 택일하여 표시하는 방법이다.

(2) 근무평정의 효과

근무평정은 구성원의 가치를 객관적으로 정확히 측정함으로써 인사관리상 문제 해결에 필요한 기초 자료를 마련함과 동시에 종업원의 자질 향상과 동기 유발을 하는데 있다. 따라서, 근무평정의 목적은 객관적이고 모두가 수용할 수 있는 평가를 통해 구성원의 능률을 향상시키고 인사관리의 제반 사항에 관한 합리적인 기준 및 타당성을 제공하는 것이다. 또한 근무평정은 행정체제의 발전에 기여하고, 각종 인사 조치의 기준을 제시하며, 여러 가지 인사행정 기술의 평가기준을 제시하는 목적도 있다.

(3) 근무평정의 한계

근무성적평정은 객관적이고 공정한 평정을 그 이상으로 하지만 인간이 인간에 대하여 평정하는 것이기 때문에 필연적으로 오차를 수반한다. 오차에는 현혹오차, 일관적 오차 · 논리적 오차 등을 들 수 있다. 현혹오차는 피평정자의 어느 특정한 평정요소에 대한 평정이 다른 평정요소에 대한 평정에 영향을 미침으로써 발생하는 오차이다. 예컨대, 지도력이나 책임감이 좋으면 창의성도 좋다고 판단하는 경우 등이다.

근무성적평정은 그 방법이 어떠하든 평정자의 주관을 완전히 배제할 수 없는 것이다. 아무리 평정의 절차를 합리화하고 새로운 기법을 개발한다고 하더라도 근무성적을 완전히 객관적으로 평가할 수 없는 것이며, 결국 평정은 일정한 한계 내에서 비교적 공정하게 평가하려는 것에 불과한 것이다. 또한, 근무성적평정은 불가피하게 과거에 대한 평가를 중심으로 하는데, 과거에 대한 평가자료를 가지고 미래의 상황에 활용하려는 것이라는 점에서 일정한 한계가 있는 것이다.

2. 인사고과제도 및 다면평가

1) 인사고과 제도

(1) 개념

인사고과(merit(performance) rating) 는 조직 내의 각종 직무에 종사하고 있는 종업원의 근무성적이나 능력 등을 그 조직에 대한 유용성의 관점에서 평가하여 이들의 상대적 가치를 조직적으로 결정하는 제도이다. 직무평가가 직무의 평가인 데 비하여 인사고과는 사람에 대한 평가이다. 따라서 양자는 밀접불가분의 관계에 있으며 이들을 병행 실시함으로써 비로소 두 제도가 의도하는 소기의 성과를 거둘 수 있는 것이다. 물론 인사고과제도가 없어도 모든 관리자는 어떠한 형태로든지 일상 근무를 통해서 부하의 능력이나 실적을 평가하고 있다.

(2) 정의

인사고과란 종업원평정, 능률평정 등과 같이 다양하게 불리고 있는데 종업원의 업무수행 업적과 이를 통한 미래의 잠재적 능력을 상위자로 하여금 측정, 평가하도록 하는 제도이다. 또한 종업원의 업무수행 업적과 이를 통한 미래의 잠재적 능력을 상위자로 하여금 측정, 평가하도록 하는 제도를 말한다.

(3) 인사고과의 목적

인사고과의 목적은 보상결정과 인력배치, 능력개발, 공정한 처우 등이며 또한 공정한 인사관리의 시현, 사원 근로 의욕 고양 등이다. 또한 적정배치, 이동, 승급, 상여, 직능개발, 교육, 적정한 승격, 승진 등에 반영한다. 따라서 관리자의 조직능력개발 및 향상, 경영조직상의 사원 능력 파악, 사원 각자의 업무활동의 방향 및 행동 기준의 명확화 등에서 활용된다.

(4) 병원 인사고과의 중요성

병원경영에 있어 인사관리는 인건비가 전체비용의 40 50%를 점하고 있는 가장 중요한 분야로서 병원경쟁력을 결정지을 수 있는 가장 핵심적인 요소라 할 수 있는데 이러한 인사관리 중 인사고과제도는 조직 내의 평가수단뿐 만이 아닌 종업원의 능력개발 및 처우를 위한 가장 중요한 기초로서 종업원들의 동기부여 수단이 된다.

따라서 인사고과표는 피고과자의 인사상 중요한 자료가 되므로 최대한 공정하고 객관적으로 작성해야한다. 피고과자의 업무 및 직급별로 인사고과의 기준항목이 달라지므로 실정에 맞도록 항목을 적절히 수정하는 것이 필요하다.

(5) 인사고과의 방식

인사고과의 방식은 ①성적 순위법 ②대인 비교법 ③평가 척도법 ④항목 종합 평가법 ⑤인물 명세표법 등이 있다. 인사고과에서 주의해야 할 점은 인사고과의 조정 문제이며, 평가 수준이 고르지 않거나 또 불공정하면 평가자보다 상위자, 또는 인사 담당자에 의하여 조정이 되는데 그것은 공정하지 않으면 안 된다. 이때에 연령 · 성별 · 학력 · 출신 · 지위 · 근속 연수 · 조건 · 노조 관계 · 연고 등을 고려하지 않아야 하는 것으로 되어 있다.

(6) 상대고과와 절대고과

상대고가는 어떤 기준으로 피고자들을 서열화(사정, 선발, 논리에 충실)하며, 절대고과는 서열과 상관없이 자신의 업적이나 능력의 절대수준에 따라 평가하는 것을 말한다.

(7) 상향평가

상향평가제는 직장상사의 업무수행태도와 능력이나 부하와의 관계 등을 평가하는 인사평가제도로 구체적으로는 팀워크의 구축, 공정성, 의사소통, 전문지식, 기획력 등이 주요 항목으로 평가되어 인사에 반영되는 제도이다

(8) 작성방법 및 평가표

① 작성방법

인사고과표 작성방법이란 기업이나 기관 등에서 근로자의 인사고과표를 작성하는 구체적인 방법을 기재한 문서로, 인사고과표를 작성할 때에는 평가 조건, 평가 항목, 평가 방법 등으로 구분하여 각 항목에 구제적인 내용을 기재하도록 한다. 따라서 인사고과 작성방법은 인사고과를 담당하고 그 평가를 내리는 담당자들을 위한 문서로, 어렵고 장황한 문장을 피하고 간결하고 쉽게 작성하는 것이 좋다. 인사고과 작성방법에는 정확하고 구체적인 기준을 세워 작성하는 것이 좋으며, 기업이나 기관의 성격이나 경영이념에 적합하게 작성하도록 한다.

② 인사고과평가표

인사고과평가표란 직원의 인사고과에 반영하기 위한 평가 항목을 기록한 문서를 말한다. 인사고과평가표에는 피고과자와 고과자의 정보를 비롯하여 고과 요소, 평가기준, 고과점수 등을 정확히 기록해야 한다. 또 목표, 가중치, 달성 효과, 고과자 의견 등의 사항을 상세하게 기재하도록 한다. 인사고과평가표는 회사 내 인사 관리에 활용할 수 있는 객관적인 평가 기준이 되며 구성항목은 피고과자, 고과자, 고과 요소, 평가기준, 고과점수, 목표, 가중치, 달성 효과, 고과자 의견 등이 있다.

(3) 인사고과의 평가방법

인사고과의 방식에 대해서는 (1)성적 순위법 (2) 대인 비교법 (3) 평가 척도법 (4) 다항목 종합 평가법 (5) 인물 명세표법 등이 있으며, 또한 전통적 기법과 근대적 기법 등이 있다.

① 전통적 기법

㉠ 서열법 : 평가요소별로 서열을 정하여 종합평가하며, 능력과 업적에 대하여 순위를 매기는 방법이다.

㉡ 강제할당법 : 미리 정해 놓은 비율에 맞춰 피평가자를 강제로 할당하는 방법이다.

㉢ 평정척도법 : 피평가자의 자질을 직무수행상 달성할 정도에 따라 사전에 마련된 척도를 근거로 하여 평가할 수 있도록 하는 방법이다.

㉣ 대조표법 : 행동표준을 배열하고 해당항목을 첵크하여 평가하며, 업적 또는 특성을 특정지을 수 있는 서술문을 배열하고 평가자가 해당 서술문을 체크하여 평가하는 방법이다.

② 근대적 기법

㉠ 목표관리기법 : 상사가 부하 직원과 협의하여 목표를 설정하고 실행하며 부하와 상사가 같이 측정하고 평가하는 성과중심의 인사 평가 방법이다. 목표는 실현 가능하면서 달성 기한이 있어야 하고 납득할 만한 수준의 목표로 설정해야 한다.

㉡ 행동기준척도법 : 업무수행 과정상의 수많은 중요 사실들을 추출하여 몇 개의 범주 또는 차원으로 나눈 다음, 각 범주의 중요한 사실을 척도에 의해 평가하는 방법

㉢ 인적평가센터법 : 평가를 전문으로 하는 평가센터를 만들고 다양한 자료를 활용하여 평가하는 방법

(4) 평가 절차

조직의 비전, 전략과 인사 평가를 연계(기업 비전, 경영 전략, 경영방침을 고려하여 인사 평가의 계획과 방향 수립) → 인사 평가 실시(인사 평가의 목표, 방향, 기준, 방법, 평가 방식 등을 결정) → 인사 평가 반영(승진, 배치, 역량 개발, 보상 등 실시) 등의 절차를 거친다.

(5) 평가의 활용

과정 지향적 목적은 승격, 승급, 상여금 지급 등이며, 미래 지향적 목적 :은전환 배치, 교육훈련, 자기계발 등이다.

(6) 평가자 오류

인사 평가자가 인사 평가를 실시할 때 나타날 수 있는 오류로서 현혹효과(halo effect)와 관대화 효과(경향)이 있다.

① 현혹 효과 : 피평가자에 대해 특별한 감정이나 선입관, 편견이 있는 경우, 평가항목의 정의나 기준 등에 이해가 부족한 경우, 부하의 평가정보에 대한 사실 확인, 수집이 이루어지지 않은 경우

② 관대화 효과(경향) : 특별히 잘 알고 있는 부하나 친한 부하에 대해 평가상의 의리나 인정이 작용하는 경우, 부하에 대해 엄격하게 평가하는 것을 주저하는 경우, 평가능력 및 기술이 자신 없는 경우, 평가정보를 수집하고 있지 않은 경우

③ 중심화 경향 : 평가자가 격차를 매기는 것을 원하지 않는 의식이 작용하는 경우, 자신의 평가능력 및 기술에 자신감이 부족한 경우, 평가자가 부하인 피평가자를 잘 모르는 경우

(7) 인사 평가가 잘못 되었을 때 일어날 수 있는 문제점

① 개인 차원 : 상사에 대한 신뢰감 상실, 회사에 대한 기대감 저하, 현재에 대한 불안감, 자신에 대한 회의감 등이다.

② 조직 차원 : 팀장의 리더십 상실, 부하 장악력 약화, 조직 시너지 효과 상실, 팀원 사기 저하 등이다.

2) 다면평가제

(1) 의의

다면평가제란 어느 개인을 평가할 때 전통적인 구도에서 직속 상사만이 평가하는 것이 아니라, 그 개인을 원의 중심에 두고 다수의 평가자가 모든 방향에서 평가하는 것을 말하는 것으로서, 관련부문의 상급자, 동료, 부하직원 및 고객에 의한 평가가 포함된다. 경우에 따라서는 외부 전문가도 평가자에 포함되기도 하며, 피평가자 본인도 스스로를 평가하기도 한다. 우리나라는 1990년대부터 대기업을 중심으로 도입되었고 인사평가에서 상사가 부하직원을 일방적으로 평가하는 하향식 평가의 문제점을 보완하기 위해 도입된 제도이다.

(2) 장·단점

다면평가제는 평가의 주체를 다양하게 함으로써 인사고과에 대한 공정성과 객관성을 높일 수 있고, 결과에 대한 반발도 줄일 수 있다는 장점이 있다. 또 평가를 받은 사람은 그 결과에 나타난 자신의 장점과 단점을 되새겨 자기계발의 동기로 삼을 수 있다는 장점도 있다. 그러나 객관적인 실적이나 능력보다는 인간관계나 온정에 치우친 평가가 될 우려가 있으며, 평가에 시간과 비용이 많이 든다는 단점도 있다.

(3) 평가요소

평가요소는 평가의 목적, 피평가자의 직급, 부서별 특성 등을 고려하여 실적, 능력 등으로 구성한다.

(4) 다면평가의 방법

① 평가자의 선정

평가목적에 따라서 피평가자의 범위가 결정된다. 다면평가 도입의 목적이 개발적 평가와 판단적 평가의 의미를 포함하고 있기 때문이다. 리더십의 발전을 위한 관리자들의 평가는 원칙적으로는 전자에 바탕을 둔 것이지만, 인사고과와 직접적으로 연결될 때는 전자를 포함한 후자의 성격을 띠고 있으며 평가항목도 다면평가 도입목적에 따라 구성된다.

② 다면평가의 실시

평정방법은 온라인평가를 원칙으로 하는데 다면평정에 앞서 피평정자 본인이 업무실적기록을 제출하게 한 다. 또한 다면평가를 실시하는 과정에서 평정의 객관성과 공정성을 유지하기 위해서 평가자에 대한 인사담당자의 사전교육이 필요하다.

③ 평가요소의 결정

리더십 평가를 목적으로 하는 경우에는 평가자 직급별로 평가항목을 다르게 구성하는 반면, 전 직원들의 실적 · 업무태도 · 인간관계 등을 평가하는 경우에는 직급에 관계없이 평가자가 측정하는 평가항목은 같으나, 피평가자의 직급에 따라 평가항목은 달리 구성될 수 있다.

(5) 다면평가의 한계점

① 다면평가제의 관리업무는 너무 복잡하며 평가자들의 유동이 심한 경우 평가의 신뢰성을 확보하기 어렵다.

② 평가자들이 평가의 취지와 방법을 잘 모르고 평가를 할 경우 평가의 신뢰성이 저하될 수 있다.

③ 포퓰리즘(populism)적 형태가 나타날 수 있으며, 또한 업무목표의 성취보다는 원만한 대인관계의 유지에 치중하는 모습을 보인다.

④ 근무성적평정을 둘러싸고 감시자가 늘고 통제의 망이 확대된다면 평정상의 불쾌감이나 스트레스가 커질 수 있다.

⑤ 평가참여자들의 범위가 지나치게 확대될 경우 피평가자에 대한 정확한 정보를 모르는 상태에서 평가가 이루어질 가능성이 많기 때문에 평가의 정확성을 저해하게 된다.

⑥ 근무성적평정을 둘러싸고 감시자가 늘고 통제의 망이 확대된다면 평정상의 불쾌감이나 스트레스가 커질 수 있다.

⑦ 평가참여자들의 범위가 지나치게 확대될 경우 피평가자에 대한 정확한 정보를 모르는 상태에서 평가가 이루어질 가능성이 많기 때문에 평가의 정확성을 저해하게 된다.

3. 직원의 평가제도

(1) 직원평가 제도의 정의

직원의 직무와 관련된 능력, 성과, 자격, 습관, 태도의 상대적 가치를 조직적으로 그리고 사실에 입각하여 객관적으로 평가하는 절차이다. 따라서 직원 개인과 그가 속한 팀의 조직체에 대한 기여도를 과거, 현재, 매래의 역량, 업적, 잠재능력 등을 바탕으로 종합적으로 평가하는 것이다

(2) 직원평가 제도의 목적

①성과의 향상(직원의 업무능력과 성과향상에 기여) ②인사관리 상의 의사결정 정보수집 ③효과적 인력계획과 배치가 가능함 ④직원의 능력개발 및 동기부여를 할 수 있음 ⑤직원의 평가에 대한 보상기준 마련 하고 공정한 보상관리를 할 수 있음 ⑥관리 및 감독자의 능력 개발 등이다.

(3) 직원평가 제도의 활용

①성과에 대하여 적절한 보상을 시행함 ②보수관리(승급, 상여, 보수인상률 결정 등)의 기초자료로 활용함 ③인사이동(승진, 배치, 이동, 해고 등)의 기초자료로 활용함 ④교육, 훈련 및 지도, 육성 개발의 기초자료로 활용함 ⑤평가자와 피 평가자간 상호이해의 증진 폭이 증가함 ⑥동기부여를 통한 근로의욕의 향상을 도모한다.

표 13-9 병원 직원에 대한 직종별 평가 내용(사례)

구분		의사	간호사	기술직	행정직	기능직
평가항목	1위	환자 수	근무태도	근무태도	근무태도	근무태도
	2위	진료순이익	환자만족도	업무개선실적	업무개선실적	업무개선실적
	3위	근무태도	포상실적	제안실적	제안실적	제안실적
	4위	환자만족도	업무개선실적	자기개발실적	포상실적	포상실적
	5위	진료총수익	담당 환자 수	포상실적	환자만족도	고객만족도

(4) 성과평가의 분류

① 역량평가 : 직무의 수행능력을 평가하는 것으로 능력 및 태도의 평가

② 업적의 평가(MBO (Management By Objectives) : 목표관리를 중심으로 병

원의 제반 업무를 관리해 나가는 책임경영제 방식의 총체적 관리체계를 의미하며 업적의 양적 및 질적 평가를 말한다.

▶ 업무의 달성량, 신속성, 정확성, 비용의 절감, 목표의 달성정도, 공헌도, 제안수준과 양, 직원의 육성, 코칭 정도 등이다.

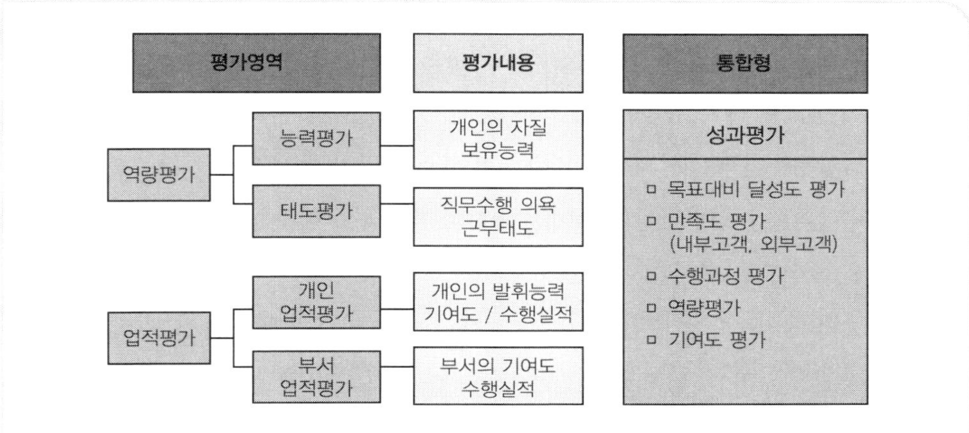

그림 13-6 목적에 의한 성과평가의 분류

(5) 평가자에 의한 분류

구분	내 용
자기 평가	• 피 평가자 스스로 자기를 평가하는 방법
상사 평가	• 상사가 하급자를 평가하는 방법 • 부서의 상사 및 업무수행의 상사가 평가
동료 평가	• 직장 동료가 평가하는 방법 • 업무수행의 연관부서 동료 및 비슷한 직급의 동료의 의한 평가
부하 평가	• 하위자가 상급자를 평가하는 방법 • 부서의 상급자나 업무수행의 상급자를 평가 • 평가내용은 리더십, 코칭, 육성, 소통 등의 항목이 있음
고객 또는 외부전문가 평가	• 환자 접점 부서 직원의 항목이 있음 • 고객에 의한 평가 • 외부전문가에 의한 평가방법임

(6) 성과평가 제도(K병원 사례)

① 성과평가 제도

00병원의 성과평가는 병원 조직이 평가를 받는 기관평가와 병원의 각 부서가 평가를 받는 부서평가, 그리고 직원 개인이 평가를 받는 개인평가가 있음.

역량을 크게 3가지(공통역량, 관리역량, 업무수행역량)로 구분하고 병원의 핵심가치를 고려하여 평가요소를 선정함.

▶ 공통역량은 전 직원이 공통적으로 보유해야 할 역량으로 병원의 비전, 전략과 계획적이고 의도적인 문화형성을 위한 역량요소로 구성함. ①고객지향성 ②팀워크 ③솔선수범 ④책임감

▶ 관리역량은 관리자에게 요구되는 핵심역량으로 비전과 전략 및 업무, 인재, 의사소통을 중심으로 하여 역량요소를 구성함. ①리더십 ②기획력 ③목표 성과관리 역량 ④부서업무추진력 ⑤인재육성 역량 ⑥의사소통 역량 등이 있음.

▶ 업무수행역량은 일반직원이 주어진 역할과 책임을 수행하는데 요구되는 지식이나 행동을 중심으로 하여 계획기능과 실행기능의 역량요소로 구성함. ①창의력 ②분석사고력 ③임무실행 추진력 ④문제해결 능력 ⑤인간관계 능력 ⑥자기개발 역량 등이 있음.

※공통역량과 관리역량의 가중치는 관리자급과 실무자급의 구분 없이 혹은 구분하여 40:60 또는 50:50로 부여함.

■ **평가체제는 팀제에 따른 팀장 중심의 평가체계로 실시한다.**

표 13-10 팀제에 따른 팀장 중심의 평가체계

구분	1차 평가자	2차 평가자	3차(조정점)
부장/팀장	부문장(부원장(진료부장), 행정부 원장	병원장	병원장
파트장	파트장 (단, 동일직급인 경우는 팀장)	팀장	부장/부문장
사원/기술기능직	파트장	팀장	부장/부문장

팀장은 팀내 간부(팀장, 과장)그룹/사원 그룹을 각각 상대평가/부문장은 「부장」, 「팀장」을 각각 절대평가

② 평가점수 배분 및 역량평가 등급기준

구분	S(탁월)	A(우수)	B(보통)	C(미흡)	D(불량)
평가등급 인원배분	10	20	40	20	10
평가등급 기준정수	95점 이상	80~90점 미만	70~80점 미만	60~70점 미만	60점 미만

인원 (기준비율)	S(탁월)	A(우수)	B(보통)	C(미흡)	D(불량)
1명			1		
2명		1	1		
3명		1	2		
4명		1	3		
5명		1	3	1	
6명 이상	10%	20/5	40%	20%	10%

– 피평가자의 인원이 소수인 경우 아래 기준에 의거 등급(점수)를 부여함. 단, 예외적인 경우에는 등급조정요청서<첨부:1>를 제출하여 등급조정을 요청함.

③ 평가양식

직종별로 [일반직원용]과 [간부직원용]으로 구분 서식을 개발하여 평가(1차평가와 2차평가, 평가자 의견)하고 있으나 병원의 규모와 여건에 따라 서식이 상이하다.

(7) 의사직 업적평가("B"병원 사례)

① 필요성 및 목적

병원의 비전 및 경영목표에 부합하고 합리적인 업적평가제도의 운영을 통한 병원의 경쟁력 강화 및 운영의 효율성을 도모하고자 업적평가를 시행하고 있다.

② 업적 평가대상 : 전문의

표 13–11 업적평가 사례

구분		평가비중(%)			비고
		내과계	외과계	지원계	
계		100			
진료목표 관리부문(60)	진료과 손익기여도	20	20	평균(50)	진료과평가
	전문의 수익기여도	30	30		개인별평가
	외래 신환 · 초진환자수	8	3		
	수술 및 시술실적	2	7		
	진료실적 향상도	–	–	10	진료과평가
정책준수 부문 (15)	의무기록 완결	3	3	평균 (7)	개인별평가
	전일 퇴원예고실적	2	2		
	협의진료실적	2	2		
	경영참여 노력도	6	6	6	
	학술연구실적	2	2	2	
기본지급(25)		25			

▣ 업적평가기준

표 13-12 스탭의 업적평가 기준

구분		내용
병원 경영자로서의 역할		• 병원의 비전 및 전략 달성 • 병원의 목표달성 및 성장성 확보 • 보직자 : 부원장, 센터장, 진료과장, 의국장
진료과장의 역할		• 질환별 센터 및 진료과의 목표달성
스탭의 역할	진료실적 (성장률 포함)	• 외래환자의 실적 • 입원환자진료실적 • 신환자진료실적 • 응급환자진료실적
		• 검사실적
		• 수술, 시술, 처치, 치료실적
		• 협의진단 (협진, 다학제진료 실적)
		• 중증환자 진료실적 : 중증도
	수익실적 (성장률 포함)	• 외래, 입원, 응급진료의 수익실적 • 검사, 수술, 시술, 처치, 치료실적
	손익실적	• 의료이익: 진료과별, 의사별, 행위별, 처방별
	실적기여	• 평균진료비(외래, 입원)
		• 평균재원일수
		• 신환자수
		• 예약대기일수
		• 진료시간 준수율
		• 진료비 조정(삭감)률
		• 기간 내 판독률
		• 진료대기시간
		• 의무기록 완결률
	병원기여	• 병원 행사 참여도
		• 병원 경영(보직) 기여도
		• 연구실적
		• 학회참여도, 학술활동 기여도
		• 홍보실적
		• 봉사실적
		• 지역사회 보건의료 참여실적

자료참고: B병원 경영진단(임배만, 김회창 2020)

(8) 평가구분 및 평정요소와 결과활용

① 평가구분 및 평정요소

병원의 의사직(스탭, 전문의) 성과평가제도는 의사의 진료 및 직무수행의 전문성 능력, 태도 등을 평가하는 역량평가와 진료 및 연구업적을 평가하는 업적평가로 구분할 수 있다.

의사직 평가표평정요소는 진료실적 및 진료능력, 진료태도, 지역사회기여도 등이 있으며, 평점구분에는 진료실적과 전문지지식, 응용력, 책임성, 안전성, 협조성, 친절성 등으로 구성되어 있다. 평정등급에는 탁월, 우수, 보통, 미흡으로 구성되어 있다.

② **평가시기**

평가는 분기단위(4회/년)로 실시함. 다만, 경영참여 기여도의 지표는 연1회, 4/4분기 평가 시 실시한다.

③ **평가결과의 활용**

평가결과의 심의는 의사직 평가위원회의 심의를 거쳐 병원장 또는 이사장의 결재를 득한 후 시행하며, 평가기준에 따른 평가결과는 인사관리와 개인별 성과급 지급 및 차기년도 성과평가 계획 수립 등의 참고로 활용한다.

제 14 장

조직관리 및 의사소통

14-1 | 병원의 조직문화를 확립하라?

14-2 | 병원의 의사소통체계를 구축하여 실행하라?

14-3 | 의료분쟁의 종류를 이해하고 예방과 관리를 수행하라?

14-1 병원의 조직문화를 확립하라?

학습목표 14-1 병원의 조직문화의 필요성과 구성요소를 알 수 있다.

1. 조직문화의 개념

(1) 의의

조직문화(Organizational Culture)는 조직 구성원이 공유하는 가치관과 신념, 이념과 관습, 규범과 전통, 기술과 지식 등을 포함한 종합적인 개념으로서 조직 구성원과 조직체 전체의 행동에 영향을 주는 기본 요소이다. 따라서 조직문화는 조직구성원에게 정체성과 동질성 및 행위지침을 제공하고 조직몰입의 촉진과 사회시스템의 안정성을 향상시키는 기능을 수행한다. 최근 기업의 경영 활동 중에서 조직 문화가 중요한 요소로 등장한 것은 조직의 지속적인 존속을 위해서이며, 환경 변화에 적응할 수 있는 조직만이 지속가능성을 가질 수 있다.

(2) 병원 조직문화의 필요성

병원의 조직문화는 다른 어느 조직에 비해 다양한 조직문화를 형성하고 있지만, 병원의 조직성과에 기여할 수 있는 바람직한 조직문화 형성이 필요한 것으로 판단된다. 병원은 다양한 직종으로 이루어진 집단으로 그 속에는 여러 가지 조직문화가 존재하고 있기 때문에 이를 감안하지 않고 인사관리가 이루어진다면 조직원의 직무만족에 영향을 미쳐 효율적인 병원경영이 이루어지기 어려울 것으로 예상되기 때문이다.

(3) 병원 조직문화의 구성요소

조직문화는 조직 구성원의 가치관과 신념, 규범과 관습 등 여러 가지 요소로 형성된다. 여기서 말하는 구성 요소란 조직문화를 형성하는 데 지속적 근원적 영향을 미치고 있는 요소를 말한다.

① 리더십

리더십(Leadership)이란 지도자로서의 지위 및 임무. 지도 및 지휘. 통솔력 및 지도력 등으로 이해되고 있으며 개인이나 집단의 목적달성과 관련이 있다. 따라서 리더십은 조직문화 창출에 있어서 가장 중요하고 큰 영향을 미치는 요소이다. 조직의 리더가 조직문화 창출에 적극성을 보여야 하며 그렇지 않으면 올바른 조직문화의 창출이 어렵다. 조직문화 창출을 위해서는 리더가 보다 빠르게 변화를 수용해야 한다.

② 조직구조, 팀, 업무설계

조직의 구조, 업무설계 그리고 책임소재에 따라 조직문화가 달라지게 된다. 바람직한 조직문화 창출을 위해서는 이를 뒷받침할 수 있는 적절한 조직 및 관리구조가 필요하다.

③ 업무시스템

조직의 구조만으로는 조직문화를 바꾸기가 어렵다. 새로운 조직문화 창출을 위해서는 업무시스템의 변화가 필요하다. 왜냐하면 업무시스템은 일하는 방법의 변화를 통하여 조직문화 형성에 영향을 미치기 때문이다.

④ 교육 및 회의

병원의 조직문화 중 교육 및 회의체, 위원회운영은 매우 중요하며, 문화에 영향을 미친다.

⑤ 개인과 조직의 능력

새로운 업무시스템은 구성원들에게 새로운 기술이나 능력을 요구하게 된다. 조직구성원들이 이러한 요구를 수용할 수 있는 능력이 없으면 새로운 조직문화 창출이 어렵다. 지금까지 조직에서는 각 개인의 능력을 중요시하는 문화가 주를 이루었으나 최근에는 점차 조직에서 팀의 역할이 강조되고 있으며 팀 구성원으로서의 역할에 대한 새로운 교육과 내부 프로그램 개발이 필요하다.

⑥ 보상체계

조직문화 창출은 보상체계와 연계되지 않으면 쉽게 이루어지지 않는다. 보상체계는 조직문화가 추구하고자 하는 방향과 일치되어야 한다. 고객 지향적인 문화를 창출하고 싶으면 보상체계가 고객 지향적인 활동에 더 많은 보상을 해줄 수 있도록 설계되어야 한다. 또한 보다 효율적인 보상을 위해서는 조직이 끊임없이 새로운 보상체계를 개발하여야 한다. 왜냐하면 보상방법은 일정한 기간이 지나고 나면 그 효과가 반감되기 때문이다.

⑦ **의사소통**

의사소통(Communication)은 조직문화를 결정하는 중요한 요인으로 작용하며, 조직에서 의사소통은 여러 가지 형태로 나타나는데 회의나 문서, 이메일, 전화 등의 소통이 있다. 공식적인 의사소통이나 비공식적인 의사소통이냐에 따라 조직문화 형성에 미치는 영향이 달라지게 된다. 특히 조직의 계층 간 의사소통은 조직문화를 결정하는 데 중요한 영향을 미친다.

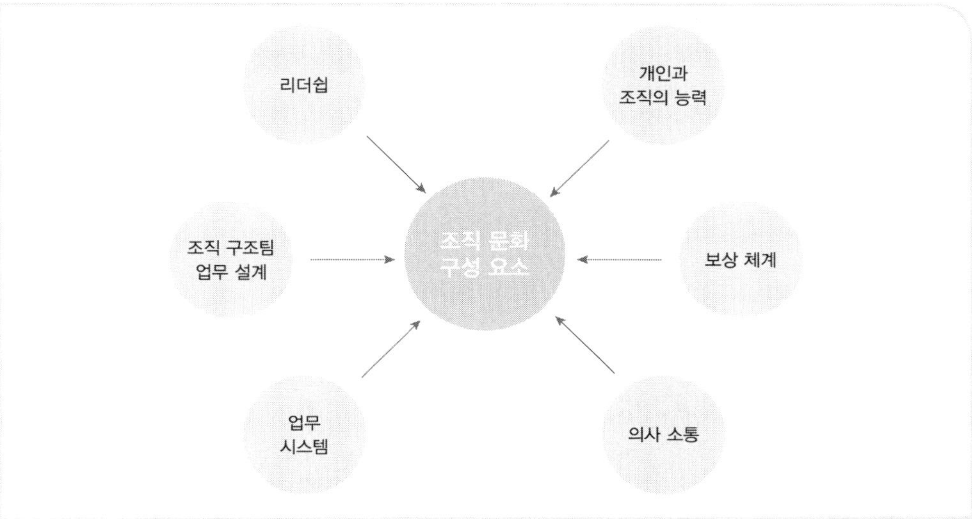

그림 14-1 조직문화의 구성요소

(4) 조직문화 구축

병원의 조직문화는 인간관계의 가장 기본적인 질서와 조직구성원 상호간에 생활방식을 수용하고, 서로 예의를 지키며, 배려하고, 상대방을 존중하고, 이해하는 정신이 필요하다. 조직문화의 구축을 통하여 얻고자하는 1차적인 목적은 생산성 향상이며 궁극적인 목적은 지속가능한 경영이라고 할 수 있으며 아래와 같다.

① 조직문화는 구성원들에게 일체감과 정체성을 갖게 한다.
② 조직문화는 구성원의 관심을 한곳에 집중할 수 있도록 해 준다.조직문화는 구성원들이 각자의 이익보다 조직의 발전을 위하여 몰입할 수 있도록 해 준다.
③ 조직문화는 구성원 사이에 협력과 화합을 이끌어 낸다.
④ 조직문화는 구성원들에게 강한 행동지침을 제공한다.

(5) 조직문화 구축을 위한 성공요소

병원에서 성공적인 조직문화를 구축하기 위해서는 세 가지 측면에서 고려하여야 한다.

첫째, 경영자의 확고한 경영철학이 있어야 한다. 경영자의 리더십에 따라 조직문화의 내용과 방향성이 정해지며 문화로 정착되기 때문이다. 조직문화의 형태는 모방할 수 있으나 그 속에 흐르는 정신은 경영철학으로부터 시작되어지기 때문이다.

둘째, 구성원의 공유된 가치관과 행동이 잘 갖추어진 조직문화는 동일한 현상과 사물을 보고 구성원들이 느끼는 가치가 같으며 반응하는 행동 유형 또한 같다. 공유된 가치가 없으면 구심력의 결여로 조직문화가 와해될 수 있기 때문이다. 공유된 가치관과 행동은 구성원 간 원활한 커뮤니케이션은 가능하게 해준다.

셋째, 병원의 조직문화 개선을 위한 목표는 능동적이고 주도적인 참여와 협업 및 배려의 의사소통 개선, 주인의식, 솔선수업의 고취가 요구된다.

(6) 조직문화의 기능

첫째, 조직문화는 조직 구성원들에게 소속 조직 구성원으로서의 정체성을 제공한다. 즉 조직문화는 조직 구성원들이 일반적으로 공유하는 독특한 동질성을 제공한다.

둘째, 조직문화는 집단적 몰입을 가져온다. 조직 구성원들에게 조직에서 기대되는 행동의 유형 및 조직이 지향하는 바를 암시하여 구성원들의 행동을 정당화시켜 주므로 문화가 강한 조직에서는 구성원들의 몰입도가 더욱 높아지게 된다.

셋째, 조직문화는 조직 체계의 안정성을 높인다. 문화가 강한 조직에서는 동질성을 강화하기 위한 규범과 통제가 증가하게 되며 이러한 규범을 벗어나는 행동에 대해서는 제재가 가해지기 때문이다.

넷째 조직문화는 조직구성원들의 행동을 형성시킨다. 즉 조직문화가 일종의 학습 도구로서 해야 할 행동과 그렇지 않은 행동에 관한 해답을 제공하여 구성원들의 행동을 원하는 방향으로 형성시킨다.

2. 조직의 특성 및 조직문화 개선사례

(1) 병원과 조직체계의 정의

① 병원과 조직체계의 정의

미국병원협회(American Hospital Association, AHA)에서는 '병원이란 조직화된 의료 및 전문병원, 병상을 포함하는 연구시설, 의료서비스, 그리고 지속적인 간호서비스로 환자의 진단과 진료를 수행하는 조직'이며, 병원의 조직체계란'병원의 업무와 기능의 배분, 권한과 책임을 통하여 진료의 성과를 달성하기 위한 직원의 활동을 합리적으로 조정하며, 업무를 체계적으로 분담하는 협동체계'로 정의하고 있다.

② 병원 조직체계에 영향을 미치는 주요인

병원 조직체계의 설계는 여러 요인을 감안하여 이루어지는데 그 중 가장 크게 영향을 미치는 요인은 경영자의 의지로 볼 수 있으며, 병원경영자의 의지에 영향을 미치는 요소로는 조직의 사명, 의료시장 환경의 변화, 조직 내부에서 일어나는 각종 변화, 조직 내의 권력의 역학관계 등을 들 수 있다.

(2) 병원의 조직과 규정체계

병원의 조직은 자본 및 노동집약적이고, 다양한 직종의 집단, 동기요인의 다양성, 통제와 조정의 어려움 등으로 인해 제반 운영에 대한 제 규정을 정하여 병원관리의 효율성을 높이는 것이 필요하다.

(3) 조직구조

병원조직은 관료조직보다 횡적 분화가 잘되어 있으며, 그 분화 속에서도 전문화가 되어 있고 상호독립적인 관계를 유지하는 경향이 있다. 병원 구성인력의 전문성은 자기 지향적 내지 자기중심적인 태도로 나타난다. 따라서 병원의 목표를 원활하게 달성하고 병원의 진료를 효율적으로 달성하기 위해서는 조직구조가 적합하여야 하고 변화하는 병원환경에 능동적으로 대처할 수 있는 조직구조를 갖추어야 한다. 조직구조에 중복되는 기능이 있으면 조직의 성과가 떨어지며 전문화, 부문화, 계층화가 잘된 조직은 업무를 효율적으로 수행할 수 있다. 그리고 병원설립형태에 따라 대학병원과 중소병원의 조직구조는 다르며, 또한 민간병원과 공공병원은 조직구조가 다를 수 있다.

(4) 병원 조직특성

① 병원이 추구해야 되는 목적에는 공익성과 영리성 간의 상충성이 내포되어 있어 명확한 조직목적 설정이 곤란하고 진료의 특성 때문에 계량적인 목표설정이 어렵다.

② 조직 내의 개인, 하부조직 단위의 구성원은 환자진료와 교육, 호텔적 서비스, 어려운 진료과정 등에 각기 다른 행태로 참여하거나 책임을 지고 있다.

③ 병원은 고도로 숙련된 기술 인력에서부터 교육을 받지 못하거나, 단순 노무를 하는 인력에 이르기까지 수준이 각기 다른 구성원들이 협동해서 일하는 곳으로 인력의 수준이 다양하다.

④ 병원조직의 업무상 특성에 따라 대부분의 구성원은 두 군데 이상의 계층으로부터 동시에 업무지휘를 받는다.

⑤ 병원조직의 구성원은 인간의 생명을 다룬다는 점에서 특히 많은 스트레스를 받고 있으며, 또한 병원은 다양한 직종들로 구성되어 있는 조직이다. 그리고 직종간의 교육수준이 다르고 남성보다 여성들이 많이 근무하는 조직이다. 전문 인력은 면허 또는 자격을 보유하고 있으며 근무형태도 다양하다. 또한 병원은 24시간 연중무휴로 일을 하는 조직으로서 호텔과 유사하지만 호텔에 비해 업무의 내용과 양이 훨씬 더 복잡하고 다양하다.

(8) 병원의 조직문화에 직접 및 간접 영향을 끼치는 요소

병원의 경우에는 자본집약적인 조직 및 다양한 직종의 구성 등으로 인하여 조직문화에 영향을 끼치는 요소로는 병원의 경영이념(미션 및 비전, 핵심가치), 업무체계, 의사소통문화(의사직과 일반직), 병원의 CI, 부서장의 재량권(전결사항), 제위원회 활동, 회의체, Work shop, 보상체계 및 제도, 동아리 활동, 체육대회 및 야유회, 실명제(직원, 서비스, 간호 등), CS활동 및 의료의 질 관리 활동(QI), 인사운동, 교육(신입, 재직자, 직무), 인사제도, 후생복지제도, 리더십, 목표관리, 직원근무복, 병원문화와 근로환경, 노사문화, 제안제도 및 경진대회, 지역사회 및 봉사활동 등이 있다고 볼 수 있다.

(9) 경영이념

경영이념(Management philosophy)은 병원의 전 구성원이 공유해야할 가치로서 병원의 사회에 대한 책임, 목적, 사명, 경영자세 등을 명확하고 간결하게 표명한 것으로서 병원내 · 외부에 일관되게 주장해 나가는 것을 의미한다.

(10) 실명제

실명제(實名制)는 사람들이 특정한 공간에서 활동할 경우에 자신의 실제 이름을 드러내게 하는 제도로서, 병원에서는 주로 직원실명제, 서비스실명제, 간호실명제 등이 있다. 따라서 병원은 업무처리의 투명성과 신뢰성을 높이기 위해 직원들의 사진 및 이름을 각실 앞에 부착하여 환우 및 보호자로 하여금 신원을 확인 할 수 있도록 하고 있으며, 또한 내원고객에 대한 편안함과 친절도를 높이기 위해 서비스 및 직원 실명제를 실시하고 있다.

(11) 권한위임의 확대

권한위임(Empowerment)이란 각 직급에서 꼭 필요한 사항이 아닌 업무에 대해서는 해당 실무자나 부서장에게 의사 결정권을 위임하는 것을 말한다. 특히 환자나 보호자를 대하는 접점부서 직원들로 하여금 환자의 불편 사항을 즉시 해결하게 하여 내부고객의 동기부여를 통해 만족도를 높이는 역할을 하게 된다. 이는 담당하는 직원이 책임감과 보람을 느낄 수 있는 좋은 방법이다. 권한위임을 통해서 최고 경영자를 포함한 모든 관리자들의 업무를 분석하고 권한 위임이 가능한 업무에 대해서는 적합한 직원에게 권한을 이양하게 된다. 권한을 이양할 업무는 표준화된 지침과 문서화가 필수적이다.

(12) 제안제도의 활성화

제안제도(Suggestion system)는 의료서비스향상이나 고객만족을 위해 필요한 아이디어를 전 직원으로 하여금 제안하도록 하고 이를 심사하여 우수한 제안에 대해서는 적절한 보상을 하는 제도를 말한다. 제안제도를 통하여 전 직원들의 업무에 대한 적극적인 참여와 창의적인 업무개선을 유도할 수 있다. 제안제도는 내부 고객들의 생각을 반영한다는 긍정적인 측면이 있으며, 이를 적절히 활용할 수 있는 내부규정이 필수적으로 구비되어야 한다.

(13) 동호인회 활성화 및 지원

병원의 동호인회는 같은 취미를 가지고 함께 즐기는 사람들의 모임으로서 각종 스포츠활동이나 문화활동, 취미활동 등을 말한다. 병원은 서로 다양한 직종들이 근무하며, 근무시간도 각기 상이하다. 따라서 이러한 동호인회 조직을 병원이 적극적으로 후원(지원)

하게 되면 업무능력이 향상되고 참여의식이 고취된다고 알려져 있다. 병원에서는 동호인회가 일정요건을 갖추면 병원에서 활동경비를 일정 부분 지원해주고 경영진에서도 적극 참여하여 관심을 보여준다면 소속감과 애사심을 고취시키고 직원의 근무능력향상과 사기앙양에 기여할 수 있다. 병원의 동호인 종류로는 병원의 규모와 여건에 따라 다르겠지만 합창단, 등산, 낚시, 바둑, 음악활동, 볼링, 탁구, 축구, 테니스, 자전거, 사진반, 연극, 서예, 자원봉사, 독서 등 다양하다.

(14) 병원의 친절·우수직원 시상

많은 병원들이 고객소리함(추천) 또는 CS 활동을 통하여 매달 또는 분기별로 친절직원을 선발, 시상하여 직원의 사기앙양과 근무의욕을 향상을 도모하고 있다(예 : 이달의 친절. 우수직원).

(15) 병원의 조직문화 개선사례

■ A병원의 회의 및 위원회 운영에 대한 경영진단사례(약 200병상 중소병원)

① 현 실태 및 문제점

진료과장 회의(주간/월간), 부서장 회의(주/월간) 등을 정기 및 부정기적으로 시행하고 있으나 효율적이고 체계화되어 있지 못함. 또한 인사위원회 등 여러 위원회가 조직되어 있으나, 인사위원회만 연 1회 개최한 것을 제외하고는 활동사항(안건토의 및 기록)이 거의 없음.

② 개선안

- 진료과장회의는 병원장 주관 하에 주 1회(월 1회는 모든 진료과장이 참여하는 합동회의)실시 하는 것이 필요하며, 행정 및 간호부서에서는 행정지원(통계제공)을 하여야 한다.
- 부서장회의는 행정관리자 주관 하에 주 1회 정기적으로 실시하고, 월 1회는 모든 부서의 계장급 이상(수간호사 포함 중간간부 이상)이 참여하는 실무책임자회의(교육 포함)를 체계화할 것이 요구된다.
- 실무책임자 회의시는 회의 전 CS교육과 보험교육을 먼저 실시 후 회의를 진행하는 것이 효율적이다.

• 타 병원 회의내용을 참고하여 경영컨설팅 시 제안한 내용은 다음 〈표 2-3〉과 같다.

• 경영의 효율화 및 업무개선, 서비스 향상, 수익증대를 위해 "병원발전위원회"를 더욱 활성화할 것을 요구됨. (예 : 운영위원은 병원장, 행정관리자, 진료부장, 간호팀장 등으로 구성. 조직 주1회 병원의 주요사항 토의 및 의료 환경변화에 대한 대응전략 수립).

기 조직된 위원회는 위원장 주관하에 규정을 정리하고, 행정업무의 효율성 제고와 조직문화의 확립 및 원활한 의사소통체계를 위해 2~3개월 주기로 위원회를 개최할 것을 요망함. (예 : 응급실 및 수술실 운영위원회를 조직하여 진료의 활성화방안 등을 논의)

표 14-1 병원의 회의체(A병원 사례)

회의명	주관	일정 및 시간, 장소	회의방법 및 준비자료	참석대상	간사(총무)	회의세무내용	비고
1) 월간 직원 조회	이사장 (병원장)	매월 첫주 ( )요일 08:00 (강당)	구두 및 시청각 청취	전직원(의사, 간호직, 보건직, 사무직, 기능직)	총무 부서장	– 병원장 말씀 – 행정원장 말씀 – 병원주요사항 공지(총무팀장) – 경영, 친절, 성공사례, 5분특강 (명사) 청취 – 신입직원소개 – 각종시상	시청각 자료활용
2) 주간 팀장 회의	행정 원장 (부원장)	매주 ( )요일 08:00 (회의실)	구두 및 자료 배부 (지시, 보고, 토의)	행정원장, 총무팀장, 원무팀장, 심사계장, 대외협력팀장, 기획/홍보팀장, 약제팀장, 전산실장, 간호부(과)장, 시설팀장, 임상병리실장, 영상의학실장, 물리치료실장, 영양실장, 검진팀장, CS팀장 등(약 13–15명)	원무 부서장	– 업무지시 및 진행사항 check – 주간실적 및 수익증대방안 – 업무개선 및 서비스 개선사항 – 의료계 여건 및 동향보고 – 시설환경개선 및 주요안건토의 등 – 부서별 실시 및 예정사항보고 등	첫 주 월간 직원 조회시는 미실시
3) 월간 실무 책임자 회의 (확대 간부 회의)	병원장	매월 둘째주 ( )요일 17:00 (강당)	구두 및 자료배부 (지시, 공지보고, 토의)	상기대상직원+, 수간호사, 수술실장, QI/감염담당간호사, 자치활동반장(서비스, 환경개선, 자원봉사), 의사직 1명 (보직의사) (약 25명)	총무 부서 장	– 병원장님 훈시 – 월간실적 및 수익증대방안 – 행정관리책임자(공지, 설명, 자료배부 등) – 업무개선 및 서비스개선 방안, QI사항 – 건강보험교육 및 보건, 의료정보 – 각 부서 및 파트별 업무 개선보고, 부서별 협조지원사항 – 의료계동향 및 시설환경 개선사항 등	대부분 병원 시행중 PPT 자료 준비활용

제14장 조직관리 및 의사소통

4) 주간 진료 과장 회의	병원장 (진료 부원장)	매월 첫주/격주 ( )요일 08:00	구두	전 진료과장 (약 25명)	진료 과장 중 1명	- 병원장님 주관회의 및 공지사항	월간 진료과장 회의시는 미실시
5) 월간 진료 과장 회의	병원장	매월 둘째주 ( )요일 18:00 (회의실)	구두 및 자료배부 (지시, 공지, 보고, 토의)	전 진료과장+행정원(부원)장, 간호부장 (약 25명)	총무 팀장	- 병원장님 말씀 - 공지 및 협조사항 - 진료실적 요약분석 및 수익증대방안 보고, 토의(PPT 자료준비) : 행정관리 책임자 발표 - 병원주요통계지표보고 - 업무개선 및 진료지원사항 - 보험 및 수가관련사항 - 진료과장건의제안사항	대부분 병원 시행중
6) 월간 간호부 간담회	행정 원장	매월 첫주 ( )요일 16:00	구두 또는 자료	행정원장, 간호부장 및 전수간호사, 검진RN, 심사간호사 (15명)	선임 수간 호사	- 질 향상 및 서비스 개선 등 간담회 - 간호업무 애로사항	건의, 제안 등 토의
7) 병원 발전을 위한 자치 활동반	행정 원장	매월 마지막주 ( )요일 17:30	구두 및 자료 배부, 토의	- 서비스개선활동반 위원장 및 간사 - 환경개선반위원장 및 간사 - 자원봉사활동반 위원장 및 간사	서비스 활동반 위원장	- 병원자치활동반 업무보고 및 계획, 실시사항 토의 - 병원발전 위한 제안, 건의사항 토의 - 주요활동실적 경영진께 보고	병원에서 부분활동 지원 필요

자료출처 : 2020년 G병원 경영진단 보고서(김회창)

▣ 회의 및 기타사항 진단(B병원 경영진단 사례)

① 회의사항 진단

의료원의 회의사항을 진단한 결과는 아래와 같음

- 체적으로 병원의 조직과 규모에 적절한 회의를 실시하여 직무능력향상과 서비스개선 및 경영개선에 노력하고 있음.
- 시행 중인 회의는 아래와 같이 매주 실시되는 주무과장회의와 실과장회의 및 월 1회
- 실시되는 진료과장회의와 확대간부회의 있음. 총무과에서 회의를 준비하기 위한 행정 및 인력소모(매주 회의자료 준비 및 배부)가 많아 자료준비에 대한 간소화가 요구됨.
- 주로 간부위주의 회의만 있고 월 1회 전 직원조회는 실시되지 않고 있음.

표 14-2 실시 중인 회의명

의명	대상	일정 및 시간	주관
진료과장회의	병원장, 각 진료과장	매월 넷째주 목요일 17:00	병원장
주무 과장회의	병원장, 총무과장, 원무과장, 기획과장, 간호과장, 시설과장, 영상실장, 진단검사실장, 물리치료실장	매주월요일 (08:00~9:00)	병원장
실과장 회의	상기+검진실장, 부대사업실장, 보험심사실장, 환자안전 및 감염관리실장, 영양실장	매월 둘째주 화요일 (13:00~13:30)	병원장
확대간부회의	실과장회의 전원 + 수간호사, 기타 외래Part대표	매월 마지막주 화요일 (17:00)	병원장

- 회의를 아래와 같이 개선하여 실시할 것을 권고함.
  - 월 1회 직원조회를 실시하여 직원상호 간 인사 및 각종 공지사항의 전달 등을 위한 기회로 활용하면 좋을 것임. 조회내용은 의료원장 인사, 5분 영상특강, 5분 CS교육, 각종 공지사항, 시상(모범, 우수, 경진대회, 친절, 외부표창), 신입직원소개 등으로 구성하면 좋을 것임.
  - 월 1회 확대간부회의는 회의를 실무자의 의견교환과 부서 간 문제점 해결의 장으로 활용할 필요가 있음. 회의내용은 환자실적(원무통계), 병원의 목표추진 실적, 일반공지사항, QI(질 및 서비스 관련사항), 5분 CS교육, 건강보험 공지, 실무부서의 추진 및 진행사항 발표, 상호지원 협조사항, 제안 및 건의사항 등이 될 수 있음.

(16) 병원의 프로세스 개선활동 사례

① S병원의 표준진료지침 개발을 통한 비용절감 사례

- 환자에게 제공되는 의료서비스의 질과 양에 관계없이 질병군 [또는 환자군] 별로 미리 책정된 수가에 의해 진료비를 상환하는 제도인 질병군 포괄수가제 DRG (Diagnosis Related Group)에 따른 수익감소를 개선하기 위한 프로세스 개선활동을 추진함.
- 질병군별로 표준진료지침을 진료과내 스탭협의를 통해 개발하고 개발된 표준진료지침에 대한 내부직원 교육을 실시하고 환자대상 설명도구를 개발함.
- DRG결정 프로세스를 개선하여 주기적으로 변이여부를 반영하도록 하였으며, 진료과별 의사별 DRG수익 통계를 상시적으로 확인할 수 있도록 시스템을 개발하여

의사들의 DRG에 대한 관심을 유도함.

② D병원의 환자 만족도 향상을 위한 프로세스 개선사례

- 서비스를 전달하는 고객접점부서 직원들과 회의 토론을 거쳐 응대가 부족한 직원 서비스 질을 높이기 위해 응대 매뉴얼을 제작하고 교육을 실시함.
- 외래 검사 및 진료 프로세스를 개선하여 절차를 간소화하였으며, 병원이용 전반에 걸쳐 병원이 낯선 초진 환자분들을 쉽게 식별할 수 있도록 해 보다 더 자세하게 안내를 함으로써 편안하게 진료를 받을 수 있도록 함.

③ G병원 바람직한 조직문화 조성 사례

00병원은 조직활성화와 재도약 실현의 일환으로 '바람직한 조직문화 조성' 캠페인을 실시하였다. 이 캠페인의 중점실천사항은 상호신뢰, 관리, 서비스 등 3가지 측면에서 의료직군(교원, 전공의), 진료 지원직군, 간호직군, 행정직군 및 공통 실천사항별로 우선순위에 따라 9개씩 확정됐다. 전체 교직원이 실천해야 하는 공통 실천사항 중 1차 중점 실천사항을 살펴보면 '고객의 눈높이에서 항상 배려하고 양보한다.', '기관에 대해 부정적인 표현을 하지 않는다', '기관의 목표를 공유하고 목표관리에 따라 업무를 추진한다.' 등의 내용이다. 이해와 실천이 쉽도록 구체적이고 업무 밀접도가 높은 항목으로 선정됐으며, 이를 통해 내부 직원들은 물론 외부 고객 만족에도 기여하게 된다. 또 QI팀, 간호부 등에서 지속적으로 실시하는 '고객만족, 질 향상' 등의 캠페인 및 의료원의 이념실천을 위한 행동규범과도 효과적으로 연계하여 추진할 수 있어 00병원 조직문화 개선에 시너지 효과를 마련하는 계기가 되었다.

④ K병원의 서비스 실명제

K병원은 모든 병원 구성원이 책임감을 갖고 서비스를 제공할 수 있도록 하기 위해 최근 '서비스 실명제'를 시작했다. K병원은 주요 외래 진료실 및 병동 등 접점 부서에 해당 진료실 직원의 사진을 포함한 '고객의 소리함'을 제작, 부착했다. '고객의 소리함' 상단에는 교수, 전공의, 의료기사, 간호사, 원무직원 등 해당 진료실에서 일하는 전 직원의 얼굴 사진과 이름, 직종 등의 정보를 담은 개인별 카드가 부착되어 있다. 또 하단에는 '고객의 소리'와 '칭찬카드'의 두 종류의 카드를 비치, 고객들이 병원의 서비스 제고 노력에 능동적으로 참여할 수 있도록 했다. '고객의 소리'카드는 업무처리의 신속성, 고객에 대한 친

절, 병원 분위기 및 환경, 내부 편의 시설, 직원의 업무 지식 등 5개 분야에 대해 고객이 5점 척도(매우만족, 만족, 보통, 불만, 매우 불만)로 평가하도록 했다.

3. 팀제 및 멘토와 멘토링제

1) 팀제의 개념

(1) 팀제(team 制)

한국 경영자 총협회가 1996년에 내린 정의를 보면 팀이란 "과거의 전통적인 조직 체계인 부 · 과의 조직을 업무의 개편을 통해 통합하거나 분할하여 과거의 팀으로 전환함으로써 팀장을 중심으로 업무가 이루어지도록 만들어진 조직"을 의미한다고 하였으며, Harris는 "구성원이 목표를 설정하고, 과업을 달성하기 위해 상호관계를 개발함으로써 공동목적을 공유하는 작업집단 또는 구성단위"라고 정의하고 있다. 따라서 팀제는 조직 간의 수직적 · 수평적 장벽을 허물고 보다 자율적인 환경 속에서, 인재의 폭넓은 활용으로 경영자원의 효율성을 극대화하기 위해 내부운영에 유연성을 부여한 새로운 조직형태를 말한다. 따라서 경영환경의 변화에 보다 유연히 대처하기 위해 자신들이 책임질 수 있는 공동의 목적, 업무수행목표와 일의 추진방법에 전념키로 한 소수의 상호보완적 경험 및 기술을 가진 사람들의 집단인 팀제가 오늘날 부각되고 있다. 즉, 팀제는 부(部)나 과(課)를 대신하는 조직체계의 하나로 각 기업(병원)마다 적용하는 방법에 다소 차이가 있지만 팀장은 과장부터 이사까지 여러 직급이 맡는다.

팀제는 최근 기업들이 경영혁신의 일환으로 도입하고 있는 경영기법으로 팀장에게는 인사권과 결정권 등의 강한 권한과 책임을 부여하는 대신 팀장 외의 직원은 팀원으로서 자기 담당업무를 갖고 팀장이 그에 대한 모든 책임을 진다.

(2) 팀제의 도입 목적

급변하는 의료환경과 병원 간 경쟁이 심화되는 환경 속에서 종전의 수직적 조직인 부 · 과를 수평적인 조직으로 전환하여 신속한 대응전략 실행과 서비스향상을 통해 궁극적으로는 경영목표를 달성하고자 하는 데 도입목적이 있다. 따라서 팀제는 최근 기업들이 경영혁신의 일환으로 도입하고 있는 경영기법으로 팀장에게는 인사권과 결정권 등의 강한 권한과 책임을 부여하는 대신 팀장 외의 직원은 팀원으로서 자기 담당업무를 갖고 팀장이 그에 대한 모든 책임을 진다.

(3) 팀제의 필요성

현대의 모든 조직은 급변하고 불확실한 환경 속에서 기존의 전통적 조직은 한계점을 노출하고 있어 경영혁신의 한 방법으로 팀제의 도입시행이 필요하다. 첫째, 조직환경은 불확실성 및 복잡성의 증대로 인해 고도의 정보창출 및 정보유통 능력이 요구되고 과업, 기능부문간의 유기적 상호작용이 요구된다. 둘째, 모든 업무가 서로 다른 명령체계를 갖고서 부문 간에 순차적으로 진행되고 또 많은 결재단계를 거치기 때문에 업무진행 및 의사결정의 지연 및 부문 간 갈등이 발생되고 있다. 셋째, 각 개인은 위계서열에 의해 정해진 위치에서 세분화된 업무를 정해진 절차나 규정에 따라 수행할 수밖에 없으므로 조직구성원의 개인능력의 활용이 제약되고 있다. 이러한 문제점을 해결하기 위한 조직대응의 한 방안으로 팀제의 도입이 필요하다.

병원에서는 팀제를 통하여 인력 및 자원의 효율적 재분배, 행정업무의 효율성 및 효과성 확보, 행정조직관리체계 재정립의 달성 등을 실현하여야 한다.

(4) 팀제의 장·단점

팀제의 장점은 다음과 같다. ①높은 성과를 이룰 수 있고 ②관리계층의 축소를 가져와 조직의 유연성을 제고, ③인력활용의 효율성 ④조직운영의 탄력성 ⑤의사결정의 신속성을 도모할 수 있다.

반면 단점은 ①팀내 · 팀 간의 갈등현상의 야기 ②팀워크 발휘를 위해 필요한 인화가 저해될 우려 ③팀원 간의 개인주의가 확산 가능성 ④감독 · 통제의 어려움 ⑤보상에 대한 적절한 기준의 부재 ⑥팀 내부의 운영문제 대두 등이다.

2) 병원의 팀제

(1) 대형병원 및 중소병원

병원의 설립형태 및 병원의 규모와 기능, 병원의 조직형태 등에 따라 팀제 운영형태는 다르다.

① **대형병원**

- 행정부서 : 인사팀. 총무팀, 기획팀, 원무팀, 보험심사팀(적정진료팀), 시설팀, 경리팀, 후생사업팀, 진료지원팀, 예산팀, 감사팀, 검진팀, 의료정보팀, 안전관리팀, 물류팀, 구매팀, 홍보팀, 교육연구팀, QI팀 등이 있다.
- 보건부서 : 진단검사의학팀, 영상의학팀, 특수검사팀, 핵의학검사팀, 재활의학팀, 의용공학팀, 보건의료정보팀, 영양팀 등이 있다.
- 간호부서 : 교육행정팀, 외래간호팀(1.2), 중앙공급팀, 응급간호팀, 수술간호팀, 중환자간호팀, 병동간호팀(1~3) 등이 있다.

② **중소병원**

총무팀, 기획팀, 원무팀, 검진팀, 보험심사팀, 경리팀, 의료정보팀, 대외협력팀, 시설팀, 간호팀(외래, 병동) 진단검사의학팀, 영상의학팀, 재활의학팀 등이 있다.

(2) 팀제의 평가

팀장은 팀 내부의 업무분장과 권한, 책임부여에 주도적인 권한을 행사한다. 또한 팀내 업무추진 단위에 대한 총괄적인 지원과 구성원의 육성을 책임지고 있으며, 고객과 대면한 실무자가 고객의 요구를 최대한 현장에서 충족시킬 수 있도록 업무능력과 의사결정 권한의 범위를 일치시키고 팀별로 권한을 위양시키고 있다. 결재라인도 팀원→팀장→행정책임자(사무국장, 본부장, 행정부원장 또는 행정원장)→병원장으로 결재라인을 조정함으로써 기존의 계장과 주임이 결재단계에서 제외되었다.

(3) 팀제의 성과

팀제 도입으로 전문성이 높은 직종의 경우 자율성이 증대되었으며, 과거보다 자율적이고 수평적이며 공동체의식이 확고한 기능횡단조직으로 운영되고 있다. 구성원들은 팀제를 비교적 긍정적으로 평가하고 있으며, 참여와 동참을 하고 있다. 팀제 도입 후 뚜렷한 경영상의 성과는 병원마다 제각기 상이하나 구성원들의 마인드가 기능 중심적, 고객지향적으로 전환되었으며, 결재라인의 단축으로 신속한 의사결정이 이루어지고 있다. 또한 보상체계로서 팀평가를 위한 평가체계를 구현하기 위해 객관성과 투명성을 보장하는 평가지표를 개발하고 이를 적극적으로 보상 및 시상제도에 반영하여야 한다.

(4) 팀제의 문제점과 개선방안

조직혁신의 방법으로서 채택되고 있는 팀제는 아직은 능률성과의 팀으로서의 기능이 미흡하다고 할 수 있으며, 보완과 개선이 필요하다. 즉, 외형상 팀제에서 요구하는 기본적 구조는 갖추고 있는 것으로 나타났지만 팀제에서 기대하는 환경적응성, 원활한 커뮤니케이션, 참여적 조직분위기는 조성은 이직 미흡한 상태이다. 그러나 팀제는 경영환경의 변화와 조직 패러다임에도 크게 영향을 미치고 있으며, 과거 조직의 효율성을 극대화하기 위하여 관리와 통제위주의 기법을 강조했다면, 이제는 조직의 효율성을 추구하는 비전, 전략, 지원 등을 중시하는 개념으로 전환되고 있기 때문이다.

3) 멘토 및 멘토링제도

(1) 멘토 및 멘토링

멘토(Mentor)는 경험이 없는 사람에게 오랜 기간에 걸쳐 조언과 도움을 베풀어 주는 유경험자를 일컫는 말이며, 멘토링(Mentoring)은 경험과 지식이 많은 사람이 스승 역할을 하여 지도와 조언으로 그 대상자의 실력과 잠재력을 향상시키는 것 또는 그러한 체계를 말한다. 병원의 멘토링제도는 신규 채용된 직원을 조직에 빠르게 적응시키기 위해서 각 부서의 부서장이나 경력직원이 공식적인 후견인이 되어 빠른 시간 내 안착할 수 있도록 도와주는 제도이다. 따라서 업무파악뿐만 아니라 인간관계 등에 대해서도 조언을 아끼지 않는다. 이는 신규직원의 업무향상에 도움이 되며 이직률이 낮아지는 효과가 있다. 직장은 임금수준이나 업무의 과다 등으로 시작하기도 하지만, 인간관계에서 오는 갈등으로 이직하는 경우도 많기 때문이다.

(2) 멘토링의 효과

조직 생활에 대한 경험과 업무 노하우가 풍부한 선배 직원이 직접 후배직원들을 지도하고 조언해주는 활동으로 조직이 전략적인 차원에서, 핵심인재로 성장할 가능성이 있는 구성원들을 집중적으로 관리, 지도, 조언함으로써 실적향상을 유도하는 인재육성 방법이다. 일상 업무현장에서 구성원간에 상호작용을 통해 학습이 이루어지기 때문에 교육효과가 우수하다. 최근 많은 국내기업 및 대학, 병원 등이 이러한 멘토링의 효과를 인식하여 신입사원 교육의 일환으로 멘토링제도를 도입하고 있다.

14-2 병원의 의사소통 체계를 구축하여 실행하라?

학습목표
14-2 의사소통의 개념을 이해하고 효율적인 의사소통방안을 수립할 수 있다.

1. 의사소통의 개념

(1) 정의

의사소통(意思疏通)은 사람의 의사나 감정의 소통으로 커뮤니케이션(Communication)이라고도 한다. '가지고 있는 생각이나 뜻이 서로 통함'이라는 의미를 지니고 있으며, 인간이 사회생활을 하기 위해서 가장 필수적으로 가지고 있어야 하는 능력이다. 상호간 소통을 위해 사용되는 매체에는 구어(口語)와 문어(文語)는 물론 몸짓, 자세, 표정, 억양, 노래, 춤 등과 같은 비언어적 요소들까지 포함된다. 따라서 의사소통은 사회적 관계 속에서 목표달성을 위한 정보나 아이디어의 전달 및 이해 과정으로서 사람들 간에 생각이나 감정 등을 교환하는 총체적인 행위로 송신인(Sender)과 수신인(Receiver) 사이의 교감(交感)이라고 할 수 있다.

(2) 조직의 의사소통 필요성

조직은 어떤 목표를 달성하기 위한 협동체제이기 때문에 원활한 의사소통은 한 조직의 필수불가결한 요건이다. 조직의 구성원들이 수행하는 기능은 서로 다르지만 그 기능들은 조직의 목표달성을 위한 상호 관련된 활동이기 때문에 항상 이런 활동을 통합하고 조정해야 하는데, 이 러한 통합과 조정은 의사소통이 없이는 불가능하다. 의사소통은 사회생활을 성립시키는 기초적인 조건이므로 이것이 원활하게 이루어지지 않으면 개인과 사회 모두 바람직하지 못한 결과가 야기된다. 개인으로서는 사회적 부적응으로 정서장애의 원인이 될 수도 있으며, 사회로서는 조직운영의 능률과 나아가 관계개선에 중대한 장애가 될 수 있기 때문이다.

(3) 조직에서 이루어지는 의사소통

종적(縱的) 의사소통과 횡적(橫的) 의사소통으로 분류되며, 종적 의사소통은 다시 하향적(下向的) 의사소통과 상향적(上向的) 의사소통으로 분류된다. 하향적 의사소통은조직의 계층구조에서 볼 때 상위자가 하위자에게 주는 의사소통 형태로 대부분의 조직에서 가장 많이 이용된다. 상향적 의사소통은 조직의 효과를 평가하고 의사결정을 내리는 데 필요한 정보를 제공해 주는데, 적절한 의사소통의 경로가 확보되고 감정적인 거리감이 없을 때에만 가능하다. 횡적 의사소통은 조직원 간 또는 분과 간의 수평적 관계에서 형성되는 것으로 하향적 의사소통에서 생기는 결함을 극복하고 조직행위의 일관성을 유지하는 데 필요한 정보를 제공해 준다.

(4) 감정이입

감정이입(Empathy)은 다른 사람의 입장과 느낌을 충분히 이해하고 그러한 이해를 그 사람에게 관련 지을 수 있는 능력을 의미하며, 의사소통에 있어서 감정이입기법이란 현장에서 고객의 행동에 대한 자세한 관찰을 통하여 수집된 정보와 자료를 분석하여 고객의 입장에서 의사소통을 수행함으로써 성공적인 의사소통이 이루어질 수 있도록 응용하는 기법을 말한다.

(5) 조직내 의사소통의 목적

① 명령 및 지시

조직에서 한 명의 부하라도 가지고 있는 감독자나 관리자의 중요한 역할 중의 하나는 조직의 목표를 달성하도록 부하직원들에게 영향력을 행사하는 것이다.

② 보고

지시에 대한 피드백으로서 특히 보건의료 현장에서는 제시간에 이루어져야 한다.

③ 정보의 교환

정보는 조직의 목표달성을 하는 과정에서 발생하는 수많은 의사결정의 기초이며, 직원들은 정보를 믿고 일을 수행하며 조직에 몰입하거나 직무에 대한 만족감을 높이기 위하여 더 많은 정보를 요구하기도 한다.

④ 감정의 표현

의사소통 시에 사람들은 인간관계에 대한 감정을 표현하며 자신에 대한 정보를 상대방에게 제공한다.

(6) 의사소통의 형태

여러 관점에서 분류될 수 있지만 흔히 사용되는 분류는 다음과 같다.

① 자기완결적인 커뮤니케이션과 도구적(道具的)인 커뮤니케이션

자기완결적인 커뮤니케이션은 탄성이나 욕설 등 자신의 정서적인 흥분을 발산하는 것이 목적이어서 반드시 상대방의 반응을 예기하지 않는 것이고, 도구적(道具的)인 커뮤니케이션은 상대방에게 자신이 전달하고자 하는 바를 이해시켜 거기에 기대하는 반응이 일어나도록 하려는 것이다. 사회생활에서는 후자가 보다 중요한 역할을 한다.

② 퍼스널커뮤니케이션과 매스커뮤니케이션

퍼스널커뮤니케이션은 소수의 사람들 사이에서 보통 직접접촉에 의해 이루어지는 것이고 매스커뮤니케이션은 인쇄물이나 전파 등 매체를 통하여 동시에 또는 단시간에 다수의 상대에게 동일한 내용을 전달하는 간접적인 커뮤니케이션을 말한다. 커뮤니케이션에는 이와 같은 분류에 반드시 해당되지 않거나 또는 그 중간 정도에 위치하는 각종 형태가 있으며, 유언비어 같은 것이 그 특이한 예이다.

2. 의사소통의 구성요소 및 의사소통

1) 의사소통의 구성요소

(1) 송수신자

커뮤니케이션의 가장 기본적인 형태는 2인의 송수신자(Sender-receivers) 혹은 몇몇 사람들 사이에서 일어나는 것이다. 내가 전하고자 하는 신호의 의미를 상대방이 이해할 때(혹은 상대방이 전하고자 하는 신호의 의미를 내가 알아차렸을 때) 커뮤니케이션은 성립된다. 이는 커뮤니케이션의 주체는 '나'이지만, 상대방의 관여가 없다면 무의미해진다는 것을 뜻한다. 그러나 사람들이 서로의 정보와 생각, 감정을 공유하는 행위는 일방향적으로 일어나지 않는다. 누군가 얘기를 하면, 이어서 다른 사람이 얘기하고 싶어진 다는 "캔터베리 효과(Canterbury Effect)"의 자연스러운 커뮤니케이션의 과정으로서 상호작용(interaction)이 중요하다.

■ 송신자 · 부호화 · 수신자

① **송신자(전달자)**

의사소통에서 송신자(Communicator)는 아이디어를 제공한다든지, 정보를 전하는 등의 의사전달을 시도하는 사람을 말한다.

② **부호화(암호화)**

송신자는 전달하려는 내용을 부호화(Encoding)하여 메시지를 만든다. 송신자가 전달하려는 내용을 전달가능하고, 수신자가 가장 잘 이해할 수 있는 형태(예: 신호, 제스처, 그림, 숫자 등)로 변환시키는 과정을 부호화라고 한다.

③ **해독(해석) 및 수신자**

수신된 메시지는 수신자(Receiver)에 의해 해석되고 그 의미가 제대로 받아들여져야 한다. 해독(해석)이란 수신된 메시지의 의도된 의미를 해석하는 것으로 송신자로부터 전해진 메시지를 수신자는 자신의 아이디어로 환원하게 되는데 해독작업이 정확하게 이루어져야만 아이디어가 송신자가 의도한 대로 정확하게 전파될 수 있다.

(2) 메시지

커뮤니케이션에 참여하는 사람들이 주고받고자 하는 것은 결국 '메시지(Messages)'다. 메시지란, '상대방을 이해시키려는 의도에서 만들어 내는 신호'라고 할 수 있다. 그러나 메시지는 한 가지 종류가 아니며, 반드시 언어를 통해 일어나지도 않는다. 물론 언어가 가장 손쉽고 효과적인 방편이긴 하지만 손짓이나 발짓, 얼굴 표정 등 비언어로 간단히 메시지를 만들어 보내거나 이해할 수 있다. 인간 자신이 목소리를 이용하거나(언어) 몸을 이용해서(비언어) 메시지를 만들어 내는 능력을 타고났기 때문에 가능한 일이다. 문자나 그림, 상징 등도 훌륭한 커뮤니케이션 수단이 된다.

(3) 채널

채널(channels)은 메시지가 이동하는 통로다. 송신자와 수신자에게 메시지를 도달하게 하는 방법인 것이다. 면 대 면(Face-to-face) 커뮤니케이션 상황에서는 음성과 시각이 주요한 채널이 된다. 매스 커뮤니케이션 상황은 우리에게 보다 익숙한 채널의 모습을 제시한다. 라디오, TV, 신문, CD, 잡지 같은 매스미디어가 바로 그것이다. 매스미디어는 오늘날 우리에게 쉴 틈 없이 메시지를 실어 나르는 중요한 채널이다.

(4) 피드백

피드백(Feedback)이란 송수신자가 서로에게 반응하는 것을 말한다. 만약 내게 누군가 농담을 하면 웃음을 띠게 되는 것과 같은 것이다. 우리는 서로에게 하루에도 수없이 많은 피드백을 하면서 살아간다. 피드백은 무엇보다 커뮤니케이션의 활력소가 된다는 점에서 중요하다. 상대방이 자신의 의견이나 감정을 공유하고 있다고 느끼게 만드는 확실한 단서로 작용하기 때문이다.

(5) 소음(잡음)

잡음(Noise)은 메시지를 정확하게 이해하는 데 방해가 되는 것을 말한다. 송수신자 사이에서 발생하는 잡음은 물리적 · 심리적 · 의미적 잡음의 세 가지 종류가 있다. 먼저 물리적 잡음은 실제 외부 환경에서 물리적으로 발생하는 잡음을 말한다. 복도에서 나는 시끄러운 소리 때문에 수업이 지장을 받는 경우를 생각할 수 있다. 심리적 잡음은 송수신자의 마음 속에 일어나는 잡념과 같은 것이다.

(6) 세팅

세팅(Setting)은 커뮤니케이션이 이루어지는 공간으로서, 커뮤니케이션에 중대한 영향을 미친다. 예컨대 강당과 같은 공적인 공간은 연설하기에는 적합하지만 사적인 대화를 하기 위해 만나는 장소가 될 수는 없다. 따라서 좀 더 친밀한 대화를 하기 위해서라면 서로 얼굴을 마주 대할 수 있는 작고 아늑한 공간을 찾는 것이 필요하다.

2) 의사소통의 방법

(1) 언어적 의사소통과 비언어적 의사소통

① 언어적 의사소통은 언어를 이용한 의사소통으로서 구두(口頭) 와 문서를 이용해서 상호간에 의사소통을 하는 것으로 가장기본적인 요소는 단어와 문맥이다.

② 비언어적 의사소통은 비언어적 의사소통을 수반하며 송신자가 대화 중에 보여주는 손짓과 몸짓은 바로 비언어적 요소이다. 또한 비언어적 의사소통은 문화와 매우 밀접한 관계를 맺고 있으며, 특정적인 비언어적 의사소통 행동은 관찰자의 문화적, 민족적, 인종적인 배경에 따라서 서로 다르게 해석될 수도 있다는 의미이다.

(2) 일방적 의사소통과 양방향 의사소통

① 일방적 의사소통(One-way communication)이란 상대방의 입장을 고려하지 않거나 또는 송신자의 정보 송신에 대하여 피드백이 없는 것을 의미하며, 특정한 개인이 다수의 사람들을 상대로 일방적으로 자신의 의견을 전달하는 경우에 해당하는 것으로 강의, 연설, 설교, 프레젠테이션 등이 있다.

② 양방향 의사소통(Two-way communication)이란 일방적의사소통과 반대되는 개념으로서 피드백과 상대방을 고려하는 상황의 의사소통을 말한다. 개인간에 주고받는 대화나 인사, 소개 또는 상담과 면담 등이 있다. 따라서 양방향 의사소통은 상대방에 대한 정보를 얻거나 상대방의 의사를 확인하는 데 매우 효과적으로 활용된다.

(3) 텔레커뮤니케이션

텔레커뮤니케이션(Telecommunication)은 라디오, 텔레비전, 전신, 전화, 인터넷, 전자우편(e-mail), 컴퓨터를 이용한 메신저 등 각종 원거리 통신수단을 이용해서 의사소통을 하는 것을 말한다.

(4) 프레젠테이션

프레젠테이션(Presentation)이란 시청각 도구를 활용하여 개인이나 집단의 의견 또는 생각을 공개적으로 발표하는 것으로 각종 세미나, 학회, 회의, 브리핑, 보고 등에서 널리 활용되는 기법이다.

3) 의사소통의 중요성과 기능

(1) 보건의사소통의 중요성

① 환자의 관계에 영향

고객의 불편 사항 중 많은 부분이 의료진의 의사소통과 관련되어 있기 때문에 환자의 질문에 대하여 예의바른 태도로 성심껏 답변과 설명을 하며, 또한 최선을 다하여 진료하는 모습과 진정으로 염려해주는 태도가 필요하다.

② 조직의 목표달성에 기여

의사소통은 조직 속에서 구성원들의 역할관계와 협동 작업을 위한 상호관계를 유지시켜주는 집단행동의 중요한 요소이며 성과에 크게 영향을 미친다. 조직은 구조상 조직을 지탱해주는 구조(Structure)와 기술(Technology), 일(Work), 수행하는 사람(Worker)으로 구성된다.

③ 조직의 성장과 발전에 기여

대부분 경영자들은 조직에서 그 어떤 요소보다도 의사소통이 중요하다고 강조하는데, 그 이유는 조직의 구조와 활동범위가 바로 의사소통 기술에 의해 영향을 받기 때문이며 조직이 구조적으로 발전하고 사업의 범위가 확장되기 위해서는 그 조직의 구성원들이 환경에 적합한 의사소통기술을 가져야 한다는 것을 말해주는 것이다.

④ 조직의 경쟁력 강화 및 만족도 제고

병원을 찾는 환자의 만족을 극대화시키고 성공하는 병원이 되도록 하기 위해서는 차별화된 고객만족을 목표로 경영자와 모든 직원 사이에 원활한 의사소통이 이루어져야 한다.

(2) 의사소통의 기능

의사소통의 기능은 첫째, 조직의 방침을 조직 구성원에게 전파하며, 둘째, 직원의 불만을 제거하고, 셋째, 인간관계를 원활하게 하며, 넷째, 조직 구성원들의 사기를 진작시키며, 다섯째, 협동심을 고취시킨다.

3. 의사소통의 장애원인 및 갈등 해소방안

(1) 장애원인

의사소통 장애(Communication disorders)의 원인으로서는 ①의사소통 능력의 부족 ②송신자 및 수신자의 태도 ③조직체계상의 차이 ④송신자와 수신자의 지식부족 ⑤시간과 정보량의 차이 ⑥상호 의사소통 욕구간 시간격차 등이 있다.

(2) 갈등의 원인 및 해결을 위한 노력

① 갈등

갈등(Conflict)이란 "둘 혹은 그 이상의 실체가 적대적인 심리적 관계나 적대적인 상호작용관계에 의하여 연결되어 있는 상황 또는 과정"을 말한다.

② 갈등의 발생원인

일반적으로 갈등은 자원의 희소성, 시스템의 복잡성, 정보의 불충분 및 환경의 영향 때문이라고 하지만, 의사소통의 부족이나 미숙은 조직에서 개인 간의 갈등을 일으키는 주요한 원인으로 지적되고 있다.

③ 갈등해결을 위한 노력

갈등해결을 위한 노력으로는 상호간 공감대형성과 행동의 조화, 상황에 대한 이해, 말의 속도 조절, 노사협력을 위한 보건의사소통 등이 있다. 공감성(Empathy)이란 개인적인 요구에 대한 배려, 고객에 대한 관심, 고객요구의 경청, 고객 지향적인 시간의 배려, 진심어린 서비스로 구성된다고 하였다.

(3) 효율적인 의사소통

병원은 다양한 직종과 업무의 전문성으로 인해 상호지원 및 협조체계가 필요하며, 조직 구성원간의 원활한 의사소통이 이루어져야만 조직이 활성화되고 목표달성을 할 수 있다. 또한 내원고객에게 품격 높은 서비스제공을 위해 고객만족도 향상을 위한 직원과 내원고객 간의 원만한 의사소통의 유지와 관리가 필요하다. 의사소통은 병원의 조직문화의 형성에 있어서 매우 중요한 역할을 물론 병원의 성장과 발전에 기여도가 높으므로 병원경영기획을 담당하는 부서에서는 보다 효율적인 의사소통에 대한 방안수립과 지속적인 연구가 필요하다.

14-3 의료분쟁의 종류를 이해하고 예방과 관리를 수행하라?

학습 목표	14-3 의료분쟁의 의의 및 종류와 예방방법에 대하여 알 수 있다.

1. 의료분쟁 개념 및 종류

(1) 개요

의학과 의료기술의 발전으로 양질의 진료가 제공되고 있음에도 국민의 권리신장과 인식의 변화로 의료분쟁은 날로 증가하고 있다. 이렇게 의료분쟁이 증가하는 요인은 의료보장의 확대로 인한 의료 서비스 증가, 의료의 상품화로 인한 환자-의사 관계의 비인격화, 변호사의 양적 증가로 인한 법률구조 기회의 증가 등으로 볼 수 있다. 따라서 의료분쟁의 증가는 보건의료 및 국민생활에 여러 가지 좋지 않은 영향을 미치기 때문에 사회문제가 되고 있다. 우리나라는 1970년 대 이후 경제성장을 바탕으로 1989년 7월 1일 전 국민 의료보험 시대를 맞이하게 되면서 의료수요가 급속도로 증가하게 되었고, 각종 정보매체를 통하여 다양한 의료정보가 제공되는 동시에, 의료사고 피해구제 및 의료분쟁 조정 등에 관한 법률이 제정되면서 국민의 권리의식이 신장되는 환경을 배경으로 의료분쟁 건수도 급격히 증가하는 추세를 보이고 있다.

(2) 의료분쟁의 종류

① 의료분쟁

의료분쟁이라 함은 의사 · 치과의사 · 한의사 · 간호사 등 의료인이나 약사가 환자를 치료하거나 투약하는 과정에서 최선을 다했음에도 불구하고 돌발적으로 발생한 상황에 대한 주의 의무를 다하지 못함으로써 발생된 의료사고에 대하여 그 손해배상 책임 문제를 둘러싸고 의료인과 환자 사이에서 일어나는 다툼을 의미한다. 다시 말하면 의료행위의 결과를 놓고 환자 측이나 다른 의료기관이 의료인의 과오를 주장하면서 손해배상이나 형사처벌을 요구하는 다툼이 제기된 상태를 의료분쟁이라 한다.

② 의료사고

의료행위는 인간의 건강을 증진하거나 질환을 치료할 목적으로 수행되지만, 동일한 의료행위라 하더라도 의료서비스를 제공하는 사람과 제공받는 사람에 따라 치료결과가 매우 다르게 나타나기도 하고, 전혀 예상하지 못한 나쁜 결과가 초래되는 경우도 종종 발생하기도 한다. 이와 같이 의료행위에 의해 나쁜 결과가 발생하는 경우뿐 아니라 의술의 불완전성 및 의료인의 과실 등으로 인해 당초에 기대한 수준에 못 미치거나 상반되는 결과가 나타난 것을 의료사고(medical accident)라고 한다. 즉 의료사고는 의료행위가 개시되어 그 종료에 이르기까지의 과정에서 예기하지 아니한 결과가 발생한 경우를 지칭한다. 또한 의료사고 피구제 및 의료분쟁 조정 등에 관한 법률에서 의료사고란 보건의료인이 환자에 대하여 실시하는 진단 · 검사 · 치료 · 의약품의 처방 및 조제 등의 행위로 인하여 사람의 생명 · 신체 및 재산에 대하여 피해가 발생한 경우로 규정하고 있다.

③ 의료과오

의료행위를 수행하는 의료인이 업무과정에서 요구되는 선량한 관리자로서 주의의무를 태만히 하여 환자의 상태를 악화시키거나 사망에 이르게 하는 등의 결과를 야기한 경우를 의료과오라 하며, 의료과오를 일으킨 의료인을 의료과오 사범이라고 한다.

④ 간호분쟁

간호사의 간호, 처치, 투약 등의 행위가 잘못 수행되는 경우 뿐만 아니라 환자 이송 과정 또는 침상이나 병원 시설물로부터 낙상, 미끄러짐 등의 바람직하지 못한결과를 통칭하여 간호사고라고 하며, 이로 인해 환자 측과 의료인 사이에 다툼이 발생한 것을 간호분쟁으로 구분하기도 한다. 이는 의료법에 간호사는 의료인으로 규정되어 있으므로 간호 업무 또한 의료행위라 할 수 있으며, 환자를 치료시설에 수용하는 것도 의료행위를 수행하기 위한 필수적 과정의 하나라 할 때, 간호분쟁도 의료분쟁의 범주에 포함해야 하지만, 의사에 의한 직접적인 의료사고와 구분하여 원인을 규명하고 후속 조치를 마련하기 위해서 구분하는 것이라고 볼 수 있다.

(3) 의료분쟁의 원인

의료분쟁은 대부분 의료사고가 직접적인 원인이 되어 발생하지만, 완치를 바라는 환자 측의 과도한 기대감이나 응급 및 의료전달 체계의 미비, 의료에 대한 사회적 인식 등과 같은 간접적 원인에 의해 발생하기도 한다. 이러한 직 · 간접적인 여러 요인에 의해 발생하는 의료분쟁은 의료행위의 목적이 환자의 건강 회복을 추구하기 위한 선의에 기초하기 때문에 원하지 않는 나쁜 결과로 인한 피해자는 있으나 고의성을 지닌 가해자는 없는 기이한 상황이 전개되고, 인간의 생명을 완벽하게 소생시키는데 아직은 미흡한 의술에 의존할 수밖에 없는 현실을 배경으로 한다는 특징을 지니고 있다.

① 의료 주체적 요인

의료행위가 적법성을 기반으로 하지 못하거나, 의료과오로 인한 의료사고가 발생하게 될 때 의료분쟁의 직접적인 원인이 된다. 즉, 질병에 대한 오진을 포함하여 예방 또는 치료를 목적이 아닌 연구 또는 실험목적의 의료행위, 진료능력 부족, 객관적 의술의 준칙 위배, 의료인의 주의의무 소홀, 적정 의료설비의 미비, 진료과정에 관한 설명 부족 등으로 야기된 의료사고는 의료분쟁의 가장 큰 원인이 된다.

② 의료 본질적 요인

의료행위의 직접 대상이 되는 사람의 신체는 동일한 행위를 제공하여도 전혀 다른 생리적, 병리적 현상을 보이는 경우가 많기 때문에 기대한 치료효과가 나타나지 않거나, 불가항력적으로 환자를 사상에 이르게 하는 결과가 생길 가능성이 상존하고 있다. 또한, 의료는 시간적 긴급성, 지역적 접근성에 의한 한계를 지닌 특성이 있기 때문에 의료 전문성이 없는 일반인의 입장에서는 진료과정에 대하여 오해할 소지가 매우 큰 전문 분야이다.

③ 사회제도적 요인

의료보장 제도를 도입한 이후로 보편적 진료를 지향하는 우리나라의 의료정책 때문에 의료기관은 일정한 수준 이상의 수익을 확보하기 위해 의사 1인당 많은 환자를 진료할 수밖에 없어 진료 건당 충분한 시간을 갖고 세밀한 진찰을 통하여 가장 적절한 진료 방법을 선택할 수 없게 된 환경도 의료분쟁이 야기하는 주요한 원인의 하나라고 할 수 있다.

④ 의료 소비자 측 요인

효과적인 진료를 위해 필수적인 자신의 질병에 대한 과거력이나 특이증상을 밝히지 않거나, 의사의 진료지시를 지키지 않는 등과 같은 환자의 비협조적 자세는 진료과정을 어렵게 하며, 그로 인한 결과가 의료사고의 원인이 되고 의료분쟁으로 비화되기도 한다. 또한, 의료의 본질을 알지 못하는 환자가 나름대로 믿고 있는 잘못된 의학상식을 바탕으로 엉뚱한 진료방법을 요구하거나 스스로 원하는 수준을 충족하지 못한 결과에 대하여 불만을 제기하고 의료분쟁을 일으키기도 한다.

(4) 한국의료분쟁조정중재원

한국의료분쟁조정중재원(Korea Medical Dispute Mediation &Arbitration Agency)은 의료사고의 신속 · 공정한 피해구제 및 보건의료인의 안정적인 진료환경 조성을 위해 설립된 법인이다. 의료사고 피해구제 및 의료분쟁 조정 등에 관한 법률의 시행령에 명시된 조정중재원의 업무는 다음과 같다.

한국의료분쟁조정중재원의업무
1. 의료사고 예방에 관한 업무 2. 불가항력 의료사고 보상 재원(財源) 등 자산의 관리 · 운영 3. 의료분쟁에 관한 국제협력 4. 이 법 또는 다른 법령에 따라 위임받거나 위탁받은 업무 5. 그 밖에 보건복지부장관이 조정중재원에서 수행하는 것이 적절하다고 인정하는 업무

2. 의료분쟁에 행정 실무

원무를 수행하는 담당자의 중요한 업무 중의 하나가 의료분쟁을 슬기롭게 해결하고 파생되는 문제를 최소화하기 위해 다음의 내용을 기본으로 하는 실무능력을 지니고 발전시키는 것이라고 할 수 있다.

(1) 병원의 의료분쟁 관리부서

병원의 의료분쟁관리부서는 병원의 조직 중 대형병원은 법무팀을 조직하여 운영하고 있는 반면, 일반적으로는 대부분 원무팀(과)에서 관리하고 있다. 최근에는 변호사를 직원으로 채용하여 역할을 담당하고 있으며, 아울러 병원의 법률 관련업무도 동시에 수행하고 있다.

(2) 의료분쟁의 증가원인

의료분쟁은 수진기회의 증가, 국민권리의의식의 향상, 의료의 본질에 대한 이해부족, 의료제공형태의 변화, 의사의 전 근대적 의료관, 의사의 직업적 체면의식, 의사의 법규에 대한 이해부족, 의사수의 급증으로 인한 미숙한 의사의 진료가능성, 의료지식의 보급, 확대, 불신풍조만연, 의료심사조정기구의 활동부진, 사회적보상제도 부족 등을 들 수 있다.

(3) 의료분쟁 발생

의료분쟁(醫療紛爭)은 어느 순간 갑자기 터지는 것이 아니라, 진료 및 간호 과정에서 환자와 보호자가 불만을 제기하거나 공격적인 언행을 드러내기도 하며 건의함이나 홈페이지를 통한 고충 또는 문제점의 제기 및 병원 행정책임자와의 면담을 요구하는 것과 같은 특이 사항이 감지되는 등 여러 경로를 통해 의료분쟁의 전조 증상이 나타나게 된다.

① 발생원인 확인

의료분쟁이 발생할 조짐이 뚜렷하거나 실제로 보호자 측의 항의가 발생하게 되면, 담당자는 진료업무가 방해를 받지 않는 범위 내에서 유관부서의 협조를 요청하는 등의 적절한 조치를 취하는 동시에, 주치의 및 협진 의사, 간호사, 의료지원부서 담당자 등과의 면담을 통하여 진료가 진행되어 온 경위를 파악하고, 진료행위 과정에서 의료 적법성뿐 아니라 법률적 차원에서 분쟁을 야기할 수 있는 소지의 유무를 파악하고 정리한다.

② 환자 측 면담

강력하게 민원사항을 제기하거나 분쟁단계에 들어 선 환자 측은 병원 직원을 만나게 되는 과정을 이미 의료사고가 발생하였다고 단정하고 확신하면서 병원이 자기의 주장을 인정하고 해결책을 제시하기 위한 절차로 인식하기 때문에 상당히 흥분되거나 감정에 치우친 상태에서 자신의 주장만을 반복하는 경우가 많으므로 업무가 합리적으로 진행되기가 결코 쉽지 않은 상태라고 할 수 있다. 담당자는 이러한 일반적 상황을 제대로 알고 처음부터 병원의 입장을 일방적으로 대변한다는 인상을 주지 않도록 하며, 환자 측의 입장을 고려하여 불만이나 요구사항을 경청하고 필요한 경우에는 적합한 설명을 하는 등 상황에 따라 객관적인 입장을 견지하면서 적절히 대처하는 것이 중요하다.

③ 대책회의 및 지침 수립

제기된 의료분쟁에 관한 전반적인 진료경위 및 상황이 파악되면 병원장에게 보고하는 한편, 의료분쟁조정위원회, 간부회의 등 병원의 공식적 기구를 통하여 대책을 검토하여 적절한 지침을 수립한다. 대책 회의에서 수립된 지침은 해당 의료분쟁 건에 대해 병원이 취하게 되는 공식적 입장이 되는 것이므로, 의료과실의 유무, 환자 상태 등을 감안하여 객관적 사실에 입각한 결론을 내는 것이 필요하지만, 환자 측의 오해를 방지하고 신뢰감을 주어 원만한 해결방안을 이끌어 내기 위한 대화와 협상의 여지를 남기는 게 바람직하다.

(4) 합의

합의(合意)란 의료분쟁 사안을 소송에 의해 시비를 가리는 것이 아니라, 당사자 간에 입장을 조율하여 적정한 선에서 합의금을 결정하고 법적인 문제를 제기하지 않기로 약속하는 것을 말한다.

① 합의 유도

의료분쟁 사안을 해결하기 위해 병원이 나름대로 최선의 노력을 다 하고 있다는 의지를 보일 때 합의에 이를 수 있다. 즉, 분쟁 담당자가 의료진과의 긴밀한 협조관계를 바탕으로 환자 측의 이해를 도울 수 있도록 충분하고 성실하게 설명하는 자세를 일관성 있게 유지함으로써, 환자 측이 격앙된 감정과 태도를 누그러뜨리고, 의료사고가 의료인의 고의가 아닌 불가항력적인 의료의 특수성에 기인한 것이라는 현실을 객관적으로 바라볼 수 있을 때 합의가 이루어진다.

② 합의금 결정

현실적으로 의료분쟁 당사자 모두가 흡족한 수준에서 합의금을 결정하기는 쉽지 않은 문제이나, 일반적으로는 환자의 재산, 직업, 수입, 부양가족 등의 경제 사정과 향후 진료 및 개호 비용, 장애 상태, 환자와 가족의 정신적 충격에 대한 보상(위자료), 유사 분쟁 사례, 변호사 자문 등을 종합적으로 참고하여 산출하게 된다. 산출된 금액을 기초로 의료과오의 정도에 따라 적정금액을 제시하고 합의를 도출하기 위해 진지하게 노력하는 것이 중요하다.

③ 합의서 작성

합의에 이르게 되면 합의서를 작성하는데, 합의한 뒤에 그 사실을 번복하거나 추가로 보상을 요구하는 등 다툼의 소지를 방지하는 동시에 당사자가 동등한 입장에서 자의에 의해 합의한 사실을 인정받을 수 있는 내용을 담도록 하고, 합의의 법적 효력을 확보하기 위해 공증 절차를 거치는 것이 효율적이다.

합의서 작성 시 참고사항
환자 인적 사항, 의료사고 일시, 합의 금액, 향후 진료비 부담 주체와 범위, 합의금 지급 방식, 합의 일자, 합의 당사자 등의 내용과 함께 합의 뒤에 민사 및 형사상 이의를 제기하지 않겠다는 확인사항이 필수적으로 기재되어야 한다.

(5) 소송

의료분쟁과 관련하여 환자 측에서는 민사소송과 형사소송을 제기할 수 있다.

① 소송제기 대책 수립

환자 측에서 의료분쟁 사유를 들어 의료인을 고소하거나 고발하면, 해당 의료인은 피의자신분이 되어 검찰에 출두해야 하며, 민사소송을 제기하면 최초 변론 기일 전까지답변서를 제출할 수 있도록 준비해야 한다.

② 소송 위임장 제출

전반적인 소송 절차를 변호사에게 위임하기로 결정한 경우는 소송위임장을 변호사에게 제출하고 착수금을 지급한다. 지급한 착수금에 대한 증빙 자료는 간이영수증이 아닌 세금계산서를 수령한다.

③ 소송자료 제출

소송(訴訟)에 대비하기 위하여 진료경위, 의학적 문제점 및 참고할 만한 내용이나 자료, 증거 등과 함께 외국어 자료는 번역물을 첨부하여 변호사에게 제출하고 자세하게 설명함으로써 제한적인 의료지식을 지닌 변호사가 의료분쟁이 제기된 된 상황을 정확하게 파악할 수 있게 한다. 특히, 법원에서 제출 요구한 자료나 소송, 주장을 입증하는데 필요한 자료는 담당자, 변호사, 의료진, 병원 경영 책임자 등의 철저한 검토를 거쳐 제출함으로써 일부가 누락되거나 사후 진술 과정에 상반되는 내용이 발생하지 않도록 주의한다.

④ 소송 진행

소송 진행에 필요한 행정적 지원을 제공하면서 공판 일자 확인, 판결 내용 및 이유나 배경 등을 신속하고 정확하게 파악하여 다음 단계의 대책 마련에 도움이 될 수 있게 한다.

⑤ 상소

재판 결과가 병원의 승소로 끝나면 변호사에게 승소 사례금을 지급하고 업무를 종결하면 되지만, 패소할 경우는 변호사와의 협의를 거쳐 항소 여부를 결정한다. 항소 기간은 형사소송의 경우 판결 선고일로부터 7일 이내이며, 민사소송은 판결문 송달일로부터 14일 이내이다.

⑥ 민사 및 형사소송의 경우 항소기간

민사소송(民事訴訟) 의 항소기간은 판결이 선고되면 판결서가 10일 정도 안에 송달되는데 판결정본송달 받은 날부터 2주일(14일) 내에 패소한 당사자는 항소장을 제출하여야 한다(항소장은 원심법원에 제출) 형사소송의 항소는 제기할 수 있는 기간을 항소기간이라고 하는데 민사소송에서는 판결의 송달이 있는 뒤에 2주일 안에, 형사소송(刑事訴訟)에서는 판결을 선고한 날로부터 7일 안에 항소를 해야 한다.

3. 의료분쟁 예방활동

의료분쟁이 발생하지 않도록 진료에 만전을 기하는 것이 가장 바람직하지만, 의술이 완전하지 않고 다양한 전문직이 의료서비스 과정에 개입하기 때문에 의료사고를 완전히 예방한다는 것은 불가능하다고 할 수 있다. 그러나 의료사고나 과오를 예방하려는 노력의 정도에 따라 분쟁 발생 건수를 상당히 감소시킬 수 있으며, 분쟁 예방은 다음과 같다.

(1) 의료사고 예방위원회 설치운영

의료사고 피해구제 및 의료분쟁 조정 등에 관한 법률이 발효됨에 따라 종합병원 개설자는 의료사고 예방위원회를 설치 · 운영해야하며, 예방위원회는 의료사고의 예방과 관련한 다음 사항을 심의한다.

① 의료사고 예방에 관한 보건의료기관의 시책(施策)에 관한 사항

② 의료사고 실태 분석 및 평가에 관한 사항

③ 보건의료기관 소속 직원에 대한 의료사고 예방교육에 관한 사항

④ 의료사고에 관한 통계작성 및 연구에 관한 사항

⑤ 그 밖에 예방위원회의 위원장이 심의에 부치는 사항

(2) 최선을 다하는 의료행위

의료분쟁은 진료 결과가 의료진의 기술적 실수나 돌발 상황에 대한 늦장 대처, 최선을 다하지 않는 듯한 태도 등에 의한 의료사고라고 느낄 때 발생하게 된다. 따라서 의료기술이 부족하기 때문에 의료사고로 이어졌다는 오해가 생기지 않도록 수술이나 특수검사를 시행하는 전 과정에 걸쳐 의료행위에 최선을 다해야 할 뿐 아니라, 수술 전 검사결과의 확인과 필요 의약품의 준비, 예정시간 준수 등과 같은 진료절차를 충실히 수행해야 한다.

(3) 충분한 설명

심신이 나약해진 환자는 현재 자신의 상태가 어떠하며 진료결과가 어떻게 나타나게 될 지에 대해 궁금해 하며 불안한 심리를 갖게 된다. 따라서 진료과정과 예후에 대해 충분하게 설명해 주는 것이 환자의 회복에 큰 영향을 미칠 뿐만 아니라, 의료분쟁을 최대한 예방할 수 있는 방법이며 의료진이 환자에게 설명해야 하는 사항은 다음과 같다.

의료진이 환자에게 설명해야 하는 사항
* 환자의 병명과 그의 증상 (병명이 정해지지 않은 상황도 포함) * 필요한 검사의 종류, 목적, 내용, 기술적인 설명, 마취의 필요성 등 * 예상되는 요법의 종류, 약물투여, 주사 및 수액, 시술, 수술, 방사선 요법 등 * 검사에서 얻을 수 있는 결과, 부작용, 안정성, 위험성, 마취의 필요성 * 예상되는 치료방법, 예상되는 부작용, 합병증, 후유증, 위험성 등이 있다.

① 친절, 겸손한 자세

예의와 겸손을 갖추고 상대방을 대하는 것은 대화의 기본이 되는 덕목이며 어떤 대화기법보다 상대방으로 하여금 문제를 쉽게 이해하게하고 성실과 신뢰감을 동반한 친절함을 느끼게 한다. 따라서 진료 과정에서 만나게 되는 환자나 보호자를 업무나 진료의 대상으로 대하지 말고 귀한 인격체로서 존중하고 친절하게 대하는 자세가 중요하다.

② 진실하고 성실한 태도

질병의 치료를 위해 필요한 의료의 본질적 내용에 초점을 맞추고 환자의 회복을 위해 어떤 역할을 하는가에 초점을 맞춰 설명을 하는 것이 바람직하다.

③ 일관성 유지

의료서비스를 제공하기 위해서는 주치의를 포함하여 전공의, 의료기사, 협력진료를 의뢰받은 전문의사 등 다수가 관여하게 되는데 그 과정에 참여하는 의료인마다 진료과정이나 결과, 예후에 대한 예측과 표현이 조금씩 상이할 수도 있으므로 진료에 관한 모든 설명은 주치의가 책임지고 일관성 있게 설명해야 한다.

④ 필요한 시기 선정

설명하기가 어려운 상황이라도 시간을 늦추거나 회피하지 말아야 하고 아주 사소한 문제라고 해도 무시하지 말고 사유를 알게 된 직후에 환자측에게 책임감 있게 설명하는 것이 필요하다.

(4) 예방 교육

의료진을 포함한 병원직원들에게 적합한 사례를 개발하여 정기적 또는 수시로 분쟁예방 교육을 시행하는 것은 매우 중요하다. 이런 예방교육의 중요성이 강조되는 이유는 다음과 같다.

첫째, 의료분쟁이 발생하게 되면 진료에 차질을 빚게 되어 진료수익이 감소될 뿐 아니라, 피해 보상을 위한 비용도 상당한 금액을 지급하게 되므로 기회비용과 경제적 손실을 최소화하기 위해서는 무엇보다도 분쟁예방 활동이 강화되어야 한다.

둘째, 병원에 의료분쟁이 발생된 사실이 지역사회에 알려지게 되면 분쟁과 직접적인 관계가 없는 고객의 만족도가 급격히 저하되어 잠재고객을 상실할 수밖에 없기 때문이다.

셋째, 의료분쟁은 병원의 의료수익을 저하시키고 배상이나 보상으로 인한 손해가 발생할 뿐 아니라, 병원에 대한 소비자의 인지가치(brand value)가 저하되어, 고객뿐 아니라, 잠재고객까지도 잃게 되는 치명적 위협요인이 되기 때문에 철저하게 관리해야 하는 것이다.

따라서 의료분쟁 예방활동은 병원장이나 의료진만이 관심을 기울여야 하는 것이 아니라 병원의 모든 구성원을 대상으로 지속적이고 정책적으로 꾸준히 관심과 노력을 기울이도록 관리해야 하는 위기관리(risk management)요소로 인식하는 것이 중요할 것이다.

(5) 바람직한 병원 문화 정립

환자 위주의 진료와 양질의 의료서비스를 제공하는 것을 목표로 하여 병원구성원 모두가 서로 협조하며 창조적으로 업무를 수행하는 자부심이 기반이 되는 바람직한 병원 문화를 정립하는 것도 분쟁을 예방하는 중요한 요소이다.

4. 개인정보보호

(1) 개인정보보호법개인정보보호법

개인정보보호법은 개인정보 보호를 위한 법체계를 일원화하고 개인의 권익 보호를 강화하기 위한 법으로 2011년 3월 29일 제정되었다. 개인정보보호법은 각종 컴퓨터 범죄와 개인의 사생활 침해 등 정보화 사회의 역기능을 방지하기 위한 목적으로 제정된 법률이며, 이 법의 보호대상인 개인정보는 주민등록, 신원조회, 병역사항 및 각종 납세자료 등 개인 신상에 관한 모든 정보를 포함한다.

(2) 목적

이 법은 개인정보의 처리 및 보호에 관한 사항을 정함으로써 개인의 자유와 권리를 보호하고, 나아가 개인의 존엄과 가치를 구현함을 목적으로 한다.

(3) 개인정보보호법의 정의와 목적 및 처벌규정

개인정보보호법은 개인정보의 처리 및 보호에 관한 사항을 정함으로써 개인의 자유와 권리를 보호하고, 나아가 개인의 존엄과 가치를 구현함을 목적으로 한다. 국가행정기관, 지방자치단체, 공공단체 등 공공기관은 보유하고 있는 개인정보를 본래의 목적 외로 이용하거나 제공할 수 없으며, 개인정보를 누설 또는 권한 없이 처리하거나 타인의 이용에 제공하는 등 부당한 목적으로 사용하여 이를 위반할 경우에는 3년 이하의 징역이나 1,000만원 이하의 벌금형에처하게 된다. 또한, 부당하게 개인정보를 제공받아 사용한자도 2년 이하의 징역 또는 700만원 이하의 벌금형 처벌을 받는다.

(4) 개인정보관리(Personal Information Management)

개인정보 유출 사고는 인터넷 사이트 업체에서 누군가의 범죄 행위나 해킹 등에 의해 발생하기도 하지만, 대부분은 이용자의 부주의에 의해 발생한다. 특히 병원의 개인정보 보호는 일반개인보다 더욱더 민감한 의료정보를 담고 있어서 보안에 보다 철저히 관리되어야 하며, 국민건강보험법 등에 따라 환자의 동의하에 관리되어야 한다. 따라서 소중한 개인 정보가 유출되지 않게 하기 위해서 먼저 개인정보보호에 관한 개개인의 의식이 확립되어야 한다.

제 15 장

환자진료실적 및 경영분석

15-1 환자진료실적을 분석하여 경영의 효율성을 제고하라?

학습목표

15-1 | 환자진료실적(지표)을 분석하여 경영의 효율성을 제고할 수 있다.

1. 환자진료실적

1) 환자의 구분 및 유형

환자구분은 진료형태에 따라 외래환자, 입원환자로, 내원경험에 따라 신환자, 구환자로, 질병양상에 따라 진료과별 초진환자, 재진환자로, 진료희망에 따라 일반진료환자와 진료비 지급방법에 따라 환자유형은 건강보험환자, 의료급여환자, 산재보험환자, 자동차보험환자, 일반환자로 구분할 수 있다. 그리고 환자수, 병상수, 의료수익의 산정의 일반원칙은 아래와 같다.

(1) 내원 구분

특정병원에 있어서 병원의 이용한 경험여부에 따라 다음과 같이 분류한다.

① 신환(처음 오신분)

특정병원에 과거 이용경험이 없이 처음 병원을 이용하는 경우이다. 과거에 이용한 경험이 전혀 없으므로 새로운 등록번호(진찰권번호)를 부여하고 의무기록지도 처음으로 작성한다. 보험진료비 청구 구분에는 초진에 해당된다.

② 초진

특정상병으로 특정 진료과에서 처음진료를 받는 경우에 산정된다. 한 개의 상병으로 완치된 후 동일상병으로 재발되어 내원하는 경우나 2개과 이상을 동시에 진료하거나 분과가 되어 있는 종합병원의 경우에는 각각 초진으로 산정할 수 있다.

③ 재진

특정 진료과나 타 진료과에서 상병이 완치 되지 않고 2회 이상 지속적으로 진료를 받는 경우에 산정된다.

(2) 환자종류(유형)별 구분

환자유형은 건강보험환자, 의료급여환자, 산재보험환자, 자동차보험환자, 일반환자, 외국인환자 등으로 구분한다.

(3) 환자수 구분 및 진료일수, 가동병상수

(가) 외래환자수

진료과를 중심으로 산정하되 한 환자가 하루에 2개과에서 진료를 받았다면 2명으로 계산하며, 응급환자수는 별도로 구분한다. 그리고 신체검사 수진자(건강검진 및 종합검진, 일반신체검사)는 외래환자에 포함하지 않고 별도로 관리하며, 또한 임상진료과에서 진료지원과에 검사를 의뢰하여 실시한 경우 진료지원과(임상병리검사, 방사선촬영 등)의 환자수는 산정하지 않는다.

(나) 입원환자수

하루 동안 병상을 차지하고 있었던 환자수를 산정하며, 입원 중에 전과한 환자는 전출된 과와 전입된 과에 각각 분리하여 산정한다. 그리고 신생아의 경우는 별도 입원수속을 한 경우에만 입원환자로 산정한다.

① 입원실인원

입원 수속이 종료되고 입원이 허락된 환자 수. 매일 0시 기준으로 그 이전 24시간 내에 입원수속을 행한 환자를 말한다.

② 입원환자 연인원

일정기간에 병상을 차지하고 있는 환자의 총합계를 뜻하며, 재원환자 연인원수와 같은 개념이다. 또한 연입원 환자수라 하며 입원환자의 총재원일수를 말한다.(예 : 입원환자 1명이 10일간 입원하면 실입원 환자수는 1명, 입원연인원은 10명으로 집계한다)

③ 퇴원환자 실인원

입원한 환자가 입원치료를 종결하고 의료기관을 떠나는 환자 수를 의미하며, 매일 0시에서 24시간 이내 퇴원수속을 마치고 병원을 떠난 환자 수를 말한다.

④ 재원환자수

재원환자수는 일정시점을 기준으로 병원에서 입원진료 중에 있는 환자의 통계이다.

(다) 진료과별 환자수

① 진료과별 외래환자수

진료과별 외래환자수는 일정기간에 진료과별로 진료를 받은 환자수를 의미하며, 초진 및 재진환자로 구분하여 집계한다.

② 진료과별 입원환자수

진료과별 입원환자수는 일정기간에 입원진료를 받은 환자수를 의미하며, 진료과별로 집계한다.

(라) 외래(또는 입원)진료일수 및 가동병상수

① 외래진료일수는 일정기간동안 외래환자의 진료일수를 말하며, 진료를 하지 않는 날짜(공휴일 등)는 진료일수에 포함하지 않는다.

② 입원진료일수는 일정기간동안 입원환자의 진료일수를 말한다.

③ 가동병상수

허가병상과는 달리 입원환자의 진료를 위하여 병실에 실제 투입된 병원이 보유하고 있는 병상수를 말한다. 따라서 입원환자가 실제 이용 가능한 보유병상수를 말하며, 응급실, 분만실, 회복실, 주사실, 인공신장투석실, 물리치료실, 신생아용 베지넷 등은 가동병상수에서 제외함을 원칙으로 한다.

2) 진료환자 통계

(1) 병원통계의 개념

병원통계는 환자수, 진료비, 질병, 수술, 사망률 등의 자료를 작성하여 병원의 운영, 의학연구, 의료기관 현황보고, 의료기관인증 평가 등을 위한 자료를 얻기 위함이다. 환자통계는 환자와 관련된 여러 현상들에 관한 자료들을 일정한 기준에 따라 작성한 계수적 통계를 의미하며, 대상 분야에 따라 일반적으로 원무통계, 진료통계, 병원경영분석통계 등으로 구분된다.

(2) 외래 및 입원환자 통계

① 외래환자통계

외래환자통계는 외래에서 진료한 방문환자를 의미하며, 한 환자가 하루에 2개과 이상의 진료과에서 진료를 받았으면 2명으로 집계한다. 신체검사나 건강검진의 경우에는 외래환자수에 포함하지 않으며 직접진료를 담당하는 진료과별로 집계한다. 그리고 진단검사의학과, 병리과, 영상의학과 등의 경우에는 직접적인 접수와 진료가 이루어 졌을 경우에만 별도로 외래환자수로 산정하고, 임상진료과의 처방에 따라 검사를 위해 방문하는 보조진료부문의 환자는 외래환자수에 포함하지 않는다. 토요일진료는 병원여건과 특수성에 따라 1일 또는 0.5일(오전진료 경우)로 계산하기도 한다.

② 입원환자통계

입원환자통계는 병원에 입원하여 진료를 받는 환자를 집계한 것으로 병상가동 여부 및 입원수익통계와 관련하여 환자수 분석은 매우 중요한 의미와 가치를 갖는다. 따라서 외래와는 달리 실입원환자수 및 퇴원환자수를 연인원으로 구분하여 집계하며, 연인원은 입원실료가 부과된 입원환자를 기준으로 일정시점이나 일정기간을 합산하여 작성한다. 입원환자의 통계유형에는 실입원환자수, 퇴원환자수, 연인원(연입원환자수), 재원환자수, 재원환자연인원 등이 있다.

(3) 진료수익통계 및 기타수익 통계

의료수익을 계산하는 방법은 발생주의와 현금주의, 절충주의 등이 활용되고 있다. 발생주의는 의료서비스를 제공한 시점에서 의료수익이 발생하였다고 보는 방법이며, 현금주의는 의료수익의 발생과 관계없이 실제로 현금이 입금된 날을 기준으로 의료수익을 계산하는 방법이다. 절충주의는 발생주의와 현금주의로 혼용하여 사용하고 있는 경우이다. 따라서 대부분의 병원은 의료수익의 발생이 현실적인 서비스 제공과 일치하기 때문에 기업회계기준, 의료기관회계기준, 법인세법 등 모든 기준에서는 발생주의를 채택하고 있다.

진료수익통계는 크게 외래진료수익과 입원진료수익으로 구분하고 다시 환자종류별, 진료과별, 수가항목별(진료행위별)로 나누어 집계할 수 있다. 진료수익통계는 일별, 월별, 연간통계로 집계하고 있다.

기타수익통계에는 검진수익통계, 부대사업수익 통계(장례식장, 편의점, 커피숍, 식당수익 등) 등이 있다.

(4) 진료비 조정통계

보험자단체에서 진료비를 청구하여 심사조정후의 조정된 내용을 항목별로 집계한 통계자료를 진료비 조정(삭감)통계라 한다. 이미 발생된 보험자단체 부담진료비에 대한 통계로서 월별, 분기별, 혹은 연도별로 분석하여 경영실적관리와 의료의 질 관리활동에 이용되고 있다.

2. 진료실적 분석 지표

진료실적이란 병원이 제공한 의료서비스를 받은 환자의 수와 진료건수를 기초로 하여 산출되는 진료량과 진료수익, 병상이용률 등을 말하는데, 전술한 바와 같이 외래. 입원, 진료과별, 환자종류(유형)별로 집계되어 있는 환자수와 수가종목별, 환자종류별로 집계하는 진료건수를 연결시키면 여러 가지의 분석이 가능해진다. 진료실적 분석지표에는 진료량 분석지표, 진료비 분석지표, 병상이용도 분석지표, 진료권 분석지표 등이 있다.

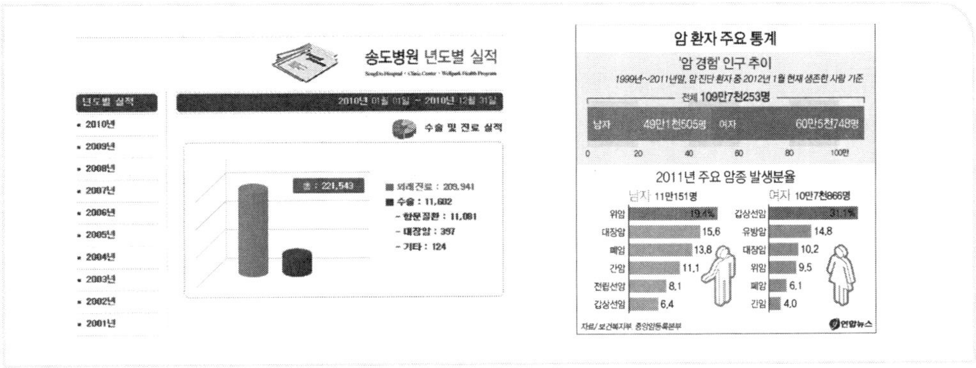

그림 15-1 진료실적

(1) 진료량 분석지표

진료량 분석지표에는 외래환자 초진율, 외래환자 입원율, 응급환자율, 평균재원일수, 입원대 외래환자 비율, 일평균 외래환자수, 100병상당 일일평균 외래(재원)환자수, 외래(입원)환자 유형(종류)별 구성비 등이 있다. 진료량은 병원이 제공한 의료를 받은 환자의 수와 진료건수를 의미한다.

① **일평균 외래환자수(명)**

연외래환자수를 외래진료일수로 나눈 값으로 일일평균 몇 명의 환자가 병원에 내원하였는가를 측정하는 것이다. 외래환자와 연인원수는 초진환자와 재진환자를 합한수를 말하며, 외래진료일수는 공휴일을 제외하며 토요일 진료시는 마감시간과 병원여건에 따라 1일 또는 0.5일로 계산한다.

$$\text{일평균 외래환자수} = \frac{\text{외래환자연인원수}}{\text{외래진료일수}}$$

② **외래환자 초진율(%)**

외래환자 초진율(New Outpatient ratio)은 일정기간 동안의 연 외래환자 중 초진환자가 차지하는 비율이다 이는 병원의 환자유인력을 나타낸다. 또한 이 비율이 높아지면 병원 진료권 인구가 증가하고 병원의 신뢰도가 높아지고 있다는 것을 의미한다.

$$\text{외래환자 초진율} = \frac{\text{초진환자수}}{\text{연외래환자수}} \times 100$$

③ **외래환자 입원율(%)**

외래환자 입원율(Admissions of Outpatients)은 일정기간 동안의 연 외래환자 중 그 병원에 입원하는 환자의 비율을 의미하며, 병원에 내원하는 환자의 질병의 중증도를 나타낸다.

$$\text{(1) 외래환자 입원율} = \frac{\text{실입원환자수}}{\text{연외래환자수}} \times 100$$

$$\text{(2) 진료과별 외래환자 입원율} = \frac{\text{진료과별실입원환자수}}{\text{진료과별연외래환자수}} \times 100$$

④ **응급환자율(%)**

응급환자율(Emergency cases to Outpatient ratio)은 연외래환자 중에서 응급환자가 차지하는 비율을 의미한다. 응급환자율이 높으면 입원잠재력이 높아짐을 의미하고, 지역사회주민의 병원에 대한 신뢰도를 나타낸다. 또한 응급환자비율이 높으면 입원하는 환자수도 많을 수 있다.

$$\text{응급환자율} = \frac{\text{응급환자연인원수}}{\text{외래환자 연인원수}} \times 100$$

⑤ 응급환자 입원율(%)

응급환자 입원율(Admissions of Emergency ratio)은 응급실에 내원하여 진료한 환자 중 몇 명이 입원하였는가를 비율로 산출하는 지표이다. 응급실에 내원한 환자의 상당수가 다른 병원으로 후송된다면 병원은 지역사회로부터 신뢰를 잃게 될 뿐만 아니라, 의료수익도 감소할 수 밖에 없으므로 이 비율은 입원환자관리라는 측면에서 볼 때 응급실의 효율적 관리운영을 위해 분석이 필요하다.

$$\text{응급환자 입원율} = \frac{\text{응급한 환자중 입원한 환자수}}{\text{총응급환자수}} \times 100$$

⑥ 평균재원일수(일)

재원일수(Average length of Stay)는 입원에서 퇴원까지의 일수를 말하며, 입원환자의 총 재원일수를 퇴원 실인원수로 나눈 값으로서, 입원환자가 평균 며칠동안 재원하였는가를 파악하고 특성별 재원상황을 설명해준다.

$$\text{평균재원일수} = \frac{\text{퇴원환자 재원일수 누계}}{\text{퇴원실인원수}} \quad \text{또는} \quad \frac{\text{총재원일수}}{\frac{(\text{입원실인원+퇴원실인원})}{2}}$$

- 평균재원일수가 길어지면 병상이용률은 높아지나 병상회전율이 낮아지고 진료건당 진료비는 증가되는 반면, 입원환자 1인당 1일 평균부담 진료비는 감소한다. 반대로 진료의 집중도가 클수록 평균재원일수는 짧아지나 환자 1인당 일평균 진료비는 증대된다.

(예) 800병상인 B병원은 연간 실퇴원환자수가 26,280명이고, 연간 총재원일수가 262,800일이라면 평균재원일수는 10일로 계산된다(262,800일 ÷ 26,280명)

⑦ 입원대 외래환자 비율(%)

입원대 외래환자 비율(Outpatient Visits to Inpatient Days)은 연외래환자수를 총 재원일수로 나눈 값으로서 입원환자수에 대한 외래환자수의 비중을 설명하고 의료수익의 외래 의존도를 나타내 준다. 이 비율이 높으면 병상이용률보다 병원이용률이 상대적으로 더 높아지며 입원환자도 증가할 가능성이 있음을 시사한다. 일반적으로 병상규모가 작은 병원은 입원환자가 상대적으로 적음으로 이 비율이 높게 나타나며, 병상규모가 큰 병원은 입원환자 중심의 진료를 하기 때문에 이 비율이 낮아지게 된다.

$$\text{입원대 외래환자비율} = \frac{\text{연외래환자수}}{\text{총재원일수}}$$

- 일반적으로 입원 대 외래환자비가 1 : 2 수준이며, 예를 들면 1,000병상 규모의 병원에서 일평균 외래환자수는 약 2,000명 이상 정도가 되어야 한다는 의미이다.

⑧ 100병상당 1일 평균 외래(재원)환자수(명)

규모가 서로 다른 병원간의 일일평균 외래(입원)환자의 진료실적을 비교해 보기위한 지표로서, 연 외래환자수(총재원일수)를 외래(입원)진료일수로 나누어 일평균 외래(재원)환자수를 산출하고 이를 다시 100병상당 외래(재원)환자수로 환산한 값이다. 가동병상수란 입원환자의 진료를 위하여 병실에 실제 투입된 병원이 보유하고 있는 병상수를 의미한다. 따라서 응급실, 분만실, 회복실, 주사실, 인공신장투석실, 신생아용 베지넷 등은 가동병상에서 제외된다.

$$\text{100병상당 일일평균외래(재원)환자수} = \frac{\text{연외래환자수(총 재원일수)} \div \text{외래(입원)진료일수}}{\text{평균가동병상수/100병상}}$$

⑨ 외래(입원)환자 진료과별 구성비(%)

외래(입원)환자를 진료과별 이용형태에 따라 환자의 점유율 구성비를 측정하는 지표이다.

$$\text{외래(입원)환자 진료과별 구성비} = \frac{\text{(진료과별)외래환자연인원수}}{\text{외래환자 연인원수}} \times 100$$

⑩ 외래(입원)환자 유형(종류)별 구성비(%)

외래(입원)환자를 진료비 지불형태로 구분해 볼 때 전체 외래(입원)환자에 대한 각각의 점유율을 나타낸다. 환자의 유형에는 건강보험환자, 의료급여환자, 산재보험환자, 자동차보험환자, 일반환자 등이 있다.

$$\text{외래(입원)환자 유형별 구성비} = \frac{\text{환자유형별외래환자연인원수(환자유형별 재원환자연인원수)}}{\text{연외래환자수(재원환자연인원수)}} \times 100$$

⑪ 외래환자 1인당 방문횟수

외래환자가 평균 몇회나 본원에 와서 외래진료를 받았는가를 알기위한 지표로서 의사의 진료방침에 따라 차이가 발생할 수 있다. 이 지표는 외래진료비의 청구누락 여부 검증에 중요한 역할을 담당한다고 볼 수 있다.

$$\text{외래환자 1인당 방문횟수} = \frac{\text{진료과별 연외래환자수}}{\text{진료과별 실외래환자수}}$$

(예) A의사는 1주일 이후에 진료 받으러 오라고 하고, B의사는 3일 후에 오라고 한다면 → 외래환자수가 동일할 경우라도 B의사가 담당한 외래환자의 평균방문횟수는 2배가 넘게 된다.

⑫ 외래(입원)환자 연령대별 구성비(%)

외래(입원)환자 연령대별구성비는 병원을 이용한 외래(입원)환자의 연령대별 점유 구성비를 알기위한 지표로써 0~9세, 10세 이상~19세, 20세 이상~29세, 30세 이상~39세, 40세 이상~49세, 50세 이상~59세, 60세 이상~69세, 70세 이상~79세, 80세 이상으로 구분하여 산출한다. 이 지표는 산출하여 진료과의 활성화정책 및 특수클리닉개설에 참고하기도 한다.

$$\text{외래(입원)환자 연령대별 구성비} = \frac{\text{연령대별 외래(실입원)환자수}}{\text{연외래(실입원)환자수}} \times 100$$

⑬ **예약접수율 및 예약진료율**

병원의 진료예약(내원, 전화, 인터넷 등)에 대한 통계로서, 특히 예약환자는 예약된 진료일에 내원하여 진료를 받을 수 있도록 모바일안내 등을 이용 하여야하며, 부도율 관리가 무엇보다도 중요하다. 예약접수율은 연외래환자 중 예약한 환자수의 비율이며, 예약진료율은 연외래환자수 중 예약 후 실제로 진료를 받은 환자수의 비율을 말한다.

$$(1)\ 예약접수율 = \frac{예약접수환자수}{연외래환자수} \times 100$$

$$(2)\ 예약진료율 = \frac{예약진료환자수}{연외래환자수} \times 100$$

(2) 진료비 관련 분석지표

진료비 관련 분석지표는 진료과별, 환자유형별, 수가종류별로 구분하여 산출할 수 있으며 진료비 분석은 단위당 금액이나 항목별 구성비를 산출하여 이용한다. 진료비 관련 지표에는 외래 및 입원평균진료비, 100병상당 외래(입원)수익, 진료과별 외래(입원)수익 구성비, 외래(입원)진료행위별 구성비 수익 등이 있다.

① **외래환자 1인 1일당 평균진료비(원)**

일정기간의 외래 진료수익을 연외래환자수로 나누어 산출한다. 외래환자 1인 1일당 평균진료비가 높다는 것은 외래수익이 많음을 의미하나 외래환자의 감소를 초래할 우려가 있다. 외래수익을 증대하기 위해서는 외래환자수를 증가시키거나 외래환자의 1인 1일당 평균진료비를 증대하여야 한다.

$$외래환자\ 1인\ 1일\ 평균진료비 = \frac{외래수익}{연외래환자수}$$

외래환자 1인 1일당 평균진료비는 수가종목별 진료량과 수가수준에 의해서 결정되므로 진료과별 환자종류별 외래환자 1인 1일당 평균진료비가 전년 또는 유사규모의 병원에 비해 현저히 높거나 낮게 나타났을 경우에 제공되는 환자 1인당 진료량 및 수가 수준에 대한 분석도 아울러 실시함으로써 서비스량의 적정여부 및 수가수준의 적정성여부를 검토하여야 한다.

② 입원환자 1인 1일당 평균진료비(원)

입원환자 1인 1일당 평균진료비는 일정기간의 입원진료수익을 총재원일수로 나누어 산출한다. 이는 입원환자에게 제공되는 진료량, 진료건당, 진료비수준, 재원일수에 영향을 받는다. 따라서 이 지표가 낮은 병원은 평균재원일수를 단축시키기 위하여 노력하여야 한다. 입원환자 1인 1일당 평균진료비가 높으면 병원수익에도 긍정적인 영향을 미치게 되나 입원환자수가 감소할 우려가 있다.

$$\text{입원환자 1인 1일 평균진료비} = \frac{\text{입원수익}}{\text{총재원일수}}$$

③ 100병상당 일평균 외래(입원)수익(원)

100병상당 일평균 외래(입원)수익은 일정기간 진료과별, 환자종류별 외래(입원)수익을 외래(입원)진료일수로 나누어 일평균 수익을 산출하고, 이를 다시 100병상으로 환산하여 산출할 수 있다. 분석목적은 병원 전체의 외래(입원)수익이 타 병원과 비교하면 어떠한가를 알기 위함이다.

$$\text{100병상당 일평균 외래(입원)수익} = \frac{\text{외래(입원)수익} \div \text{외래(입원)진료일수}}{\text{평균가동병상수} \div \text{100병상}} \times 100$$

이 지표는 자체의 의미도 있지만 유사규모병원과 다른 병원의 자료와 비교해 보는 것이 중요하다.

④ 진료과별 외래(입원)수익 구성비(%)

진료과별 외래(입원)수익 구성비는 진료과별 외래(입원)수익을 총 외래(입원)수익으로 나누어 백분율로 산출한다. 이는 진료과별 외래(입원)수익에 대한 상대적 기여도를 나타낸다. 환자종류별 외래(입원)수익의 구성비를 산출 할 수도 있다.

$$\text{진료과별 외래(입원)수익 구성비} = \frac{\text{진료과별 외래(입원)수익}}{\text{총외래(입원)수익}} \times 100$$

⑤ 환자종류별 외래(입원)수익 구성비(%)

환자종류별 외래(입원)수익 구성비는 일정기간의 외래(입원)수익을 환자종류별로 구분하여 이의 총 외래(입원)수익에 대한 구성비를 백분율로 나타낸 것이다. 또한 이 지표는 총외래(입원)수익에 대한 환자종류별 외래(입원)수익의 상대적인 기여도를 나타내는 데 활용되고 있다. 보다 상세한 분석을 위해서는 진료과별 환자종류별 외래(입원)수익의 구성비를 파악하여야 한다.

$$\text{환자종류별 외래(입원)수익 구성비} = \frac{\text{환자종류별 외래(입원)수익}}{\text{총외래(입원)수익}} \times 100$$

⑥ 진료행위별 외래(입원)수익 구성비(%)

진료행위별 외래(입원)수익 구성비는 일정기간 중 외래(입원)수익을 진료행위(항목)별로 구분하여 이의 총 외래(입원)수익에 대한 구성비를 백분율로 나타낸 것이다. 진료행위별 구성항목은 건강보험의 수가산정지침 분류항목(진찰료, 입원료, 검사료, 방사선료, 투약료, 주사료, 이학요법료, 정신요법료, 마취료, 처치 및 수술료, 치과, 혈액, 식대 등)에 의거 산출한다.

$$\text{진료행위별 외래(입원)수익 구성비} = \frac{\text{진료행위(항목)별 외래(입원)수익}}{\text{총외래(입원)수익}} \times 100$$

■ 진료행위별 구성비를 산출할 때는 전체 진료비대비 또는 진료과별대비 구성비를 산출하기도 한다. 따라서 수가종목별 구성비 중에서

① 투약료, 주사료가 차지하는 비율이 너무 높으면 → 과잉투약, 고가약품을 많이 사용하는 것으로 사료된다.

② 입원실료와 식대의 구성비가 지나치게 높으면 → 장기요양환자(만성기 질환)가 많고 수술료 및 다른 행위료 비중이 상대적 낮다는 것으로 의미한다.

③ 처치 및 수술료비중이 높다면 외과계 환자의 비중이 높고, 중증도가 높은 환자가 많음을 의미한다.

⑦ 100병상당 월평균 의료수익(원)

100병상당 월평균 의료수익을 외래수익과 입원수익의 합계액을 기간 중 월수로 나누어 월 평균의료수익을 산출하고 이를 100병상으로 환산한 지표이다. 진료과별 환자종류별 월평균 진료수익을 산출할 수 있다.

$$100병상당\ 월평균\ 의료수익 = \frac{외래수익+입원수익}{평균가동병상수 \div 100병상}$$

⑧ 의료미수금 회전기간(일)

진료비 중 본인부담금을 제외한 보험자(공단)부담 미수금과 본인부담미수금의 회수기간으로서 미수금 회전기간은 짧을수록 효율성이 높다.

$$의료미수금\ 회전기간(일) = \frac{의료미수금잔액}{의료수익} \times 365$$

⑨ 보험심사조정률(%)

진료비 중 보험자 부담분의 청구액을 기준으로 한 심사조정액의 비율로 나타낸 지표이다. 병원에 따라 심사조정(삭감)률은 총진료비 대비 조정율, 청구액 대비 조정률 분석하여 경영지표로 활용하고 있다. 보험심사조정률은 보험청구유형별(건강보험, 의료급여, 산재, 자보)로 산출하여 분석한다.

$$보험심사조정율 = \frac{심사조정액}{총진료비(또는\ 청구\ 진료비)} \times 365$$

(3) 병상이용도 분석지표

병상이용도 분석지표에는 병원이용률, 병상이용률, 병상점유율, 병상회전율, 병상회전간격, 병상회전기간 등이 있다.

① 병원이용률(%)

병원이용률(Hospital utility ratio)은 일정기간 중 연 입원환자수(총 재원일수)에 연 외래환자수를 환자 1인당 부담진료비를 기준으로 입원환자수를 환산 합계하여 연 가동병상수로 나눈 지표이다. 병상이용률이 입원환자 만을 대상으로 한 지표라면, 병원이용률은 입원과 외래를 동시에 평가하는 지표라고 할 수 있으며, 병원 인력시설의 활용도를 종합적으로 나타내는 지표이다.

$$\text{병원이용률} = \frac{\text{조정환자수}}{\text{연 가동병상수}} \times 100$$

- 조정환자수란 일정기간 중 연입원환자수에 환자 1인당 부담진료비를 기준으로 하여 연외래환자수를 입원환자수로 환산하여 더한 것을 말한다. 따라서 병원이용률은 조정환자수를 연간 가동병상수로 나눈 백분율을 말한다. 참고적으로 조정환자수는 다음과 같은 공식에 의하여 계산된다.

$$\text{조정환자수} = \text{총재원일수(연입원환자수)} + \text{연외래환자수} \times \frac{\text{외래환자당 일평균진료비}}{\text{입원환자당 일평균진료비}}$$

[A병원의 조정환자수를 실례를 들어 산출]

총재원일수 : 500일, 연외래환자수 : 1,000명, 입원환자 1인당 평균진료비 : 20,000원, 외래환자 1인당 일평균 진료비 : 10,000원인 경우 조정환자수는 ? 산출공식에 의거 $500 + 1{,}000 \times \frac{10{,}000}{20{,}000} = 1{,}000$명이다.

② 병상이용률(%)

병상이용률(Bed occupancy ratio)은 일정기간 중 환자를 수용할 수 있는 상태로 가동한 병상(연 가동병상)이 실제 환자에 의해 점유될 비율이다. 병상이용률이 80%라 한다면 100병상에 대하여 80병상이 이용되고 있다는 것을 의미한다. 병상이용률은 병원의 인력 및 시설의 활용도를 간접적으로 나타내지만 이는 단편적으로 점유병상의 상황을 나타내는 정태적인 분석에 지나지 않는다. 병상이 효율적으로 운영되어 입원환자가 이용한다면 그 만큼 시설이용도가 높아지고 수익성이 좋아지며, 국가적으로 지원을 효율적으로 활용하는 결과라고 할 수 있다. 가동 연병상수는 일정기간 동안의 매일 매일 가동병상수를 더한 병상수를 말한다.

$$\text{병상이용률} = \frac{\text{총재원일수}}{\text{연 가동병상수}} \times 100$$

- 일반적 경영분석에서 양방병원의 병상가동율이 85% 이상이면 양호한 것으로 평가되며, 절대로 100%를 초과할 수는 없으며, 병상규모가 클수록 이 지표의 값이 높아

지는 경향이 있다. 한편 연가동병상수 계산방식은 다음과 같다.

$$\text{연가동병상수} = (\text{평균가동병상수} \times \text{입원질료일수})$$

③ 병상회전율(%)

병상회전율(Bed turn ratio)은 일정기간에 1병상이 평균 몇 명의 입원환자를 수용하였는가를 나타내는 지표이다. 즉 일정기간 중 실제 입원 또는 퇴원한 환자수를 평균가동병상수로 나눈 지표를 말한다. 병상이용률이 높은 경우에는 평균재원일수가 짧을수록 병상회전율이 높게 나타난다. 따라서 병상회전율은 병상이용률과 병행하여 분석하는 것이 좋다.

$$\text{병상회전율} = \frac{\text{퇴원(입원)실인원수}}{\text{평균 가동병상수}}$$

④ 병상회전간격(일)

병상회전간격(Duration of Idle Bed)은 퇴원하고 나서 다음 환자가 입원할 때까지 병상이 평균적으로 며칠간 유휴상태(유휴일수)에 있는가를 나타내는 지표이다. 병상회전간격이 짧을수록 병상이용률이 높다는 것을 의미한다. 따라서 평균재원일수가 길어지면 병상이용률은 높아지나 병상회전율은 낮아지고 진료건당 진료비는 증가되는 반면, 입원환자 1인당 1일 평균부담 진료비는 감소된다.

$$\text{병상회전간격} = \frac{\text{연가동병상수} - \text{퇴원환자총재원일수}}{\text{퇴원실인원수}}$$

⑤ 병상회전기간(일)

병상회전기간은 병상회전율 공식을 역수로 하여 산출된다. 이 지표는 연간 1병상당 다음환자를 수용하는데 평균적으로 걸리는 기간을 의미한다. 따라서 병상회전율이 36.5회라면 병상회전기간은 365 ÷ 36.5 = 10일이 된다. 그리고 병상회전기간은 평균재원일수에 병상회전간격을 더한 것이 된다. 또한 병상이용률과의 관계는 병상이용률 평균재원일수/평균재원일수 + 병상회전간격 × 100이다.

$$병상회전기간 = \frac{평균가동병상수}{입원(퇴원)환자실인원수} \times 365$$

(4) 진료권 관련 분석지표

진료권 관련 분석지표는 특정병원을 이용하는 환자들의 공간적 범위를 그 병원의 진료권이라 한다. 병원 진료권은 지역사회 안에서 병원의 역할과 지역사회 주민의 점유상태를 파악하고 향후 의료수요와 의료서비스량의 변화를 추정하기 위해 분석할 필요가 있다.

진료권 관련지표에는 지역별 환자분포율, 지역별 친화도, 거리별 환자분포율, 소요시간별 환자분포율 등이 있다.

① 지역별 환자분포율(%)

지역별 환자분포율은 특정지역으로부터 오는 환자가 몇 %나 되는가를 분석함으로써 특정병원의 진료권과 환자의 분포상황을 알 수 있다. 이 지표는 진료과별, 환자유형별 등과 같이 세분하여 분석할 수 도 있다. 또한 이 지표는 세부지역으로 나누어 분석하고 내원환자가 없는 지역은 그 원인을 심층 분석할 필요가 있다.

$$지역별외래(입원)환자분포율(\%) = \frac{특정지역의외래실인원수(특정지역의입원실인원수)}{총외래실인원수(총입원실인원수)} \times 100$$

② 친화도(%)

친화도(Relevance index : RI)란 특정병원이 지역사회 안에서 지역사회 주민들의 점유상태를 나타내는 지표이다. 즉 일정기간 단위지역에서 퇴원한 환자수 중 특정병원에서 퇴원한 환자수의 정도를 나타낸다. 병원을 설립하거나 증축하고자 할 경우에는 병원의 설립지역에 대한 의료수요조사를 하여야 한다. 의료수요에 대한 조사가 이루어지면 이를 바탕으로 친화도나 지역별 환자분포비율 같은 분석이 이루어 질 수 있다.

$$지역별\ 친화도 = \frac{일정기간단위지역내의\ 특정병원에서\ 퇴원한\ 환자수}{일정기간\ 단위지역에서의\ 퇴원\ 환자수} \times 100$$

■ 따라서 친화도는 특정지역의 퇴원환자수 중 특정병원에서 퇴원한 환자가 몇 명인가를 알아내기 위하여 계산되며, 이 비율이 높으면 높을수록 그 지역의 주민들은 특정병원을 많이 이용하고 있다는 것을 의미한다.

③ **거리별 환자분포율(%)**

거리별 환자분포율은 병원으로부터 거리별로 분류하여 거리별 환자분포를 파악하는 지표이다. 예를 들어 1Km 내에서 오는 환자의 비율, 1km에서 2km 사이에서 오는 환자의 비율을 파악할 수 있다.

$$\text{거리별 환자분표율} = \frac{\text{일정한 거리내의 외래(입원)실인원수}}{\text{총외래(입원)실인원수}} \times 100$$

④ **소요시간별 환자분포율(%)**

소요시간별 환자분포율은 환자들이 병원에 오는데 걸리는 시간별로 환자분포 상태를 파악하는 지표이다. 예를 들어 병원에 오는데 5분 이내 걸리는 환자비율, 5분에서 10분 이내 걸리는 환자비율을 파악할 수 있다. 그러나 환자의 교통수단에 따라 소요시간 차이가 크기 때문에 거리별 환자분포율보다는 불확실한 정보를 제공한다고 볼 수 있다.

$$\text{소요시간별 환자분포율} = \frac{\text{일정기간 소요시간대에 속하는 외래(입원)실인원수}}{\text{총외래(입원)실인원수}} \times 100$$

■ 진료권은 특정의료기간을 이용하는 환자의 공간적 분포인데 일반적으로 의료기관과 이용자의 거리가 가까울수록 특정병원의 이용환자수가 많고, 멀어질수록 감소한다. 그러나 특수한 진료를 담당하는 특수병원이나 전문병원, 상급종합병원의 경우에는 다르다고 할 수 있다.

⑤ **기타지표**

환자들의 병원시설이용도 만족지수를 산출하기 위한 기초자료로는 진료 및 검사대기시간, 건강검진 예약 소요시간, 병원체류시간, 진료예약 소요시간, Refer환자 회신기간, 입퇴원수속 대기시간, 각종 접수창구 대기시간, 주차시설 이용 대기시간 등이 있다.

⑥ **환자원조사**

환자원조사란 조사지역 내의 각 병원에서 일정기간동안에 퇴원한 환자의 주소를 1년 단위로 계절변동을 고려하여 표본을 추출하고 이를 근거로 어떤 지역의 환자가 어느 병원을 이용하는가를 조사하는 것을 말한다.

3. 진료실적 비교분석(실례)

진료실적분석은 병원의 경영 성공전략 분석에 매우 중요함으로 분기 또는 매년 진료실적을 분석하여 경영개선에 활용함이 필요하며, 또한 병원경영진단시 분석자료로 활용되고 있다.

1 A병원의 최근 3년간 외래환자 진료실적지표 분석, 응급실이용환자 지표분석, 건강검진수진자 이용지표분석 및 입원환자 진료실적을 비교 분석해보고 환자증가방안을 수립한다.

① **외래환자 진료실적 지표 분석**

표 15-1 외래환자 진료실적 지표 분석 (단위 : 명, 원, %)

구 분	2021년	2022년	2023년	증감
100병상당 월평균 외래환자수				
일평균 외래환자수				
외래환자당 일평균 진료비				
초진환자율				
응급환자율				
입원환자 대비 외래환자비율				

(주) 1. 100병상당 월평균 외래환자수 = (연외래환자수÷12월) ÷ (병상수/100병상)
2. 일평균 외래환자수= 연외래환자수(검진 제외)÷총진료일수(순수진료일수)
3. 외래환자당 일평균 진료비 = 연외래수익 ÷ 연외래환자수
4. 초진환자율 = 초진환자수 ÷ 연외래환자수
5. 입원환자 대비 외래환자비율 = 연외래환자수 ÷ 연입원환자수
응급환자율(%) = 응급환자수 ÷ 연외래환자수

- 100병상당 월평균 외래환자수는 본원의 외래환자수가 적정한 수준인가의 여부를 타 병원이나 전국평균 등과 비교하기 위한 지표이다.

② 응급환자 진료실적

표 15-2 응급환자 진료실적 (단위 : 명, %)

구분		2021년	2022년	2023년	증감
총환자수	주간				
	야간 및 공휴일				
	계				
월평균 환자수					
일평균 환자수					
입원환자수(입원율)					
후송/전원환자(후송률)					
일평균 환자지수					

③ 건강검진 실적

표 15-3 건강검진 실적 (단위 : 명)

구분 \ 연도별		2021년	2022년	2023년	증감
①국가 검진	건강검진				
	암검진				
	생애전환기				
	학생검진				
	소계				
② 일반검진(채용신검 등)					
③ 종합검진					
합계(①+②+③)					
일평균 검진자수					

④ 입원환자 진료실적지표 분석

표 15-4 입원환자 진료실적지표 분석 (단위 : %, 일, 원)

구 분	2021년	2022년	2023년	증감
가동병상수				
병상이용(가동)률				
실입원환자수				
실퇴원환자수				
총재원일수(연인원)				
평균재원일수				
환자당 일평균 진료비				

외래환자 입원율				
의료급여 환자비율				

(주) 1. 병상이용률 = 연입원환자수 ÷ (병상수 × 365일)
2. 평균재원일수 = 연입원환자수 ÷ 실입원환자수
3. 환자당 일평균 진료비 = 연입원수익 ÷ 연입원환자수
4. 외래환자 입원율 = 실입원환자수 ÷ 연외래환자수
5. 의료급여환자비율= 연입원환수 ÷ 의료급여 연입원환자수

▣ A병원의 월별 환자진료실적을 작성하고 분석한다.

① 월별 외래환자수 및 수익 분석

표 15-5 월별 외래환자수 및 수익 분석 (단위 : 명, 일, 천원, %)

구분		월별						
		1월	2월	3월	4월	5월	6~12월	합계
진료일수								
환자수	초진							
	재진							
	계							
월평균 환자수								
일평균 환자수								
수익								
평균진료비								

(주) 각 진료과별로도 작성한다.

② 월별 입원환자수 및 수익 분석

표 15-6 월별 입원환자수 및 수익 분석 (단위 : 명, 일, 천원, %)

구분		월별						
		1월	2월	3월	4월	5월	6~12월	합계(평균)
환자수	실입원							
	실퇴원							
	연인원							
일평균 재원환자수								
평균재원일수								
병상이용률								
수익								
평균진료비								

(주) 진료과별로도 작성한 후 합계를 산출한다.

③ 연도별 의료수익의 추이분석

표 15-7 연도별 의료수익 (단위 : 천원)

구 분	2021년	2022년	2023년	전년대비증감
입원수익-금액				
외래수익-금액				
수익합계-금액				
월평균수익-금액				

④ 월별 건강진단 수진자수 및 수익 분석

표 15-8 건강진단 수익실적 (단위 : 명, 천원, 원)

구분	2022년			2023년			증감		
	인원	수익	1인당 검진료	인원	수익	1인당 검진료	인원	수익	1인당 검진료
국가검진									
일반검진									
종합검진									
계									

㈜ 1. 국가검진은 국민건강보험공단 등에서 실시하는 건강검진(일반건강검진, 암검진, 영유아검진, 학생검진)이며,
2. 일반검진은 비급여 대상인 신체검사, 비자신검, 채용신검 등이다.
3. 종합검진은 비급여 대상인 종합검진, 정밀검진, 장기별검진 등이다.
4. 특수검진을 실시하는 기관은 별도 여백을 이용하여 작성한다.

▣ 월별 환자의 유형별 · 지역별 · 연령대별 이용 점유율을 작성하고 분석한다.

① 환자 유형별 점유율 분석

표 15-9 환자 유형별 점유율 분석 (단위 : %)

구분 / 유형	외래			입원		
	2022년	2023년	증감	2022년	2023년	증감
건강보험						
의료급여						
자동차보험						
산재보험						
일반						
계	100	100	100	100	100	100

※ 의료급여환자의 비율이 높아가면 의료수익이 낮아질 수 있음.

제15장 환자진료실적 및 경영분석

② 지역별 환자 점유율 분석

표 15-10 지역별 환자 점유율 분석 (단위 : %)

구분 / 지역별		외래			입원		
		2022년	2023년	증감	2022년	2023년	증감
①주진료지역							
②부진료지역							
계(1)+(2)		100	100	100	100	100	100

③ 연령대별 수진인원 비율

표 15-11 연령대별 수진인원 비율 (단위 : %)

구분 / 연령대별	외래			입원		
	2022년	2023년	증감	2022년	2023년	증감
20대 미만						
20~29						
30~39						
40~49						
50~59						
60~69						
70대 이상						
계	100	100	100	100	100	100

▣ 특수검사 및 수술실적을 작성하고 월별 비교 분석한다.

① 영상의학과 검사실적

표 15-12 영상의학과 특수 검사실적 (단위 : 건)

구분	2022년				2023년				증감
	외래	입원	검진	계	외래	입원	검진	계	
CT									
MRI									
초음파									
기타 검사									
계									
일평균									

② 내시경(위/대장) 검사실적

표 15-13 내시경(위/대장) 검사실적 (단위 : 건)

구분	2022년				2023년				증감
	외래	입원	검진	계	외래	입원	검진	계	
위									
대장									
기타 검사									
계									
일평균									

③ 진료과별 수술실적

표 15-14 진료과별 수술실적 (단위 : 건)

과별	월별						합계
	1월	2월	3월	4월	5월	6~12월	
00과							
계							
월평균							
일평균							

(주) 1. 병원의 규모에 따라 마취종류별, 빈도높은 수술별로도 작성한다.

▣ 진료행위별 수익실적에 대한 행위별 구성비율을 유사규모의 병원과 비교 분석한다.

표 15-15 A병원의 외래진료 행위별 수익실적비율 (단위 : %)

① 진찰료	② 검사료	③ 영상진단	④ 투약 및 조제	⑤ 주사료	⑥ 마취료	⑦ 이학요법	⑧ 처치수술	⑨ 캐스트	⑩ 응급관리료	⑪ 기타	계

표 15-16 입원진료 행위별 수익실적비율 (단위 : %)

① 진찰료	② 입원료	③ 식대	④ 검사료	⑤ 영상진단	⑥ 투약조제	⑦ 주사료	⑧ 마취료	⑨ 이학요법	⑩ 처치수술료	⑪ 캐스트	⑫ 상급병실료	⑬ 기타	계

▣ **보유병상수란 무엇이며 실례를 들어 산출해본다.**

① 보유병상수는 병원이 입원환자의 진료를 위하여 병실에 실제 투입한 보유하고 있는 병상(즉 환자가 입원하더라도 입원을 할 수 있도록 대기상태에 있는 병상)을 말하며 일반병상, 중환자병상, 보육기(Incubator) 등이 있다. 따라서 연 보유병상수는 매일 매일의 보유병상수를 누계한 것을 말한다(보유병상수 × 365일)

② 보유병상수의 산출방법은 매일의 보유병상수를 누계하여 기간 중 일수로 나누어 계산한다.

(예) 1일부터 10일까지는 100병상, 11일부터 30일까지는 200병상 보유한 병원의 월평균 보유병상수 =(10일 × 100병상 + 20일 × 200병상)/30일 = 167병상)

15-2 경영분석 및 경영지표를 분석하여 경영개선과 수익을 증대하라?

학습목표

15-2 | 병원경영분석자료를 유형별로 분류하여 취합 및 비교분석할 수 있다.

1. 병원의 경영분석

(1) 개요

병원의 경영현황 분석과 운영체계 진단을 통하여 병원 운영의 전반적인 문제점을 제시하고 그에 대한 개선방안을 제시하는데 있다. 따라서 병원의 경영진단과 현황분석을 통한 문제점개선과 운영전략을 수립하여 발전의 계기를 마련하며, 의료기관으로써 설립목적과 연계한 병원의 기능과 역할을 재설정하고, 기능강화를 위한 발전방향을 수립함으로써 변화와 혁신에 활용하는데 있다.

또한 의료환경의 변화에 적극적으로 대응하고, 내 · 외부 환경에 대처할 수 있는 기능과 역할을 수행하여 지역의 병원으로서 역할과 기능을 담당하고, 지역 특성에 적합한 의료 제공체계를 구축하는데 방향성을 제시한다. 이를 추진하기 위한 세부목표는 다음과 같다.

첫째, 병원의 경영성과, 운영효율성, 재무건전성, 병원경영시스템 등에 대한 다각적인 진단을 통한 주요 문제점을 도출하고, 경영효율화 방안을 마련하는데 있다..

둘째, 병원의 설립목적과 연계한 업무 분석, 관련자 의견조사, 계층별 의견 수렴, 의료의 수요와 요구분석 등을 통하여 지역 의료서비스기관으로써 기능과 역할을 재정립하고 보건의료기능 강화를 위한 전략을 제시하는데 있다.

셋째, 경영진단 후 종합평가를 통한 병원의 기능 전환, 변화 혁신, 개선 등을 위한 방향 제시하는데 있다.

넷째, 현재의 운영에 대한 문제점을 개선하고 전문화, 특성화 방안을 수립하여 경영개선과 수익증대에 기여할 수 있도록 한다.

다섯째, 의료의 질 향상과 고객의 서비스 개선을 통한 내원고객의 만족도를 향상할 수 있도록 한다.

(2) 병원의 경영분석

병원의 각종경영통계를 토대로 경영성과를 분석하여 문제점 및 원인을 규명하고 개선방안을 마련하여 경영자를 비롯한 여러 이해관계자들에게 보다 정밀한 경영정보를 제공하는 것을 의미한다. 또한 병원은 규격화된 제품이나 서비스를 생산하는 것이 아니고 인간의 질병을 대상으로 하기 때문에 진료의 표준화가 어렵고 절대평가가 곤란하므로 상대적 비교를 통해 경영분석에 활용하고 있다.

(3) 병원경영진단 및 분석

일반적으로 경영진단이라고 하는 것은 경영내용을 분석하여 그 실정을 정확하게 이해하는 것을 목적으로 한 진단을 의미한다. 경영학 측면에서 흔히 경영분석이라 하면 재무적 자료 분석하여 기업의 재무상태와 경영성과를 평가하는 것을 의미한다. 따라서 경영분석(Business analysis)이란 경영진단(Business diagnosis)과 유사한 개념으로 기업의 재무제표나 각종 경영통계를 분석하여 경영성과와 재무상태의 적절성 여부를 판단하고, 그 원인을 규명하기 위한 종합적인 기술 또는 방법이다.

- 경영분석은 주로 기업재무의 유동성, 재무구조의 안전성, 그리고 기업의 수익성을 파악할 목적으로 수행되는 경우가 많다.
- 병원경영진단은 협의적으로는 재무제표를 이용하여 경영상의 각종 비율을 계산하여 병원경영내용의 취약점을 도출하고 경쟁병원을 포함한 병원의 진료권 분석을 통해서 해당병원의 강점과 약점을 분석한 후 경쟁병원과 지표를 비교함으로써 향후 경영성과를 향상시키는 데 목적이 있다. 또한 광의적으로 병원경영진단은 진료실적, 재무구조, 생산성, 의료수익, 적정직원수 산출 등에 대한 분석도 포함하는 개념으로 이해할 수 있다.
- 이러한 일련의 과정속에서 해당병원의 문제점을 도출하고 문제의 해결방안을 모색하여 새로운 시장의 변화나 기술혁신 등에 대처하기 위한 계획을 수립하는 데 기초자료를 제공하는 역할을 수행하는 것이 중요하다. 병원의 경영진단 및 경영분석 비교하면 아래와 같다.

(가) **병원경영진단**

병원경영분석 정보에 의해 경영체계로서 병원의 건실성을 평가하고 문제점을 도출하여 문제해결 전략을 도출하는 과정을 의미하며 경영진단 및 분석내용은 다음과 같다.

(나) **병원경영분석**

병원의 경영상태를 경영요소별로 측정 판단하는 과정을 말한다.

① 경영환경 분석 : 의료(보장)제도, 의료시장(진료권과 환자원), 경쟁 의료기관과 경쟁우위 수준 등

② 경영성과 분석 : 환자진료실적, 의료수익실적, 의료의 질 수준 등

③ 경영과정 분석 : 효율성, 효과성과 재무지표 생산성(수익성, 안전성, 유동성, 활동성, 성장성) 등

④ 경영체구조의 분석 : 규모, 투자자본, 투입자원, 조직, 인력, 경영방침 규정, 조직문화 및 분위기 등

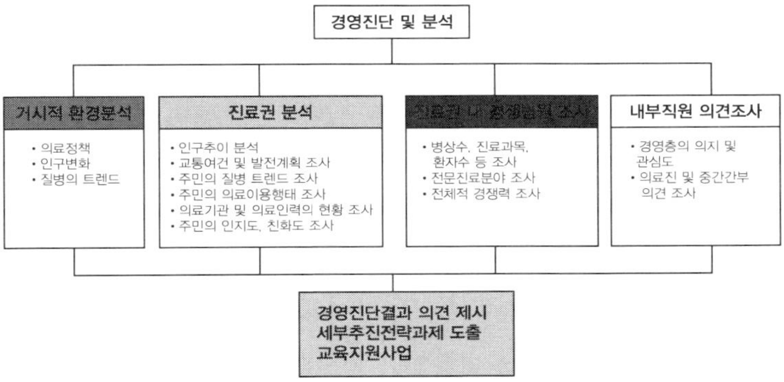

그림 15-2 병원경영진단 및 분석

(4) 경영분석 방법

일반적으로 사용되는 경영분석방법은 실수분석법과 비율분석법으로 구별되는데 먼저 실수분석법은 자산, 부채 또는 기본재산이나 이익 절대액의 증감을 분석하여 안정성 · 수익성 · 활동성지표 등을 판단하는 매우 단순한 방법이지만 경영규모에 변화가 없다면 유용한 방법이 될 수 있다. 또한 비율분석법은 상호관계가 있는 두 가지 이상의 항목을

상대적 수치로 나타내는 것으로서 재무제표의 각 구성항목을 총액에 대비 그 구성관계를 백분율로 표시하는 구성비율법, 추세관찰방법으로 수평적 내지 기간적 분석을 사용하는 추세비율법, 재무제표상 특정항목과 상호밀접하게 관계되는 다른 항목과의 상관관계를 백분율 또는 회전속도로 표시하는 관계비율법 등으로 구성된다.

① 실수분석법

실수분석이란 비율분석법에 대응되는 분석방법으로 이 방법은 분석과정에서 비율을 사용하지 않고 대차대조표나 손익계산서의 수치를 그대로 사용한다. 일반적으로 재무상태나 경영성적을 분석하는 근대적인 방법은 비율분석법이고, 실수분석법은 원시적인방법으로 생각되나 대차대조표나 손익계산서의 숫자를 그대로 활용하기 때문에 그 나름의 장점이 있다. 비율의 증감은 반드시 실수의 증감을 반영하지 못하고, 실수를 도외시한 비율이란 뜻이 없다. 이 방법에 속하는 분석법으로는 절하법, 공제법, 균형법, 증감법이 있다.

② 비율분석법

비율이란 두 가지 수치의 상대적 관계를 표시하는 수치이다. 비율산정의 목적은 기업활동의 결과인 회계수치를 기초로 파악되는 기업현상의 내부구성을 판단하는데 있으며 경영분석자료의 각 항목은 원래 상호관계에 있다. 따라서 경영분석시는 이들 각 항목을 상호 연관시키거나 또는 조합하여 측정 · 관찰하게 된다.

비율분석법이란 상호관계되는 두 개 항목을 비율로 산정하여 측정하고 상호관계를 결정하는 방법으로서 비율분석법에는 구성비율법, 추세비율법, 관계비율법 등이 있다. 이와 같은 비율분석법의 판단기준으로서는 일반적으로 표준비율을 사용하며, 표준비율(Standard ratio)이란 재무비율을 이용하여 기업의 재무상태와 경영성과를 평가할 때 비교.평가의 기준이 되는 재무비율을 의미한다.

③ 관계비율법

관계비율법이란 재무제표상의 특정항목과 상호 밀접하게 관계되는 다른 항목과의 상관관계를 백분율 또는 회전속도로 표시하여 경영상태와 성과를 측정 · 판단하는데 사용되는 방법으로 정태비율(안전성측정비비율)과 동태비율(수익성측정비율)로 대별된다.

2. 병원경영진단 분석방법

아래 내용은 주로 병원에서 사용되는 경영분석(진단)방법으로 재무분석과 환자진료실적 분석, 생산성분석, 환경분석 및 진료권분석, 조직 및 인력진단 등으로 분류한다.

(1) 재무분석

병원의 재무상태와 경영성과를 나타내는 성적표인 재무상제표 및 손익계산서를 중심으로 경영진단을 하는 것을 말한다. 따라서 조직의 경영활동이 지극히 양호하다면 결산서에 나타난 숫자 역시 좋을 것이지만 불건전한 상태로 움직이면 부실한 결과를 나타내므로 경영 진단시 유용한 자료로 활용되고 있다. 하지만 병원의 재무상태표와 손익계산서가 허위로 작성되거나 필요에 의해 분식 결산을 행한다면 위장된 병원 내부의 상황을 파악할 도리가 없게 되므로 경영진단에는 사실에 근거한 결산서가 활용되어야 한다.

■ **재무비율의 분류**

재무비율이란 재무제표의 두 항목 이상을 선택하여 상호간의 관계를 나타내는 것으로 가장 많이 사용되는 분류방법이다.

① 구성비율과 항목비율

표 15-17 구성비율과 항목비율

구분	내용	예시
구성비율	대차대조표에서는 총자산, 손익계산서에서는 매출액을 기준으로 하여 각 항목의 비중을 백분율로 표시하는 것	매출액경상이익률 = 경상이익/매출액
항목비율	재무제표상의 개개의 항목간의 비율을 비교 표시하는 것	유동비율 = 유동자산/유동부채

② 비율의 의미에 따른 분류

표 15-18 비율의 의미에 따른 분류

구분	내용	비고
1. 유동성비율	기업의 지급능력 측정	재무구조
2. 안전성비율	경기변동 등 경제정세의 변화에의 적응력	
3. 활동성비율	투하된 기업자산의 효율적 활용	효율성
4. 생산성비율	기업활동의 능률을 측정 및 평가	
5. 성장성비율	기업경영 규모 및 부가가치, 순이익 등의 증가속도	성장속도
6. 수익성비율	기업활동의 종합적인 결과로 나타난 일정기간 동안의 경영성과를 표시	종합적경영성과

(2) 환자진료실적 분석

병원에서만 독특하게 사용되는 분석방법으로 진료환자수를 병상규모와 인력 및 기간 등의 단위에 의하여 분류 집계하고 이를 실적대비 투입형태로 비교분석하는 것이다. 즉 병원이 사회에 제공한 서비스의 양과 수익을 파악하여 진단하는 방법이며, 크게 3가지로 구분하면 진료량분석, 의료수익분석, 병상이용도분석 등으로 분류할 수 있다.

(3) 생산성 분석

병원운영에 투입된 각 요소(인력, 물자, 자금)가 창출한 서비스의 양 및 부가가치를 각 요소 단위별 또는 종합적으로 분석하여 병원의 물량적과 가치적 생산성을 파악하고 진단하는 것이다. 여기에 이용되는 지표로는 노동생산성 분석, 부가가치생산성 분석, 직원수 관련지표의 분석, 보험청구 관련지표의 분석, 그리고 주요 시설과 의료장비 이용률(일반장비 및 특수장비)의 분석 등이 있다.

(4) 병원의 환경(SWOT) 분석

병원내부의 강점과 약점을 파악하고, 병원외부의 기회와 위협요인을 규명하여 대응전략을 수립하는 분석이다. 병원의 조직은 내부능력의 강점과 약점이 존재하며, 병원의 외부환경은 병원의 기회와 동시에 위협요인이 될 수 있다. 따라서 병원의 강점은 최대한 활용하고 약점은 최소화하여 위협요인을 극복하여야 한다. 또한 SWOT분석을 통하여 해당 병원의 강점(Strength), 약점(Weakness), 기회(Opportunity), 위협(Threats)요인을 분석하고 전략을 수립하는 것이 병원경영분석에 매우 중요한 부분을 차지한다.

(5) 진료권 분석

병원이 위치한 지역적 · 인구학적 · 의료적 특성을 분석하고 지역 내 경쟁병원이나 보완관계의 병원경영환경을 파악하는 것이 진료권분석의 핵심이다. 이러한 분석을 통하여 현재의 문제점을 발견하고 향후 병원경영의 정책 방향설정에 필요한 정보를 찾아내는 노력이 가능하다.

(6) 조직진단

병원의 조직은 목적달성에 필요한 직무와 직무수행의 권한과 책임을 조직구성원들이 체계적으로 분담하도록 하고 협조체계를 유지하도록 해야 한다. 그럼에도 불구하고 일부 병원의 경우에는 임의적, 비조직적으로 작성된 조직구조에 의한 병원운영으로 본질적이고 근원적인 문제를 안고 있다. 따라서 병원경영진단 시 해당병원의 조직구조를 진단하여 구조적인 문제를 도출하고 대책을 강구할 수 있도록 구조변경 또는 재설계가 필요하다.

(7) 인력진단

병원의 의료비용 인건비는 일반기업과 달리 전체비용 중 평균 45~50%를 차지하고 있으며, 50%를 훨씬 상회하는 병원도 많다. 이처럼 전체비용 중에서 인건비가 차지하는 비중이 크므로 많은 병원들은 직원수를 늘리지 않기 위하여 최선의 노력을 기울이고 있다. 한편 많은 병원의 경영자들은 자기병원의 직원수가 많다고 느끼고 있으며, "적정직원수"가 몇 명인가에 대하여 의문을 갖는 경향이 있다. 따라서 직무분석을 통하여 직원수의 적정 여부를 평가하는 것이다. 인력진단에는 병원의 환자수(외래, 입원)와 수익, 병상규모, 검사건수, 의료장비가동률, 서비스제공수준, 유사규모병원과 인력비교 자료 등을 참고하여 분석하고 있다.

(8) 경쟁병원 현황 분석

경쟁병원의 현황분석에는 일반현황분석과 고가의료장비분석, 진료과목과 전문의 수, 특화 및 전문화 분석 등이 있다.

① 일반현황 분석에는 병상수, 직원수, 외래환자수, 입원환자수, 재원환자수, 간호등급, 병상이용률, 입원률, 초진율, 외래평균진료비, 입원평균진료비 등이 있다.

② 진료과목 및 전문의수에는 개설된 진료과, 진료과별 전문의 수 등이 있다.

③ 고가 의료장비 현황에는 특수장비명과 장비보유수 등이 있다.

④ 특화 · 전문화 정도에는 센터, 특수클리닉설치 현황 등이 있다.

(9) 병원경영지표 분석

병원의 경영지표분석에는 재무분석지표(성장성, 안전성, 활동성 등)와 진료실적 지표 및 인력분석지표 등이 있다. 각 지표는 해당병원의 경영규모 및 병원운용의 결과가 타 유사병원과 비교해 병원의 경쟁력이나 이익 창출능력을 간접적으로 알 수 있도록 비교분석할 수 있다.

(10) 병원경영분석지표

① 재무분석 : 유동성분석은 자금의 흐름정도를 나타내는 유동성을 나타내는 유동성을 분석하는 것으로 유동비율 등이 있다. 레버리지 분석은 타인자본의 활용도를 측정하는 것으로서 부채비율 등이 있다

② 환자진료분석 : 환자수의 충분여부 등 진료량(병상이용율 등)을 분석하는 것과 의료수익의 충분여부(전문의의 급여 대비 수익비율 등)를 분석하는 지표가 있다.

③ 생산성 및 기타분석 : 전문의 등 노동생산성(월평균 진료한 환자수등)을 분석하는 지표와 병상수 또한 환자수 대비 직원수의 적정여부를 분석하는 지표(100병상당 직종별 직원수 등)가 있다.

(11) 종합적 판단을 위한 주요지표

① 환자수의 적정여부 및 초진율, 입원율, 응급환자율

1. 입원환자수 적정여부: 병상이용율(85% 이상 등 규모에 따라 차이)
2. 외래환자수 적정여부: 입원과 외래환자 비율(적어도 1대 2 이상)
3. 외래환자의 초진율 및 입원율
4. 외래환자 중 응급환자의 비율

② 진료비수준의 적정여부: 입원 및 외래환자당 1인 일평균 진료비 수준

③ 직원수의 적정여부

1. 조정환자 100명당 직원수: 이 지표는 환자수를 기초로 분석하는 것이기 때문에 타 병원대비 직원 수의 적정여부를 나타낸다.
2. 의료수익 대비 인건비 비율: 중소병원은 50% 이상, 대형병원은 45% 이상이 되면 적자로 전환될 확률이 높은 것으로 알려져 있다.

④ 임상전문의 월평균 수익의 적정여부

⑤ 재무구조의 적정여부 : 부채비율, 유동비율 등

(12) 경영전략 수립 시 기준

경영전략 수립 시 기준과 고려요소는 가치 여부(Value) : 가치가 있는가? 희소 여부(Rarity) : 희소한가? 모방가능 여부(Imitability) : 모방하기 힘든가? 이용지원 가능여부(Organization) : 조직에서 이용, 지원이 가능한가가 전략수립에 활용되고 있다.

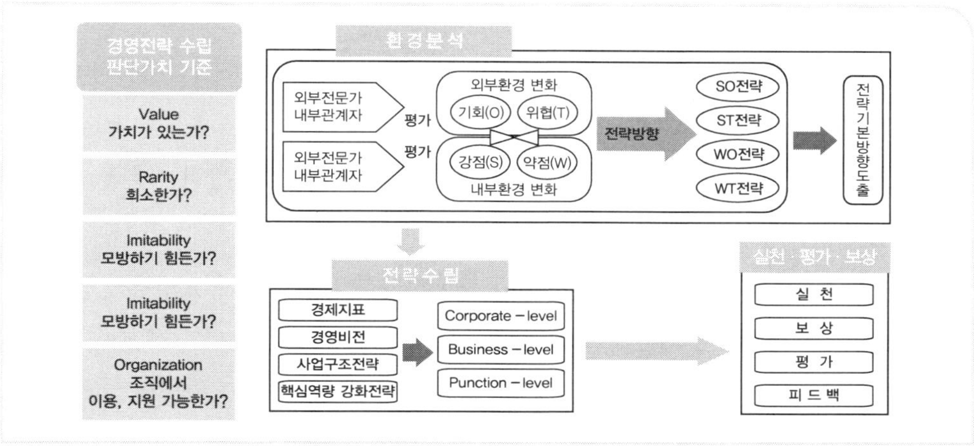

그림 15-3 경영전략 수립 시 판단가치의 기준

3. 병원경영진단 사례(G병원 사례)

병원의 주요문제점을 종합하여 일반적인 측면과 경영적인측면은 다음과 같다.

(1) 일반적인 측면

①-①문제점-1

- 병원의 여건과 진료과 설치, 병상규모대비 이용환자(환자수)가 적고 병상 이용률(81.8%)과 특수검사 및 수술건수, 평균진료비가 유사규모병원대비 매우 낮음.
- 전문의료 인력 대비 의사 1인당 외래 일일 평균 진료인원은 약 23명 수준으로 매우 적음(민간병원 진료의사 1인당 일일 평균 약 30명~40명 이상 진료)
- 내과 및 정형외과 등 특성화, 전문화가 미흡하고 대외 경쟁력이 약화
- 중증환자 이용이 적고, 중환자실 기능이 미약하며, 또한 특수 보유장비(CT, MRI, 내시경, 초음파 등)대비 이용률이 낮고, 일일 수술 시행 건수도 매우 낮음

①-②문제점-1 개선안

- 병원 및 과별(부서별) 목표관리제(MBO)를 실시하여 내원환자의 증가와 재원환자 증가에 따른 의료수익 증대가 필요함.
- 외래환자 1단계 목표는 일일 650명, 2단계는 700명, 3단계는 800명 전략적 추진이

필요함.

- 환자 이용 빈도가 높은 내과 및 정형외과 등 특수클리닉개설로 지역주민의 이용증가와 경쟁력강화가 필요함.
- 진료과별, 의사별로 초진율과 빈도 높은 이용질환(상병), 특수장비 이용률, 진료행위별 분석에 따른 평균진료비향상이 필요함.
- 중증환자증가에 따른 특수장비 이용률 향상과 수술건수 증가가 요구됨.
- 고객위주의 업무프로세스개선(편리한 이용절차, 진료예약제, 퇴원 예고제, CP 활동강화 등)에 따른 대외경쟁력 강화가 요구됨.
- 진료실적에 대한 매월 통계지표 분석과 대안을 수립하여 실행과 활용

②-①문제점-2

- 응급의료센터 및 건강검진센터 기능 약화에 따른 수익 다변화 미흡한 상태임
- 응급의료센터의 기능과 역할 미흡에 따른 이용환자수가 적고 입원율이 낮음
- 진료과간 협진체계 및 지원체계와 응급환자 수술체계 등 사후관리기능이 미흡함.
- 건강검진센터의 장소가 협소하고 One Stop 검진체계가 구축 안 되어 이용 수진자가 적고 수익이 적음

②-②문제점-2 개선안

- 응급의료센터 및 건강검진센터 활성화방안 전략 수립 시행에 따른 대외 경쟁력강화가 요구됨.
- 응급실운영체계개선으로 중증환자 이용률 향상과 후송율 감소로 병상이용률을 85%이상 달성노력이 필요함(상기 제시된 전략 2 참고)
- 건강검진센터 확장 이전 및 시설환경 개선과 One Stop 검진체계구축(상기 제시된 전략 3 참고)

③-①문제점-3

- 인력진단결과 현재 환자수 및 검사건수 대비 타 인력은 적정하다고 보나, 병동 간호인력(간호사)은 부족하며, 병동간호 · 간병통합서비스 설치운영이 지연되고 있음.
- 급여수준 및 후생복리수준 등으로 신규간호인력 확보(채용)에 어려움(현재 간호등급 6등급)

③-②**문제점- 3 개선안**

- 간호 인력채용의 문제점을 개선하여 간호사확보에 따른 병동간호서비스 향상으로 이용환자의 만족도 향상이 요구됨.
- 간호사 급여 현실화 및 후생복지향상, 기숙사동 증축 운영(계획되어 있음)
- 병동 간호 · 간병통합서비스 운영으로 입원환자 병동환자 고객만족도 향상
- 향후 인력수급에 따른 간호등급은 최소 4~5 등급수준의 유지가 필요함.

④-①**문제점- 4**

- 조직문화 및 의사소통기능이 미흡하고, 부서이기주의 및 CS 기능 미흡
- 의사직과 일반직원간의 의사소통 체계가 미흡하고 진료지원체계도 미흡함.
- 의료 환경변화에 대한 대처 능력 및 경영개선에 대한 의지력 이 약함.
- 직종 및 부서간 의사소통체계가 미흡하고 부서 이기주의가 있음.
- 외부기관의 평가 및 조사결과 고객만족도 및 직원 만족도가 낮은 편임.

④-②**문제점-4 개선안**

- 조직문화변화와 의사소통기능 향상을 위한 전략수립과 동기부여 및 실행이 필요함.
- 연 1~2회 이상 간부 Work Shop 및 전 직원 Work Shop 실시
- 미션 및 비전의 실천운동 전개 및 동기부여(병원 행사 및 교육시 강조)
- 직무수행능력 및 서비스 향상 위한 교육강화 및 CS 활동 강화
- 근무하기 좋은 직장분위기 조성 및 동호회 활동 강화와 지원
- 고객위주 핵심업무 프로세스 전환과 병원 홍보마케팅 활동 강화 등이 있음.

(2) 경영적 인 측면

① 문제점

의료수익이 지나치게 낮아서 인건비율 등 의료원가비율이 매우 높다는 점

- 본원의 적자발생의 원인은 이용환자수가 적어 의료수익발생이 낮고 인건비 등 의료비용이 매우 높다는 점임.
- 의료수익이 상대적으로 많으면 인건비율은 낮아지며, 동일한 의료수익 하에서는 인건비가 많으면 인건비율은 높아짐.

- 유사규모병원 대비 의료수익이 낮아서 인건비 등 의료비용의 비율은 상대적으로 높아짐(건강보험 대비 의료급여환자의 진료수가 차이, 유사규모병원 대비 의사 1인당 낮은 연간 의료수익, 유사규모병원 대비 환자 1인당 낮은 평균진료비 등)

② 개선안

인건비율 등 의료원가비율을 낮추려면 의료수익을 높이기 위한 여러 방안을 강구해야 함.

- 앞에 제시한 여러 요인을 보면 본원의 경우는 의료수익이 상대적으로 낮은 것 이 인건비율이 높아지게 된 가장 큰 요인인 것으로 판단됨. 따라서 의료수익을 높이기 위한 경영개선방안과 전략이 필요함.
- 인건비 비율을 줄이기 위한 부단한 노력으로 환자수 및 병상가동률, 평균 진료비, 검진수익, 부대수익증가와 경영개선에 따른 인건비 비율을 1단계로 현재보다 5~7% 이내로 낮춤이 필요함.

❖ 찾아보기

ㄱ

ㄴ

ㅈ

A

김 회 창(金 會 昌)

■ 학력

한양대학교 행정대학원 의료행정학과(병원행정 전공)졸업

대구한의대학교 일반대학원 보건학과(보건학 전공)졸업/보건학박사

(연수)미국 시카코 Governors University(Health care과정)

■ 경력

한림대의료원 한강성심병원 보험심사계장, 강동성심병원 보험심사과장

서울아산병원 보험과장, 원무차장, 건강증진센터 운영팀(부)장

보령아산병원 관리부장, 다보스병원 행정원장, 강원삼성병원 행정원장

동원대학교 보건의료행정과 교수 역임

■ 연구논문

병원의 의료보험 교육실태에 관한 조사연구

종합병원 원무관리의 효율적 운영방안

종합건강진단을 통한 암 발견 수진자의 특성분석 연구

건강진단관리 교과목개설 필요성에 관한 조사연구

진료비심사청구관리의 효율적 운영방안 외 5편

건강보험 수급자격관리 및 진료행위 청구누락 방지방안 외 5편

■ 연구보고서

중소병원 2개 기관 컨설팅 및 교육지원사업 보고서(2011년, 보건복지부 주관)

중소병원 3개 기관 컨설팅 및 교육지원사업 보고서(2012년, 보건복지부 주관)

종합병원 경영진단 및 컨설팅 보고서(2010~2013년 6개 기관, HM & Company)

NCS 학습모듈개발 병원행정/병원경영기획(2013, 한국직업능력개발원)

강원도 지방의료원 발전방안 연구/강원도 의료원 경영진단보고서(2014, 한국보건산업진흥원)

산재병원 경영정상화를 위한 개선방안(2014, 고용노동부/HM & Company)

지방거점공공병원 운영진단연구보고서(2016년, 보건복지부 주관/HM & Company)

강원도 지방의료원 경영진단과 발전방안보고서(2020년, 강원도보건의료지원단)

■ 저서

건강보험청구실무(2017,보문각), 의료보험실무(2014.장솔), 공중보건학(제4판,2022.보문각), 병원경영실무(2014.보문각), 건강보험심사청구(제3판, 2020.보문각), NCS 병원경영기획(제3판 2017.장솔), 전략적병원경영(2015, 장솔), 건강진단관리(2015.보문각), NCS 건강보험실무(제4판, 2020, 보문각), NCS 원무관리(제4판, 2020. 보문각), 실무중심 원무관리(제2판, 2020.보문각), 병원경영평가(제2판, 2021.보문각), 병원경영학(2020. 현학사), 건강보험관리(2017, 장솔), 건강보험론(2017.메디시언), 병원행정사(2019.보문각), 의료의 질 관리(제2판, 2021.보문각) 산재보험 및 자동차보험관리(제2판, 2022.보문각), 건강검진관리(2018. 보문각), 건강보험실무 교육 동영상(2020.에스에이치이러닝), 국민건강보험론(2019 보문각), 건강보험이론과 실제(2021 보문각), 노인장기요양보험관리(2022.보문각), 병 · 의원경영전략(2022 보문각)외 다수

■ 자격 및 면허

병원행정사, 병원경영진단사, 보험심사평가사 1급, 사회복지사, 요양보호사, 안경사, 병원코디네이터 등

■ E-mail : hck0407@hanmail.net